2026

위생사
[필기+실기]
핵심요약+적중문제

김미경

2026
위생사 [필기+실기] 핵심요약+적중문제

인쇄일 2026년 1월 1일 3판 1쇄 인쇄
발행일 2026년 1월 5일 3판 1쇄 발행
등　록 제17-269호
판　권 시스컴2026

ISBN 979-11-6941-862-1 13590
정　가 27,000원

발행처 시스컴 출판사
발행인 송인식
지은이 김미경

주소 서울시 금천구 가산디지털1로 225, 514호(가산포휴) | **홈페이지** www.nadoogong.com
E-mail siscombooks@naver.com | **전화** 02)866-9311 | **Fax** 02)866-9312

위생사라 함은 위생업무를 수행하는 데 필요한 전문지식과 기능을 가진 자로서 보건복지부장관의 면허를 받은 자를 말합니다. 위생사의 역할은 매우 중요하고 그 영역도 매우 확대되고 있습니다. 위생사가 되고자 하는 자는 다음 어느 하나에 해당하는 자로서 위생사 국가시험에 합격한 후 보건복지부장관의 면허를 받아야 합니다.

- 전문대학이나 이와 같은 수준 이상에 해당된다고 교육부장관이 인정하는 학교(보건복지부장관이 인정하는 외국의 학교를 포함)에서 보건 또는 위생에 관한 교육과정을 이수한 사람
- 「학점인정 등에 관한 법률」에 따라 전문대학을 졸업한 사람과 같은 수준 이상의 학력이 있는 것으로 인정되어 보건 또는 위생에 관한 학위를 취득한 사람
- 보건복지부장관이 인정하는 외국의 위생사 면허 또는 자격을 가진 사람

본서의 특징은 다음과 같습니다.
첫째, 위생사 시험에 합격하기 위해 반드시 숙지하고 암기해야 할 핵심내용들로만 체계적으로 정리하여 학습의 효율성을 높였습니다.
둘째, 각 과목별 적중문제를 통해 앞서 학습한 핵심내용들을 확인해봄으로써 수험생 여러분의 문제풀이 도우미가 되도록 하였습니다.
셋째, 한 권으로 필기와 실기를 한 번에 준비할 수 있도록 하고, 실기시험에 출제 가능한 그림을 최대한 활용하였습니다.

위생사를 준비하시는 수험생 여러분의 건투와 최단시간 내에 합격하시길 기원드리며 아울러 본서가 탄생할 수 있도록 해주신 시스컴 출판사 사장님과 임직원 여러분께 깊은 감사를 드립니다.

위생사란?

지역사회단위의 모든 사람의 일상생활관 관련하여 사람에게 영향을 미치거나 미칠 가능성이 있는 일체의 위해요인을 관리하여 중독 또는 감염으로부터 사전예방을 위한 6개호의 위생업무를 법률로 정하고, 동 업무수행에 필요한 전문지식과 기능을 가진 사람으로서 보건복지부장관의 면허를 받은 사람을 말한다.

수행직무

위생사는 「공중위생관리법」에 따라 다음과 같은 업무를 수행한다.
- 공중위생업소, 공중이용시설 및 위생용품의 위생관리
- 음료수의 처리 및 위생관리
- 쓰레기, 분류, 하수, 그 밖의 폐기물 처리
- 식품 · 식품첨가물과 이에 관련된 기구 · 용기 및 포장의 제조와 가공에 관한 위생관리
- 유해 곤충 · 설치류 및 매개체 관리
- 그 밖에 보건위생에 영향을 미치는 것으로서 대통령령으로 정하는 업무

위생사의 전망

위생사는 해충방제회사, 식품업체, 대형마트, 호텔 등 관광업소, 일반기업체의 구내식당 등에 진출할 수 있다. 또한 국가기관이나 공기업에 식품위생감시원이나 식품위생관리인, 소독관리인 등으로 취업할 수 있으며 보건소에서 보건공무원으로 일할 수도 있다. 위생사에 관한 법률은 전국의 지역보건소에 2~3명의 위생사를 배치하도록 규정하고 있다. 경제 발전으로 오염물질의 배출은 점점 증가하고 있어 환경에 대한 관심이 높아지고 각종 환경규제와 오염물질처리 기준도 강화되고 있는 추세이므로 위생사 수요는 계속적으로 증가할 것으로 전망된다.

- 음료수처리(먹는 물 검사 및 위생관리)기관 및 업체 요원
- 분뇨 · 하수 · 의료폐기물 검사 및 처리기관 및 업체 요원
- 공중위생접객업소, 공중이용시설 및 위생용품제조업체의 위생관리담당자
- 식품, 식품첨가물 및 이에 관련된 기구용기포장 및 제조업체의 위생관리자
- 지역사회단위 유해곤충, 쥐의 구제 담당요원
- 집단주거시설, 대형유통시설 · 공항 · 버스터미널 등 집단이용시설의 방역업무 등

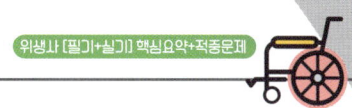

합격자 통계

2025년 합격률은 도서 발행 전에 집계되지 않았습니다.

연도	회차	응시	합격	합격률(%)
2024년	46회	7,610	3,514	46.2
2023년	45회	7,685	4,013	52.2
2022년	44회	8,221	5,019	61.1
2021년	43회	9,302	4,617	49.6
2020년	42회	9,087	3,760	41.4
2019년	41회	9,624	5,630	58.5
2018년	40회	9,393	3,146	33.5
2017년	39회	8,891	3,760	42.3
2016년	38회	9,357	5,585	59.7
2015년	37회	9,782	5,211	53.3

시험과목

시험종별	시험 과목 수	문제수	배점	총점	문제형식
필기	5	180	1점/1문제	180점	객관식 5지선다형
실기	1	40	1점/1문제	40점	객관식 5지선다형

시험시간표

구분	시험과목 (문제수)	교시별 문제수	시험형식	입장시간	시험시간
1교시	1. 위생관계법령(25) 2. 환경위생학(50) 3. 위생곤충학(30)	105	객관식	~08:30	09:00~10:30(90분)
2교시	1. 공중보건학(35) 2. 식품위생학(40)	75	객관식	~10:50	11:00~12:05(65분)
3교시	1. 실기시험(40)	40	객관식	~12:25	12:35~13:15(40분)

※ 위생관계법령 : 「공중위생관리법」, 「식품위생법」, 「감염병의 예방 및 관리에 관한 법률」, 「먹는물관리법」, 「폐기물관리법」 및 「하수도법」과 그 하위 법령

합격기준

- 필기시험 : 매 과목 만점의 40퍼센트 이상, 전 과목 총점의 60퍼센트 이상 득점한 자
- 실기시험 : 총점의 60퍼센트 이상 득점한 자
- 응시자격이 없는 것으로 확인된 경우에는 합격자 발표 이후에도 합격을 취소합니다.

합격자 발표

- 국시원 홈페이지 : [합격자조회] 메뉴
- 국시원 모바일 홈페이지
- 휴대전화번호가 기입된 경우에 한하여 SMS로 합격여부를 알려드립니다.

시험장소

서울, 부산, 대구, 광주, 대전, 전북, 강원

응시 가능자

공중위생관리법상 "전문대학이나 이와 같은 수준 이상에 해당된다고 교육부장관이 인정하는 학교에서 보건 또는 위생에 관한 교육 과정을 이수한 자"라 함은 전공필수 또는 전공 선택과목으로 다음의 1과목 이상을 이수한 자를 말함.

- 식품 보건 또는 위생과 관련된 분야 : 식품학, 조리학, 영양학, 식품미생물학, 식품위생학, 식품분석학, 식품발효학, 식품가공학, 식품재료학, 식품보건 또는 저장학, 식품공학 또는 식품화학, 첨가물학
- 환경 보건 또는 위생과 관련된 분야 : 공중보건학, 위생곤충학, 환경위생학, 미생물학, 기생충학, 환경생태학, 전염병관리학, 상하수도공학, 대기오염학, 수질오염학, 수질학, 수질시험학, 오물·폐기물 또는 폐수처리학, 산업위생학, 환경공학
- 기타분야 : 위생화학, 위생공학

응시 불가능자

- 정신건강증진 및 정신질환자 복지서비스 지원에 관한 법률(정신건강복지법)에 따른 정신질환자(다만, 전문의가 위생사로서 적합하다고 인정하는 사람 제외)
- 마약·대마 또는 향정신성의약품 중독자
- 「공중위생관리법」, 「감염병의 예방 및 관리에 관한 법률」, 「검역법」, 「식품위생법」, 「의료법」, 「약사법」, 「마약류 관리에 관한 법률」 또는 「보건범죄 단속에 관한 특별조치법」을 위반하여 금고 이상의 실형을 선고받고 그 집행이 끝나지 아니하거나 그 집행을 받지 아니하기로 확정되지 아니한 사람.

인터넷 접수

1. 인터넷 접수 대상자
① 방문접수 대상자를 제외하고 모두 인터넷 접수만 가능
② 방문접수 대상자 : 보건복지부장관이 인정하는 외국대학 졸업자 중 국가시험에 처음 응시하는 경우

2. 인터넷 접수 준비사항
① 회원가입 등
- 회원가입 : 약관 동의(이용약관, 개인정보 처리지침, 개인정보 제공 및 활용)
- 아이디/비밀번호 : 응시원서 수정 및 응시표 출력에 사용
- 연락처 : 연락처1(휴대전화번호), 연락처2(자택번호), 전자 우편 입력
- ※ 휴대전화번호는 비밀번호 재발급 시 인증용으로 사용됨

② 응시원서
- 국시원 홈페이지 [시험안내 홈] – [원서접수] – [응시원서 접수]에서 직접 입력
- 실명인증 : 성명과 주민등록번호를 입력하여 실명인증을 시행, 외국국적자는 외국인등록증이나 국내거소신고증 상의 등록번호사용
- 금융거래 실적이 없을 경우 실명인증이 불가능함(코리아크레딧뷰 : 02–708–1000)에 문의
- 공지사항 확인
※ 원서 접수 내용은 접수 기간 내 홈페이지에서 수정 가능(주민등록번호, 성명 제외)
③ 사진파일 : jpg 파일(컬러), 276×354픽셀 이상 크기, 해상도는 200dpi 이상

3. 응시수수료 결제
① 결제 방법 : [응시원서 작성 완료] → [결제하기] → [응시수수료 결제] → [시험선택] → [온라인계좌이체 / 가상계좌이체 / 신용카드] 중 선택
② 마감 안내 : 인터넷 응시원서 등록 후, 접수 마감일 18:00시까지 결제하지 않았을 경우 미접수로 처리

4. 접수결과 확인
① 방법 : 국시원 홈페이지 [시험안내 홈] – [원서접수] – [응시원서 접수결과] 메뉴
② 영수증 발급 : https://www.easypay.co.kr → [고객지원] → [결제내역 조회] → [결제수단 선택] → [결제정보 입력] → [출력]

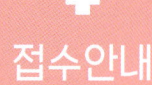

5. 응시원서 기재사항 수정

① 방법 : 국시원 홈페이지 [시험안내 홈] – [마이페이지] – [응시원서 수정] 메뉴

② 기간 : 시험 시작일 하루 전까지만 가능

③ 수정 가능 범위

- 응시원서 접수기간 : 아이디, 성명, 주민등록번호를 제외한 나머지 항목
- 응시원서 접수기간~시험장소 공고 7일 전 : 응시지역
- 마감~시행 하루 전 : 비밀번호, 주소, 전화번호, 전자 우편, 학과명 등
- 단, 성명이나 주민등록번호는 개인정보(열람, 정정, 삭제, 처리정지) 요구서와 주민등록초본 또는 기본증명서, 신분증 사본을 제출하여야만 수정이 가능

  ※ 국시원 홈페이지 [시험안내 홈] – [시험선택] – [서식모음]에서 「개인정보(열람, 정정, 삭제, 처리정지) 요구서」 참고

6. 응시표 출력

① 방법 : 국시원 홈페이지 [시험안내 홈] – [응시표출력]

② 기간 : 시험장 공고 이후 별도 출력일부터 시험 시행일 아침까지 가능

③ 기타 : 흑백으로 출력하여도 관계없음

방문접수

1. 방문 접수 대상자

보건복지부장관이 인정하는 외국대학 졸업자 중 국가시험에 처음 응시하는 경우는 응시자격 확인을 위해 방문접수만 가능합니다.

2. 방문 접수 시 준비 서류

외국대학 졸업자 제출서류(보건복지부장관이 인정하는 외국대학 졸업자 및 면허소지자에 한함)

① 응시원서 1매(국시원 홈페이지 [시험안내 홈] – [시험선택] – [서식모음]에서 「보건의료인국가시험 응시원서 및 개인정보 수집ㆍ이용ㆍ제3자 제공 동의서(응시자)」 참고)

② 동일 사진 2매(3.5×4.5cm 크기의 인화지로 출력한 컬러사진)

③ 개인정보 수집ㆍ이용ㆍ제3자 제공 동의서 1매(국시원 홈페이지 [시험안내 홈] – [시험선택] – [서식모음]에서 「보건의료인국가시험 응시원서 및 개인정보 수집ㆍ이용ㆍ제3자 제공 동의서(응시자)」 참고)

④ 면허증사본 1매

⑤ 졸업증명서 1매

⑥ 성적증명서 1매

⑦ 출입국사실증명서 1매

⑧ 응시수수료(현금 또는 카드결제)

※ 면허증사본, 졸업증명서, 성적증명서는 현지의 한국 주재공관장(대사관 또는 영사관)의 영사 확인 또는 아포스티유(Apostille) 확인 후 우리말로 번역 및 공증하여 제출합니다. 단, 영문 서류는 번역 및 공증을 생략할 수 있습니다(단, 재학사실확인서는 필요시 제출).

※ 단, 제출한 면허증, 졸업증명서, 성적증명서, 출입국사실증명서 등의 서류는 서류보존기간 (5년)동안 다시 제출하지 않고 응시하실 수 있습니다.

3. 응시수수료 결제

① 결제 방법 : 현금, 신용카드, 체크카드 가능

② 마감 안내 : 방문접수 기간 18:00시까지(마지막 날도 동일)

공통 유의사항

1. 원서 사진 등록

① 모자를 쓰지 않고, 정면을 바라보며, 상반신만을 6개월 이내에 촬영한 컬러사진

② 응시자의 식별이 불가능할 경우, 응시가 불가능할 수 있음

③ 셀프 촬영, 휴대전화기로 촬영한 사진은 불인정

④ 기타 : 응시원서 작성 시 제출한 사진은 면허(자격)증에도 동일하게 사용

2. 면허 사진 변경

면허교부 신청 시 변경사진, 개인정보(열람, 정정, 삭제, 처리정지) 요구서, 신분증 사본을 제출 하면 변경 가능

시험 시작 전

- 응시자는 본인의 시험장이 아닌 곳에서는 시험에 응시할 수 없으므로 반드시 사전에 본인의 시험장을 확인하시기 바랍니다.
- 모든 응시자는 신분증, 응시표, 필기도구를 준비하셔야 합니다.
- 응시표는 한국보건의료인국가시험원 홈페이지에서 출력하실 수 있으며 컴퓨터용 흑색 수성 사인펜은 나누어 드리니 별도로 준비하지 않으셔도 됩니다.
- 시험 당일 시험장 주변이 혼잡할 수 있으므로 대중교통을 이용하셔야 합니다.
- 학교는 국민건강증진법에 따라 금연 지역으로 지정되어 있으므로 시험장 내에서의 흡연은 불가능합니다.
- 본인의 응시표에 적혀있는 응시자 입실 시간까지 해당 시험장에 도착하여 시험실 입구 및 칠판에 부착된 좌석 배치도를 확인하고 본인의 좌석에 앉으셔야 합니다.
- 시험 시작 종이 울리면 응시자는 절대로 시험실에 입실할 수 없습니다.
- 응시자는 안내에 따라 응시표, 신분증, 필기구를 제외한 모든 소지품을 시험실 앞쪽에 제출합니다.
- 응시자는 개인 통신기기 및 전자 기기의 전원을 반드시 끈 상태로 가방에 넣어 시험실 앞쪽에 제출하도록 합니다.
- 휴대전화, 태블릿 PC, 이어폰, 스마트 시계/스마트 밴드, 전자계산기, 전자사전 등의 통신기기 및 전자기기는 시험 중 지 할 수 없으며, 만약 이를 소지하다 적발될 경우 해당 시험 무효 등의 처분을 받게 됩니다.
- 신분증은 주민 등록증, 유효기간 내에 주민등록증 발급 신청 확인서 운전면허증, 청소년증, 유효 기간 내에 청소년증 발급 신청 확인서 만료일 이내에 여권, 영주증, 외국인등록증, 외국국적 동포 국내 거소 신고증, 주민등록번호가 기재된 장애인 등록증 및 장애인 복지카드에 한하여 인정하며 학생증 등은 신분증으로 인정하지 않습니다.
- 감독관이 답안 카드를 배부하면 응시자는 답안카드에 이상 여부를 확인합니다.
- 가방 카드의 모든 기재 및 표기 사항은 반드시 컴퓨터용 흑색 수성 사인펜으로 작성하도록 합니다.
- 응시자는 방송에 따라 시험 직종, 시험 교시, 문제 유형, 성명, 응시번호를 정확히 기재해야 하며 문제 유형은 응시번호 끝자리가 홀수이면 홀수형으로 짝수이면 짝수형으로 표기합니다.
- 시험 시작 전 응시자에 본인 여부를 확인하고 답안 카드에 시험 감독관 서명란에 서명이 이루어집니다.
- 감독관이 문제지를 배부하면 응시자는 문제지를 펼치지 말고 대기하도록 합니다.
- 응시자는 감독관에 지시에 따라 문제지 누락, 인쇄 상태 및 파손 여부 등을 확인하고 문제지에

응시번호와 성명을 정확히 기재한 후 시험 시작 타종이 울릴 때까지 문제지를 펼치지 말고 대기하도록 합니다.

- 시험문제가 공개되지 않는 시험의 경우 문제지 감독관 서명란에 서명이 이루어집니다.

시험 시작

- 답안카드의 모든 기재 및 표기 사항은 반드시 컴퓨터용 흑색 수성 사인펜으로 작성하도록 합니다.
- 연필이나 볼펜 등을 사용하거나 펜의 종류와 색깔과 상관없이 예비 마킹으로 인하여 답안카드에 컴퓨터용 흑색 수성 사인펜 이외에 필기구에 흔적이 남아있는 경우에는 중복 답안으로 채점 되어 해당 문제가 0점 처리 될 수 있으므로 반드시 수정테이프로 깨끗이 지워야 합니다.
- 점수 산출은 이미지 스캐너 판독 결과에 따르기 때문에 답안은 보기와 같이 정확하게 표기해야 하며 이를 준수하지 않아 발생하는 정답 표기 불인정 등은 응시자에게 귀책사유가 있습니다.
- 답안을 잘못 표기 하였을 경우 답안 카드를 교체 받거나 수정 테이프를 사용하여 답안을 수정할 수 있습니다.
- 수정 테이프가 아닌 수정액이나 수정 스티커는 사용할 수 없습니다.
- 수정 테이프를 사용하여 답안을 수정한 경우 수정 테이프가 떨어지지 않게 손으로 눌러 줍니다.
- 수정 테이프로 답안 수정 후 그 위에 답을 다시 표기하는 경우에도 정상처리됩니다.
- 방송 또는 시험 감독관이 시험 종료 10분 전 5분 전에 남은 시험 시간을 안내합니다.
- 시험 중 답안 카드를 교체해야 하는 경우 시험 감독관에게 조용히 손을 들어 답안 카드를 교체받으며, 이때 인적 사항 문제 유형 등 답안 카드 기재 사항을 모두 기재해야 합니다.
- 교체 전 답안 기드는 시험 감독관에게 즉시 제출합니다.
- 시험 종료와 동시에 답안 카드를 제출해야 합니다.
- 시험 종류가 임박하여 답안 카드를 교체하는 경우 답안 표기 시간이 부족할 수 있음을 유념하시기 바랍니다.
- 시험문제가 공개되지 않는 시험의 경우 시험문제 또는 답안을 응시표 등에 옮겨 쓰는 경우와 시험 종료 후 문제지를 제출하지 않거나 문제지를 훼손하여 시험 문제를 유출하려고 하는 경우에는 부정행위자로 처리될 수 있습니다.
- 응시자는 시험시간 중 화장실을 사용하실 수 없습니다.
- 응시자는 시험 종료 전까지 시험실에서 퇴실하실 수 없습니다.

시험 종료

- 시험 시간이 종료되면 모든 응시자는 동시에 필기구에서 손을 떼고 양손을 책상 아래로 내려야 합니다.
- 시험 감독관에게 답안 카드를 제출하지 않고 계속 필기하는 경우 해당교시가 0점 처리됩니다.
- 감독관의 답안 카드 매수 확인이 끝나면 감독관의 지시에 따라 퇴실할 수 있습니다.
- 응시자는 교실 앞에 놓아두었던 개인 소지품을 챙겨 귀가합니다.
- 시험문제가 공개되는 시험의 경우 응시자는 시험 종료 후 본인의 문제지를 가지고 퇴실하실 수 있습니다.
- 시험문제에 공개 여부는 한국보건의료인국가시험원 홈페이지에서 확인하실 수 있습니다.
- 시험문제는 저작권법에 따라 보호되는 저작물이며 시험문제에 일부 또는 전부를 무단 복제 배포 (전자)출판하는 등 저작권을 침해하는 경우 저작권법에 의하여 민·형사상 불이익을 받을 수 있습니다.
- 시험 문제를 공개하지 않는 시험의 시험문제를 유출하는 경우에는 관계 법령에 의거 합격 취소 등의 행정처분을 받을 수 있습니다.
- 다음 내용에 해당하는 행위를 하는 응시자는 부정행위자로 처리되오니 주의하시기 바랍니다.

- 응시원서를 허위로 기재하거나 허위 서류를 제출하여 시험에 응시한 행위
- 시험 중 시험문제 내용과 관련된 시험 관련 교재 및 요약 자료 등을 휴대하거나 일을 주고받는 행위
- 대리 시험을 치른 행위 또는 치르게 하는 행위
- 시험 중 다른 응시자와 시험과 관련된 대화를 하거나 손동작, 소리 등으로 신호를 하는 행위
- 시험 중 다른 응시자의 답안 또는 문제지를 보고 자신의 답안 카드를 작성하는 행위
- 시험 중 다른 응시자를 위하여 답안 등을 알려 주거나 보여 주는 행위
- 시험장 내외의 자로부터 도움을 받아 답안 카드를 작성하는 행위 및 도움을 주는 행위
- 다른 응시자와 답안카드를 교환하는 행위
- 다른 응시자와 성명 또는 응시번호를 바꾸어 기재한 답안카드를 제출하는 행위
- 시험 종료 후 문제지를 제출하지 않거나 일부를 훼손하여 유출하는 행위
- 시험 전, 후 또는 시험 기간 중에 시험문제, 시험 문제에 관한 일부 내용 답안 등을 다른 사람에게 알려 주거나 알고 시험을 치른 행위
- 시험 중 허용되지 않는 통신기기 및 전자기기 등을 사용하여 답안을 전송하거나 작성하는 행위
- 시행 본부 또는 시험 감독관의 지시에 불응하여 시험 진행을 방해하는 행위
- 그 밖의 부정한 방법으로 본인 또는 다른 응시자의 시험결과에 영향을 미치는 행위

- 다음 내용에 해당하는 행위를 하는 응시자는 응시자 준수사항 위반자로 처리 돼 오니 주의하시기 바랍니다.

> - 신분증을 지참하지 아니한 행위
> - 지정된 시간까지 지정된 시험실에 입실하지 아니한 행위
> - 시험 감독관의 승인을 얻지 아니하고 시험시간 중에 시험실에서 퇴실한 행위
> - 시험 감독관의 본인 확인 요구에 따르지 아니한 행위
> - 시험 감독관의 소지품 제출 요구를 거부하거나 소지품을 지시와 달리 임의의 장소에 보관한 행위(단 시험문제 내용과 관련된 물품의 경우 부정행위자로 처리됩니다.)
> - 시험 중 허용되지 않는 통신기기 및 전자기기 등을 지정된 장소에 보관하지 않고 휴대한 행위
> - 그밖에 한국보건의료인국가시험원에서 정한 응시자 준수사항을 위반한 행위
> - 다리를 떠는 행동
> - 몸을 과도하게 움직이는 행동
> - 볼펜 똑딱이는 소리 등은 다른 응시자에게 방해됩니다.
> - 응시자 여러분들은 다른 응시자에게 방해되는 행동을 하지 않도록 주의하여 주시기 바랍니다.

기타 응시자 유의사항

- 편의 제공이 필요한 응시자는 시험일 30일 전까지 편의제공 대상자 지정신청서를 제출해야 합니다.
- 시험장 주변에서 단체 응원은 시험 진행에 방해되고 시험장 지역 주민의 생활 침해 및 민원 대상이 되므로 단체응원은 하실 수 없습니다.
- 식사 후 도시락 및 음식물 쓰레기는 반드시 각자 수거해 가셔야 합니다.
- 시험장 내 기물이 파손되지 않도록 주의합니다.
- 시험실 책상 서랍 속에 물건이 분실되지 않도록 주의합니다.
- 응시자 개인 물품에 관리 책임은 응시자 본인에게 있으므로 개인 소지품이 분실되지 않도록 주의합니다.
- 합격 여부는 한국보건의료인국가시험원 홈페이지, 모바일 홈페이지, ARS를 통해 확인하실 수 있습니다.
- 응시원서 접수 시 휴대폰 연락처를 기재한 경우 시험 전에는 시험장소 및 유의사항을 시험 후에는 합격 여부 및 성적을 문자 메시지로 발송하여 드립니다.

핵심요약

위생사 고득점을 위해 반드시 숙지하고 암기해야 할 핵심내용들만 체계적으로 정리하여 학습의 효율성을 높였습니다.

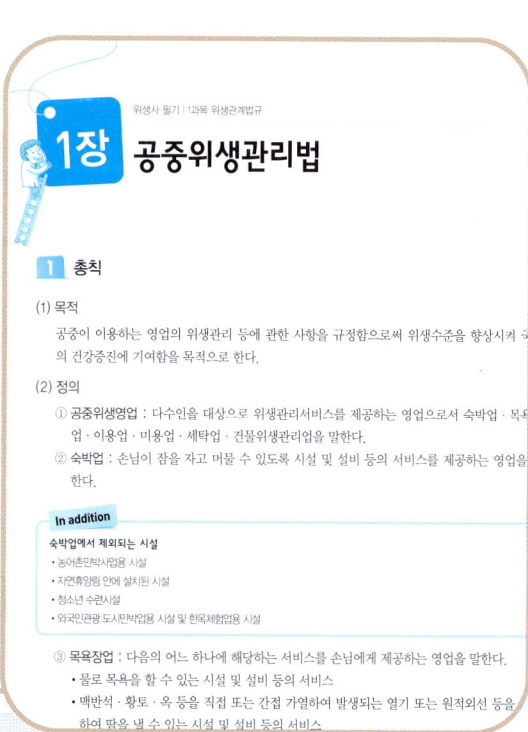

정답 및 해설

빠른 정답 찾기로 문제를 빠르게 채점할 수 있고, 각 문제의 해설을 상세하게 풀어내어 문제와 관련된 개념을 이해하기 쉽도록 하였습니다.

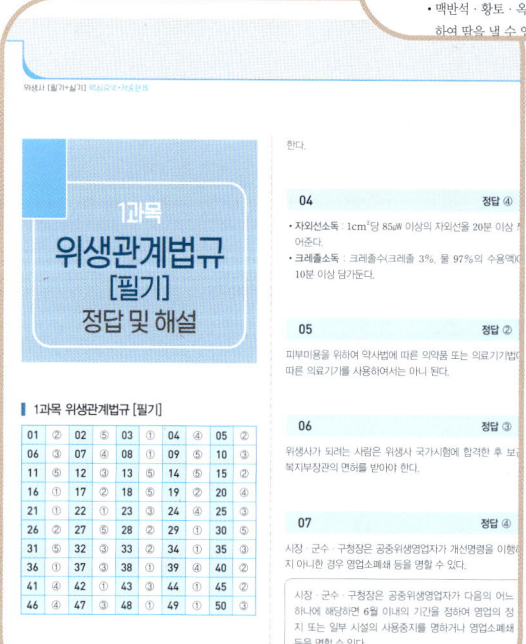

목 차

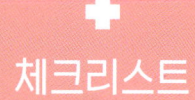

효율적인 학습을 위한 CHECK LIST

연도	과목	학습 기간	정답 수	오답 수
필기	1과목 위생관계법규	~		
	2과목 환경위생학	~		
	3과목 위생곤충학	~		
	4과목 공중보건학	~		
	5과목 식품위생학	~		
실기	1과목 환경위생학	~		
	2과목 식품위생학	~		
	3과목 위생곤충학	~		

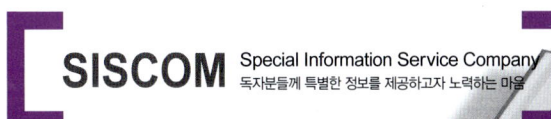

SISCOM Special Information Service Company
독자분들께 특별한 정보를 제공하고자 노력하는 마음

www.siscom.co.kr

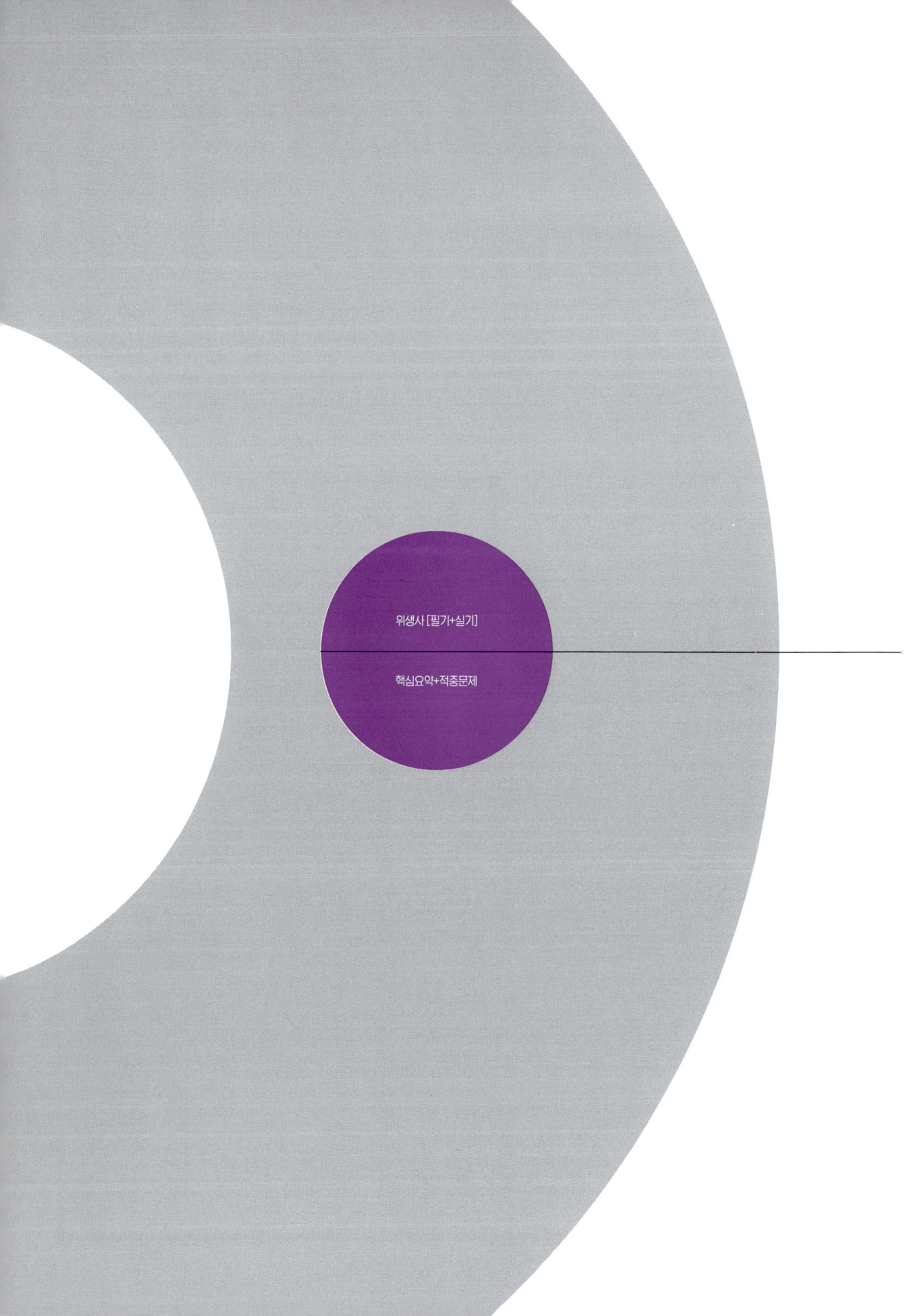

위생사 [필기+실기]

핵심요약+적중문제

1과목

위생관계법규
[필기]

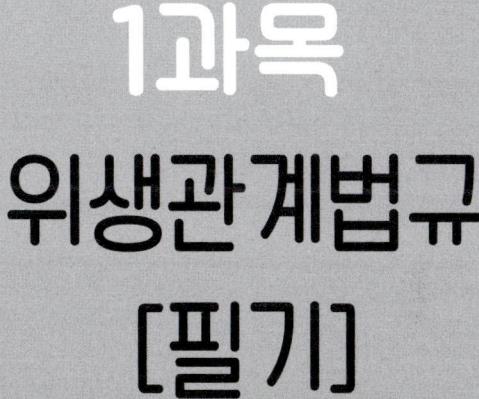

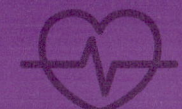

SANITARIAN

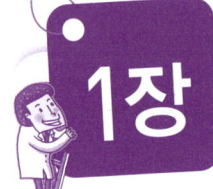

1장 공중위생관리법

1 총칙

(1) 목적

공중이 이용하는 영업의 위생관리 등에 관한 사항을 규정함으로써 위생수준을 향상시켜 국민의 건강증진에 기여함을 목적으로 한다.

(2) 정의

① **공중위생영업** : 다수인을 대상으로 위생관리서비스를 제공하는 영업으로서 숙박업·목욕장업·이용업·미용업·세탁업·건물위생관리업을 말한다.

② **숙박업** : 손님이 잠을 자고 머물 수 있도록 시설 및 설비 등의 서비스를 제공하는 영업을 말한다.

In addition

숙박업에서 제외되는 시설
- 농어촌민박사업용 시설
- 자연휴양림 안에 설치된 시설
- 청소년 수련시설
- 외국인관광 도시민박업용 시설 및 한옥체험업용 시설

---

③ **목욕장업** : 다음의 어느 하나에 해당하는 서비스를 손님에게 제공하는 영업을 말한다.
- 물로 목욕을 할 수 있는 시설 및 설비 등의 서비스
- 맥반석·황토·옥 등을 직접 또는 간접 가열하여 발생되는 열기 또는 원적외선 등을 이용하여 땀을 낼 수 있는 시설 및 설비 등의 서비스

In addition

목욕장업에서 제외되는 시설
- 숙박업 영업소에 부설된 욕실
- 종합체육시설업의 체온 관리실
- 숙박업에서 제외되는 시설에 부설된 욕실

---

④ **이용업** : 손님의 머리카락 또는 수염을 깎거나 다듬는 등의 방법으로 손님의 용모를 단정하게 하는 영업을 말한다.

⑤ **미용업** : 손님의 얼굴, 머리, 피부 및 손톱·발톱 등을 손질하여 손님의 외모를 아름답게 꾸미는 다음의 영업을 말한다.
- **일반미용업** : 파마·머리카락자르기·머리카락모양내기·머리피부손질·머리카락염색·머리감기, 의료기기나 의약품을 사용하지 아니하는 눈썹손질을 하는 영업
- **피부미용업** : 의료기기나 의약품을 사용하지 아니하는 피부상태분석·피부관리·제모·눈썹손질을 하는 영업
- **네일미용업** : 손톱과 발톱을 손질·화장하는 영업
- **화장·분장 미용업** : 얼굴 등 신체의 화장, 분장 및 의료기기나 의약품을 사용하지 아니하는 눈썹손질을 하는 영업
- 그 밖에 대통령령으로 정하는 세부 영업
- **종합미용업** : 위의 미용 업무를 모두 하는 영업

⑥ **세탁업** : 의류 기타 섬유제품이나 피혁제품 등을 세탁하는 영업을 말한다.

⑦ **건물위생관리업** : 공중이 이용하는 건축물·시설물 등의 청결유지와 실내공기정화를 위한 청소 등을 대행하는 영업을 말한다.

2 공중위생영업

(1) 신고 및 폐업신고

① 공중위생영업을 하고자 하는 자는 공중위생영업의 종류별로 보건복지부령이 정하는 시설 및 설비를 갖추고 시장·군수·구청장에게 신고하여야 한다. 보건복지부령이 정하는 중요사항을 변경하고자 하는 때에도 또한 같다.

In addition

공중위생영업의 종류별 시설 및 설비기준
- **숙박업** : 취사시설, 환기시설, 창문, 객실별 욕실 또는 샤워실(호스텔업은 욕실 또는 샤워실 공용 설치할 수 있음)
- **목욕장업** : 목욕실·발한실 및 탈의실 외의 시설에 CCTV 설치 시 설치여부를 이용객이 잘 알아볼 수 있게 안내문 게시
- **이용업** : 소독기·자외선살균기
- **미용업** : 소독기·자외선살균기
- **세탁업** : 세탁용 약품을 보관할 수 있는 견고한 보관함
- **건물위생관리업** : 마루광택기, 진공청소기, 안전벨트·안전모 및 로프, 측정장비(먼지, 일산화탄소, 이산화탄소)

② 공중위생영업의 신고를 한 자는 공중위생영업을 폐업한 날부터 20일 이내에 시장·군수·구청장에게 신고하여야 한다. 다만, 영업정지 등의 기간 중에는 폐업신고를 할 수 없다.

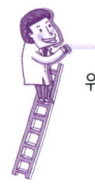

③ ②의 규정에도 불구하고 이용업 또는 미용업의 신고를 한 자의 사망으로 면허를 소지하지 아니한 자가 상속인이 된 경우에는 그 상속인은 상속받은 날부터 3개월 이내에 시장 · 군수 · 구청장에게 폐업신고를 하여야 한다.

(2) 공중위생영업의 승계

① 공중위생영업자가 그 공중위생영업을 양도하거나 사망한 때 또는 법인의 합병이 있는 때에는 그 양수인 · 상속인 또는 합병 후 존속하는 법인이나 합병에 의하여 설립되는 법인은 그 공중위생영업자의 지위를 승계한다.

② 민사집행법에 의한 경매, 채무자 회생 및 파산에 관한 법률에 의한 환가나 국세징수법 · 관세법 또는 지방세징수법에 의한 압류재산의 매각 그 밖에 이에 준하는 절차에 따라 공중위생영업 관련시설 및 설비의 전부를 인수한 자는 이 법에 의한 그 공중위생영업자의 지위를 승계한다.

③ ① 또는 ②의 규정에 불구하고 이용업 또는 미용업의 경우에는 면허를 소지한 자에 한하여 공중위생영업자의 지위를 승계할 수 있다.

④ 공중위생영업자의 지위를 승계한 자는 1월 이내에 보건복지부령이 정하는 바에 따라 시장 · 군수 또는 구청장에게 신고하여야 한다.

(3) 공중위생영업자의 위생관리의무

① 공중위생영업자는 그 이용자에게 건강상 위해요인이 발생하지 아니하도록 영업관련 시설 및 설비를 위생적이고 안전하게 관리하여야 한다.

② 목욕장업을 하는 자는 다음의 사항을 지켜야 한다.

- 물로 목욕을 할 수 있는 시설 및 설비 등의 서비스를 제공하는 경우 : 목욕장의 수질기준 및 수질검사방법 등 수질 관리에 관한 사항
- 맥반석 · 황토 · 옥 등을 직접 또는 간접 가열하여 발생되는 열기 또는 원적외선 등을 이용하여 땀을 낼 수 있는 시설 및 설비 등의 서비스를 제공하는 경우 : 위생기준 등에 관한 사항

In addition

목욕장 목욕물의 수질기준

원수	• 색도 : 5도 이하 • 탁도 : 1NTU 이하 • 수소이온농도 : 5.8 이상 8.6 이하 • 과망산칼륨 소비량 : 10mg/L 이하 • 총대장균군 : 100mL 중에서 검출되지 아니하여야 함
욕조수	• 탁도 : 1.6NTU 이하 • 과망간산칼륨 소비량 : 25mg/L 이하

	• 대장균군 : 1mL 중에서 1개를 초과하여 검출되지 아니하여야 함
해수를 목욕물로 하는 경우	• 화학적 산소 요구량(mg/L) : 원수 2 이하, 욕조수 4 이하 • 수소이온농도 : 7.8 이상 8.3 이하 • 총대장균군 : 100mL당 1,000 이하

③ 이용업을 하는 자는 다음의 사항을 지켜야 한다.

- 이용기구는 소독을 한 기구와 소독을 하지 아니한 기구로 분리하여 보관하고, 면도기는 1회용 면도날만을 손님 1인에 한하여 사용할 것
- 이용사면허증을 영업소 안에 게시할 것
- 이용업소표시 등을 영업소 외부에 설치할 것

④ 미용업을 하는 자는 다음의 사항을 지켜야 한다.

- 의료기구와 의약품을 사용하지 아니하는 순수한 화장 또는 피부미용을 할 것
- 미용기구는 소독을 한 기구와 소독을 하지 아니한 기구로 분리하여 보관하고, 면도기는 1회용 면도날만을 손님 1인에 한하여 사용할 것.
- 미용사면허증을 영업소 안에 게시할 것

In addition

이 · 미용기구의 소독기준 및 방법

- **자외선소독** : 1cm²당 85μW 이상의 자외선을 20분 이상 쬐어준다.
- **건열멸균소독** : 섭씨 100℃ 이상의 건조한 열에 20분 이상 쐬어준다.
- **증기소독** : 섭씨 100℃ 이상의 습한 열에 20분 이상 쐬어준다.
- **열탕소독** : 섭씨 100℃ 이상의 물속에 10분 이상 끓여준다.
- **석탄산수소독** : 석탄산수(석탄산 3%, 물 97%의 수용액)에 10분 이상 담가둔다.
- **크레솔소독** : 크레솔수(크레솔 3%, 물 97%의 수용액)에 10분 이상 담가둔다.
- **에탄올소독** : 에탄올수용액(에탄올이 70%인 수용액)에 10분 이상 담가두거나 에탄올수용액을 머금은 면 또는 거즈로 기구의 표면을 닦아준다.

⑤ 세탁업을 하는 자는 세제를 사용함에 있어서 국민건강에 유해한 물질이 발생되지 아니하도록 기계 및 설비를 안전하게 관리하여야 한다.

⑥ 건물위생관리업을 하는 자는 사용장비 또는 약제의 취급시 인체의 건강에 해를 끼치지 아니하도록 위생적이고 안전하게 관리하여야 한다.

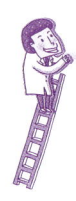
In addition

공중위생영업자가 준수하여야 하는 위생관리기준

숙박업자	객실·접객대 및 로비시설의 조명도는 75럭스(lux) 이상이 되도록 유지하여야 하며, 복도·계단·욕실·샤워시설·세면시설 및 화장실의 조명도는 20럭스(복도 및 계단의 경우 심야에서 10럭스) 이상이 되도록 유지하여야 한다.

목욕장업자	• 목욕물은 매년 1회 이상 수질검사를 하여야 한다.
	• 휴식실·목욕실 및 세면시설의 조명도는 40럭스 이상이 유지되도록 하여야 한다.
	• 목욕실 및 탈의실은 만 4세(48개월) 이상의 남녀를 함께 입장시켜서는 안 된다.
	• 발한실 안에는 온도계를 비치하고, 발한실 안과 밖(입구 등)에 아래에 해당하는 사람에 대한 입욕 주의사항 등에 관한 내용이 포함된 게시문을 목욕장을 이용하는 사람이 알아보기 쉬운 크기와 형태로 붙여야 한다.
	  − 감기에 걸렸거나 만 5세 미만 또는 전신 쇠약 증세의 어린이
	  − 수축기 혈압이 180mmHg 이상인 사람
	  − 백내장이 우려되거나 안면홍조증 환자
	  − 노약자·임산부·고열환자 및 중증심장병 환자
	  − 술을 마신 후 2시간 이내의 사람
	  − 출혈을 많이 한 사람

이용업자	영업장 안의 조명도는 75럭스 이상이 되도록 유지하여야 한다.
미용업자	피부미용을 위하여 약사법에 따른 의약품 또는 의료기기법에 따른 의료기기를 사용하여서는 아니 된다.
세탁업자	드라이크리닝용 세탁기는 유기용제의 누출이 없도록 항상 점검하여야 하고, 사용 중에 누출되지 아니하도록 하여야 한다.
건물위생관리업자	유기용제를 사용하여 얼룩제거 작업 등을 하는 경우에는 창문을 열고 작업하는 등 증발된 가스를 흡입하지 아니하도록 하고, 화재가 발생하지 아니하도록 주의하여야 한다.

 Tip 공중위생영업자의 불법카메라 설치 금지

공중위생영업자는 영업소에 성폭력범죄의 처벌 등에 관한 특례법에 위반되는 행위에 이용되는 카메라나 그 밖에 이와 유사한 기능을 갖춘 기계장치를 설치해서는 아니 된다.

3 위생사 면허

(1) 면허 취득

① 위생사가 되려는 사람은 다음의 어느 하나에 해당하는 사람으로서 위생사 국가시험에 합격

한 후 보건복지부장관의 면허를 받아야 한다.

> • 전문대학이나 이와 같은 수준 이상에 해당된다고 교육부장관이 인정하는 학교에서 보건 또는 위생에 관한 교육과정을 이수한 사람
> • 학점인정 등에 관한 법률에 따라 전문대학을 졸업한 사람과 같은 수준 이상의 학력이 있는 것으로 인정되어 같은 법에 따라 보건 또는 위생에 관한 학위를 취득한 사람
> • 외국의 위생사 면허 또는 자격(보건복지부장관이 정하여 고시하는 인정기준에 해당하는 면허 또는 자격)을 가진 사람

② 보건복지부장관은 위생사 면허를 부여하는 경우에는 보건복지부령으로 정하는 바에 따라 면허대장에 등록하고 면허증을 발급하여야 한다.

In addition

면허대장 등록사항

• 면허번호 및 면허연월일
• 성명 · 주소 및 주민등록번호
• 위생사 국가시험 합격연월일
• 면허취소 사유 및 취소연월일
• 면허증 재교부 사유 및 재교부연월일
• 그밖에 보건복지부장관이 면허의 관리에 특히 필요하다고 인정하는 사항

③ 다음의 어느 하나에 해당하는 사람은 위생사 면허를 받을 수 없다.

• 정신건강복지법에 따른 정신질환자(다만, 전문의가 위생사로서 적합하다고 인정하는 사람은 제외)
• 마약류 관리에 관한 법률에 따른 마약류 중독자
• 이 법, 감염병의 예방 및 관리에 관한 법률, 검역법, 식품위생법, 의료법, 약사법, 마약류 관리에 관한 법률 또는 보건범죄 단속에 관한 특별조치법을 위반하여 금고 이상의 실형을 선고받고 그 집행이 끝나지 아니하거나 그 집행을 받지 아니하기로 확정되지 아니한 사람

(2) 면허 취소

① 보건복지부장관은 위생사가 다음의 어느 하나에 해당하는 경우에는 그 면허를 취소한다.

• 위생사 면허를 발급받을 수 없는 경우
• 면허증을 대여한 경우

② 위생사가 면허가 취소된 후 그 처분의 원인이 된 사유가 소멸된 때에는 보건복지부장관은 그 사람에 대하여 다시 면허를 부여할 수 있다.

(3) 위생사 국가시험

① 보건복지부장관은 위생사 국가시험을 실시하려는 경우에는 시험일시, 시험장소 및 시험과목 등 위생사 국가시험 시행계획을 시험실시 90일 전까지 공고하여야 한다. 다만, 시험장소의 경우에는 시험실시 30일 전까지 공고할 수 있다.

② 보건복지부장관은 위생사 국가시험을 실시할 때마다 시험과목에 대한 전문지식 또는 위생사 업무에 대한 풍부한 경험을 갖춘 사람 중에서 시험위원을 임명하거나 위촉한다. 이 경우 해당 시험위원에 대해서는 예산의 범위에서 수당과 여비를 지급할 수 있다.

③ 보건복지부장관은 위생사 국가시험의 실시에 관한 업무를 한국보건의료인국가시험원법에 따른 한국보건의료인국가시험원에 위탁한다.

④ 대통령령으로 정하는 부정행위

- 대리시험을 의뢰하거나 대리로 시험에 응시하는 행위
- 다른 수험생의 답안지를 보거나 본인의 답안지를 보여 주는 행위
- 정보통신기기나 그 밖의 신호 등을 이용하여 해당 시험내용에 관하여 다른 사람과 의사소통하는 행위
- 부정한 자료를 가지고 있거나 이용하는 행위
- 그 밖의 부정한 수단으로 본인 또는 다른 사람의 시험 결과에 영향을 미치는 행위로서 보건복지부령으로 정하는 행위

4 위생사 업무제한

(1) 위생사의 업무범위

① 공중위생영업소, 공중이용시설 및 위생용품의 위생관리
② 음료수의 처리 및 위생관리
③ 쓰레기, 분뇨, 하수, 그 밖의 폐기물의 처리
④ 식품·식품첨가물과 이에 관련된 기구·용기 및 포장의 제조와 가공에 관한 위생관리
⑤ 유해 곤충·설치류 및 매개체 관리
⑥ 그 밖에 보건위생에 영향을 미치는 것으로서 대통령령으로 정하는 업무

(2) 영업 제한 및 폐쇄

① **영업 제한** : 시·도지사 또는 시장·군수·구청장은 공익상 또는 선량한 풍속을 유지하기 위하여 필요하다고 인정하는 때에는 공중위생영업자 및 종사원에 대하여 영업시간 및 영업행위에 관한 필요한 제한을 할 수 있다.

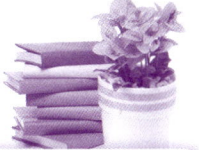

② **위생지도 및 개선명령** : 시·도지사 또는 시장·군수·구청장은 다음의 어느 하나에 해당하는 자에 대하여 보건복지부령으로 정하는 바에 따라 기간을 정하여 그 개선을 명할 수 있다.
- 공중위생영업의 종류별 시설 및 설비기준을 위반한 공중위생영업자
- 위생관리의무 등을 위반한 공중위생영업자

(3) 공중위생영업소의 폐쇄

① 시장·군수·구청장은 공중위생영업자가 다음의 어느 하나에 해당하면 6월 이내의 기간을 정하여 영업의 정지 또는 일부 시설의 사용중지를 명하거나 영업소폐쇄 등을 명할 수 있다.

> 다만, 관광숙박업의 경우에는 해당 관광숙박업의 관할행정기관의 장과 미리 협의하여야 한다.

- 영업신고를 하지 아니하거나 시설과 설비기준을 위반한 경우
- 변경신고를 하지 아니한 경우
- 지위승계신고를 하지 아니한 경우
- 공중위생영업자의 위생관리의무 등을 지키지 아니한 경우
- 공중위생영업자의 불법카메라 설치 금지를 위반하여 카메라나 기계장치를 설치한 경우
- 영업소 외의 장소에서 이용 또는 미용 업무를 한 경우
- 보고를 하지 아니하거나 거짓으로 보고한 경우 또는 관계 공무원의 출입, 검사 또는 공중위생영업 장부 또는 서류의 열람을 거부·방해하거나 기피한 경우
- 개선명령을 이행하지 아니한 경우
- 성매매알선 등 행위의 처벌에 관한 법률, 풍속영업의 규제에 관한 법률, 청소년 보호법, 아동·청소년의 성보호에 관한 법률, 의료법 또는 마약류 관리에 관한 법률을 위반하여 관계 행정기관의 장으로부터 그 사실을 통보받은 경우

② 시장·군수·구청장은 영업정지처분을 받고도 그 영업정지 기간에 영업을 한 경우에는 영업소 폐쇄를 명할 수 있다.

③ 시장·군수·구청장은 다음의 어느 하나에 해당하는 경우에는 영업소 폐쇄를 명할 수 있다.
- 공중위생영업자가 정당한 사유 없이 6개월 이상 계속 휴업하는 경우
- 공중위생영업자가 부가가치세법에 따라 관할 세무서장에게 폐업신고를 하거나 관할 세무서장이 사업자 등록을 말소한 경우
- 공중위생영업자가 영업을 하지 아니하기 위하여 영업시설의 전부를 철거한 경우

④ 시장·군수·구청장은 공중위생영업자가 영업소폐쇄명령을 받고도 계속하여 영업을 하는 때에는 관계공무원으로 하여금 해당 영업소를 폐쇄하기 위하여 다음의 조치를 하게 할 수 있다(신고를 하지 아니하고 공중위생영업을 하는 경우에도 또한 같음).

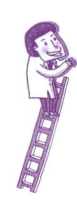

- 해당 영업소의 간판 기타 영업표지물의 제거
- 해당 영업소가 위법한 영업소임을 알리는 게시물 등의 부착
- 영업을 위하여 필수불가결한 기구 또는 시설물을 사용할 수 없게 하는 봉인

(4) 과징금처분

① 시장 · 군수 · 구청장은 영업정지가 이용자에게 심한 불편을 주거나 그 밖에 공익을 해할 우려가 있는 경우에는 영업정지 처분에 갈음하여 1억원 이하의 과징금을 부과할 수 있다.

> 다만, 성매매알선 등 행위의 처벌에 관한 법률, 아동 · 청소년의 성보호에 관한 법률, 풍속영업의 규제에 관한 법률의 어느 하나, 마약류 관리에 관한 법률 또는 이에 상응하는 위반행위로 인하여 처분을 받게 되는 경우 제외한다.

② 과징금을 부과하는 위반행위의 종별 · 정도 등에 따른 과징금의 금액 등에 관하여 필요한 사항은 대통령령으로 정한다.

③ 시장 · 군수 · 구청장은 과징금을 납부하여야 할 자가 납부기한까지 이를 납부하지 아니한 경우에는 대통령령으로 정하는 바에 따라 과징금 부과처분을 취소하고, 영업정지 처분을 하거나 지방행정제재 · 부과금의 징수 등에 관한 법률에 따라 이를 징수한다.

④ 시장 · 군수 · 구청장이 부과 · 징수한과징금은 해당 시 · 군 · 구에 귀속된다.

⑤ 시장 · 군수 · 구청장은 과징금의 징수를 위하여 필요한 경우에는 다음의 사항을 기재한 문서로 관할 세무관서의 장에게 과세정보의 제공을 요청할 수 있다.
- 납세자의 인적사항
- 사용목적
- 과징금 부과기준이 되는 매출금액

(5) 청문

보건복지부장관 또는 시장 · 군수 · 구청장은 다음의 어느 하나에 해당하는 처분을 하려면 청문을 하여야 한다.
① 이용사와 미용사의 면허취소 또는 면허정지
② 위생사의 면허취소
③ 영업정지명령, 일부 시설의 사용중지명령 또는 영업소 폐쇄명령

5 위생평가 및 교육

(1) 위생서비스 수준의 평가

① 시 · 도지사는 공중위생영업소(관광숙박업의 경우 제외)의 위생관리수준을 향상시키기 위하여 위생서비스평가계획을 수립하여 시장 · 군수 · 구청장에게 통보하여야 한다.

② 시장 · 군수 · 구청장은 평가계획에 따라 관할지역별 세부평가계획을 수립한 후 공중위생영업소의 위생서비스수준을 평가하여야 한다.

③ 시장 · 군수 · 구청장은 위생서비스평가의 전문성을 높이기 위하여 필요하다고 인정하는 경우에는 관련 전문기관 및 단체로 하여금 위생서비스평가를 실시하게 할 수 있다.

④ 위생서비스평가의 주기 · 방법, 위생관리등급의 기준 기타 평가에 관하여 필요한 사항은 보건복지부령으로 정한다.

In addition

위생관리등급의 구분
- **최우수업소** : 녹색등급
- **우수업소** : 황색등급
- **일반관리대상업소** : 백색등급

(2) 공중위생감시원

① **자격 및 임명** : 특별시장 · 광역시장 · 도지사 또는 시장 · 군수 · 구청장은 다음의 어느 하나에 해당하는 소속공무원 중에서 공중위생감시원을 임명한다.
- 위생사 또는 환경기사 2급 이상의 자격증이 있는 자
- 고등교육법에 따른 대학에서 화학 · 화공학 · 환경공학 또는 위생학 분야를 전공하고 졸업한 사람 또는 법령에 따라 이와 같은 수준 이상의 학력이 있다고 인정되는 사람
- 외국에서 위생사 또는 환경기사의 면허를 받은 자
- 1년 이상 공중위생 행정에 종사한 경력이 있는 자

② **업무범위**
- 시설 및 설비의 확인
- 공중위생영업 관련 시설 및 설비의 위생상태 확인 · 검사, 공중위생영업자의 위생관리의무 및 영업자준수사항 이행여부의 확인
- 위생지도 및 개선명령 이행여부의 확인
- 공중위생영업소의 영업의 정지, 일부 시설의 사용중지 또는 영업소 폐쇄명령 이행여부의 확인

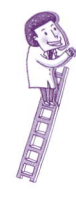

• 위생교육 이행여부의 확인

(3) 위생교육

① 공중위생영업자는 매년 위생교육을 받아야 한다.

② 신고를 하고자 하는 자는 미리 위생교육을 받아야 한다.

> 다만, 보건복지부령으로 정하는 부득이한 사유로 미리 교육을 받을 수 없는 경우에는 영업개시 후 6개월 이내에 위생교육을 받을 수 있다.

③ 위생교육을 받아야 하는 자 중 영업에 직접 종사하지 아니하거나 2 이상의 장소에서 영업을 하는 자는 종업원 중 영업장별로 공중위생에 관한 책임자를 지정하고 그 책임자로 하여금 위생교육을 받게 하여야 한다.

④ 위생교육은 보건복지부장관이 허가한 단체 또는 공중위생영업자단체가 실시할 수 있다.

⑤ 위생교육의 방법 · 절차 등에 관하여 필요한 사항은 보건복지부령으로 정한다.

In addition

위생교육 방법 · 절차

• 위생교육은 집합교육과 온라인교육을 병행하여 실시하되, 교육시간은 3시간으로 한다.
• 영업신고 전에 위생교육을 받아야 하는 자 중 다음의 어느 하나에 해당하는 자는 영업신고를 한 후 6개월 이내에 위생교육을 받을 수 있다.
   − 천재지변, 본인의 질병 · 사고, 업무상 국외출장 등의 사유로 교육을 받을 수 없는 경우
   − 교육을 실시하는 단체의 사정 등으로 미리 교육을 받기 불가능한 경우
• 위생교육을 받은 자가 위생교육을 받은 날부터 2년 이내에 위생교육을 받은 업종과 같은 업종의 영업을 하려는 경우에는 해당 영업에 대한 위생교육을 받은 것으로 본다.
• 위생교육 실시단체의 장은 위생교육을 수료한 자에게 수료증을 교부하고, 교육실시 결과를 교육 후 1개월 이내에 시장 · 군수 · 구청장에게 통보하여야 하며, 수료증 교부대장 등 교육에 관한 기록을 2년 이상 보관 · 관리하여야 한다.

(4) 벌칙

① 신고를 하지 아니하고 숙박업 영업을 한 자는 2년 이하의 징역 또는 2천만원 이하의 벌금에 처한다.

② 다음에 해당하는 자는 1년 이하의 징역 또는 1천만원 이하의 벌금에 처한다.

• 신고를 하지 아니하고 공중위생영업(숙박업 제외)을 한 자
• 영업정지명령 또는 일부 시설의 사용중지명령을 받고도 그 기간 중에 영업을 하거나 그 시설을 사용한 자 또는 영업소 폐쇄명령을 받고도 계속하여 영업을 한 자

③ 다음에 해당하는 자는 6월 이하의 징역 또는 500만원 이하의 벌금에 처한다.

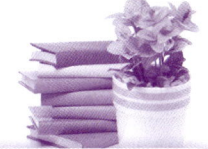

- 변경신고를 하지 아니한 자
- 공중위생영업자의 지위를 승계한 자로서 신고를 하지 아니한 자
- 건전한 영업질서를 위하여 공중위생영업자가 준수하여야 할 사항을 준수하지 아니한 자

④ 다음에 해당하는 사람은 300만원 이하의 벌금에 처한다.
- 다른 사람에게 위생사의 면허증을 빌려주거나 빌린 사람
- 위생사의 면허증을 빌려주거나 빌리는 것을 알선한 사람

(5) 과태료

① 다음에 해당하는 자는 300만원 이하의 과태료에 처한다.
- 목욕장의 수질기준 또는 위생기준을 준수하지 아니한 자로서 개선명령에 따르지 아니한 자
- 숙박업소의 시설 및 설비를 위생적이고 안전하게 관리하지 아니한 자
- 목욕장업소의 시설 및 설비를 위생적이고 안전하게 관리하지 아니한 자
- 보고를 하지 아니하거나 관계공무원의 출입·검사 기타 조치를 거부·방해 또는 기피한 자
- 개선명령에 위반한 자
- 위반하여 이용업소표시 등을 설치한 자

② 다음에 해당하는 자는 200만원 이하의 과태료에 처한다.
- 이용업소의 위생관리 의무를 지키지 아니한 자
- 미용업소의 위생관리 의무를 지키지 아니한 자
- 세탁업소의 위생관리 의무를 지키지 아니한 자
- 건물위생관리업소의 위생관리 의무를 지키지 아니한 자
- 영업소외의 장소에서 이용 또는 미용업무를 행한 자
- 위생교육을 받지 아니한 자

Tip 같은 명칭의 사용금지
- 위생사가 아니면 위생사라는 명칭을 사용하지 못한다.
- 위생사의 명칭을 사용한 자에게는 100만원 이하의 과태료를 부과한다.

③ 과태료는 대통령령으로 정하는 바에 따라 보건복지부장관 또는 시장·군수·구청장이 부과·징수한다.

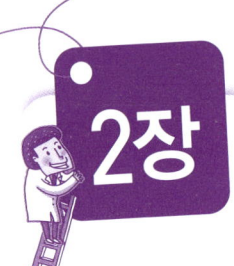

2장 식품위생법

1 총칙

(1) 목적

식품으로 인하여 생기는 위생상의 위해를 방지하고 식품영양의 질적 향상을 도모하며 식품에 관한 올바른 정보를 제공함으로써 국민 건강의 보호 · 증진에 이바지함을 목적으로 한다.

(2) 정의

① **식품** : 모든 음식물(의약으로 섭취하는 것은 제외)을 말한다.

② **식품첨가물** : 식품을 제조 · 가공 · 조리 또는 보존하는 과정에서 감미, 착색, 표백 또는 산화 방지 등을 목적으로 식품에 사용되는 물질을 말한다. 이 경우 기구 · 용기 · 포장을 살균 · 소독하는 데에 사용되어 간접적으로 식품으로 옮아갈 수 있는 물질을 포함한다.

③ **화학적 합성품** : 화학적 수단으로 원소 또는 화합물에 분해 반응 외의 화학 반응을 일으켜서 얻은 물질을 말한다.

④ **기구** : 다음의 어느 하나에 해당하는 것으로서 식품 또는 식품첨가물에 직접 닿는 기계 · 기구나 그 밖의 물건(농업과 수산업에서 식품을 채취하는 데에 쓰는 기계 · 기구나 그 밖의 물건 및 위생용품 제외)을 말한다.

• 음식을 먹을 때 사용하거나 담는 것
• 식품 또는 식품첨가물을 채취 · 제조 · 가공 · 조리 · 저장 · 소분 · 운반 · 진열할 때 사용하는 것

> 소분(小分) : 완제품을 나누어 유통을 목적으로 재포장하는 것을 말한다.

⑤ **용기 · 포장** : 식품 또는 식품첨가물을 넣거나 싸는 것으로서 식품 또는 식품첨가물을 주고받을 때 함께 건네는 물품을 말한다.

⑥ **공유주방** : 식품의 제조 · 가공 · 조리 · 저장 · 소분 · 운반에 필요한 시설 또는 기계 · 기구 등을 여러 영업자가 함께 사용하거나, 동일한 영업자가 여러 종류의 영업에 사용할 수 있는 시설 또는 기계 · 기구 등이 갖춰진 장소를 말한다.

⑦ **위해** : 식품, 식품첨가물, 기구 또는 용기 · 포장에 존재하는 위험요소로서 인체의 건강을 해치거나 해칠 우려가 있는 것을 말한다.

⑧ **영업** : 식품 또는 식품첨가물을 채취 · 제조 · 가공 · 조리 · 저장 · 소분 · 운반 또는 판매하거

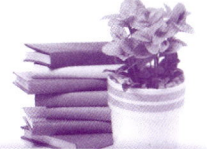

나 기구 또는 용기 · 포장을 제조 · 운반 · 판매하는 업(농업과 수산업에 속하는 식품 채취업 제외)을 말한다. 이 경우 공유주방을 운영하는 업과 공유주방에서 식품제조업 등을 영위하는 업을 포함한다.

⑨ **영업자** : 영업허가를 받은 자나 영업신고를 한 자 또는 영업등록을 한 자를 말한다.

⑩ **식품위생** : 식품, 식품첨가물, 기구 또는 용기 · 포장을 대상으로 하는 음식에 관한 위생을 말한다.

⑪ **집단급식소** : 영리를 목적으로 하지 아니하면서 특정 다수인에게 계속하여 음식물을 공급하는 다음의 어느 하나에 해당하는 곳의 급식시설로서 대통령령으로 정하는 시설을 말한다.

- 기숙사
- 학교, 유치원, 어린이집
- 병원
- 사회복지시설
- 산업체
- 국가, 지방자치단체 및 공공기관
- 그 밖의 후생기관 등

 Tip 집단급식소의 범위
대통령령으로 정하는 집단급식소는 1회 50명 이상에게 식사를 제공하는 급식소를 말한다.

⑫ **식품이력추적관리** : 식품을 제조 · 가공단계부터 판매단계까지 각 단계별로 정보를 기록 · 관리하여 그 식품의 안전성 등에 문제가 발생할 경우 그 식품을 추적하여 원인을 규명하고 필요한 조치를 할 수 있도록 관리하는 것을 말한다.

⑬ **식중독** : 식품 섭취로 인하여 인체에 유해한 미생물 또는 유독물질에 의하여 발생하였거나 발생한 것으로 판단되는 감염성 질환 또는 독소형 질환을 말한다.

⑭ **집단급식소에서의 식단** : 급식대상 집단의 영양섭취기준에 따라 음식명, 식재료, 영양성분, 조리방법, 조리인력 등을 고려하여 작성한 급식계획서를 말한다.

(3) 식품 등의 취급

① 누구든지 판매(판매 외의 불특정 다수인에 대한 제공 포함)를 목적으로 식품 또는 식품첨가물을 채취 · 제조 · 가공 · 사용 · 조리 · 저장 · 소분 · 운반 또는 진열을 할 때에는 깨끗하고 위생적으로 하여야 한다.

② 영업에 사용하는 기구 및 용기 · 포장은 깨끗하고 위생적으로 다루어야 한다.

③ 식품, 식품첨가물, 기구 또는 용기 · 포장의 위생적인 취급에 관한 기준은 총리령으로 정한다.

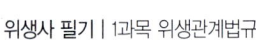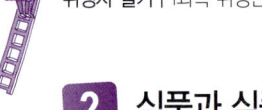

2 식품과 식품첨가물

(1) 위해식품 등의 판매 금지

누구든지 다음의 어느 하나에 해당하는 식품 등을 판매하거나 판매할 목적으로 채취 · 제조 · 수입 · 가공 · 사용 · 조리 · 저장 · 소분 · 운반 또는 진열하여서는 아니 된다.

① 썩거나 상하거나 설익어서 인체의 건강을 해칠 우려가 있는 것

② 유독 · 유해물질이 들어 있거나 묻어 있는 것 또는 그러할 염려가 있는 것(다만, 식품의약품 안전처장이 인체의 건강을 해칠 우려가 없다고 인정하는 것은 제외)

③ 병을 일으키는 미생물에 오염되었거나 그러할 염려가 있어 인체의 건강을 해칠 우려가 있는 것

④ 불결하거나 다른 물질이 섞이거나 첨가(添加)된 것 또는 그 밖의 사유로 인체의 건강을 해칠 우려가 있는 것

⑤ 안전성 심사 대상인 농 · 축 · 수산물 등 가운데 안전성 심사를 받지 아니하였거나 안전성 심사에서 식용으로 부적합하다고 인정된 것

⑥ 수입이 금지된 것 또는 수입식품안전관리 특별법에 따른 수입신고를 하지 아니하고 수입한 것

⑦ 영업자가 아닌 자가 제조 · 가공 · 소분한 것

(2) 병든 동물 고기 등의 판매 금지

누구든지 총리령으로 정하는 질병에 걸렸거나 걸렸을 염려가 있는 동물이나 그 질병에 걸려 죽은 동물의 고기 · 뼈 · 젖 · 장기 또는 혈액을 식품으로 판매하거나 판매할 목적으로 채취 · 수입 · 가공 · 사용 · 조리 · 저장 · 소분 또는 운반하거나 진열하여서는 아니 된다.

> **In addition**
>
> **판매 등이 금지되는 병든 동물 고기**
> - 축산물 위생관리법 시행규칙에 따라 도축이 금지되는 가축전염병
> - 리스테리아병, 살모넬라병, 파스튜렐라병 및 선모충증

(3) 기준 · 규격이 고시되지 아니한 화학적 합성품 등의 판매 금지

누구든지 다음의 어느 하나에 해당하는 행위를 하여서는 아니 된다. 다만, 식품의약품안전처장이 식품위생심의위원회의 심의를 거쳐 인체의 건강을 해칠 우려가 없다고 인정하는 경우에는 그러하지 아니하다.

① 기준 · 규격이 정하여지지 아니한 화학적 합성품인 첨가물과 이를 함유한 물질을 식품첨가물로 사용하는 행위

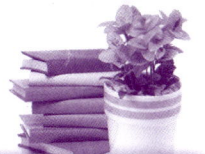

② 식품첨가물이 함유된 식품을 판매하거나 판매할 목적으로 제조 · 수입 · 가공 · 사용 · 조리 · 저장 · 소분 · 운반 또는 진열하는 행위

(4) 식품 또는 식품첨가물에 관한 기준 및 규칙

① 식품의약품안전처장은 국민 건강을 보호 · 증진하기 위하여 필요하면 판매를 목적으로 하는 식품 또는 식품첨가물에 관한 다음의 사항을 정하여 고시한다.
  • 제조 · 가공 · 사용 · 조리 · 보존 방법에 관한 기준
  • 성분에 관한 규격
② 식품의약품안전처장은 기준과 규격이 고시되지 아니한 식품 또는 식품첨가물의 기준과 규격을 인정받으려는 자에게 ①의 각 사항을 제출하게 하여 식품 · 의약품분야 시험 · 검사 등에 관한 법률에 따라 식품의약품안전처장이 지정한 식품전문 시험 · 검사기관 또는 총리령으로 정하는 시험 · 검사기관의 검토를 거쳐 기준과 규격이 고시될 때까지 그 식품 또는 식품첨가물의 기준과 규격으로 인정할 수 있다.
③ 수출할 식품 또는 식품첨가물의 기준과 규격은 수입자가 요구하는 기준과 규격을 따를 수 있다.
④ 기준과 규격이 정하여진 식품 또는 식품첨가물은 그 기준에 따라 제조 · 수입 · 가공 · 사용 · 조리 · 보존하여야 하며, 그 기준과 규격에 맞지 아니하는 식품 또는 식품첨가물은 판매하거나 판매할 목적으로 제조 · 수입 · 가공 · 사용 · 조리 · 저장 · 소분 · 운반 · 보존 또는 진열하여서는 아니 된다.
⑤ 식품의약품안전처장은 거짓이나 그 밖의 부정한 방법으로 기준 및 규격의 인정을 받은 자에 대하여 그 인정을 취소하여야 한다.

(5) 식품 등의 기준 및 규격 관리계획

① 식품의약품안전처장은 관계 중앙행정기관의 장과의 협의 및 심의위원회의 심의를 거쳐 식품 등의 기준 및 규격 관리 기본계획을 5년마다 수립 · 추진할 수 있다.
② 관리계획 포함사항
  • 식품 등의 기준 및 규격 관리의 기본 목표 및 추진방향
  • 식품 등의 유해물질 노출량 평가
  • 식품 등의 유해물질의 총 노출량 적정관리 방안
  • 식품 등의 기준 및 규격의 재평가에 관한 사항
  • 그 밖에 식품 등의 기준 및 규격 관리에 필요한 사항
③ 식품의약품안전처장은 관리계획을 시행하기 위하여 해마다 관계 중앙행정기관의 장과 협의하여 식품 등의 기준 및 규격 관리 시행계획을 수립하여야 한다.

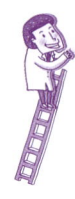
④ 식품의약품안전처장은 관리계획 및 시행계획을 수립·시행하기 위하여 필요한 때에는 관계 중앙행정기관의 장 및 지방자치단체의 장에게 협조를 요청할 수 있다. 이 경우 협조를 요청받은 관계 중앙행정기관의 장 등은 특별한 사유가 없으면 이에 따라야 한다.

⑤ 관리계획에 포함되는 노출량 평가·관리의 대상이 되는 유해물질의 종류, 관리계획 및 시행계획의 수립·시행 등에 필요한 사항은 총리령으로 정한다.

In addition

식품 등의 기준 및 규격 관리 기본계획 등의 수립·시행

• 식품 등의 기준 및 규격 관리 기본계획에 포함되는 노출량 평가·관리의 대상이 되는 유해물질의 종류
  − 중금속
  − 곰팡이 독소
  − 유기성오염물질
  − 제조·가공 과정에서 생성되는 오염물질
  − 그 밖에 식품 등의 안전관리를 위하여 식품의약품안전처장이 노출량 평가·관리가 필요하다고 인정한 유해물질

• 식품의약품안전처장은 관리계획 및 시행계획을 수립·시행할 때에는 다음의 자료를 바탕으로 하여야 한다.
  − 식품 등의 유해물질 오염도에 관한 자료
  − 식품 등의 유해물질 저감화에 관한 자료
  − 총식이조사(TDS, Totla Diet Study)에 관한 자료
  − 영양 및 식생활 조사에 관한 자료

---

3 기구와 용기·포장

(1) 유독기구 등의 판매·사용금지

유독·유해물질이 들어 있거나 묻어 있어 인체의 건강을 해칠 우려가 있는 기구 및 용기·포장과 식품 또는 식품첨가물에 직접 닿으면 해로운 영향을 끼쳐 인체의 건강을 해칠 우려가 있는 기구 및 용기·포장을 판매하거나 판매할 목적으로 제조·수입·저장·운반·진열하거나 영업에 사용하여서는 아니 된다.

(2) 기구 및 용기포장에 관한 기준 및 규격

① 식품의약품안전처장은 국민보건을 위하여 필요한 경우에는 판매하거나 영업에 사용하는 기구 및 용기·포장에 관하여 다음의 사항을 정하여 고시한다.
  • 제조 방법에 관한 기준
  • 기구 및 용기·포장과 그 원재료에 관한 규격

② 식품의약품안전처장은 기준과 규격이 고시되지 아니한 기구 및 용기·포장의 기준과 규격

을 인정받으려는 자에게 ①의 각 사항을 제출하게 하여 식품·의약품분야 시험·검사 등에 관한 법률에 따라 식품의약품안전처장이 지정한 식품전문 시험·검사기관 또는 총리령으로 정하는 시험·검사기관의 검토를 거쳐 기준과 규격이 고시될 때까지 해당 기구 및 용기·포장의 기준과 규격으로 인정할 수 있다.

③ 수출할 기구 및 용기·포장과 그 원재료에 관한 기준과 규격은 수입자가 요구하는 기준과 규격을 따를 수 있다.

④ 기준과 규격이 정하여진 기구 및 용기·포장은 그 기준에 따라 제조하여야 하며, 그 기준과 규격에 맞지 아니한 기구 및 용기·포장은 판매하거나 판매할 목적으로 제조·수입·저장·운반·진열하거나 영업에 사용하여서는 아니 된다.

⑤ 식품의약품안전처장은 거짓이나 그 밖의 부정한 방법으로 기준 및 규격의 인정을 받은 자에 대하여 그 인정을 취소하여야 한다.

4 표시 및 공전

(1) 유전자변형식품 등의 표시

① 다음의 어느 하나에 해당하는 생명공학기술을 활용하여 재배·육성된 농산물·축산물·수산물 등을 원재료로 하여 제조·가공한 식품 또는 식품첨가물은 유전자변형식품임을 표시하여야 한다. 다만, 제조·가공 후에 유전자변형 디엔에이(DNA, Deoxyribonucleic acid) 또는 유전자변형 단백질이 남아 있는 유전자변형식품 등에 한정한다.

- 인위적으로 유전자를 재조합하거나 유전자를 구성하는 핵산을 세포 또는 세포 내 소기관으로 직접 주입하는 기술
- 분류학에 따른 과의 범위를 넘는 세포융합기술

② 표시하여야 하는 유전자변형식품 등은 표시가 없으면 판매하거나 판매할 목적으로 수입·진열·운반하거나 영업에 사용하여서는 아니 된다.

③ 표시의무자, 표시대상 및 표시방법 등에 필요한 사항은 식품의약품안전처장이 정한다.

(2) 식품 등의 공전

식품의약품안전처장은 다음의 기준 등을 실은 식품 등의 공전(公典)을 작성·보급하여야 한다.

① 식품 또는 식품첨가물의 기준과 규격

② 기구 및 용기·포장의 기준과 규격

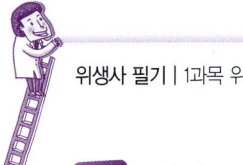

5 검사

(1) 위해평가

① 식품의약품안전처장은 국내외에서 유해물질이 함유된 것으로 알려지는 등 위해의 우려가 제기되는 식품 등이 위해식품 등에 해당한다고 의심되는 경우에는 그 식품 등의 위해요소를 신속히 평가하여 그것이 위해식품 등인지를 결정하여야 한다.

② 식품의약품안전처장은 위해평가가 끝나기 전까지 국민건강을 위하여 예방조치가 필요한 식품 등에 대하여는 판매하거나 판매할 목적으로 채취·제조·수입·가공·사용·조리·저장·소분·운반 또는 진열하는 것을 일시적으로 금지할 수 있다.

> 다만, 국민건강에 급박한 위해가 발생하였거나 발생할 우려가 있다고 식품의약품안전처장이 인정하는 경우에는 그 금지조치를 하여야 한다.

In addition

위해평가에서 평가하여야 할 위해요소
- 잔류농약, 중금속, 식품첨가물, 잔류 동물용 의약품, 환경오염물질 및 제조·가공·조리과정에서 생성되는 물질 등 화학적 요인
- 식품 등의 형태 및 이물 등 물리적 요인
- 식중독 유발 세균 등 미생물적 요인

(2) 유전자변형식품 등의 안전성 심사

① 유전자변형식품 등을 식용으로 수입·개발·생산하는 자는 최초로 유전자변형식품 등을 수입하는 경우 등 대통령령으로 정하는 경우에는 식품의약품안전처장에게 해당 식품 등에 대한 안전성 심사를 받아야 한다.

② 식품의약품안전처장은 유전자변형식품 등의 안전성 심사를 위하여 식품의약품안전처에 유전자변형식품 등 안전성심사위원회를 둔다.

③ 식품의약품안전처장은 거짓이나 그 밖의 부정한 방법으로 안전성 심사를 받은 자에 대하여 그 심사에 따른 안전성 승인을 취소하여야 한다.

④ 안전성 심사의 대상, 안전성 심사를 위한 자료제출의 범위 및 심사절차 등에 관하여는 식품의약품안전처장이 정하여 고시한다.

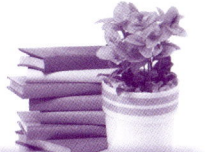

In addition

안전성심사위원회

- 안전성심사위원회는 위원장 1명을 포함한 20명 이내의 위원으로 구성한다. 이 경우 공무원이 아닌 위원이 전체 위원의 과반수가 되도록 하여야 한다.
- 안전성심사위원회의 위원은 유전자변형식품 등에 관한 학식과 경험이 풍부한 사람으로서 다음의 어느 하나에 해당하는 사람 중에서 식품의약품안전처장이 위촉하거나 임명한다.
  - 유전자변형식품 관련 학회 또는 고등교육법에 따른 대학 또는 산업대학의 추천을 받은 사람
  - 비영리민간단체 지원법에 따른 비영리민간단체의 추천을 받은 사람
  - 식품위생 관계 공무원
- 안전성심사위원회의 위원장은 위원 중에서 호선한다.
- 위원의 임기는 2년으로 한다. 다만, 공무원인 위원의 임기는 해당 직에 재직하는 기간으로 한다.
- 규정 사항 외에 안전성심사위원회의 구성·기능·운영에 필요한 사항은 대통령령으로 정한다.

(3) 검사명령

① 식품의약품안전처장은 다음의 어느 하나에 해당하는 식품 등을 채취·제조·가공·사용·조리·저장·소분·운반 또는 진열하는 영업자에 대하여 식품·의약품분야 시험·검사 등에 관한 법률에 따른 식품전문 시험·검사기관 또는 국외시험·검사기관에서 검사를 받을 것을 명할 수 있다. 다만, 검사로써 위해성분을 확인할 수 없다고 식품의약품안전처장이 인정하는 경우에는 관계 자료 등으로 갈음할 수 있다.
- 국내외에서 유해물질이 검출된 식품 등
- 그 밖에 국내외에서 위해발생의 우려가 제기되었거나 제기된 식품 등

② 검사명령을 받은 영업자는 검사명령을 받은 날부터 20일 이내에 검사를 받거나 관련 자료 등을 제출하여야 한다.

③ 검사명령 대상 식품 등의 범위, 제출 자료 등 세부사항은 식품의약품안전처장이 정하여 고시한다.

(4) 특정 식품 등의 수입·판매 등 금지

① 식품의약품안전처장은 특정 국가 또는 지역에서 채취·제조·가공·사용·조리 또는 저장된 식품 등이 그 특정 국가 또는 지역에서 위해한 것으로 밝혀졌거나 위해의 우려가 있다고 인정되는 경우에는 그 식품 등을 수입·판매하거나 판매할 목적으로 제조·가공·사용·조리·저장·소분·운반 또는 진열하는 것을 금지할 수 있다.

② 식품의약품안전처장은 위해평가 또는 수입식품안전관리 특별법에 따른 검사 후 식품 등에서 유독·유해물질이 검출된 경우에는 해당 식품 등의 수입을 금지하여야 한다. 다만, 인체의 건강을 해칠 우려가 없다고 식품의약품안전처장이 인정하는 경우는 그러하지 아니하다.

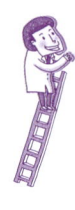

(5) 출입 · 검사 · 수거 등

① 식품의약품안전처장(대통령령으로 정하는 그 소속 기관의 장을 포함), 시 · 도지사 또는 시장 · 군수 · 구청장은 식품 등의 위해방지 · 위생관리와 영업질서의 유지를 위하여 필요하면 다음의 구분에 따른 조치를 할 수 있다.

- 영업자나 그 밖의 관계인에게 필요한 서류나 그 밖의 자료의 제출 요구
- 관계 공무원으로 하여금 다음에 해당하는 출입 · 검사 · 수거 등의 조치
  - 영업소(사무소, 창고, 제조소, 저장소, 판매소, 그 밖에 이와 유사한 장소 포함)에 출입하여 판매를 목적으로 하거나 영업에 사용하는 식품 등 또는 영업시설 등에 대하여 하는 검사
  - 검사에 필요한 최소량의 식품 등의 무상 수거
  - 영업에 관계되는 장부 또는 서류의 열람

② 식품의약품안전처장은 시 · 도지사 또는 시장 · 군수 · 구청장이 출입 · 검사 · 수거 등의 업무를 수행하면서 식품 등으로 인하여 발생하는 위생 관련 위해방지 업무를 효율적으로 하기 위하여 필요한 경우에는 관계 행정기관의 장, 다른 시 · 도지사 또는 시장 · 군수 · 구청장에게 행정응원을 하도록 요청할 수 있다. 이 경우 행정응원을 요청받은 관계 행정기관의 장, 시 · 도지사 또는 시장 · 군수 · 구청장은 특별한 사유가 없으면 이에 따라야 한다.

③ 출입 · 검사 · 수거 또는 열람하려는 공무원은 그 권한을 표시하는 증표 및 조사기간, 조사범위, 조사담당자, 관계 법령 등 대통령령으로 정하는 사항이 기재된 서류를 지니고 이를 관계인에게 내보여야 한다.

(6) 자가품질검사의무

① 식품 등을 제조 · 가공하는 영업자는 총리령으로 정하는 바에 따라 제조 · 가공하는 식품 등이 기준과 규격에 맞는지를 검사하여야 한다.

② 식품 등을 제조 · 가공하는 영업자는 검사를 식품 · 의약품분야 시험 · 검사 등에 관한 법률에 따른 자가품질위탁 시험 · 검사기관에 위탁하여 실시할 수 있다.

③ 검사를 직접 행하는 영업자는 검사 결과 해당 식품 등이 국민 건강에 위해가 발생하거나 발생할 우려가 있는 경우에는 지체 없이 식품의약품안전처장에게 보고하여야 한다.

④ 검사의 항목 · 절차, 그 밖에 검사에 필요한 사항은 총리령으로 정한다.

....

 자가품질검사 기록서 보관기간
자가품질검사에 관한 기록서는 2년간 보관하여야 한다.

....

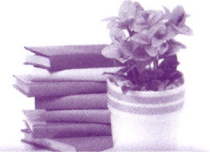

(7) 식품위생감시원

① 관계 공무원의 직무와 그 밖에 식품위생에 관한 지도 등을 하기 위하여 식품의약품안전처(지방식품의약품안전청 포함), 특별시 · 광역시 · 특별자치시 · 도 · 특별자치도 또는 시 · 군 · 구에 식품위생감시원을 둔다.

② 식품위생감시원은 식품의약품안전처장(지방식품의약품안전청장 포함), 시 · 도지사 또는 시장 · 군수 · 구청장이 다음에 해당하는 소속 공무원 중에서 임명한다.

- 위생사, 식품제조기사(식품기술사 · 식품기사 · 식품산업기사 · 수산제조기술사 · 수산제조기사 및 수산제조산업기사를 말함) 또는 영양사
- 고등교육법에 따른 대학 또는 전문대학에서 의학 · 한의학 · 약학 · 한약학 · 수의학 · 축산학 · 축산가공학 · 수산제조학 · 농산제조학 · 농화학 · 화학 · 화학공학 · 식품가공학 · 식품화학 · 식품제조학 · 식품공학 · 식품과학 · 식품영양학 · 위생학 · 발효공학 · 미생물학 · 조리학 · 생물학 분야의 학과 또는 학부를 졸업한 사람 또는 이와 같은 수준 이상의 자격이 있는 사람
- 외국에서 위생사 또는 식품제조기사의 면허를 받거나 위와 같은 과정을 졸업한 것으로 식품의약품안전처장이 인정하는 사람
- 1년 이상 식품위생행정에 관한 사무에 종사한 경험이 있는 사람

③ 식품의약품안전처장(지방식품의약품안전청장 포함), 시 · 도지사 또는 시장 · 군수 · 구청장은 요건에 해당하는 사람만으로는 식품위생감시원의 인력 확보가 곤란하다고 인정될 경우에는 식품위생행정에 종사하는 사람 중 소정의 교육을 2주 이상 받은 자에 대하여 그 식품위생행정에 종사하는 기간 동안 식품위생감시원의 자격을 인정할 수 있다.

In addition

식품위생감시원의 직무

- 식품 등의 위생적인 취급에 관한 기준의 이행 지도
- 수입 · 판매 또는 사용 등이 금지된 식품 등의 취급 여부에 관한 단속
- 표시기준 또는 과대광고 금지의 위반 여부에 관한 단속
- 출입 · 검사 및 검사에 필요한 식품 등의 수거
- 시설기준의 적합 여부의 확인 · 검사
- 영업자 및 종업원의 건강진단 및 위생교육의 이행 여부의 확인 · 지도
- 조리사 및 영양사의 법령 준수사항 이행 여부의 확인 · 지도
- 행정처분의 이행 여부 확인
- 식품 등의 압류 · 폐기 등
- 영업소의 폐쇄를 위한 간판 제거 등의 조치
- 그밖에 영업자의 법령 이행 여부에 관한 확인 · 지도

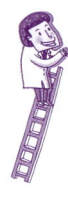

(8) 소비자식품위생감시원

① 식품의약품안전처장, 시·도지사 또는 시장·군수·구청장은 식품위생관리를 위하여 소비자단체의 임직원 중 해당 단체의 장이 추천한 자나 식품위생에 관한 지식이 있는 자를 소비자식품위생감시원으로 위촉할 수 있다.

② 식품의약품안전처장, 시·도지사 또는 시장·군수·구청장은 소비자식품위생감시원이 다음의 어느 하나에 해당하면 그 소비자식품위생감시원을 해촉하여야 한다.

- 추천한 소비자단체에서 퇴직하거나 해임된 경우
- 직무와 관련하여 부정한 행위를 하거나 권한을 남용한 경우
- 질병이나 부상 등의 사유로 직무 수행이 어렵게 된 경우

③ 소비자식품위생감시원이 직무를 수행하기 위하여 식품접객영업자의 영업소에 단독으로 출입하려면 미리 식품의약품안전처장, 시·도지사 또는 시장·군수·구청장의 승인을 받아야 한다.

④ 소비자식품위생감시원이 승인을 받아 식품접객영업자의 영업소에 단독으로 출입하는 경우에는 승인서와 신분을 표시하는 증표 및 조사기간, 조사범위, 조사담당자, 관계 법령 등 대통령령으로 정하는 사항이 기재된 서류를 지니고 이를 관계인에게 내보여야 한다.

In addition

소비자식품위생감시원의 직무

- 식품접객영업자에 대한 위생관리 상태 점검
- 유통 중인 식품 등이 표시·광고의 기준에 맞지 아니하거나 부당한 표시 또는 광고행위의 금지 규정을 위반한 경우 관할 행정관청에 신고하거나 그에 관한 자료 제공
- 식품위생감시원이 하는 식품 등에 대한 수거 및 검사 지원
- 그 밖에 식품위생에 관한 사항으로서 대통령령으로 정하는 사항

---

6 영업

(1) 시설기준

① 다음의 영업을 하려는 자는 총리령으로 정하는 시설기준에 맞는 시설을 갖추어야 한다.

- 식품 또는 식품첨가물의 제조업, 가공업, 운반업, 판매업 및 보존업
- 기구 또는 용기·포장의 제조업
- 식품접객업
- 공유주방 운영업(여러 영업자가 함께 사용하는 공유주방을 운영하는 경우로 한정)

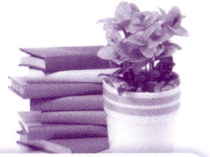

② 시설은 영업을 하려는 자별로 구분되어야 한다(다만, 공유주방을 운영하는 경우 제외).

(2) 영업의 종류

① **식품제조 · 가공업** : 식품을 제조 · 가공하는 영업

② **즉석판매제조 · 가공업** : 총리령으로 정하는 식품을 제조 · 가공업소에서 직접 최종소비자에게 판매하는 영업

③ **식품첨가물제조업**

- 감미료 · 착색료 · 표백제 등의 화학적 합성품을 제조 · 가공하는 영업
- 천연 물질로부터 유용한 성분을 추출하는 등의 방법으로 얻은 물질을 제조 · 가공하는 영업
- 식품첨가물의 혼합제재를 제조 · 가공하는 영업
- 기구 및 용기 · 포장을 살균 · 소독할 목적으로 사용되어 간접적으로 식품에 이행될 수 있는 물질을 제조 · 가공하는 영업

④ **식품운반업** : 직접 마실 수 있는 유산균음료(살균유산균음료 포함)나 어류 · 조개류 및 그 가공품 등 부패 · 변질되기 쉬운 식품을 전문적으로 운반하는 영업(다만, 해당 영업자의 영업소에서 판매할 목적으로 식품을 운반하는 경우와 해당 영업자가 제조 · 가공한 식품을 운반하는 경우 제외)

⑤ **식품소분 · 판매업**

- **식품소분업** : 총리령으로 정하는 식품 또는 식품첨가물의 완제품을 나누어 유통할 목적으로 재포장 · 판매하는 영업
- **식품판매업**
  - **식용얼음판매업** : 식용얼음을 전문적으로 판매하는 영업
  - **식품자동판매기영업** : 식품을 자동판매기에 넣어 판매하는 영업(다만, 소비기한이 1개월 이상인 완제품만을 자동판매기에 넣어 판매하는 경우 제외)
  - **유통전문판매업** : 식품 또는 식품첨가물을 스스로 제조 · 가공하지 아니하고 식품제조 · 가공업자 또는 식품첨가물제조업자에게 의뢰하여 제조 · 가공한 식품 또는 식품첨가물을 자신의 상표로 유통 · 판매하는 영업
  - **집단급식소 식품판매업** : 집단급식소에 식품을 판매하는 영업
  - **기타 식품판매업** : 위의 식품판매업을 제외한 영업으로서 총리령으로 정하는 일정 규모 이상의 백화점, 슈퍼마켓, 연쇄점 등에서 식품을 판매하는 영업

⑥ **식품보존업**

- **식품조사처리업** : 방사선을 쬐어 식품의 보존성을 물리적으로 높이는 것을 업으로 하는 영업
- **식품냉동 · 냉장업** : 식품을 얼리거나 차게 하여 보존하는 영업(다만, 수산물의 냉동 · 냉장 제외)

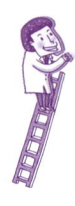
⑦ 용기 · 포장류제조업

- 용기 · 포장지제조업 : 식품 또는 식품첨가물을 넣거나 싸는 물품으로서 식품 또는 식품첨가물에 직접 접촉되는 용기(옹기류 제외) · 포장지를 제조하는 영업
- 옹기류제조업 : 식품을 제조 · 조리 · 저장할 목적으로 사용되는 독, 항아리, 뚝배기 등을 제조하는 영업

⑧ 식품접객업

- 휴게음식점영업 : 주로 다류(茶類), 아이스크림류 등을 조리 · 판매하거나 패스트푸드점, 분식점 형태의 영업 등 음식류를 조리 · 판매하는 영업으로서 음주행위가 허용되지 아니하는 영업

> 다만, 편의점, 슈퍼마켓, 휴게소, 그 밖에 음식류를 판매하는 장소(만화가게 및 인터넷컴퓨터게임시설제공업을 하는 영업소 등 음식류를 부수적으로 판매하는 장소 포함)에서 컵라면, 일회용 다류 또는 그 밖의 음식류에 물을 부어 주는 경우는 제외한다.

- 일반음식점영업 : 음식류를 조리 · 판매하는 영업으로서 식사와 함께 부수적으로 음주행위가 허용되는 영업
- 단란주점영업 : 주로 주류를 조리 · 판매하는 영업으로서 손님이 노래를 부르는 행위가 허용되는 영업
- 유흥주점영업 : 주로 주류를 조리 · 판매하는 영업으로서 유흥종사자를 두거나 유흥시설을 설치할 수 있고 손님이 노래를 부르거나 춤을 추는 행위가 허용되는 영업
- 위탁급식영업 : 집단급식소를 설치 · 운영하는 자와의 계약에 따라 그 집단급식소에서 음식류를 조리하여 제공하는 영업
- 제과점영업 : 주로 빵, 떡, 과자 등을 제조 · 판매하는 영업으로서 음주행위가 허용되지 아니하는 영업

⑨ **공유주방 운영업** : 여러 영업자가 함께 사용하는 공유주방을 운영하는 영업

(3) 영업허가

① 허가를 받아야 하는 영업 및 허가관청

- **식품조사처리업** : 식품의약품안전처장
- **단란주점영업과 유흥주점영업** : 특별자치시장 · 특별자치도지사 또는 시장 · 군수 · 구청장

 허가를 받아야 하는 변경사항
허가받은 사항을 변경할 때 허가를 받아야 하는 사항은 영업소 소재지로 한다.

② 특별자치시장 · 특별자치도지사 또는 시장 · 군수 · 구청장에게 영업신고를 하여야 하는 업종

- 즉석판매제조 · 가공업
- 식품운반업
- 식품소분 · 판매업
- 식품냉동 · 냉장업
- 용기 · 포장류제조업(자신의 제품을 포장하기 위하여 용기 · 포장류를 제조하는 경우 제외)
- 휴게음식점영업, 일반음식점영업, 위탁급식영업 및 제과점영업

③ 특별자치시장 · 특별자치도지사 또는 시장 · 군수 · 구청장에게 등록하여야 하는 영업

- 식품제조 · 가공업(주류제조업은 식품의약품안전처장)
- 식품첨가물제조업
- 공유주방운영업

In addition

신고를 하여야 하는 변경사항

- 영업자의 성명(법인인 경우에는 그 대표자의 성명)
- 영업소의 명칭 또는 상호
- 영업소의 소재지
- 영업장의 면적
- 즉석판매제조 · 가공업을 하는 자가 즉석판매제조 · 가공 대상 식품 중 식품의 유형을 달리하여 새로운 식품을 제조 · 가공하려는 경우(변경 전 식품의 유형 또는 변경하려는 식품의 유형이 자가품질검사 대상인 경우만 해당함)
- 식품운반업을 하는 자가 냉장 · 냉동차량을 증감하려는 경우
- 식품자동판매기영업을 하는 자가 같은 특별자치시 · 시(제주특별자치도 설치 및 국제자유도시 조성을 위한 특별법에 따른 행정시 포함) · 군 · 구에서 식품자동판매기의 설치 대수를 증감하려는 경우

---

(4) 건강진단

① 총리령으로 정하는 영업자 및 그 종업원은 건강진단을 받아야 한다. 다만, 다른 법령에 따라 같은 내용의 건강진단을 받는 경우에는 이 법에 따른 건강진단을 받은 것으로 본다.

In addition

건강진단 대상자

- 건강진단을 받아야 하는 사람은 식품 또는 식품첨가물(화학적 합성품 또는 기구 등의 살균 · 소독제는 제외)을 채취 · 제조 · 가공 · 조리 · 저장 · 운반 또는 판매하는 일에 직접 종사하는 영업자 및 종업원으로 한다.

  다만, 완전 포장된 식품 또는 식품첨가물을 운반하거나 판매하는 일에 종사하는 사람은 제외한다.

- 건강진단을 받아야 하는 영업자 및 그 종업원은 영업 시작 전 또는 영업에 종사하기 전에 미리 건강진단을 받아야 한다.

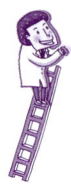
 Tip 건강진단 항목

- 장티푸스(식품위생 관련 영업 및 집단급식소 종사자만 해당함)
- 폐결핵
- 전염성 피부질환(한센병 등 세균성 피부질환을 말함)

② 건강진단을 받은 결과 타인에게 위해를 끼칠 우려가 있는 질병이 있다고 인정된 자는 그 영업에 종사하지 못한다.

③ 영업자는 건강진단을 받지 아니한 자나 건강진단 결과 타인에게 위해를 끼칠 우려가 있는 질병이 있는 자를 그 영업에 종사시키지 못한다.

④ 영업자 및 그 종업원은 매 1년마다 건강진단을 받아야 한다.

⑤ 건강진단의 유효기간은 1년으로 하며, 직전 건강진단의 유효기간이 만료되는 날의 다음 날부터 기산한다.

⑥ 건강진단은 건강진단의 유효기간 만료일 전후 각각 30일 이내에 실시해야 한다.

> 다만, 식품의약품안전처장 또는 특별자치시장·특별자치도지사·시장·군수·구청장은 천재지변, 사고, 질병 등의 사유로 건강진단 대상자가 건강진단 실시기간 이내에 건강진단을 받을 수 없다고 인정하는 경우에는 1회에 한하여 1개월 이내의 범위에서 그 기한을 연장할 수 있다.

In addition

영업에 종사하지 못하는 질병의 종류

- 결핵(비감염성인 경우 제외)
- 콜레라, 장티푸스, 파라티푸스, 세균성이질, 장출혈성대장균감염증, A형간염
- 피부병 또는 그 밖의 고름형성(화농성) 질환
- 후천성면역결핍증(성매개감염병에 관한 건강진단을 받아야 하는 영업에 종사하는 사람만 해당)

(5) 식품위생교육

① 대통령령으로 정하는 영업자 및 유흥종사자를 둘 수 있는 식품접객업 영업자의 종업원은 매년 식품위생에 관한 교육을 받아야 한다.

 Tip 식품위생교육 대상

- 식품제조·가공업자
- 식품첨가물제조업자
- 식품소분·판매업자(식용얼음판매업자 및 식품자동판매기영업자 제외)
- 식품보존업자
- 식품접객업자
- 즉석판매제조·가공업자
- 식품운반업자
- 용기·포장류제조업자
- 공유주방 운영업자

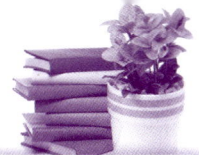

② 영업을 하려는 자는 미리 식품위생교육을 받아야 한다. 다만, 부득이한 사유로 미리 식품위생교육을 받을 수 없는 경우에는 영업을 시작한 뒤에 식품의약품안전처장이 정하는 바에 따라 식품위생교육을 받을 수 있다.

③ 교육을 받아야 하는 자가 영업에 직접 종사하지 아니하거나 두 곳 이상의 장소에서 영업을 하는 경우에는 종업원 중에서 식품위생에 관한 책임자를 지정하여 영업자 대신 교육을 받게 할 수 있다. 다만, 집단급식소에 종사하는 조리사 및 영양사가 식품위생에 관한 책임자로 지정되어 교육을 받은 경우에는 해당 연도의 식품위생교육을 받은 것으로 본다.

④ 다음의 어느 하나에 해당하는 면허를 받은 자가 식품접객업을 하려는 경우에는 식품위생교육을 받지 아니하여도 된다.

• 조리사 면허　　　　• 영양사 면허　　　　• 위생사 면허

⑤ 영업자는 특별한 사유가 없는 한 식품위생교육을 받지 아니한 자를 그 영업에 종사하게 하여서는 아니 된다.

⑥ 식품위생교육은 집합교육 또는 정보통신매체를 이용한 원격교육으로 실시한다. 다만, ②에 따라 영업을 하려는 자가 미리 받아야 하는 식품위생교육은 집합교육으로 실시한다.

In addition

식품위생교육시간

• **영업자와 종업원이 받아야 하는 식품위생교육시간**

3시간 (식용얼음판매업자 및 식품자동판매기 영업자 제외)	• 식품제조 · 가공업의 영업자 • 즉석판매제조 · 가공업의 영업자 • 식품첨가물제조업의 영업자 • 식품운반업의 영업자 • 식품소분 · 판매업의 영업자 • 식품보존업의 영업자 • 용기 · 포장류제조업의 영업자 • 식품접객업의 영업자 • 집단급식소를 설치 · 운영하는 자 • 공유주방운영업의 영업자
2시간	유흥주점영업의 유흥종사자

• **영업을 하려는 자가 받아야 하는 식품위생교육시간**

8시간	• 식품제조 · 가공업의 영업을 하려는 자 • 즉석판매제조 · 가공업의 영업을 하려는 자 • 식품첨가물제조업의 영업을 하려는 자
6시간	• 식품접객업의 영업을 하려는 자 • 집단급식소를 설치 · 운영하려는 자

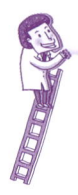

| 4시간 | • 식품운반업의 영업을 하려는 자
• 식품소분 · 판매업의 영업을 하려는 자
• 식품보존업의 영업을 하려는 자
• 용기 · 포장류제조업의 영업을 하려는 자 |

(6) 영업제한

① 특별자치시장 · 특별자치도지사 · 시장 · 군수 · 구청장은 영업 질서와 선량한 풍속을 유지하는 데에 필요한 경우에는 영업자 중 식품접객영업자와 그 종업원에 대하여 영업시간 및 영업행위를 제한할 수 있다.

② 제한 사항은 대통령령으로 정하는 범위에서 해당 특별자치시 · 특별자치도 · 시 · 군 · 구의 조례로 정한다.

 Tip **영업제한시간**

특별자치시 · 특별자치도 · 시 · 군 · 구의 조례로 영업을 제한하는 경우 영업시간의 제한은 1일당 8시간 이내로 하여야 한다.

---

(7) 영업자 등의 준수사항

① 식품접객영업자 등 대통령령으로 정하는 영업자와 그 종업원은 영업의 위생관리와 질서유지, 국민의 보건위생 증진을 위하여 영업의 종류에 따라 다음에 해당하는 사항을 지켜야 한다.

• 축산물 위생관리법에 따른 검사를 받지 아니한 축산물 또는 실험 등의 용도로 사용한 동물은 운반 · 보관 · 진열 · 판매하거나 식품의 제조 · 가공에 사용하지 말 것

• 야생생물 보호 및 관리에 관한 법률을 위반하여 포획 · 채취한 야생생물은 이를 식품의 제조 · 가공에 사용하거나 판매하지 말 것

• 소비기한이 경과된 제품 · 식품 또는 그 원재료를 제조 · 가공 · 조리 · 판매의 목적으로 소분 · 운반 · 진열 · 보관하거나 이를 판매 또는 식품의 제조 · 가공 · 조리에 사용하지 말 것

• 수돗물이 아닌 지하수 등을 먹는 물 또는 식품의 조리 · 세척 등에 사용하는 경우에는 먹는물관리법에 따른 먹는물 수질검사기관에서 총리령으로 정하는 바에 따라 검사를 받아 마시기에 적합하다고 인정된 물을 사용할 것. 다만, 둘 이상의 업소가 같은 건물에서 같은 수원을 사용하는 경우에는 하나의 업소에 대한 시험결과로 나머지 업소에 대한 검사를 갈음할 수 있다.

• 위해평가가 완료되기 전까지 일시적으로 금지된 식품등을 제조 · 가공 · 판매 · 수입 · 사용

및 운반하지 말 것

- 식중독 발생 시 보관 또는 사용 중인 식품은 역학조사가 완료될 때까지 폐기하거나 소독 등으로 현장을 훼손하여서는 아니 되고 원상태로 보존하여야 하며, 식중독 원인규명을 위한 행위를 방해하지 말 것
- 손님을 꾀어서 끌어들이는 행위를 하지 말 것
- 그 밖에 영업의 원료관리, 제조공정 및 위생관리와 질서유지, 국민의 보건위생 증진 등을 위하여 총리령으로 정하는 사항

② 식품접객영업자는 청소년 보호법에 따른 청소년에게 다음의 어느 하나에 해당하는 행위를 하여서는 아니 된다.
- 청소년을 유흥접객원으로 고용하여 유흥행위를 하게 하는 행위
- 청소년 보호법에 따른 청소년출입·고용 금지업소에 청소년을 출입시키거나 고용하는 행위
- 청소년 보호법에 따른 청소년고용금지업소에 청소년을 고용하는 행위
- 청소년에게 주류를 제공하는 행위

③ 누구든지 영리를 목적으로 식품접객업을 하는 장소(유흥종사자를 둘 수 있도록 대통령령으로 정하는 영업을 하는 장소 제외)에서 손님과 함께 술을 마시거나 노래 또는 춤으로 손님의 유흥을 돋우는 접객행위(공연을 목적으로 하는 가수, 악사, 댄서, 무용수 등이 하는 행위는 제외)를 하거나 다른 사람에게 그 행위를 알선하여서는 아니 된다.

④ 식품접객영업자는 유흥종사자를 고용·알선하거나 호객행위를 하여서는 아니 된다.

(8) 위해식품 등의 회수

① 판매의 목적으로 식품 등을 제조·가공·소분·수입 또는 판매한 영업자(수입식품안전관리 특별법에 따라 등록한 수입식품 등 수입·판매입자 포함)는 해당 식품 등이 위반한 사실(식품 등의 위해와 관련이 없는 위반사항 제외)을 알게 된 경우에는 지체 없이 유통 중인 해당 식품 등을 회수하거나 회수하는 데에 필요한 조치를 하여야 한다. 이 경우 영업자는 회수계획을 식품의약품안전처장, 시·도지사 또는 시장·군수·구청장에게 미리 보고하여야 하며, 회수결과를 보고받은 시·도지사 또는 시장·군수·구청장은 이를 지체 없이 식품의약품안전처장에게 보고하여야 한다.

> 다만, 해당 식품 등이 수입식품안전관리 특별법에 따라 수입한 식품 등이고, 보고의무자가 해당 식품 등을 수입한 자인 경우에는 식품의약품안전처장에게 보고하여야 한다.

② 식품의약품안전처장, 시·도지사 또는 시장·군수·구청장은 회수에 필요한 조치를 성실히 이행한 영업자에 대하여 해당 식품 등으로 인하여 받게 되는 허가취소 또는 품목 제조정지

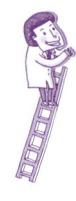

의 행정처분을 대통령령으로 정하는 바에 따라 감면할 수 있다.

(9) 식품 등의 이물 발견보고

① 판매의 목적으로 식품 등을 제조 · 가공 · 소분 · 수입 또는 판매하는 영업자는 소비자로부터 판매제품에서 식품의 제조 · 가공 · 조리 · 유통 과정에서 정상적으로 사용된 원료 또는 재료가 아닌 것으로서 섭취할 때 위생상 위해가 발생할 우려가 있거나 섭취하기에 부적합한 물질을 발견한 사실을 신고받은 경우 지체 없이 이를 식품의약품안전처장, 시 · 도지사 또는 시장 · 군수 · 구청장에게 보고하여야 한다.

② 소비자기본법에 따른 한국소비자원 및 소비자단체와 전자상거래 등에서의 소비자보호에 관한 법률에 따른 통신판매중개업자로서 식품접객업소에서 조리한 식품의 통신판매를 전문적으로 알선하는 자는 소비자로부터 이물 발견의 신고를 접수하는 경우 지체 없이 이를 식품의약품안전처장에게 통보하여야 한다.

③ 시 · 도지사 또는 시장 · 군수 · 구청장은 소비자로부터 이물 발견의 신고를 접수하는 경우 이를 식품의약품안전처장에게 통보하여야 한다.

④ 식품의약품안전처장은 규정에 따라 이물 발견의 신고를 통보받은 경우 이물혼입 원인 조사를 위하여 필요한 조치를 취하여야 한다.

In addition

이물 보고의 대상
• 금속성 이물, 유리조각 등 섭취과정에서 인체에 직접적인 위해나 손상을 줄 수 있는 재질 또는 크기의 물질
• 기생충 및 그 알, 동물의 시체 등 섭취과정에서 혐오감을 줄 수 있는 물질
• 그 밖에 인체의 건강을 해칠 우려가 있거나 섭취하기에 부적합한 물질로서 식품의약품안전처장이 인정하는 물질

---

(10) 모범업소의 지정

① 특별자치시장 · 특별자치도지사 · 시장 · 군수 · 구청장은 총리령으로 정하는 위생등급 기준에 따라 위생관리 상태 등이 우수한 식품접객업소(공유주방에서 조리 · 판매하는 업소 포함) 또는 집단급식소를 모범업소로 지정할 수 있다.

② 시 · 도지사 또는 시장 · 군수 · 구청장은 지정한 모범업소에 대하여 관계 공무원으로 하여금 총리령으로 정하는 일정 기간 동안 출입 · 검사 · 수거 등을 하지 아니하게 할 수 있으며, 영업자의 위생관리시설 및 위생설비시설 개선을 위한 융자 사업과 같은 음식문화 개선과 좋은 식단 실천을 위한 사업에 대하여 우선 지원 등을 할 수 있다.

③ 특별자치시장 · 특별자치도지사 · 시장 · 군수 · 구청장은 모범업소로 지정된 업소가 그 지정 기준에 미치지 못하거나 영업정지 이상의 행정처분을 받게 되면 지체 없이 그 지정을 취소하여야 한다.

Tip 우수업소 · 모범업소의 지정
- **우수업소의 지정** : 식품의약품안전처장 또는 특별자치시장 · 특별자치도지사 · 시장 · 군수 · 구청장
- **모범업소의 지정** : 특별자치시장 · 특별자치도지사 · 시장 · 군수 · 구청장

In addition

집단급식소의 모범업소 지정기준
- 식품안전관리인증기준(HACCP) 적용업소로 인증받아야 한다.
- 최근 3년간 식중독이 발생하지 아니하여야 한다.
- 조리사 및 영양사를 두어야 한다.
- 그 밖에 일반음식점이 갖추어야 하는 기준을 모두 갖추어야 한다.

(11) 식품접객업소의 위생등급 지정

① 식품의약품안전처장, 시 · 도지사 또는 시장 · 군수 · 구청장은 식품접객업소의 위생 수준을 높이기 위하여 식품접객영업자의 신청을 받아 식품접객업소(공유주방에서 조리 · 판매하는 업소 포함)의 위생상태를 평가하여 위생등급을 지정할 수 있다.

② 식품의약품안전처장은 식품접객업소의 위생상태 평가 및 위생등급 지정에 필요한 기준 및 방법 등을 정하여 고시하여야 한다.

③ 식품의약품안전처장, 시 · 도지사 또는 시장 · 군수 · 구청장은 위생등급 지정 결과를 공표할 수 있다.

④ 위생등급을 지정받은 식품접객영업자는 그 위생등급을 표시하여야 하며, 광고할 수 있다.

⑤ 위생등급의 유효기간은 위생등급을 지정한 날부터 2년으로 한다. 다만, 총리령으로 정하는 바에 따라 그 기간을 연장할 수 있다.

⑥ 식품의약품안전처장, 시 · 도지사 또는 시장 · 군수 · 구청장은 위생등급을 지정받은 식품접객영업자가 다음의 어느 하나에 해당하는 경우 그 지정을 취소하거나 시정을 명할 수 있다.
- 위생등급을 지정받은 후 그 기준에 미달하게 된 경우
- 위생등급을 표시하지 아니하거나 허위로 표시 · 광고하는 경우
- 영업정지 이상의 행정처분을 받은 경우
- 그 밖에 위에 준하는 사항으로서 총리령으로 정하는 사항을 지키지 아니한 경우

(12) 식품안전관리인증기준

① 식품의약품안전처장은 식품의 원료관리 및 제조 · 가공 · 조리 · 소분 · 유통의 모든 과정에서 위해한 물질이 식품에 섞이거나 식품이 오염되는 것을 방지하기 위하여 각 과정의 위해요소를 확인 · 평가하여 중점적으로 관리하는 기준)을 식품별로 정하여 고시할 수 있다.

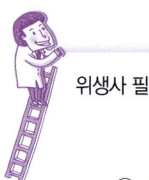

② 총리령으로 정하는 식품을 제조 · 가공 · 조리 · 소분 · 유통하는 영업자는 식품의약품안전처장이 식품별로 고시한 식품안전관리인증기준을 지켜야 한다.

In addition

식품안전관리인증기준 대상 식품
- 수산가공식품류의 어육가공품류 중 어묵 · 어육소시지
- 기타수산물가공품 중 냉동 어류 · 연체류 · 조미가공품
- 냉동식품 중 피자류 · 만두류 · 면류
- 과자류, 빵류 또는 떡류 중 과자 · 캔디류 · 빵류 · 떡류
- 빙과류 중 빙과
- 음료류(다류 및 커피류 제외)
- 레토르트식품
- 절임류 또는 조림류의 김치류 중 김치(배추를 주원료로 하여 절임, 양념혼합과정 등을 거쳐 이를 발효시킨 것이거나 발효시키지 아니한 것 또는 이를 가공한 것에 한함)
- 코코아가공품 또는 초콜릿류 중 초콜릿류
- 면류 중 유탕면 또는 곡분, 전분, 전분질원료 등을 주원료로 반죽하여 손이나 기계 따위로 면을 뽑아내거나 자른 국수로서 생면 · 숙면 · 건면
- 특수용도식품
- 즉석섭취 · 편의식품류 중 즉석섭취식품
- 즉석섭취 · 편의식품류의 즉석조리식품 중 순대
- 식품제조 · 가공업의 영업소 중 전년도 총 매출액이 100억원 이상인 영업소에서 제조 · 가공하는 식품

③ 식품의약품안전처장은 식품안전관리인증기준을 지켜야 하는 영업자와 그 밖에 식품안전관리인증기준을 지키기 원하는 영업자의 업소를 식품별 식품안전관리인증기준 적용업소로 인증할 수 있다. 이 경우 식품안전관리인증기준적용업소로 인증을 받은 영업자가 그 인증을 받은 사항 중 총리령으로 정하는 사항을 변경하려는 경우에는 식품의약품안전처장의 변경 인증을 받아야 한다.

④ 식품의약품안전처장은 식품안전관리인증기준적용업소로 인증받은 영업자에게 총리령으로 정하는 바에 따라 그 인증 사실을 증명하는 서류를 발급하여야 한다. 변경 인증을 받은 경우에도 또한 같다.

⑤ 식품안전관리인증기준적용업소의 영업자와 종업원은 총리령으로 정하는 교육훈련을 받아야 한다.

 Tip 식품안전관리인증기준적용업소의 영업자 및 종업원에 대한 교육훈련
- **신규 교육훈련** : 영업자의 경우 2시간 이내, 종업원의 경우 16시간 이내
- **정기교육훈련** : 4시간 이내
- **식품위해사고의 발생 및 확산이 우려되어 영업자 및 종업원에게 명하는 교육훈련** : 8시간 이내

⑥ 식품의약품안전처장은 식품안전관리인증기준적용업소의 인증을 받거나 받으려는 영업자에게 위해요소중점관리에 필요한 기술적·경제적 지원을 할 수 있다.

⑦ 식품안전관리인증기준적용업소의 인증요건·인증절차 및 기술적·경제적 지원에 필요한 사항은 총리령으로 정한다.

⑧ 식품의약품안전처장은 식품안전관리인증기준적용업소의 효율적 운영을 위하여 총리령으로 정하는 식품안전관리인증기준의 준수 여부 등에 관한 조사·평가를 할 수 있으며, 그 결과 식품안전관리인증기준적용업소가 다음의 어느 하나에 해당하면 그 인증을 취소하거나 시정을 명할 수 있다.

• 식품안전관리인증기준을 지키지 아니한 경우
• 거짓이나 그 밖의 부정한 방법으로 인증을 받은 경우 → 인증을 반드시 취소해야 하는 경우
• 영업정지 2개월 이상의 행정처분을 받은 경우 → 인증을 반드시 취소해야 하는 경우
• 영업자와 그 종업원이 교육훈련을 받지 아니한 경우
• 그 밖에 위의 항목에 준하는 사항으로서 총리령으로 정하는 사항을 지키지 아니한 경우

⑨ 식품안전관리인증기준적용업소가 아닌 업소의 영업자는 식품안전관리인증기준적용업소라는 명칭을 사용하지 못한다.

⑩ 식품안전관리인증기준적용업소의 영업자는 인증받은 식품을 다른 업소에 위탁하여 제조·가공하여서는 아니 된다. 다만, 위탁하려는 식품과 동일한 식품에 대하여 식품안전관리인증기준적용업소로 인증된 업소에 위탁하여 제조·가공하려는 경우 등 대통령령으로 정하는 경우에는 그러하지 아니하다.

⑪ 식품의약품안전처장(대통령령으로 정하는 그 소속 기관의 장 포함), 시·도지사 또는 시장·군수·구청장은 식품안전관리인증기준적용업소에 대하여 관계 공무원으로 하여금 총리령으로 정하는 일정 기간 동안 출입·검사·수거 등을 하지 아니하게 할 수 있으며, 시·도지사 또는 시장·군수·구청장은 영업자의 위생관리시설 및 위생설비시설 개선을 위한 융자 사업에 대하여 우선 지원 등을 할 수 있다.

⑫ 식품의약품안전처장은 식품안전관리인증기준적용업소의 공정별·품목별 위해요소의 분석, 기술지원 및 인증 등의 업무를 한국식품안전관리인증원의 설립 및 운영에 관한 법률에 따른 한국식품안전관리인증원 등 대통령령으로 정하는 기관에 위탁할 수 있다.

⑬ 식품의약품안전처장은 위탁기관에 대하여 예산의 범위에서 사용경비의 전부 또는 일부를 보조할 수 있다.

In addition

인증 유효기간
• 인증의 유효기간은 인증을 받은 날부터 3년으로 하며, 변경 인증의 유효기간은 당초 인증 유효기간의 남은 기간으로 한다.

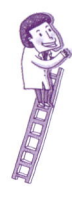

- 인증 유효기간을 연장하려는 자는 총리령으로 정하는 바에 따라 식품의약품안전처장에게 연장신청을 하여야 한다.
- 식품의약품안전처장은 연장신청을 받았을 때에는 안전관리인증기준에 적합하다고 인정하는 경우 3년의 범위에서 그 기간을 연장할 수 있다.

(13) 식품이력추적관리 등록기준

① 식품을 제조 · 가공 또는 판매하는 자 중 식품이력추적관리를 하려는 자는 총리령으로 정하는 등록기준을 갖추어 해당 식품을 식품의약품안전처장에게 등록할 수 있다. 다만, 영유아식 제조 · 가공업자, 일정 매출액 · 매장면적 이상의 식품판매업자 등 총리령으로 정하는 자는 식품의약품안전처장에게 등록하여야 한다.

In addition

식품이력추적관리 등록사항

① 국내식품의 경우
- 영업소의 명칭(상호)과 소재지
- 유통기한 및 품질유지기한
- 제품명과 식품의 유형
- 보존 및 보관방법

② 수입식품의 경우
- 영업소의 명칭(상호)과 소재지
- 원산지(국가명)
- 제품명
- 제조회사 또는 수출회사

② 등록한 식품을 제조 · 가공 또는 판매하는 자는 식품이력추적관리에 필요한 기록의 작성 · 보관 및 관리 등에 관하여 식품의약품안전처장이 정하여 고시하는 기준을 지켜야 한다.

③ 등록을 한 자는 등록사항이 변경된 경우 변경사유가 발생한 날부터 1개월 이내에 식품의약품안전처장에게 신고하여야 한다.

④ 등록한 식품에는 식품의약품안전처장이 정하여 고시하는 바에 따라 식품이력추적관리의 표시를 할 수 있다.

⑤ 식품의약품안전처장은 등록한 식품을 제조 · 가공 또는 판매하는 자에 대하여 식품이력추적관리기준의 준수 여부 등을 3년마다 조사 · 평가하여야 한다. 다만, 영유아 식품을 제조 · 가공 또는 판매하는 자에 대하여는 2년마다 조사 · 평가하여야 한다.

⑥ 식품의약품안전처장은 등록을 한 자에게 예산의 범위에서 식품이력추적관리에 필요한 자금을 지원할 수 있다.

⑦ 식품의약품안전처장은 등록을 한 자가 식품이력추적관리기준을 지키지 아니하면 그 등록을 취소하거나 시정을 명할 수 있다.

⑧ 식품의약품안전처장은 등록의 신청을 받은 날부터 40일 이내에, 변경신고를 받은 날부터 15일 이내에 등록 여부 또는 신고수리 여부를 신청인 또는 신고인에게 통지하여야 한다.

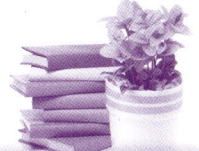

⑨ 식품의약품안전처장이 기간 내에 등록 여부, 신고수리 여부 또는 민원 처리 관련 법령에 따른 처리기간의 연장을 신청인 또는 신고인에게 통지하지 아니하면 그 기간(민원 처리 관련 법령에 따라 처리기간이 연장 또는 재연장된 경우에는 해당 처리기간을 말함)이 끝난 날의 다음 날에 등록을 하거나 신고를 수리한 것으로 본다.

In addition

식품이력추적관리정보의 기록·보관
- 등록자는 식품이력추적관리기준에 따른 식품이력추적관리정보를 총리령으로 정하는 바에 따라 전산기록장치에 기록·보관하여야 한다.
- 등록자는 식품이력추적관리정보의 기록을 해당 제품의 소비기한 등이 경과한 날부터 2년 이상 보관하여야 한다.
- 등록자는 기록·보관된 정보가 식품이력추적관리시스템에 연계되도록 협조하여야 한다.

---

7 조리사 등

(1) 조리사

① 집단급식소 운영자와 대통령령으로 정하는 식품접객업자는 조리사를 두어야 한다. 다만, 다음의 어느 하나에 해당하는 경우에는 조리사를 두지 아니하여도 된다.
- 집단급식소 운영자 또는 식품접객영업자 자신이 조리사로서 직접 음식물을 조리하는 경우
- 1회 급식인원 100명 미만의 산업체인 경우
- 영양사가 조리사의 면허를 받은 경우(다만, 총리령으로 정하는 규모 이하의 집단급식소에 한정)

 조리사를 두어야 하는 식품접객업자
식품접객업 중 복어독 제거가 필요한 복어를 조리·판매하는 영업을 하는 자로 한다. 이 경우 해당 식품접객업자는 국가기술자격법에 따른 복어 조리 자격을 취득한 조리사를 두어야 한다.

---

② 집단급식소에 근무하는 조리사는 다음의 직무를 수행한다.
- 집단급식소에서의 식단에 따른 조리업무(식재료의 전처리에서부터 조리, 배식 등의 전 과정)
- 구매식품의 검수 지원
- 급식설비 및 기구의 위생·안전 실무
- 그 밖에 조리실무에 관한 사항

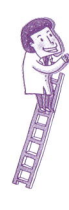

(2) 영양사

① 집단급식소 운영자는 영양사를 두어야 한다. 다만, 다음의 어느 하나에 해당하는 경우에는 영양사를 두지 아니하여도 된다.

- 집단급식소 운영자 자신이 영양사로서 직접 영양 지도를 하는 경우
- 1회 급식인원 100명 미만의 산업체인 경우
- 조리사가 영양사의 면허를 받은 경우(다만, 총리령으로 정하는 규모 이하의 집단급식소에 한정)

② 집단급식소에 근무하는 영양사는 다음의 직무를 수행한다.

- 집단급식소에서의 식단 작성, 검식 및 배식관리
- 구매식품의 검수 및 관리
- 급식시설의 위생적 관리
- 집단급식소의 운영일지 작성
- 종업원에 대한 영양 지도 및 식품위생교육

 Tip 조리사의 면허 및 명칭 사용 금지

- 조리사가 되려는 자는 국가기술자격법에 따라 해당 기능분야의 자격을 얻은 후 특별자치시장·특별자치도지사·시장·군수·구청장의 면허를 받아야 한다.
- 조리사가 아니면 조리사라는 명칭을 사용하지 못한다.

---

(3) 교육

① 식품의약품안전처장은 식품위생 수준 및 자질의 향상을 위하여 필요한 경우 조리사와 영양사에게 교육(조리사의 경우 보수교육 포함)을 받을 것을 명할 수 있다. 다만, 집단급식소에 종사하는 조리사와 영양사는 1년마다 교육을 받아야 한다.

② 교육의 대상자·실시기관·내용 및 방법 등에 관하여 필요한 사항은 총리령으로 정한다.

③ 식품의약품안전처장은 교육 등 업무의 일부를 대통령령으로 정하는 바에 따라 관계 전문기관이나 단체에 위탁할 수 있다.

8 식품위생심의위원회 및 식품위생단체

(1) 식품위생심의위원회

식품의약품안전처장의 자문에 응하여 다음의 사항을 조사·심의하기 위하여 식품의약품안전처에 식품위생심의위원회를 둔다.

① 식중독 방지에 관한 사항

② 농약 · 중금속 등 유독 · 유해물질 잔류 허용 기준에 관한 사항

③ 식품 등의 기준과 규격에 관한 사항

④ 그 밖에 식품위생에 관한 중요 사항

(2) 식품위생단체

① **동업자조합** : 영업자는 영업의 발전과 국민 건강의 보호 · 증진을 위하여 대통령령으로 정하는 영업 또는 식품의 종류별로 동업자조합을 설립할 수 있다

② **식품산업협회** : 식품산업의 발전과 식품위생의 향상을 위하여 한국식품산업협회를 설립한다.

③ **식품안전정보원** : 식품의약품안전처장의 위탁을 받아 식품이력추적관리업무와 식품안전에 관한 업무를 효율적으로 수행하기 위하여 식품안전정보원을 둔다.

(3) 식품위생단체의 사업

① **동업자조합**
- 영업의 건전한 발전과 조합원 공동의 이익을 위한 사업
- 조합원의 영업시설 개선에 관한 지도
- 조합원을 위한 경영지도
- 조합원과 그 종업원을 위한 교육훈련
- 조합원과 그 종업원의 복지증진을 위한 사업
- 식품의약품안전처장이 위탁하는 조사 · 연구 사업
- 조합원의 생활안정과 복지증진을 위한 공제사업
- 조합원 관련 사업의 부대사업

② **식품산업협회**
- 식품산업에 관한 조사 · 연구
- 식품 및 식품첨가물과 그 원재료에 대한 시험 · 검사 업무
- 식품위생과 관련한 교육
- 영업자 중 식품이나 식품첨가물을 제조 · 가공 · 운반 · 판매 및 보존하는 자의 영업시설 개선에 관한 지도
- 회원을 위한 경영지도
- 식품안전과 식품산업 진흥 및 지원 · 육성에 관한 사업
- 협회 관련 사업의 부대사업

③ **식품안전정보원**
- 국내외 식품안전정보의 수집 · 분석 · 정보제공 등
- 식품안전정책 수립을 지원하기 위한 조사 · 연구 등

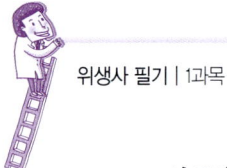

- 식품안전정보의 수집 · 분석 및 식품이력추적관리 등을 위한 정보시스템의 구축 · 운영 등
- 식품이력추적관리의 등록 · 관리 등
- 식품이력추적관리에 관한 교육 및 홍보
- 식품사고가 발생한 때 사고의 신속한 원인규명과 해당 식품의 회수 · 폐기 등을 위한 정보 제공
- 식품위해정보의 공동활용 및 대응을 위한 기관 · 단체 · 소비자단체 등과의 협력 네트워크 구축 · 운영
- 소비자 식품안전 관련 신고의 안내 · 접수 · 상담 등을 위한 지원
- 그 밖에 식품안전정보 및 식품이력추적관리에 관한 사항으로서 식품의약품안전처장이 정하는 사업

(4) 건강 위해가능 영양성분 관리

① 국가 및 지방자치단체는 식품의 나트륨, 당류, 트랜스지방 등 영양성분의 과잉섭취로 인하여 국민 건강에 발생할 수 있는 위해를 예방하기 위하여 노력하여야 한다.
② 식품의약품안전처장은 관계 중앙행정기관의 장과 협의하여 건강 위해가능 영양성분 관리 기술의 개발 · 보급, 적정섭취를 위한 실천방법의 교육 · 홍보 등을 실시하여야 한다.

9 시정명령과 허가취소 등 행정제재

(1) 시정명령

① 식품의약품안전처장, 시 · 도지사 또는 시장 · 군수 · 구청장은 식품 등의 위생적 취급에 관한 기준에 맞지 아니하게 영업하는 자와 이 법을 지키지 아니하는 자에게는 필요한 시정을 명하여야 한다.
② 식품의약품안전처장, 시 · 도지사 또는 시장 · 군수 · 구청장은 시정명령을 한 경우에는 그 영업을 관할하는 관서의 장에게 그 내용을 통보하여 시정명령이 이행되도록 협조를 요청할 수 있다.
③ 요청을 받은 관계 기관의 장은 정당한 사유가 없으면 이에 응하여야 하며, 그 조치결과를 지체 없이 요청한 기관의 장에게 통보하여야 한다.

(2) 폐기처분

① 식품의약품안전처장, 시 · 도지사 또는 시장 · 군수 · 구청장은 영업자(수입식품안전관리 특별법에 따라 등록한 수입식품 등 수입 · 판매업자 포함)가 식품위생법을 위반한 경우에는 관계 공무원에게 그 식품 등을 압류 또는 폐기하게 하거나 용도 · 처리방법 등을 정하여 영업

자에게 위해를 없애는 조치를 하도록 명하여야 한다.

② 식품의약품안전처장, 시·도지사 또는 시장·군수·구청장은 허가받지 아니하거나 신고 또는 등록하지 아니하고 제조·가공·조리한 식품 또는 식품첨가물이나 여기에 사용한 기구 또는 용기·포장 등을 관계 공무원에게 압류하거나 폐기하게 할 수 있다.

③ 식품의약품안전처장, 시·도지사 또는 시장·군수·구청장은 식품위생상의 위해가 발생하였거나 발생할 우려가 있는 경우에는 영업자에게 유통 중인 해당 식품 등을 회수·폐기하게 하거나 해당 식품 등의 원료, 제조 방법, 성분 또는 그 배합 비율을 변경할 것을 명할 수 있다.

⑥ 식품의약품안전처장, 시·도지사 및 시장·군수·구청장은 폐기처분명령을 받은 자가 그 명령을 이행하지 아니하는 경우에는 행정대집행법에 따라 대집행을 하고 그 비용을 명령위반자로부터 징수할 수 있다.

(3) 위해식품 등의 공표

식품의약품안전처장, 시·도지사 또는 시장·군수·구청장은 다음의 어느 하나에 해당되는 경우에는 해당 영업자에 대하여 그 사실의 공표를 명할 수 있다. 다만, 식품위생에 관한 위해가 발생한 경우에는 공표를 명하여야 한다.

① 식품위생에 관한 위해가 발생하였다고 인정되는 때
② 회수계획을 보고받은 때

(4) 면허취소

식품의약품안전처장 또는 특별자치시장·특별자치도지사·시장·군수·구청장은 조리사가 다음의 어느 하나에 해당하면 그 면허를 취소하거나 6개월 이내의 기간을 정하여 업무정지를 명할 수 있다.

① 결격사유에 해당하게 된 경우 → 면허 취소사유
② 교육을 받지 아니한 경우
③ 식중독이나 그 밖에 위생과 관련한 중대한 사고 발생에 직무상의 책임이 있는 경우
④ 면허를 타인에게 대여하여 사용하게 한 경우
⑤ 업무정지기간 중에 조리사의 업무를 하는 경우 → 면허 취소사유

(5) 청문

식품의약품안전처장, 시·도지사 또는 시장·군수·구청장은 다음의 어느 하나에 해당하는 처분을 하려면 청문을 하여야 한다.

① 거짓이나 부정한 방법으로 기준 및 규격의 인정을 받은 자의 인정 취소 또는 거짓이나 부정한 방법으로 안전성 심사를 받은 자의 승인 취소
② 식품안전관리인증기준적용업소의 인증취소

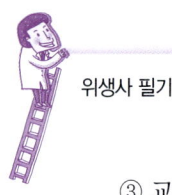

③ 교육훈련기관의 지정취소

④ 영업허가 또는 등록의 취소나 영업소의 폐쇄명령

⑤ 조리사 면허의 취소

(6) 영업정지 등의 처분에 갈음하여 부과하는 과징금 처분

① 식품의약품안전처장, 시 · 도지사 또는 시장 · 군수 · 구청장은 영업자가 허가취소 또는 품목 제조정지에 해당하는 경우에는 대통령령으로 정하는 바에 따라 영업정지, 품목 제조정지 또는 품목류 제조정지 처분을 갈음하여 10억원 이하의 과징금을 부과할 수 있다.

② 다만, 기준 · 규격이 고시되지 아니한 화학적 합성품 등의 판매 등 금지를 위반하여 허가취소에 해당하는 경우와 위해식품 등의 판매 등 금지, 병든 동물 고기 등의 판매 등 금지, 식품 또는 식품첨가물에 관한 기준 및 규격, 유전자변형식품 등의 표시, 영업허가 등, 영업제한 및 영업자 등의 준수사항을 위반하여 허가취소 또는 품목 제조정지에 해당하는 중대한 사항으로서 총리령으로 정하는 경우는 제외한다.

10 보칙

(1) 식중독에 관한 조사보고

① 다음의 어느 하나에 해당하는 자는 지체 없이 관할 특별자치시장 · 시장(제주특별자치도 설치 및 국제자유도시 조성을 위한 특별법에 따른 행정시장 포함) · 군수 · 구청장에게 보고하여야 한다. 이 경우 의사나 한의사는 대통령령으로 정하는 바에 따라 식중독 환자나 식중독이 의심되는 자의 혈액 또는 배설물을 보관하는 데에 필요한 조치를 하여야 한다.

• 식중독 환자나 식중독이 의심되는 자를 진단하였거나 그 사체를 검안한 의사 또는 한의사

• 집단급식소에서 제공한 식품 등으로 인하여 식중독 환자나 식중독으로 의심되는 증세를 보이는 자를 발견한 집단급식소의 설치 · 운영자

② 특별자치시장 · 시장 · 군수 · 구청장은 보고를 받은 때에는 지체 없이 그 사실을 식품의약품안전처장 및 시 · 도지사(특별자치시장 제외)에게 보고하고, 대통령령으로 정하는 바에 따라 원인을 조사하여 그 결과를 보고하여야 한다.

③ 식품의약품안전처장은 보고의 내용이 국민 건강상 중대하다고 인정하는 경우에는 해당 시 · 도지사 또는 시장 · 군수 · 구청장과 합동으로 원인을 조사할 수 있다.

④ 식품의약품안전처장은 식중독 발생의 원인을 규명하기 위하여 식중독 의심환자가 발생한 원인시설 등에 대한 조사절차와 시험 · 검사 등에 필요한 사항을 정할 수 있다.

(2) 식중독 원인의 조사

① 식중독 환자나 식중독이 의심되는 자를 진단한 의사나 한의사는 다음의 어느 하나에 해당하는 경우 해당 식중독 환자나 식중독이 의심되는 자의 혈액 또는 배설물을 채취하여 특별자치시장·시장(제주특별자치도 설치 및 국제자유도시 조성을 위한 특별법에 따른 행정시장 포함)·군수·구청장이 조사하기 위하여 인수할 때까지 변질되거나 오염되지 아니하도록 보관하여야 한다. 이 경우 보관용기에는 채취일, 식중독 환자나 식중독이 의심되는 자의 성명 및 채취자의 성명을 표시하여야 한다.

- 구토·설사 등의 식중독 증세를 보여 의사 또는 한의사가 혈액 또는 배설물의 보관이 필요하다고 인정한 경우
- 식중독 환자나 식중독이 의심되는 자 또는 그 보호자가 혈액 또는 배설물의 보관을 요청한 경우

② 특별자치시장·시장·군수·구청장이 하여야 할 조사는 다음과 같다.

- 식중독의 원인이 된 식품 등과 환자 간의 연관성을 확인하기 위해 실시하는 설문조사, 섭취음식 위험도 조사 및 역학적 조사
- 식중독 환자나 식중독이 의심되는 자의 혈액·배설물 또는 식중독의 원인이라고 생각되는 식품 등에 대한 미생물학적 또는 이화학적 시험에 의한 조사
- 식중독의 원인이 된 식품 등의 오염경로를 찾기 위하여 실시하는 환경조사

③ 특별자치시장·시장·군수·구청장은 조사를 할 때에는 식품·의약품분야 시험·검사 등에 관한 법률에 따라 총리령으로 정하는 시험·검사기관에 협조를 요청할 수 있다.

(3) 집단급식소

① 집단급식소를 설치·운영하려는 자는 총리령으로 정하는 바에 따라 특별자치시장·특별자치도지사·시장·군수·구청장에게 신고하여야 한다. 신고한 사항 중 총리령으로 정하는 사항을 변경하려는 경우에노 또한 같다.

② 집단급식소를 설치·운영하는 자는 집단급식소 시설의 유지·관리 등 급식을 위생적으로 관리하기 위하여 다음의 사항을 지켜야 한다.

- 식중독 환자가 발생하지 아니하도록 위생관리를 철저히 할 것
- 조리·제공한 식품의 매회 1인분 분량을 총리령으로 정하는 바에 따라 144시간 이상 보관할 것
- 영양사를 두고 있는 경우 그 업무를 방해하지 아니할 것
- 영양사를 두고 있는 경우 영양사가 집단급식소의 위생관리를 위하여 요청하는 사항에 대하여는 정당한 사유가 없으면 따를 것
- 축산물 위생관리법에 따라 검사를 받지 아니한 축산물 또는 실험 등의 용도로 사용한 동물을 음식물의 조리에 사용하지 말 것

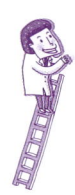

- 야생생물 보호 및 관리에 관한 법률을 위반하여 포획·채취한 야생생물을 음식물의 조리에 사용하지 말 것
- 소비기한이 경과한 원재료 또는 완제품을 조리할 목적으로 보관하거나 이를 음식물의 조리에 사용하지 말 것
- 수돗물이 아닌 지하수 등을 먹는 물 또는 식품의 조리·세척 등에 사용하는 경우에는 먹는물관리법에 따른 먹는물 수질검사기관에서 총리령으로 정하는 바에 따라 검사를 받아 마시기에 적합하다고 인정된 물을 사용할 것. 다만, 둘 이상의 업소가 같은 건물에서 같은 수원을 사용하는 경우에는 하나의 업소에 대한 시험결과로 나머지 업소에 대한 검사를 갈음할 수 있다.
- 위해평가가 완료되기 전까지 일시적으로 금지된 식품 등을 사용·조리하지 말 것
- 식중독 발생 시 보관 또는 사용 중인 식품은 역학조사가 완료될 때까지 폐기하거나 소독 등으로 현장을 훼손하여서는 아니 되고 원상태로 보존하여야 하며, 식중독 원인규명을 위한 행위를 방해하지 말 것
- 그 밖에 식품 등의 위생적 관리를 위하여 필요하다고 총리령으로 정하는 사항을 지킬 것

 집단급식소 설치·운영자 준수사항
조리·제공한 식품(병원의 경우에는 일반식만 해당)을 보관할 때에는 매회 1인분 분량을 섭씨 영하 18도 이하로 보관하여야 한다. 이 경우 완제품 형태로 제공한 가공식품은 유통기한 내에서 해당 식품의 제조업자가 정한 보관방법에 따라 보관할 수 있다.

---

11 벌칙 및 과태료

(1) 3년 이상의 징역 또는 1년 이상의 징역

① 다음의 어느 하나에 해당하는 질병에 걸린 동물을 사용하여 판매할 목적으로 식품 또는 식품첨가물을 제조·가공·수입 또는 조리한 자는 3년 이상의 징역에 처한다.

- 소해면상뇌증(광우병)   • 탄저병
- 가금 인플루엔자

② 다음의 어느 하나에 해당하는 원료 또는 성분 등을 사용하여 판매할 목적으로 식품 또는 식품첨가물을 제조·가공·수입 또는 조리한 자는 1년 이상의 징역에 처한다.

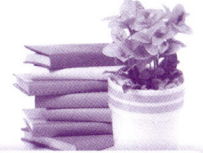

• 마황	• 부자	• 천오
• 초오	• 백부자	• 섬수
• 백선피	• 사리풀	

③ ① 및 ②의 경우 제조 · 가공 · 수입 · 조리한 식품 또는 식품첨가물을 판매하였을 때에는 그 판매금액의 2배 이상 5배 이하에 해당하는 벌금을 병과한다.

④ ① 또는 ②의 죄로 형을 선고받고 그 형이 확정된 후 5년 이내에 다시 ① 또는 ②의 죄를 범한 자가 ③에 해당하는 경우 ③에서 정한 형의 2배까지 가중한다.

(2) 10년 이하의 징역 또는 1억원 이하의 벌금

① 다음의 어느 하나에 해당하는 자는 10년 이하의 징역 또는 1억원 이하의 벌금에 처하거나 이를 병과할 수 있다.
  - 제4조(위해식품 등의 판매 금지), 제5조(병든 동물 고기 등의 판매 등 금지), 제6조(기준 · 규격이 정하여지지 아니한 화학적 합성품 등의 판매 등 금지)를 위반한 자
  - 제8조(유독기구 등의 판매 · 사용 금지)를 위반한 자
  - 제37조(영업허가 등) 제1항을 위반한 자

② ①의 죄로 금고 이상의 형을 선고받고 그 형이 확정된 후 5년 이내에 다시 ①의 죄를 범한 자는 1년 이상 10년 이하의 징역에 처한다.

③ ②의 경우 그 해당 식품 또는 식품첨가물을 판매한 때에는 그 판매금액의 4배 이상 10배 이하에 해당하는 벌금을 병과한다.

(3) 5년 이하의 징역 또는 5천만원 이하의 벌금

① 제7조(식품 또는 식품첨가물에 관한 기준 및 규격) 제4항 또는 제9조(기구 및 용기 · 포장에 관한 기준 및 규격) 제4항 또는 제9조의3(인정받지 않은 재생원료의 기구 및 용기 · 포장에의 사용 등 금지)을 위반한 자

② 거짓이나 그 밖의 부정한 방법으로 제7조(식품 또는 식품첨가물에 관한 기준 및 규격) 제2항, 제9조(기구 및 용기 · 포장에 관한 기준 및 규격) 제2항, 제9조의2(기구 및 용기 · 포장에 사용하는 재생원료에 관한 인정) 제5항에 따른 인정 또는 제18조(유전자변형식품 등의 안전성 심사 등) 제1항에 따른 안전성 심사를 받은 자

③ 제37조(영업허가 등) 제5항을 위반한 자

④ 제43조에 따른 영업 제한을 위반한 자

⑤ 제45조(위해식품 등의 회수) 제1항 전단을 위반한 자

⑥ 제72조(폐기처분 등) 제1항 · 제3항 또는 제73조(위해식품 등의 공표) 제1항에 따른 명령을 위반한 자

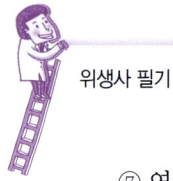
⑦ 영업정지 명령을 위반하여 영업을 계속한 자(제37조 제1항에 따른 영업허가를 받은 자만 해당)

(4) 3년 이하의 징역 또는 3천만원 이하의 벌금

① 제12조의2(유전자변형식품 등의 표시) 제2항, 제17조(위해식품 등에 대한 긴급대응) 제4항, 제31조(자가품질검사 의무) 제1항·제3항, 제37조(영업허가 등) 제3항·제4항, 제39조(영업 승계) 제3항, 제48조(식품안전관리인증기준) 제2항·제10항, 제49조(식품이력추적관리 등록기준) 제1항 단서 또는 제55조(명칭 사용 금지)를 위반한 자

② 제22조(출입·검사·수거 등) 제1항 또는 제72조(폐기처분 등) 제1항·제2항에 따른 검사·출입·수거·압류·폐기를 거부·방해 또는 기피한 자

③ 제36조(시설기준)에 따른 시설기준을 갖추지 못한 영업자

④ 제37조(영업허가 등) 제2항에 따른 조건을 갖추지 못한 영업자

⑤ 제44조(영업자 등의 준수사항) 제1항에 따라 영업자가 지켜야 할 사항을 지키지 아니한 자. 다만, 총리령으로 정하는 경미한 사항을 위반한 자는 제외한다.

⑥ 영업정지 명령을 위반하여 계속 영업한 자 또는 영업소 폐쇄명령을 위반하여 영업을 계속한 자

⑦ 제76조(품목 제조정지 등) 제1항에 따른 제조정지 명령을 위반한 자

⑧ 제79조(폐쇄조치 등) 제1항에 따라 관계 공무원이 부착한 봉인 또는 게시문 등을 함부로 제거하거나 손상시킨 자

⑨ 제86조(식중독에 관한 조사 보고) 제2항·제3항에 따른 식중독 원인조사를 거부·방해 또는 는 기피한 자

In addition

3년 이하의 징역 또는 3천만원 이하의 벌금
- 집단급식소 운영자와 식품접객업자가 제51조(조리사) 규정을 위반하여 조리사를 두지 않은 경우
- 집단급식소 운영자가 제52조(영양사) 규정을 위반하여 영양사를 두지 않은 경우

(5) 1년 이하의 징역 또는 1천만원 이하의 벌금

① 제44조(영업자 등의 준수사항) 제3항을 위반하여 접객행위를 하거나 다른 사람에게 그 행위를 알선한 자

② 제46조(식품 등의 이물 발견보고 등) 제1항을 위반하여 소비자로부터 이물 발견의 신고를 접수하고 이를 거짓으로 보고한 자

③ 이물의 발견을 거짓으로 신고한 자

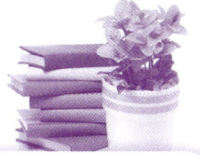

④ 제45조(위해식품 등의 회수) 제1항 후단을 위반하여 보고를 하지 아니하거나 거짓으로 보고한 자

(6) 과태료

① 1천만원 이하의 과태료

- 제46조의2(식품 등의 오염사고의 보고 등) 제2항에 따른 현장조사를 거부하거나 방해한 자
- 제86조(식중독에 관한 조사 보고) 제1항을 위반한 자
- 제88조(집단급식소) 제1항 전단을 위반하여 신고하지 아니하거나 허위의 신고를 한 자
- 제88조(집단급식소) 제2항을 위반한 자(다만, 총리령으로 정하는 경미한 사항을 위반한 자는 제외)

② 500만원 이하의 과태료

- 제3조(식품 등의 취급)를 위반한 자
- 제19조의4(검사명령 등) 제2항을 위반하여 검사기한 내에 검사를 받지 아니하거나 자료 등을 제출하지 아니한 영업자
- 제37조(영업허가 등) 제6항을 위반하여 보고를 하지 아니하거나 허위의 보고를 한 자
- 제46조(식품 등의 이물 발견보고 등) 제1항을 위반하여 소비자로부터 이물 발견신고를 받고 보고하지 아니한 자
- 제48조(식품안전관리인증기준) 제9항을 위반한 자
- 제74조(시설 개수명령 등) 제1항에 따른 명령에 위반한 자

③ 300만원 이하의 과태료

- 제40조(건강진단) 제1항 및 제3항을 위반한 자
- 제41조의2(위생관리책임자) 제3항을 위반하여 위생관리책임자의 업무를 방해한 자
- 제41조의2(위생관리책임자) 제4항에 따른 위생관리책임자 선임·해임 신고를 하지 아니한 자
- 제41조의2(위생관리책임자) 제7항을 위반하여 직무 수행내역 등을 기록·보관하지 아니하거나 거짓으로 기록·보관한 자
- 제41조의2(위생관리책임자) 제8항에 따른 교육을 받지 아니한 자
- 제44조의2(보험 가입) 제1항을 위반하여 책임보험에 가입하지 아니한 자
- 제49조제(식품이력추적관리 등록기준 등) 3항을 위반하여 식품이력추적관리 등록사항이 변경된 경우 변경사유가 발생한 날부터 1개월 이내에 신고하지 아니한 자
- 제49조의3(식품이력추적관리시스템의 구축 등) 제4항을 위반하여 식품이력추적관리정보를 목적 외에 사용한 자

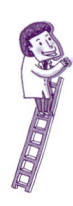

- 제88조(집단급식소) 제2항에 따라 집단급식소를 설치 · 운영하는 자가 지켜야 할 사항 중 총리령으로 정하는 경미한 사항을 지키지 아니한 자

④ 100만원 이하의 과태료
- 제41조(식품위생교육) 제1항 및 제5항을 위반한 자
- 제42조(실적보고) 제2항을 위반하여 보고를 하지 아니하거나 허위의 보고를 한 자
- 제44조(영업자 등의 준수사항) 제1항에 따라 영업자가 지켜야 할 사항 중 총리령으로 정하는 경미한 사항을 지키지 아니한 자
- 제56조(교육) 제1항을 위반하여 교육을 받지 아니한 자

⑤ ①부터 ④까지의 규정에 따른 과태료는 대통령령으로 정하는 바에 따라 식품의약품안전처장, 시 · 도지사 또는 시장 · 군수 · 구청장이 부과 · 징수한다.

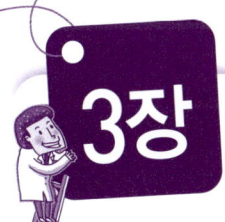

3장 감염병의 예방 및 관리에 관한 법률

1 총칙

(1) 목적

국민 건강에 위해가 되는 감염병의 발생과 유행을 방지하고, 그 예방 및 관리를 위하여 필요한 사항을 규정함으로써 국민 건강의 증진 및 유지에 이바지함을 목적으로 한다.

(2) 정의

① **감염병** : 제1급감염병, 제2급감염병, 제3급감염병, 제4급감염병, 기생충감염병, 세계보건기구 감시대상 감염병, 생물테러감염병, 성매개감염병, 인수공통감염병 및 의료관련감염병을 말한다.

② **제1급감염병** : 생물테러감염병 또는 치명률이 높거나 집단 발생의 우려가 커서 발생 또는 유행 즉시 신고하여야 하고, 음압격리와 같은 높은 수준의 격리가 필요한 감염병으로서 다음의 감염병을 말한다. 다만, 갑작스러운 국내 유입 또는 유행이 예견되어 긴급한 예방·관리가 필요하여 질병관리청장이 보건복지부장관과 협의하여 지정하는 감염병을 포함한다.

> 에볼라바이러스병, 마버그열, 라싸열, 크리미안콩고출혈열, 남아메리카출혈열, 리프트밸리열, 두창, 페스트, 탄저, 보툴리눔독소증, 야토병, 신종감염병증후군, 중증급성호흡기증후군(SARS), 중동호흡기증후군(MERS), 동물인플루엔자 인체감염증, 신종인플루엔자, 디프테리아

③ **제2급감염병** : 전파가능성을 고려하여 발생 또는 유행 시 24시간 이내에 신고하여야 하고, 격리가 필요한 다음의 감염병을 말한다. 다만, 갑작스러운 국내 유입 또는 유행이 예견되어 긴급한 예방·관리가 필요하여 질병관리청장이 보건복지부장관과 협의하여 지정하는 감염병을 포함한다.

> 결핵, 수두, 홍역, 콜레라, 장티푸스, 파라티푸스, 세균성이질, 장출혈성대장균감염증, A형간염, 백일해, 유행성이하선염, 풍진, 폴리오, 수막구균 감염증, b형헤모필루스인플루엔자, 폐렴구균 감염증, 한센병, 성홍열, 반코마이신내성황색포도알균(VRSA) 감염증, 카바페넴내성장내세균목(CRE) 감염증, E형간염

④ **제3급감염병** : 발생을 계속 감시할 필요가 있어 발생 또는 유행 시 24시간 이내에 신고하여야 하는 다음의 감염병을 말한다. 다만, 갑작스러운 국내 유입 또는 유행이 예견되어 긴급한 예방·관리가 필요하여 질병관리청장이 보건복지부장관과 협의하여 지정하는 감염병을 포함한다.

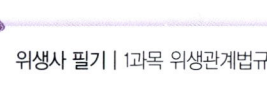
> 파상풍, B형간염, 일본뇌염, C형간염, 말라리아, 레지오넬라증, 비브리오패혈증, 발진티푸스, 발진열, 쯔쯔가무시증, 렙토스피라증, 브루셀라증, 공수병, 신증후군출혈열, 후천성면역결핍증(AIDS), 크로이츠펠트-야콥병(CJD) 및 변종크로이츠펠트-야콥병(vCJD), 황열, 뎅기열, 큐(Q)열, 웨스트나일열, 라임병, 진드기매개뇌염, 유비저, 치쿤구니야열, 중증열성혈소판감소증후군(SFTS), 지카바이러스 감염증, 매독

⑤ **제4급감염병** : 제1급감염병부터 제3급감염병까지의 감염병 외에 유행 여부를 조사하기 위하여 표본감시 활동이 필요한 다음의 감염병을 말한다. 다만, 질병관리청장이 지정하는 감염병을 포함한다.

> 인플루엔자, 회충증, 편충증, 요충증, 간흡충증, 폐흡충증, 장흡충증, 수족구병, 임질, 클라미디아감염증, 연성하감, 성기단순포진, 첨규콘딜롬, 반코마이신내성장알균(VRE) 감염증, 메티실린내성황색포도알균(MRSA) 감염증, 다제내성녹농균(MRPA) 감염증, 다제내성아시네토박터바우마니균(MRAB) 감염증, 장관감염증, 급성호흡기감염증, 해외유입기생충감염증, 엔테로바이러스감염증, 사람유두종바이러스 감염증

⑥ **기생충감염병** : 기생충에 감염되어 발생하는 감염병 중 질병관리청장이 고시하는 감염병을 말한다.

> 회충증, 편충증, 요충증, 간흡충증, 폐흡충증, 해외유입기생충감염증

⑦ **세계보건기구 감시대상 감염병** : 세계보건기구가 국제공중보건의 비상사태에 대비하기 위하여 감시대상으로 정한 질환으로서 질병관리청장이 고시하는 감염병을 말한다.

> 두창, 폴리오, 신종인플루엔자, 중증급성호흡기증후군(SARS), 콜레라, 폐렴형 페스트, 황열, 바이러스성 출혈열, 웨스트나일열

⑧ **생물테러감염병** : 고의 또는 테러 등을 목적으로 이용된 병원체에 의하여 발생된 감염병 중 질병관리청장이 고시하는 감염병을 말한다.

> 탄저, 보툴리눔독소증, 페스트, 마버그열, 에볼라열, 라싸열, 두창, 야토병

⑨ **성매개감염병** : 성 접촉을 통하여 전파되는 감염병 중 질병관리청장이 고시하는 감염병을 말한다.

> 매독, 임질, 클라미디아, 연성하감, 성기단순포진, 첨규콘딜롬, 사람유두종바이러스 감염증

⑩ **인수공통감염병** : 동물과 사람 간에 서로 전파되는 병원체에 의하여 발생되는 감염병 중 질

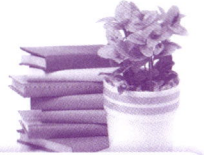

병관리청장이 고시하는 감염병을 말한다.

> 장출혈성대장균감염증, 일본뇌염, 브루셀라증, 탄저, 공수병, 동물인플루엔자 인체감염증, 중증급성호흡
> 기증후군(SARS), 변종크로이츠펠트–야콥병(vCJD), 큐열, 결핵, 중증열성혈소판감소증후군(SFTS)

⑪ **의료관련감염병** : 환자나 임산부 등이 의료행위를 적용받는 과정에서 발생한 감염병으로서 감시활동이 필요하여 질병관리청장이 고시하는 감염병을 말한다.

> 반코마이신내성황색포도알균(VRSA) 감염증, 반코마이신내성장알균(VRE) 감염증, 메티실린내성
> 황색포도알균(MRSA) 감염증, 다제내성녹농균(MRPA) 감염증, 다제내성아시네토박터바우마니균
> (MRAB) 감염증, 카바페넴대성장내세균속균종(CRE) 감염증

⑫ **감염병환자** : 감염병의 병원체가 인체에 침입하여 증상을 나타내는 사람으로서 의사, 치과의사 또는 한의사의 진단이나 감염병병원체 확인기관의 실험실 검사를 통하여 확인된 사람을 말한다.

⑬ **감염병의사환자** : 감염병병원체가 인체에 침입한 것으로 의심이 되나 감염병환자로 확인되기 전 단계에 있는 사람을 말한다.

⑭ **병원체보유자** : 임상적인 증상은 없으나 감염병병원체를 보유하고 있는 사람을 말한다.

⑮ **감염병의심자** : 다음의 어느 하나에 해당하는 사람을 말한다.
- 감염병환자, 감염병의사환자 및 병원체보유자와 접촉하거나 접촉이 의심되는 사람
- 검역법에 따른 검역관리지역 또는 중점검역관리지역에 체류하거나 그 지역을 경유한 사람으로서 감염이 우려되는 사람
- 감염병병원체 등 위험요인에 노출되어 감염이 우려되는 사람

⑯ **감시** : 감염병 발생과 관련된 자료, 감염병병원체 · 매개체에 대한 자료를 체계적이고 지속적으로 수집, 분석 및 해석하고 그 결과를 제때에 필요한 사람에게 배포하여 감염병 예방 및 관리에 사용하도록 하는 일체의 과정을 말한다.

⑰ **표본감시** : 감염병 중 감염병환자의 발생빈도가 높아 전수조사가 어렵고 중증도가 비교적 낮은 감염병의 발생에 대하여 감시기관을 지정하여 정기적이고 지속적인 의과학적 감시를 실시하는 것을 말한다.

⑱ **역학조사** : 감염병환자 등이 발생한 경우 감염병의 차단과 확산 방지 등을 위하여 감염병환자등의 발생 규모를 파악하고 감염원을 추적하는 등의 활동과 감염병 예방접종 후 이상반응 사례가 발생한 경우나 감염병 여부가 불분명하나 그 발병원인을 조사할 필요가 있는 사례가 발생한 경우 그 원인을 규명하기 위하여 하는 활동을 말한다.

⑲ **예방접종 후 이상반응** : 예방접종 후 그 접종으로 인하여 발생할 수 있는 모든 증상 또는 질병으로서 해당 예방접종과 시간적 관련성이 있는 것을 말한다.

⑳ **고위험병원체** : 생물테러의 목적으로 이용되거나 사고 등에 의하여 외부에 유출될 경우 국민 건강에 심각한 위험을 초래할 수 있는 감염병병원체로서 보건복지부령으로 정하는 것을 말한다.

㉑ **관리대상 해외 신종감염병** : 기존 감염병의 변이 및 변종 또는 기존에 알려지지 아니한 새로운 병원체에 의해 발생하여 국제적으로 보건문제를 야기하고 국내 유입에 대비하여야 하는 감염병으로서 질병관리청장이 보건복지부장관과 협의하여 지정하는 것을 말한다.

㉒ **의료 · 방역 물품** : 약사법에 따른 의약품 · 의약외품, 의료기기법에 따른 의료기기 등 의료 및 방역에 필요한 물품 및 장비로서 질병관리청장이 지정하는 것을 말한다.

(3) 국가 및 지방자치단체의 책무

① 국가 및 지방자치단체는 감염병환자 등의 인간으로서의 존엄과 가치를 존중하고 그 기본적 권리를 보호하며, 법률에 따르지 아니하고는 취업 제한 등의 불이익을 주어서는 아니 된다.

② 국가 및 지방자치단체는 감염병의 예방 및 관리를 위하여 다음의 사업을 수행하여야 한다.
- 감염병의 예방 및 방역대책
- 감염병환자 등의 진료 및 보호
- 감염병 예방을 위한 예방접종계획의 수립 및 시행
- 감염병에 관한 교육 및 홍보
- 감염병에 관한 정보의 수집 · 분석 및 제공
- 감염병에 관한 조사 · 연구
- 감염병병원체(감염병병원체 확인을 위한 혈액, 체액 및 조직 등 검체 포함) 수집 · 검사 · 보존 · 관리 및 약제내성 감시
- 감염병 예방 및 관리 등을 위한 전문인력의 양성
- 감염병 예방 및 관리 등의 업무를 수행한 전문인력의 보호
- 감염병 관리정보 교류 등을 위한 국제협력
- 감염병의 치료 및 예방을 위한 의료 · 방역 물품의 비축
- 감염병 예방 및 관리사업의 평가
- 기후변화, 저출산 · 고령화 등 인구변동 요인에 따른 감염병 발생조사 · 연구 및 예방대책 수립
- 한센병의 예방 및 진료 업무를 수행하는 법인 또는 단체에 대한 지원
- 감염병 예방 및 관리를 위한 정보시스템의 구축 및 운영
- 해외 신종감염병의 국내 유입에 대비한 계획 준비, 교육 및 훈련
- 해외 신종감염병 발생 동향의 지속적 파악, 위험성 평가 및 관리대상 해외 신종감염병의 지정

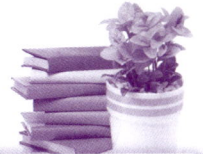

- 관리대상 해외 신종감염병에 대한 병원체 등 정보 수집, 특성 분석, 연구를 통한 예방과 대응체계 마련, 보고서 발간 및 지침(매뉴얼 포함) 고시

③ 국가·지방자치단체(교육감 포함)는 감염병의 효율적 치료 및 확산방지를 위하여 질병의 정보, 발생 및 전파 상황을 공유하고 상호 협력하여야 한다.

④ 국가 및 지방자치단체는 의료법에 따른 의료기관 및 의료인단체와 감염병의 발생 감시·예방을 위하여 관련 정보를 공유하여야 한다.

In addition

의료인 등의 책무와 권리

- 의료법에 따른 의료인 및 의료기관의 장 등은 감염병 환자의 진료에 관한 정보를 제공받을 권리가 있고, 감염병 환자의 진단 및 치료 등으로 인하여 발생한 피해에 대하여 보상받을 수 있다.
- 의료법에 따른 의료인 및 의료기관의 장 등은 감염병 환자의 진단·관리·치료 등에 최선을 다하여야 하며, 보건복지부장관, 질병관리청장 또는 지방자치단체의 장의 행정명령에 적극 협조하여야 한다.
- 의료법에 따른 의료인 및 의료기관의 장 등은 국가와 지방자치단체가 수행하는 감염병의 발생 감시와 예방·관리 및 역학조사 업무에 적극 협조하여야 한다.

---

(4) 국민의 권리와 의무

① 국민은 감염병으로 격리 및 치료 등을 받은 경우 이로 인한 피해를 보상받을 수 있다.

② 국민은 감염병 발생 상황, 감염병 예방 및 관리 등에 관한 정보와 대응방법을 알 권리가 있고, 국가와 지방자치단체는 신속하게 정보를 공개하여야 한다.

③ 국민은 의료기관에서 이 법에 따른 감염병에 대한 진단 및 치료를 받을 권리가 있고, 국가와 지방자치단체는 이에 소요되는 비용을 부담하여야 한다.

④ 국민은 치료 및 격리조치 등 국가와 지방자치단체의 감염병 예방 및 관리를 위한 활동에 적극 협조하여야 한다.

---

2 기본계획 및 사업

(1) 감염병 예방 및 관리 계획의 수립

① 질병관리청장은 보건복지부장관과 협의하여 감염병의 예방 및 관리에 관한 기본계획을 5년마다 수립·시행하여야 한다.

② 기본계획에는 다음의 사항이 포함되어야 한다.

- 감염병 예방·관리의 기본목표 및 추진방향
- 주요 감염병의 예방·관리에 관한 사업계획 및 추진방법

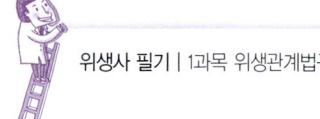

- 감염병 대비 의료 · 방역 물품의 비축 및 관리에 관한 사항
- 감염병 전문인력의 양성 방안
- 의료법에 따른 의료기관 종별 감염병 위기대응역량의 강화 방안
- 감염병 통계 및 정보통신기술 등을 활용한 감염병 정보의 관리 방안
- 감염병 관련 정보의 의료기관 간 공유 방안
- 그 밖에 감염병의 예방 및 관리에 필요한 사항

③ 특별시장 · 광역시장 · 특별자치시장 · 도지사 · 특별자치도지사와 시장 · 군수 · 구청장은 기본계획에 따라 시행계획을 수립 · 시행하여야 한다.

④ 질병관리청장, 시 · 도지사 또는 시장 · 군수 · 구청장은 기본계획이나 시행계획의 수립 · 시행에 필요한 자료의 제공 등을 관계 행정기관 또는 단체에 요청할 수 있다.

⑤ 요청받은 관계 행정기관 또는 단체는 특별한 사유가 없으면 이에 따라야 한다.

(2) 감염병관리위원회

① 감염병의 예방 및 관리에 관한 주요 시책을 심의하기 위하여 질병관리청에 감염병관리위원회를 둔다.

② 위원회는 다음의 사항을 심의한다.

- 기본계획의 수립
- 감염병 관련 의료 제공
- 감염병에 관한 조사 및 연구
- 감염병의 예방 · 관리 등에 관한 지식 보급 및 감염병환자 등의 인권 증진
- 해부명령에 관한 사항
- 예방접종의 실시기준과 방법에 관한 사항
- 필수예방접종 및 임시예방접종에 사용되는 의약품의 사전 비축 및 장기 구매에 관한 사항
- 필수예방접종약품 등의 공급의 우선순위 등 분배기준, 그 밖에 필요한 사항의 결정
- 감염병 위기관리대책의 수립 및 시행
- 예방 · 치료 의료 · 방역 물품의 사전 비축, 장기 구매 및 생산에 관한 사항
- 의료 · 방역 물품(약사법에 따른 의약품 및 의료기기법에 따른 의료기기로 한정) 공급의 우선순위 등 분배기준, 그 밖에 필요한 사항의 결정
- 개발 중인 백신 또는 의약품의 구매 및 공급에 필요한 계약에 관한 사항
- 예방접종 등으로 인한 피해에 대한 국가보상에 관한 사항
- 내성균 관리대책에 관한 사항
- 그 밖에 감염병의 예방 및 관리에 관한 사항으로서 위원장이 위원회의 회의에 부치는 사항

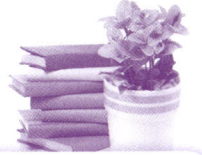

> **In addition**
>
> **내성균 관리대책**
> - 보건복지부장관은 내성균 발생 예방 및 확산 방지 등을 위하여 제9조에 따른 감염병관리위원회의 심의를 거쳐 내성균 관리대책을 5년마다 수립·추진하여야 한다.
> - 내성균 관리대책에는 정책목표 및 방향, 진료환경 개선 등 내성균 확산 방지를 위한 사항 및 감시체계 강화에 관한 사항, 그 밖에 내성균 관리대책에 필요하다고 인정되는 사항이 포함되어야 한다.

③ 위원회는 위원장 1명과 부위원장 1명을 포함하여 30명 이내의 위원으로 구성한다.

④ 위원장은 질병관리청장이 되고, 부위원장은 위원 중에서 위원장이 지명하며, 위원은 다음의 어느 하나에 해당하는 사람 중에서 위원장이 임명하거나 위촉하는 사람으로 한다. 이 경우 공무원이 아닌 위원이 전체 위원의 과반수가 되도록 하여야 한다.
- 감염병의 예방 또는 관리 업무를 담당하는 공무원
- 감염병 또는 감염관리를 전공한 의료인
- 감염병과 관련된 전문지식을 소유한 사람
- 지방자치법에 따른 시·도지사협의체가 추천하는 사람
- 비영리민간단체 지원법에 따른 비영리민간단체가 추천하는 사람
- 그 밖에 감염병에 관한 지식과 경험이 풍부한 사람

⑤ 위원회의 업무를 효율적으로 수행하기 위하여 위원회의 위원과 외부 전문가로 구성되는 분야별 전문위원회를 둘 수 있다.

3 신고 및 보고

(1) 의사 등의 신고

① 의사, 치과의사 또는 한의사는 다음의 어느 하나에 해당하는 사실(표본감시 대상이 되는 제4급감염병으로 인한 경우 제외)이 있으면 소속 의료기관의 장에게 보고하여야 하고, 해당 환자와 그 동거인에게 질병관리청장이 정하는 감염 방지 방법 등을 지도하여야 한다.

> 다만, 의료기관에 소속되지 아니한 의사, 치과의사 또는 한의사는 그 사실을 관할 보건소장에게 신고하여야 한다.

- 감염병환자 등을 진단하거나 그 사체를 검안한 경우
- 예방접종 후 이상반응자를 진단하거나 그 사체를 검안한 경우
- 감염병환자 등이 제1급감염병부터 제3급감염병까지에 해당하는 감염병으로 사망한 경우

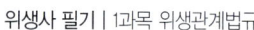

- 감염병환자로 의심되는 사람이 감염병병원체 검사를 거부하는 경우

② 감염병병원체 확인기관의 소속 직원은 실험실 검사 등을 통하여 감염병환자 등을 발견한 경우 그 사실을 그 기관의 장에게 보고하여야 한다.

③ 보고를 받은 의료기관의 장 및 감염병병원체 확인기관의 장은 제1급감염병의 경우에는 즉시, 제2급감염병 및 제3급감염병의 경우에는 24시간 이내에, 제4급감염병의 경우에는 7일 이내에 질병관리청장 또는 관할 보건소장에게 신고하여야 한다.

④ 육군, 해군, 공군 또는 국방부 직할 부대에 소속된 군의관은 ①의 어느 하나에 해당하는 사실(표본감시 대상이 되는 제4급감염병으로 인한 경우 제외)이 있으면 소속 부대장에게 보고하여야 하고, 보고를 받은 소속 부대장은 제1급감염병의 경우에는 즉시, 제2급감염병 및 제3급감염병의 경우에는 24시간 이내에 관할 보건소장에게 신고하여야 한다.

⑤ 감염병 표본감시기관은 표본감시 대상이 되는 제4급감염병으로 인하여 감염병환자 등을 진단하거나 그 사체를 검안한 경우 또는 감염병환자 등이 제1급감염병부터 제3급감염병까지에 해당하는 감염병으로 사망한 경우 보건복지부령으로 정하는 바에 따라 질병관리청장 또는 관할 보건소장에게 신고하여야 한다.

(2) 그 밖의 신고의무자

① 다음의 어느 하나에 해당하는 사람은 제1급감염병부터 제3급감염병까지에 해당하는 감염병 중 보건복지부령으로 정하는 감염병이 발생한 경우에는 의사, 치과의사 또는 한의사의 진단이나 검안을 요구하거나 해당 주소지를 관할하는 보건소장에게 신고하여야 한다.

- 일반가정에서는 세대를 같이하는 세대주(다만, 세대주가 부재 중인 경우에는 그 세대원)
- 학교, 사회복지시설, 병원, 관공서, 회사, 공연장, 예배장소, 선박·항공기·열차 등 운송수단, 각종 사무소·사업소, 음식점, 숙박업소 또는 그 밖에 여러 사람이 모이는 장소로서 보건복지부령으로 정하는 장소(산후조리원, 목욕장업소, 이용업소, 미용업소)의 관리인, 경영자 또는 대표자
- 약사법에 따른 약사·한약사 및 약국개설자

In addition

그 밖의 신고대상 감염병

• 결핵	• 홍역	• 콜레라
• 장티푸스	• 파라티푸스	• 세균성이질
• 장출혈성대장균감염증	• A형간염	

---

② 신고의무자가 아니더라도 감염병환자 등 또는 감염병으로 인한 사망자로 의심되는 사람을 발견하면 보건소장에게 알려야 한다.

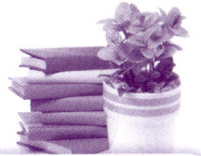

③ 신고의 방법과 기간 및 통보의 방법과 절차 등에 관하여 필요한 사항은 보건복지부령으로 정한다.

> **Tip** 그 밖의 신고의무자의 신고
> 그 밖의 신고의무자는 다음의 사항을 서면, 구두, 전보, 전화 또는 컴퓨터통신의 방법으로 보건소장에게 지체 없이 신고하거나 알려야 한다.
> • 신고인의 성명, 주소와 감염병환자 등 또는 사망자와의 관계
> • 감염병환자 등 또는 사망자의 성명, 주소 및 직업
> • 감염병환자 등 또는 사망자의 주요 증상 및 발병일

---

(3) 보건소장 등의 보고 등

① 신고를 받은 보건소장은 그 내용을 관할 특별자치시장·특별자치도지사 또는 시장·군수·구청장에게 보고하여야 하며, 보고를 받은 특별자치시장·특별자치도지사는 질병관리청장에게, 시장·군수·구청장은 질병관리청장 및 시·도지사에게 이를 각각 보고하여야 한다.

② 보고를 받은 질병관리청장, 시·도지사 또는 시장·군수·구청장은 감염병환자로 의심되는 사람이 감염병병원체 검사를 거부하는 경우(제1급감염병 환자로 의심되는 경우에 한정)에 대하여 감염병병원체 검사를 하게 할 수 있다.

(4) 인수공통감염병의 통보

① 가축전염병예방법에 따라 신고를 받은 국립가축방역기관장, 신고대상 가축의 소재지를 관할하는 시장·군수·구청장 또는 시·도 가축방역기관의 장은 같은 법에 따른 가축전염병 중 다음의 어느 하나에 해당하는 감염병의 경우에는 즉시 질병관리청장에게 통보하여야 한다.

• 탄저
• 고병원성조류인플루엔자
• 광견병
• 그 밖에 대통령령으로 정하는 인수공통감염병(동물인플루엔자)

② 통보를 받은 질병관리청장은 감염병의 예방 및 확산 방지를 위하여 이 법에 따른 적절한 조치를 취하여야 한다.

③ 신고 또는 통보를 받은 행정기관의 장은 신고자의 요청이 있는 때에는 신고자의 신원을 외부에 공개하여서는 아니 된다.

(5) 감염병환자 등의 파악 및 관리

① 보건소장은 관할구역에 거주하는 감염병환자 등에 관하여 신고를 받았을 때에는 보건복지부령으로 정하는 바에 따라 기록하고 그 명부(전자문서 포함)를 관리하여야 한다.

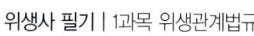

② 감염병환자 등의 명부 작성 및 관리
- 보건소장은 감염병환자 등의 명부를 작성하고 이를 3년간 보관하여야 한다.
- 보건소장은 예방접종 후 이상반응자의 명부를 작성하고 이를 10년간 보관하여야 한다.

4 감염병감시 및 역학조사 등

(1) 감염병 표본감시

① 질병관리청장은 감염병의 표본감시를 위하여 질병의 특성과 지역을 고려하여 보건의료기본법에 따른 보건의료기관이나 그 밖의 기관 또는 단체를 감염병 표본감시기관으로 지정할 수 있다.

② 질병관리청장, 시·도지사 또는 시장·군수·구청장은 지정받은 감염병 표본감시기관의 장에게 감염병의 표본감시와 관련하여 필요한 자료의 제출을 요구하거나 감염병의 예방·관리에 필요한 협조를 요청할 수 있다. 이 경우 표본감시기관은 특별한 사유가 없으면 이에 따라야 한다.

③ 질병관리청장, 시·도지사 또는 시장·군수·구청장은 수집한 정보 중 국민 건강에 관한 중요한 정보를 관련 기관·단체·시설 또는 국민들에게 제공하여야 한다.

④ 질병관리청장, 시·도지사 또는 시장·군수·구청장은 표본감시활동에 필요한 경비를 표본감시기관에 지원할 수 있다.

⑤ 질병관리청장은 표본감시기관이 다음의 어느 하나에 해당하는 경우에는 그 지정을 취소할 수 있다.
- 자료 제출 요구 또는 협조 요청에 따르지 아니하는 경우
- 폐업 등으로 감염병 표본감시 업무를 수행할 수 없는 경우
- 그 밖에 감염병 표본감시 업무를 게을리 하는 등 보건복지부령으로 정하는 경우

⑥ 표본감시의 대상이 되는 감염병은 제4급감염병으로 하고, 표본감시기관의 지정 및 지정취소의 사유 등에 관하여 필요한 사항은 보건복지부령으로 정한다.

⑦ 질병관리청장은 감염병이 발생하거나 유행할 가능성이 있어 관련 정보를 확보할 긴급한 필요가 있다고 인정하는 경우 공공기관의 운영에 관한 법률에 따른 공공기관 중 대통령령으로 정하는 공공기관의 장에게 정보 제공을 요구할 수 있다. 이 경우 정보 제공을 요구받은 기관의 장은 정당한 사유가 없는 한 이에 따라야 한다.

In addition

감염병병원체 확인기관

1. 질병관리청
2. 질병대응센터
   - 보건환경연구원
   - 보건소
   - 의료기관 중 진단검사의학과 전문의가 상근하는 기관
   - 의과대학 중 진단검사의학과가 개설된 의과대학
   - 대한결핵협회(결핵환자의 병원체를 확인하는 경우만 해당)
   - 한센병환자 등의 치료 · 재활을 지원할 목적으로 설립된 기관(한센병환자의 병원체를 확인하는 경우만 해당)
   - 인체에서 채취한 검사물에 대한 검사를 국가, 지방자치단체, 의료기관 등으로부터 위탁받아 처리하는 기관 중 진단검사의학과 전문의가 상근하는 기관

(2) 실태조사

① 질병관리청장 및 시 · 도지사는 감염병의 관리 및 감염 실태와 내성균 실태를 파악하기 위하여 실태조사를 실시하고, 그 결과를 공표하여야 한다.

② 질병관리청장 및 시 · 도지사는 조사를 위하여 의료기관 등 관계 기관 · 법인 및 단체의 장에게 필요한 자료의 제출 또는 의견의 진술을 요청할 수 있다. 이 경우 요청을 받은 자는 정당한 사유가 없으면 이에 협조하여야 한다.

(3) 역학조사

① 질병관리청장, 시 · 도지사 또는 시장 · 군수 · 구청장은 감염병이 발생하여 유행할 우려가 있거나, 감염병 여부가 불분명하나 발병원인을 조사할 필요가 있다고 인정하면 지체 없이 역학조사를 하여야 하고, 그 결과에 관한 정보를 필요한 범위에서 해당 의료기관에 제공하여야 한다. 다만, 지역확산 방지 등을 위하여 필요한 경우 다른 의료기관에 제공하여야 한다.

In addition

환경검체 채취 및 시험

시험 종류	검체 대상
레지오넬라균 검출 시험	상수도, 지하수, 공중시설의 물
장출혈성대장균 검출 시험	수영장, 냉 · 온수기의 물
노로바이러스 검출 시험	상수도, 지하수, 보존식
먹는물관리법에 따른 먹는물 검사	상수도, 지하수, 냉 · 온수기의 물
식품공전에 따른 식품 규격 시험	장관감염증 집단발생 시 보존식

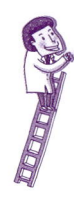

식품공전에 따른 조리기구 규격 시험	장관감염증 집단발생 시 조리도구
수인성 원충 검출 시험	상수도, 지하수, 수영장

② 질병관리청장, 시·도지사 또는 시장·군수·구청장은 역학조사를 하기 위하여 역학조사반을 각각 설치하여야 한다.

③ 누구든지 질병관리청장, 시·도지사 또는 시장·군수·구청장이 실시하는 역학조사에서 다음의 행위를 하여서는 아니 된다.
- 정당한 사유 없이 역학조사를 거부·방해 또는 회피하는 행위
- 거짓으로 진술하거나 거짓 자료를 제출하는 행위
- 고의적으로 사실을 누락·은폐하는 행위

④ 역학조사에 포함되어야 하는 내용은 다음과 같다.
- 감염병환자 등 및 감염병의심자의 인적 사항
- 감염병환자 등의 발병일 및 발병 장소
- 감염병의 감염원인 및 감염경로
- 감염병환자 등 및 감염병의심자에 관한 진료기록
- 그 밖에 감염병의 원인 규명과 관련된 사항

⑤ 역학조사는 다음의 구분에 따라 해당 사유가 발생하면 실시한다.

질병관리청장이 역학조사를 하여야 하는 경우	• 둘 이상의 시·도에서 역학조사가 동시에 필요한 경우 • 감염병 발생 및 유행 여부 또는 예방접종 후 이상반응에 관한 조사가 긴급히 필요한 경우 • 시·도지사의 역학조사가 불충분하였거나 불가능하다고 판단되는 경우
시·도지사 또는 시장· 군수·구청장이 역학조사를 하여야 하는 경우	• 관할 지역에서 감염병이 발생하여 유행할 우려가 있는 경우 • 관할 지역 밖에서 감염병이 발생하여 유행할 우려가 있는 경우로서 그 감염병이 관할구역과 역학적 연관성이 있다고 의심되는 경우 • 관할 지역에서 예방접종 후 이상반응 사례가 발생하여 그 원인 규명을 위한 조사가 필요한 경우

⑥ 역학조사반의 임무는 다음과 같다.

중앙역학조사반	• 역학조사 계획의 수립, 시행 및 평가 • 역학조사의 실시 기준 및 방법의 개발 • 시·도역학조사반 및 시·군·구역학조사반에 대한 교육·훈련 • 감염병에 대한 역학적인 연구 • 감염병의 발생·유행 사례 및 예방접종 후 이상반응의 발생 사례 수집, 분석 및 제공 • 시·도역학조사반에 대한 기술지도 및 평가

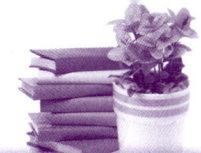

시·도역학조사반	• 관할 지역 역학조사 계획의 수립, 시행 및 평가 • 관할 지역 역학조사의 세부 실시 기준 및 방법의 개발 • 중앙역학조사반에 관할 지역 역학조사 결과 보고 • 관할 지역 감염병의 발생·유행 사례 및 예방접종 후 이상반응의 발생 사례수집, 분석 및 제공 • 시·군·구역학조사반에 대한 기술지도 및 평가
시·군·구역학조사반	• 관할 지역 역학조사 계획의 수립 및 시행 • 시·도역학조사반에 관할 지역 역학조사 결과 보고 • 관할 지역 감염병의 발생·유행 사례 및 예방접종 후 이상반응의 발생 사례수집, 분석 및 제공

 Tip

건강진단

성매개감염병의 예방을 위하여 종사자의 건강진단이 필요한 직업으로 보건복지부령으로 정하는 직업에 종사하는 사람과 성매개감염병에 감염되어 그 전염을 매개할 상당한 우려가 있다고 특별자치시장·특별자치도지사 또는 시장·군수·구청장이 인정한 사람은 보건복지부령으로 정하는 바에 따라 성매개감염병에 관한 건강진단을 받아야 한다.

(4) 해부명령

① 질병관리청장은 국민 건강에 중대한 위협을 미칠 우려가 있는 감염병으로 사망한 것으로 의심이 되어 시체를 해부하지 아니하고는 감염병 여부의 진단과 사망의 원인규명을 할 수 없다고 인정하면 그 시체의 해부를 명할 수 있다.

② 해부를 하려면 미리 연고자의 동의를 받아야 한다.

> 다만, 소재불명 및 연락두절 등 미리 연고자의 동의를 받기 어려운 특별한 사정이 있고 해부가 늦어질 경우 감염병 예방과 국민 건강의 보호라는 목적을 달성하기 어렵다고 판단되는 경우에는 연고자의 동의를 받지 아니하고 해부를 명할 수 있다.

③ 질병관리청장은 감염병 전문의, 해부학, 병리학 또는 법의학을 전공한 사람을 해부를 담당하는 의사로 지정하여 해부를 하여야 한다.

④ 해부는 사망자가 걸린 것으로 의심되는 감염병의 종류별로 질병관리청장이 정하여 고시한 생물학적 안전 등급을 갖춘 시설에서 실시하여야 한다.

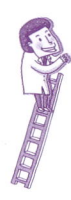

5 고위험병원체

(1) 고위험병원체의 분리, 분양 · 이동 및 이동신고

① 감염병환자, 식품, 동식물, 그 밖의 환경 등으로부터 고위험병원체를 분리한 자는 지체 없이 고위험병원체의 명칭, 분리된 검체명, 분리 일자 등을 질병관리청장에게 신고하여야 한다.

② 고위험병원체를 분양 · 이동받으려는 자는 사전에 고위험병원체의 명칭, 분양 및 이동계획 등을 질병관리청장에게 신고하여야 한다.

③ 고위험병원체를 이동하려는 자는 사전에 고위험병원체의 명칭과 이동계획 등을 질병관리청장에게 신고하여야 한다.

④ 질병관리청장은 신고를 받은 경우 그 내용을 검토하여 이 법에 적합하면 신고를 수리하여야 한다.

⑤ 질병관리청장은 고위험병원체의 분리신고를 받은 경우 현장조사를 실시할 수 있다.

⑥ 고위험병원체를 보유 · 관리하는 자는 매년 고위험병원체 보유현황에 대한 기록을 작성하여 질병관리청장에게 제출하여야 한다.

(2) 고위험병원체의 반입 허가

① 감염병의 진단 및 학술 연구 등을 목적으로 고위험병원체를 국내로 반입하려는 자는 다음의 요건을 갖추어 질병관리청장의 허가를 받아야 한다.

- 고위험병원체 취급시설을 설치 · 운영하거나 고위험병원체 취급시설을 설치 · 운영하고 있는 자와 고위험병원체 취급시설을 사용하는 계약을 체결할 것
- 고위험병원체의 안전한 수송 및 비상조치 계획을 수립할 것
- 보건복지부령으로 정하는 요건을 갖춘 고위험병원체 전담관리자를 둘 것

② 허가받은 사항을 변경하려는 자는 질병관리청장의 허가를 받아야 한다. 다만, 대통령령으로 정하는 경미한 사항을 변경하려는 경우에는 질병관리청장에게 신고하여야 한다.

③ 고위험병원체의 반입 허가를 받은 자가 해당 고위험병원체를 인수하여 이동하려면 대통령령으로 정하는 바에 따라 그 인수 장소를 지정하고 이동계획을 질병관리청장에게 미리 신고하여야 한다. 이 경우 질병관리청장은 그 내용을 검토하여 이 법에 적합하면 신고를 수리하여야 한다.

6 예방접종

(1) 필수예방접종

① 특별자치시장·특별자치도지사 또는 시장·군수·구청장은 다음의 질병에 대하여 관할 보건소를 통하여 필수예방접종을 실시하여야 한다.

> 디프테리아, 폴리오, 백일해, 홍역, 파상풍, 결핵, B형간염, 유행성이하선염, 풍진, 수두, 일본뇌염, b형헤모필루스인플루엔자, 폐렴구균, 인플루엔자, A형간염, 사람유두종바이러스 감염증, 그룹 A형 로타바이러스 감염증, 그 밖에 질병관리청장이 감염병의 예방을 위하여 필요하다고 인정하여 지정하는 감염병(장티푸스, 신증후군출혈열)

② 특별자치시장·특별자치도지사 또는 시장·군수·구청장은 필수예방접종업무를 대통령령으로 정하는 바에 따라 관할구역 안에 있는 의료기관에 위탁할 수 있다.

③ 특별자치시장·특별자치도지사 또는 시장·군수·구청장은 필수예방접종 대상 아동 부모(아동의 법정대리인 포함)에게 보건복지부령으로 정하는 바에 따라 필수예방접종을 사전에 알려야 한다. 이 경우 개인정보 보호법에 따른 고유식별정보를 처리할 수 있다.

In addition

예방접종업무의 위탁

특별자치시장·특별자치도지사(관할 구역 안에 지방자치단체인 시·군이 있는 특별자치도의 도지사 제외) 또는 시장·군수·구청장은 보건소에서 시행하기 어렵거나 보건소를 이용하기 불편한 주민 등에 대한 예방접종업무를 의원, 병원급 의료기관(치과병원 및 한방병원은 의사를 두어 의과 진료과목을 추가로 설치·운영하는 경우로 한정) 중에서 특별자치시장·특별자치도지사 또는 시장·군수·구청장이 지정하는 의료기관에 위탁할 수 있다.

(2) 임시예방접종

① 특별자치시장·특별자치도지사 또는 시장·군수·구청장은 다음의 어느 하나에 해당하면 관할 보건소를 통하여 임시예방접종을 하여야 한다.
  • 질병관리청장이 감염병 예방을 위하여 특별자치시장·특별자치도지사 또는 시장·군수·구청장에게 예방접종을 실시할 것을 요청한 경우
  • 특별자치시장·특별자치도지사 또는 시장·군수·구청장이 감염병 예방을 위하여 예방접종이 필요하다고 인정하는 경우

② 임시예방접종업무의 위탁에 관하여는 필수예방접종을 준용한다.

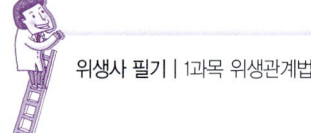

(3) 예방접종증명서

① 질병관리청장, 특별자치시장·특별자치도지사 또는 시장·군수·구청장은 필수예방접종 또는 임시예방접종을 받은 사람 본인 또는 법정대리인에게 보건복지부령으로 정하는 바에 따라 예방접종증명서를 발급하여야 한다.

② 특별자치시장·특별자치도지사 또는 시장·군수·구청장이 아닌 자가 이 법에 따른 예방접종을 한 때에는 질병관리청장, 특별자치시장·특별자치도지사 또는 시장·군수·구청장은 보건복지부령으로 정하는 바에 따라 해당 예방접종을 한 자로 하여금 예방접종증명서를 발급하게 할 수 있다.

③ 예방접종증명서는 전자문서를 이용하여 발급할 수 있다.

(4) 예방접종 기록의 보존 및 보고

① 특별자치시장·특별자치도지사 또는 시장·군수·구청장은 필수예방접종 및 임시예방접종을 하거나, 보고를 받은 경우에는 보건복지부령으로 정하는 바에 따라 예방접종에 관한 기록을 작성·보관하여야 하고, 특별자치시장·특별자치도지사는 질병관리청장에게, 시장·군수·구청장은 질병관리청장 및 시·도지사에게 그 내용을 각각 보고하여야 한다.

② 특별자치시장·특별자치도지사 또는 시장·군수·구청장이 아닌 자가 이 법에 따른 예방접종을 하면 보건복지부령으로 정하는 바에 따라 특별자치시장·특별자치도지사 또는 시장·군수·구청장에게 보고하여야 한다.

(5) 예방접종에 관한 역학조사

① 질병관리청장, 시·도지사 또는 시장·군수·구청장은 다음의 구분에 따라 조사를 실시하고, 예방접종 후 이상반응 사례가 발생하면 그 원인을 밝히기 위하여 역학조사를 하여야 한다.
- **질병관리청장** : 예방접종의 효과 및 예방접종 후 이상반응에 관한 조사
- **시·도지사 또는 시장·군수·구청장** : 예방접종 후 이상반응에 관한 조사

② 예방접종에 관한 역학조사에 포함되어야 하는 내용은 다음과 같다.
- 예방접종 후 이상반응자의 인적 사항
- 예방접종기관, 접종일시 및 접종내용
- 예방접종 후 이상반응에 관한 진료기록

- 예방접종약에 관한 사항
- 그 밖에 예방접종 후 이상반응의 원인 규명과 관련된 사항

 예방접종피해조사반

예방접종으로 인한 질병·장애·사망의 원인 규명 및 피해 보상 등을 조사하고 제3자의 고의 또는 과실 유무를 조사하기 위하여 질병관리청에 예방접종피해조사반을 둔다.

---

(6) 예방접종 완료 여부의 확인

① 특별자치시장·특별자치도지사 또는 시장·군수·구청장은 초등학교와 중학교의 장에게 예방접종 완료 여부에 대한 검사 기록을 제출하도록 요청할 수 있다.

② 특별자치시장·특별자치도지사 또는 시장·군수·구청장은 유치원의 장과 어린이집의 원장에게 보건복지부령으로 정하는 바에 따라 영유아의 예방접종 여부를 확인하도록 요청할 수 있다.

③ 특별자치시장·특별자치도지사 또는 시장·군수·구청장은 제출 기록 및 확인 결과를 확인하여 예방접종을 끝내지 못한 영유아, 학생 등이 있으면 그 영유아 또는 학생 등에게 예방접종을 하여야 한다.

> **In addition**
>
> **예방접종의 실시주간 및 실시기준**
> - 질병관리청장은 국민의 예방접종에 대한 관심을 높여 감염병에 대한 예방접종을 활성화하기 위하여 예방접종주간을 설정할 수 있다.
> - 누구든지 거짓이나 그 밖의 부정한 방법으로 예방접종을 받아서는 아니 된다.

(7) 예방접종약품의 계획 생산

① 질병관리청장은 예방접종약품의 국내 공급이 부족하다고 판단되는 경우 등 보건복지부령으로 정하는 경우에는 예산의 범위에서 감염병의 예방접종에 필요한 수량의 예방접종약품을 미리 계산하여 약사법에 따른 의약품 제조업자에게 생산하게 할 수 있으며, 예방접종약품을 연구하는 자 등을 지원할 수 있다.

② 질병관리청장은 보건복지부령으로 정하는 바에 따라 예방접종약품의 생산에 드는 비용의 전부 또는 일부를 해당 의약품 제조업자에게 미리 지급할 수 있다.

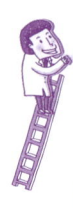

7 감염전파의 차단조치

(1) 감염병 위기관리대책의 수립 · 시행

① 보건복지부장관 및 질병관리청장은 감염병의 확산 또는 해외 신종감염병의 국내 유입으로 인한 재난상황에 대처하기 위하여 위원회의 심의를 거쳐 감염병 위기관리대책을 수립 · 시행하여야 한다.

② 감염병 위기관리대책에는 다음의 사항이 포함되어야 한다.

• 재난상황 발생 및 해외 신종감염병 유입에 대한 대응체계 및 기관별 역할
• 재난 및 위기상황의 판단, 위기경보 결정 및 관리체계
• 감염병위기 시 동원하여야 할 의료인 등 전문인력, 시설, 의료기관의 명부 작성
• 의료 · 방역 물품의 비축방안 및 조달방안
• 재난 및 위기상황별 국민행동요령, 동원 대상 인력, 시설, 기관에 대한 교육 및 도상연습, 제1급감염병 등 긴급한 대처가 필요한 감염병에 대한 위기대응 등 실제 상황대비 훈련
• 감염취약계층에 대한 유형별 보호조치 방안 및 사회복지시설의 유형별 · 전파상황별 대응방안
• 그 밖에 재난상황 및 위기상황 극복을 위하여 필요하다고 보건복지부장관 및 질병관리청장이 인정하는 사항

③ 보건복지부장관 및 질병관리청장은 감염병 위기관리대책에 따른 정기적인 훈련을 실시하여야 한다.

(2) 감염병위기 시 정보공개

① 질병관리청장, 시 · 도지사 및 시장 · 군수 · 구청장은 국민의 건강에 위해가 되는 감염병 확산으로 인하여 재난 및 안전관리 기본법에 따른 주의 이상의 위기경보가 발령되면 감염병환자의 이동경로, 이동수단, 진료의료기관 및 접촉자 현황, 감염병의 지역별 · 연령대별 발생 및 검사 현황 등 국민들이 감염병 예방을 위하여 알아야 하는 정보를 정보통신망 게재 또는 보도자료 배포 등의 방법으로 신속히 공개하여야 한다. 다만, 성별, 나이, 그 밖에 감염병 예방과 관계없다고 판단되는 정보로서 대통령령으로 정하는 정보는 제외하여야 한다.

② 질병관리청장, 시 · 도지사 및 시장 · 군수 · 구청장은 공개한 정보가 그 공개목적의 달성 등으로 공개될 필요가 없어진 때에는 지체 없이 그 공개된 정보를 삭제하여야 한다.

③ 누구든지 공개된 사항이 다음의 어느 하나에 해당하는 경우에는 질병관리청장, 시 · 도지사 또는 시장 · 군수 · 구청장에게 서면이나 말로 또는 정보통신망을 이용하여 이의신청을 할 수 있다.

• 공개된 사항이 사실과 다른 경우

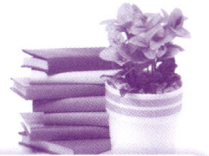

- 공개된 사항에 관하여 의견이 있는 경우

④ 질병관리청장, 시·도지사 또는 시장·군수·구청장은 신청한 이의가 상당한 이유가 있다고 인정하는 경우에는 지체 없이 공개된 정보의 정정 등 필요한 조치를 하여야 한다.

(3) 감염병관리기관의 지정

① 보건복지부장관, 질병관리청장 또는 시·도지사는 보건복지부령으로 정하는 바에 따라 의료법에 따른 의료기관을 감염병관리기관으로 지정하여야 한다.

② 시장·군수·구청장은 보건복지부령으로 정하는 바에 따라 의료법에 따른 의료기관을 감염병관리기관으로 지정할 수 있다.

③ 지정받은 의료기관의 장은 감염병을 예방하고 감염병환자 등을 진료하는 시설을 설치하여야 한다. 이 경우 보건복지부령으로 정하는 일정규모 이상의 감염병관리기관에는 감염병의 전파를 막기 위하여 전실 및 음압시설 등을 갖춘 1인 병실을 보건복지부령으로 정하는 기준에 따라 설치하여야 한다.

④ 보건복지부장관, 질병관리청장, 시·도지사 또는 시장·군수·구청장은 감염병관리시설의 설치 및 운영에 드는 비용을 감염병관리기관에 지원하여야 한다.

⑤ 감염병관리기관이 아닌 의료기관이 감염병관리시설을 설치·운영하려면 보건복지부령으로 정하는 바에 따라 특별자치시장·특별자치도지사 또는 시장·군수·구청장에게 신고하여야 한다. 이 경우 특별자치시장·특별자치도지사 또는 시장·군수·구청장은 그 내용을 검토하여 이 법에 적합하면 신고를 수리하여야 한다.

⑥ 보건복지부장관, 질병관리청장, 시·도지사 또는 시장·군수·구청장은 감염병 발생 등 긴급상황 발생 시 감염병관리기관에 진료개시 등 필요한 사항을 지시할 수 있다.

(4) 감염병위기 시 감염병관리기관의 설치

① 보건복지부장관, 질병관리청장, 시·도지사 또는 시장·군수·구청장은 감염병환자가 대량으로 발생하거나 지정된 감염병관리기관만으로 감염병환자 등을 모두 수용하기 어려운 경우에는 다음의 조치를 취할 수 있다.

- 감염병관리기관이 아닌 의료기관을 일정 기간 동안 감염병관리기관으로 지정
- 격리소·요양소 또는 진료소의 설치·운영

② 지정된 감염병관리기관의 장은 보건복지부령으로 정하는 바에 따라 감염병관리시설을 설치하여야 한다.

③ 보건복지부장관, 질병관리청장, 시·도지사 또는 시장·군수·구청장은 시설의 설치 및 운영에 드는 비용을 감염병관리기관에 지원하여야 한다.

④ 지정된 감염병관리기관의 장은 정당한 사유 없이 감염병관리시설의 설치 명령을 거부할 수 없다.

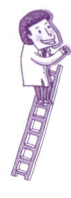
⑤ 보건복지부장관, 질병관리청장, 시·도지사 또는 시장·군수·구청장은 감염병 발생 등 긴급상황 발생 시 감염병관리기관에 진료개시 등 필요한 사항을 지시할 수 있다.

 감염병환자 등의 입소 거부 금지
감염병관리기관은 정당한 사유 없이 감염병환자 등의 입소를 거부할 수 없다.

(5) 생물테러감염병 등에 대비한 의료·방역 물품의 비축

① 질병관리청장은 생물테러감염병 및 그 밖의 감염병의 대유행이 우려되면 위원회의 심의를 거쳐 예방·치료 의료·방역 물품의 품목을 정하여 미리 비축하거나 장기 구매를 위한 계약을 미리 할 수 있다.

② 질병관리청장은 생물테러감염병이나 그 밖의 감염병의 대유행이 우려되면 예방·치료 의약품을 정하여 의약품 제조업자에게 생산하게 할 수 있다.

③ 질병관리청장은 예방·치료 의약품의 효과와 이상반응에 관하여 조사하고, 이상반응 사례가 발생하면 역학조사를 하여야 한다.

In addition

수출금지

• 보건복지부장관은 제1급감염병의 유행으로 그 예방·방역 및 치료에 필요한 의료·방역 물품 중 보건복지부령으로 정하는 물품의 급격한 가격상승 또는 공급부족으로 국민건강을 현저하게 저해할 우려가 있을 때에는 그 물품의 수출이나 국외 반출을 금지할 수 있다.

• 보건복지부장관은 금지를 하려면 미리 관계 중앙행정기관의 장과 협의하여야 하고, 금지 기간을 미리 정하여 공표하여야 한다.

(6) 감염병환자 등의 관리

① 감염병 중 특히 전파 위험이 높은 감염병으로서 제1급감염병 및 질병관리청장이 고시한 감염병에 걸린 감염병환자 등은 감염병관리기관, 중앙감염병전문병원, 권역별 감염병전문병원 및 감염병관리시설을 갖춘 의료기관에서 입원치료를 받아야 한다.

② 질병관리청장, 시·도지사 또는 시장·군수·구청장은 다음의 어느 하나에 해당하는 사람에게 자가치료, 시설치료 또는 의료기관 입원치료를 하게 할 수 있다.
• 의사가 자가치료 또는 시설치료가 가능하다고 판단하는 사람
• 입원치료 대상자가 아닌 사람
• 감염병의심자

③ 보건복지부장관, 질병관리청장, 시·도지사 또는 시장·군수·구청장은 다음의 어느 하나

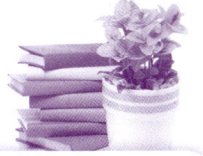

에 해당하는 경우 치료 중인 사람을 다른 감염병관리기관 등이나 감염병관리기관 등이 아닌 의료기관으로 전원하거나, 자가 또는 격리소·요양소 또는 진료소로 이송하여 치료받게 할 수 있다.

- 중증도의 변경이 있는 경우
- 의사가 입원치료의 필요성이 없다고 판단하는 경우
- 격리병상이 부족한 경우 등 질병관리청장이 전원 등의 조치가 필요하다고 인정하는 경우

④ 감염병환자 등은 ③에 따른 조치를 따라야 하며, 정당한 사유 없이 이를 거부할 경우 치료에 드는 비용은 본인이 부담한다.

(7) 감염병에 관한 강제처분

① 질병관리청장, 시·도지사 또는 시장·군수·구청장은 해당 공무원으로 하여금 다음의 어느 하나에 해당하는 감염병환자 등이 있다고 인정되는 주거시설, 선박·항공기·열차 등 운송수단 또는 그 밖의 장소에 들어가 필요한 조사나 진찰을 하게 할 수 있으며, 그 진찰 결과 감염병환자 등으로 인정될 때에는 동행하여 치료받게 하거나 입원시킬 수 있다.

- 제1급감염병
- 제2급감염병 중 결핵, 홍역, 콜레라, 장티푸스, 파라티푸스, 세균성이질, 장출혈성대장균 감염증, A형간염, 수막구균 감염증, 폴리오, 성홍열 또는 질병관리청장이 정하는 감염병
- 제3급감염병 중 질병관리청장이 정하는 감염병
- 세계보건기구 감시대상 감염병

② 질병관리청장, 시·도지사 또는 시장·군수·구청장은 제1급감염병이 발생한 경우 해당 공무원으로 하여금 감염병의심자에게 다음의 조치를 하게 할 수 있다. 이 경우 해당 공무원은 감염병 증상 유무를 확인하기 위하여 필요한 조사나 진찰을 할 수 있다.

- 자가 또는 시설에 격리
- 격리에 필요한 이동수단의 제한
- 유선·무선 통신, 정보통신기술을 활용한 기기 등을 이용한 감염병의 증상 유무 확인이나 위치정보의 수집. 이 경우 위치정보의 수집은 격리된 사람으로 한정한다.
- 감염 여부 검사

③ 질병관리청장, 시·도지사 또는 시장·군수·구청장은 조사나 진찰 결과 감염병환자 등으로 인정된 사람에 대해서는 해당 공무원과 동행하여 치료받게 하거나 입원시킬 수 있다.

④ 질병관리청장, 시·도지사 또는 시장·군수·구청장은 조사·진찰이나 검사를 거부하는 사람에 대해서는 해당 공무원으로 하여금 감염병관리기관에 동행하여 필요한 조사나 진찰을 받게 하여야 한다.

(8) 업무 종사의 일시 제한

① 감염병환자 등은 보건복지부령으로 정하는 바에 따라 업무의 성질상 일반인과 접촉하는 일이 많은 직업에 종사할 수 없고, 누구든지 감염병환자 등을 그러한 직업에 고용할 수 없다.

② 성매개감염병에 관한 건강진단을 받아야 할 자가 건강진단을 받지 아니한 때에는 같은 조에 따른 직업에 종사할 수 없으며 해당 영업을 영위하는 자는 건강진단을 받지 아니한 자를 그 영업에 종사하게 하여서는 아니 된다.

In addition

업무 종사의 일시 제한

• 일시적으로 업무 종사의 제한을 받는 감염병환자 등은 다음의 감염병에 해당하는 감염병환자 등으로 하고, 그 제한 기간은 감염력이 소멸되는 날까지로 한다.

> 콜레라, 장티푸스, 파라티푸스, 세균성이질, 장출혈성대장균감염증, A형간염

• 업무 종사의 제한을 받는 업종 : 집단급식소, 식품접객업

---

(9) 예방접종 및 방역 조치

① **건강진단 및 예방접종 등의 조치** : 질병관리청장, 시·도지사 또는 시장·군수·구청장은 보건복지부령으로 정하는 바에 따라 다음의 어느 하나에 해당하는 사람에게 건강진단을 받거나 감염병 예방에 필요한 예방접종을 받게 하는 등의 조치를 할 수 있다.

• 감염병환자 등의 가족 또는 그 동거인

• 감염병 발생지역에 거주하는 사람 또는 그 지역에 출입하는 사람으로서 감염병에 감염되었을 것으로 의심되는 사람

• 감염병환자 등과 접촉하여 감염병에 감염되었을 것으로 의심되는 사람

② **감염병 유행에 대한 방역 조치** : 질병관리청장, 시·도지사 또는 시장·군수·구청장은 감염병이 유행하면 감염병 전파를 막기 위하여 다음에 해당하는 모든 조치를 하거나 그에 필요한 일부 조치를 하여야 한다.

• 감염병환자 등이 있는 장소나 감염병병원체에 오염되었다고 인정되는 장소에 대한 다음의 조치

　－ 일시적 폐쇄

　－ 일반 공중의 출입금지

　－ 해당 장소 내 이동제한

　－ 그 밖에 통행차단을 위하여 필요한 조치

• 의료기관에 대한 업무 정지

- 감염병의심자를 적당한 장소에 일정한 기간 입원 또는 격리시키는 것
- 감염병병원체에 오염되었거나 오염되었다고 의심되는 물건을 사용 · 접수 · 이동하거나 버리는 행위 또는 해당 물건의 세척을 금지하거나 태우거나 폐기처분하는 것
- 감염병병원체에 오염된 장소에 대한 소독이나 그 밖에 필요한 조치를 명하는 것
- 일정한 장소에서 세탁하는 것을 막거나 오물을 일정한 장소에서 처리하도록 명하는 것

8 예방조치

(1) 감염병의 예방 조치

① 질병관리청장, 시 · 도지사 또는 시장 · 군수 · 구청장은 감염병을 예방하기 위하여 다음에 해당하는 모든 조치를 하거나 그에 필요한 일부 조치를 하여야 한다(보건복지부장관의 감염병 예방을 위한 필요 조치 포함).
  - 관할 지역에 대한 교통의 전부 또는 일부를 차단하는 것

〈보건복지부장관의 감염병 예방을 위한 필요 조치〉
- 흥행, 집회, 제례 또는 그 밖의 여러 사람의 집합을 제한하거나 금지하는 것
- 감염병 전파의 위험성이 있는 장소 또는 시설의 관리자 · 운영자 및 이용자 등에 대하여 출입자 명단 작성, 마스크 착용 등 방역지침의 준수를 명하는 것
- 버스 · 열차 · 선박 · 항공기 등 감염병 전파가 우려되는 운송수단의 이용자에 대하여 마스크 착용 등 방역지침의 준수를 명하는 것
- 감염병 전파가 우려되어 지역 및 기간을 정하여 마스크 착용 등 방역지침 준수를 명하는 것

  - 건강진단, 시체 검안 또는 해부를 실시하는 것
  - 감염병 전파의 위험성이 있는 음식물의 판매 · 수령을 금지하거나 그 음식물의 폐기나 그 밖에 필요한 처분을 명하는 것
  - 인수공통감염병 예방을 위하여 살처분에 참여한 사람 또는 인수공통감염병에 드러난 사람 등에 대한 예방조치를 명하는 것
  - 감염병 전파의 매개가 되는 물건의 소지 · 이동을 제한 · 금지하거나 그 물건에 대하여 폐기, 소각 또는 그 밖에 필요한 처분을 명하는 것
  - 선박 · 항공기 · 열차 등 운송 수단, 사업장 또는 그 밖에 여러 사람이 모이는 장소에 의사를 배치하거나 감염병 예방에 필요한 시설의 설치를 명하는 것
  - 공중위생에 관계있는 시설 또는 장소에 대한 소독이나 그 밖에 필요한 조치를 명하거나 상수도 · 하수도 · 우물 · 쓰레기장 · 화장실의 신설 · 개조 · 변경 · 폐지 또는 사용을 금지하는 것

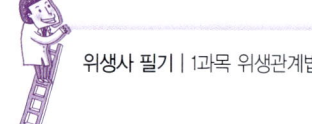

- 쥐, 위생해충 또는 그 밖의 감염병 매개동물의 구제 또는 구제시설의 설치를 명하는 것
- 일정한 장소에서의 어로 · 수영 또는 일정한 우물의 사용을 제한하거나 금지하는 것
- 감염병 매개의 중간 숙주가 되는 동물류의 포획 또는 생식을 금지하는 것

> 〈보건복지부장관의 감염병 예방을 위한 필요 조치〉
> - 감염병 유행기간 중 의료인 · 의료업자 및 그 밖에 필요한 의료관계요원을 동원하는 것
> - 감염병 유행기간 중 의료기관 병상, 연수원 · 숙박시설 등 시설을 동원하는 것

- 감염병병원체에 오염되었거나 오염되었을 것으로 의심되는 시설 또는 장소에 대한 소독이나 그 밖에 필요한 조치를 명하는 것
- 감염병의심자를 적당한 장소에 일정한 기간 입원 또는 격리시키는 것

② 그 밖의 감염병 예방 조치

- 육군 · 해군 · 공군 소속 부대의 장, 국방부직할부대의 장 및 그 밖의 신고의무자에 해당하는 사람은 감염병환자 등이 발생하였거나 발생할 우려가 있으면 소독이나 그 밖에 필요한 조치를 하여야 하고, 특별자치시장 · 특별자치도지사 또는 시장 · 군수 · 구청장과 협의하여 감염병 예방에 필요한 추가 조치를 하여야 한다.
- 교육부장관 또는 교육감은 감염병 발생 등을 이유로 학교보건법의 학교에 대하여 초 · 중등교육법에 따른 휴업 또는 휴교를 명령하거나 유아교육법에 따른 휴업 또는 휴원을 명령할 경우 질병관리청장과 협의하여야 한다.

(2) 소독 의무

① 특별자치시장 · 특별자치도지사 또는 시장 · 군수 · 구청장은 감염병을 예방하기 위하여 청소나 소독을 실시하거나 쥐, 위생해충 등의 구제조치를 하여야 한다. 이 경우 소독은 사람의 건강과 자연에 유해한 영향을 최소화하여 안전하게 실시하여야 한다.

② 소독의 기준과 방법은 보건복지부령으로 정한다.

③ 공동주택, 숙박업소 등 여러 사람이 거주하거나 이용하는 시설 중 대통령령으로 정하는 시설을 관리 · 운영하는 자는 보건복지부령으로 정하는 바에 따라 감염병 예방에 필요한 소독을 하여야 한다.

④ 소독을 하여야 하는 시설의 관리 · 운영자는 소독업의 신고를 한 자에게 소독하게 하여야 한다. 다만, 동주택관리법에 따른 주택관리업자가 소독장비를 갖추었을 때에는 그가 관리하는 공동주택은 직접 소독할 수 있다.

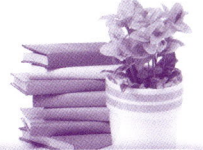

In addition

소독을 해야 하는 시설

- 숙박업소(객실 수 20실 이상인 경우만 해당), 관광숙박업소
- 식품접객업 업소 중 연면적 300제곱미터 이상의 업소
- 시내버스 · 농어촌버스 · 마을버스 · 시외버스 · 전세버스 · 장의자동차, 항공기 및 공항시설, 여객선, 연면적 300제곱미터 이상의 대합실, 여객운송 철도차량과 역사 및 역 시설
- 대형마트, 전문점, 백화점, 쇼핑센터, 복합쇼핑몰, 그 밖의 대규모 점포와 전통시장
- 병원급 의료기관
- 집단급식소(한 번에 100명 이상에게 계속적으로 식사를 공급하는 경우만 해당)
- 위탁급식영업을 하는 식품접객업소 중 연면적 300제곱미터 이상의 업소
- 기숙사
- 합숙소(50명 이상을 수용할 수 있는 경우만 해당)
- 공연장(객석 수 300석 이상인 경우만 해당)
- 학교
- 연면적 1천제곱미터 이상의 학원
- 연면적 2천제곱미터 이상의 사무실용 건축물 및 복합용도의 건축물
- 어린이집 및 유치원(50명 이상을 수용하는 어린이집 및 유치원만 해당)
- 공동주택(300세대 이상인 경우만 해당)

(3) 소독업의 신고

① 소독을 업으로 하려는 자(주택관리업자 제외)는 보건복지부령으로 정하는 시설 · 장비 및 인력을 갖추어 특별자치시장 · 특별자치도지사 또는 시장 · 군수 · 구청장에게 신고하여야 한다(신고한 사항을 변경하려는 경우에도 같음).

② 특별자치시장 · 특별자치도지사 또는 시장 · 군수 · 구청장은 신고를 받은 경우 그 내용을 검토하여 이 법에 적합하면 신고를 수리하여야 한다.

③ 특별자치시장 · 특별자치도지사 또는 시장 · 군수 · 구청장은 소독업의 신고를 한 자가 다음의 어느 하나에 해당하면 소독업 신고가 취소된 것으로 본다.

- 부가가치세법에 따라 관할 세무서장에게 폐업 신고를 한 경우
- 부가가치세법에 따라 관할 세무서장이 사업자등록을 말소한 경우
- 휴업이나 폐업 신고를 하지 아니하고 소독업에 필요한 시설 등이 없어진 상태가 6개월 이상 계속된 경우

④ 특별자치시장 · 특별자치도지사 또는 시장 · 군수 · 구청장은 소독업 신고가 취소된 것으로 보기 위하여 필요한 경우 관할 세무서장에게 소독업자의 폐업 여부에 대한 정보 제공을 요청할 수 있다. 이 경우 요청을 받은 관할 세무서장은 소독업자의 폐업 여부에 대한 정보를 제공하여야 한다.

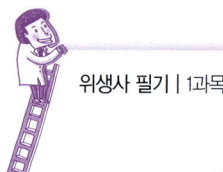

In addition

소독업의 휴업 신고

- 소독업자가 그 영업을 30일 이상 휴업하거나 폐업하려면 보건복지부령으로 정하는 바에 따라 특별자치시장·특별자치도지사 또는 시장·군수·구청장에게 신고하여야 한다.
- 소독업자가 휴업한 후 재개업을 하려면 보건복지부령으로 정하는 바에 따라 특별자치시장·특별자치도지사 또는 시장·군수·구청장에게 신고하여야 한다. 이 경우 특별자치시장·특별자치도지사 또는 시장·군수·구청장은 그 내용을 검토하여 이 법에 적합하면 신고를 수리하여야 한다.

(4) 소독의 실시

① 소독업자는 보건복지부령으로 정하는 기준과 방법에 따라 소독하여야 한다.

② 소독업자가 소독하였을 때에는 소독실시대장에 소독에 관한 사항을 기록하고 2년간 보존하여야 한다.

In addition

소독의 방법

- **소각** : 오염되었거나 오염이 의심되는 소독대상 물건 중 소각해야 할 물건을 불에 완전히 태워야 한다.
- **증기소독** : 유통증기를 사용하여 소독기 안의 공기를 빼고 1시간 이상 섭씨 100도 이상의 습열소독을 해야 한다. 다만, 증기소독을 할 경우 더럽혀지고 손상될 우려가 있는 물건은 다른 방법으로 소독을 해야 한다.
- **끓는 물 소독** : 소독할 물건을 30분 이상 섭씨 100도 이상의 물속에 넣어 살균해야 한다.
- **약물소독** : 다음의 약품을 소독대상 물건에 뿌려야 한다.

  - 석탄산수(석탄산 3% 수용액)
  - 크레졸수(크레졸액 3% 수용액)
  - 승홍수(승홍 0.1%, 식염수 0.1%, 물 99.8% 혼합액)
  - 생석회(대한약전 규격품)
  - 크롤칼키수(크롤칼키 5% 수용액)
  - 포르마린(대한약전 규격품)
  - 그 밖의 소독약을 사용하려는 경우에는 석탄산 3% 수용액에 해당하는 소독력이 있는 약재를 사용해야 함

- **일광소독** : 의류, 침구, 용구, 도서, 서류나 그 밖의 물건으로서 규정에 따른 소독방법을 따를 수 없는 경우에는 일광소독을 해야 한다.

(5) 소독업자 등에 대한 교육

① 소독업자(법인인 경우에는 그 대표자)는 소독에 관한 교육을 받아야 한다.

② 소독업자는 소독업무 종사자에게 소독에 관한 교육을 받게 하여야 한다.

③ 소독업자는 소독업의 신고를 한 날부터 6개월 이내에 교육과정에 따른 소독에 관한 교육을

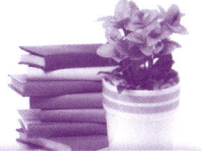

받아야 한다.

> 다만, 신고를 한 날이 본문에 따른 교육을 받은 날(해당 교육이 종료된 날을 말함)부터 3년이 지나지 아니한 경우에는 그러하지 아니하다.

④ 소독업자는 소독업무 종사자에게 소독업무에 종사한 날부터 6개월 이내에 교육과정에 따른 소독에 관한 교육을 받게 해야 하고, 그 후에는 직전의 교육이 종료된 날부터 3년이 되는 날이 속하는 달의 말일까지 1회 이상 보수교육을 받게 해야 한다.

교육대상	교육내용	교육시간
소독업자 및 소독업무 종사자	감염병의 예방 및 관리에 관한 법률, 감염병관리정책, 공중보건, 환경위생, 소독 장비 및 약품의 종류와 사용법, 소독대상 미생물과 소독방법, 쥐ㆍ벌레 등의 생태와 이를 없애는 방법, 소독작업의 안전수칙 및 해독방법(다만, 공중보건 및 환경위생은 소독업자에만 해당)	16시간
〈보수교육〉 소독업무 종사자	감염병의 예방 및 관리에 관한 법률, 감염병관리정책, 소독 장비 및 약품의 종류와 사용법, 소독 실무 및 안전관리	8시간

 소독업무의 대행

특별자치시장ㆍ특별자치도지사 또는 시장ㆍ군수ㆍ구청장은 소독을 실시하여야 할 경우에는 그 소독업무를 소독업자가 대행하게 할 수 있다.

(6) 영업정지

① 특별지치시장ㆍ특별자치도지사 또는 시장ㆍ군수ㆍ구청장은 소독업자가 다음의 어느 하나에 해당하면 영업소의 폐쇄를 명하거나 6개월 이내의 기간을 정하여 영업의 정지를 명할 수 있다.
- 변경 신고를 하지 아니하거나 휴업, 폐업 또는 재개업 신고를 하지 아니한 경우
- 소독의 기준과 방법에 따르지 아니하고 소독을 실시하거나 소독실시 사항을 기록ㆍ보존하지 아니한 경우
- 관계 서류의 제출 요구에 따르지 아니하거나 소속 공무원의 검사 및 질문을 거부ㆍ방해 또는 기피한 경우
- 시정명령에 따르지 아니한 경우
- 영업정지기간 중에 소독업을 한 경우 → **영업소의 폐쇄 명령**

② 특별자치시장ㆍ특별자치도지사 또는 시장ㆍ군수ㆍ구청장은 ①에 따른 영업소의 폐쇄명령

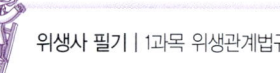

을 받고도 계속하여 영업을 하거나 신고를 하지 아니하고 소독업을 하는 경우에는 관계 공무원에게 해당 영업소를 폐쇄하기 위한 다음의 조치를 하게 할 수 있다.

- 해당 영업소의 간판이나 그 밖의 영업표지 등의 제거 · 삭제
- 해당 영업소가 적법한 영업소가 아님을 알리는 게시물 등의 부착

In addition

시정명령

특별자치시장 · 특별자치도지사 또는 시장 · 군수 · 구청장은 소독업자가 다음의 어느 하나에 해당하면 1개월 이상의 기간을 정하여 그 위반 사항을 시정하도록 명하여야 한다.

- 시설 · 장비 및 인력 기준을 갖추지 못한 경우
- 교육을 받지 아니하거나 소독업무 종사자에게 교육을 받게 하지 아니한 경우

9 방역관, 검역위원 및 예방위원

(1) 방역관

① 질병관리청장 및 시 · 도지사는 감염병 예방 및 방역에 관한 업무를 담당하는 방역관을 소속 공무원 중에서 임명한다. 다만, 감염병 예방 및 방역에 관한 업무를 처리하기 위하여 필요한 경우에는 시장 · 군수 · 구청장이 방역관을 소속 공무원 중에서 임명할 수 있다.

② 방역관은 제4조(국가 및 지방자치단체의 책무) 제2항 제1호부터 제7호까지의 업무를 담당한다. 다만, 질병관리청 소속 방역관은 같은 항 제8호(감염병 예방 및 관리 등을 위한 전문인력의 양성)의 업무도 담당한다.

③ 방역관은 감염병의 국내 유입 또는 유행이 예견되어 긴급한 대처가 필요한 경우 업무를 수행하기 위하여 통행의 제한 및 주민의 대피, 감염병의 매개가 되는 음식물 · 물건 등의 폐기 · 소각, 의료인 등 감염병 관리인력에 대한 임무부여 및 방역물자의 배치 등 감염병 발생지역의 현장에 대한 조치권한을 가진다.

④ 감염병 발생지역을 관할하는 경찰관서 및 소방관서의 장, 보건소의 장 등 관계 공무원 및 그 지역 내의 법인 · 단체 · 개인은 정당한 사유가 없으면 방역관의 조치에 협조하여야 한다.

(2) 검역위원

① 시 · 도지사는 감염병을 예방하기 위하여 필요하면 검역위원을 두고 검역에 관한 사무를 담당하게 하며, 특별히 필요하면 운송수단 등을 검역하게 할 수 있다.

② 검역위원은 사무나 검역을 수행하기 위하여 운송수단 등에 무상으로 승선하거나 승차할 수 있다.

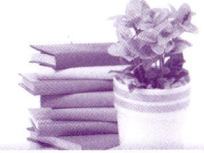

③ 검역위원의 직무
- 역학조사에 관한 사항
- 감염병병원체에 오염된 장소의 소독에 관한 사항
- 감염병환자 등의 추적, 입원치료 및 감시에 관한 사항
- 감염병병원체에 오염되거나 오염이 의심되는 물건 및 장소에 대한 수거, 파기, 매몰 또는 폐쇄에 관한 사항
- 검역의 공고에 관한 사항

(3) 예방위원

① 특별자치시장 · 특별자치도지사 또는 시장 · 군수 · 구청장은 감염병이 유행하거나 유행할 우려가 있으면 특별자치시 · 특별자치도 또는 시 · 군 · 구에 감염병 예방 사무를 담당하는 예방위원을 둘 수 있다.

② 예방위원은 무보수로 한다. 다만, 특별자치시 · 특별자치도 또는 시 · 군 · 구의 인구 2만명당 1명의 비율로 유급위원을 둘 수 있다.

③ 예방위원의 직무
- 역학조사에 관한 사항
- 감염병 발생의 정보 수집 및 판단에 관한 사항
- 위생교육에 관한 사항
- 감염병환자 등의 관리 및 치료에 관한 기술자문에 관한 사항
- 그 밖에 감염병 예방을 위하여 필요한 사항

10 경비

(1) 경비부담

① 특별자치시 · 특별자치도와 시 · 군 · 구가 부담할 경비
- 한센병의 예방 및 진료 업무를 수행하는 법인 또는 단체에 대한 지원 경비의 일부
- 예방접종에 드는 경비
- 의료기관이 예방접종을 하는 데 드는 경비의 전부 또는 일부
- 특별자치시장 · 특별자치도지사 또는 시장 · 군수 · 구청장이 지정한 감염병관리기관의 감염병관리시설의 설치 · 운영에 드는 경비
- 특별자치시장 · 특별자치도지사 또는 시장 · 군수 · 구청장이 설치한 격리소 · 요양소 또는 진료소 및 같은 조에 따라 지정된 감염병관리기관의 감염병관리시설 설치 · 운영에 드는 경비

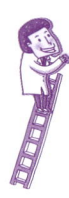

- 교통 차단 또는 입원으로 인하여 생업이 어려운 사람에 대한 최저보장수준 지원
- 특별자치시·특별자치도와 시·군·구에서 실시하는 소독이나 그 밖의 조치에 드는 경비
- 특별자치시장·특별자치도지사 또는 시장·군수·구청장이 의사를 배치하거나 의료인·의료업자·의료관계요원 등을 동원하는 데 드는 수당·치료비 또는 조제료
- 특별자치시장·특별자치도지사 또는 시장·군수·구청장이 동원한 의료기관 병상, 연수원·숙박시설 등 시설의 운영비 등 경비
- 식수 공급에 드는 경비
- 예방위원의 배치에 드는 경비
- 특별자치시장·특별자치도지사 또는 시장·군수·구청장이 실시하는 심리지원에 드는 경비
- 특별자치시장·특별자치도지사 또는 시장·군수·구청장이 위탁하여 관계 전문기관이 심리지원을 실시하는 데 드는 경비
- 그 밖에 이 법에 따라 특별자치시·특별자치도와 시·군·구가 실시하는 감염병 예방 사무에 필요한 경비

② 시·도가 부담할 경비
- 한센병의 예방 및 진료 업무를 수행하는 법인 또는 단체에 대한 지원 경비의 일부
- 시·도의 위기대응 훈련에 드는 경비
- 시·도지사가 지정한 감염병관리기관의 감염병관리시설의 설치·운영에 드는 경비
- 시·도지사가 설치한 격리소·요양소 또는 진료소 및 같은 조에 따라 지정된 감염병관리기관의감염병관리시설 설치·운영에 드는 경비
- 시·도지사가 지정한 감염병의심자 격리시설의 설치·운영에 드는 경비
- 내국인 감염병환자 등의 입원치료, 조사, 진찰 등에 드는 경비
- 건강진단, 예방접종 등에 드는 경비
- 교통 차단으로 생업이 어려운 자에 대한 최저보장수준 지원
- 시·도지사가 의료인·의료업자·의료관계요원 등을 동원하는 데 드는 수당·치료비 또는 조제료
- 시·도지사가 동원한 의료기관 병상, 연수원·숙박시설 등 시설의 운영비 등 경비
- 식수 공급에 드는 경비
- 시·도지사가 의료인 등을 방역업무에 종사하게 하는 데 드는 수당 등 경비
- 검역위원의 배치에 드는 경비
- 시·도지사가 실시하는 심리지원에 드는 경비
- 시·도지사가 위탁하여 관계 전문기관이 심리지원을 실시하는 데 드는 경비
- 그 밖에 이 법에 따라 시·도가 실시하는 감염병 예방 사무에 필요한 경비

③ 국고 부담 경비

- 감염병환자 등의 진료 및 보호에 드는 경비
- 감염병 교육 및 홍보를 위한 경비
- 감염병 예방을 위한 전문인력의 양성에 드는 경비
- 표본감시활동에 드는 경비
- 역학조사에 관한 교육 · 훈련에 드는 경비
- 해부에 필요한 시체의 운송과 해부 후 처리에 드는 경비
- 시신의 장사를 치르는 데 드는 경비
- 예방접종약품의 생산 및 연구 등에 드는 경비
- 필수예방접종약품 등의 비축에 드는 경비
- 국가의 위기대응 훈련에 드는 경비
- 보건복지부장관 또는 질병관리청장이 지정한 감염병관리기관의 감염병관리시설의 설치 · 운영에 드는 경비
- 보건복지부장관 및 질병관리청장이 설치한 격리소 · 요양소 또는 진료소 및 감염병관리기관의 감염병관리시설 설치 · 운영에 드는 경비
- 질병관리청장이 지정한 감염병의심자 격리시설의 설치 · 운영에 드는 경비
- 위원회의 심의를 거친 품목의 비축 또는 장기구매를 위한 계약에 드는 경비
- 국가가 의료인 · 의료업자 · 의료관계요원 등을 동원하는 데 드는 수당 · 치료비 또는 조제료
- 국가가 동원한 의료기관 병상, 연수원 · 숙박시설 등 시설의 운영비 등 경비
- 국가가 의료인 등을 방역업무에 종사하게 하는 데 드는 수당 등 경비
- 국가가 실시하는 심리지원에 드는 경비
- 국가가 위탁하여 관계 전문기관이 심리지원을 실시하는 데 드는 경비
- 예방접종 등으로 인한 피해보상을 위한 경비

Tip 국가가 보조할 경비
- 한센병의 예방 및 진료 업무를 수행하는 법인 또는 단체에 대한 지원 경비의 일부
- 시 · 도가 부담할 경비의 2분의 1 이상

In addition

본인으로부터 징수할 수 있는 경비
특별자치시장 · 특별자치도지사 또는 시장 · 군수 · 구청장은 보건복지부령으로 정하는 바에 따라 입원치료비 외에 본인의 지병이나 본인에게 새로 발병한 질환 등으로 입원, 진찰, 검사 및 치료 등에 드는 다음의 경비를 본인이나 그 보호자로부터 징수할 수 있다.

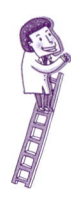

- 진찰비, 치료비, 검사료
- 수술비
- 입원료
- 그 밖에 진료에 든 경비

(2) 예방접종 등에 따른 피해의 국가보상

① 국가는 예방접종을 받은 사람 또는 생산된 예방·치료 의약품을 투여받은 사람이 그 예방접종 또는 예방·치료 의약품으로 인하여 질병에 걸리거나 장애인이 되거나 사망하였을 때에는 대통령령으로 정하는 기준과 절차에 따라 다음의 구분에 따른 보상을 하여야 한다.
- **질병으로 진료를 받은 사람** : 진료비 전액 및 정액 간병비
- **장애인이 된 사람** : 일시보상금
- **사망한 사람** : 대통령령으로 정하는 유족에 대한 일시보상금 및 장제비

② 보상받을 수 있는 질병, 장애 또는 사망은 예방접종약품의 이상이나 예방접종 행위자 및 예방·치료 의약품 투여자 등의 과실 유무에 관계없이 해당 예방접종 또는 예방·치료 의약품을 투여받은 것으로 인하여 발생한 피해로서 질병관리청장이 인정하는 경우로 한다.

③ 질병관리청장은 보상청구가 있는 날부터 120일 이내에 ②에 따른 질병, 장애 또는 사망에 해당하는지를 결정하여야 한다. 이 경우 미리 위원회의 의견을 들어야 한다.

11 보칙 및 벌칙

(1) 보칙

① **비밀누설의 금지** : 이 법에 따라 건강진단, 입원치료, 진단 등 감염병 관련 업무에 종사하는 자 또는 종사하였던 자는 그 업무상 알게 된 비밀을 다른 사람에게 누설하거나 업무목적 외의 용도로 사용하여서는 아니 된다.

② **위임 및 위탁**
- 이 법에 따른 보건복지부장관의 권한 또는 업무는 대통령령으로 정하는 바에 따라 그 일부를 질병관리청장 또는 시·도지사에게 위임하거나 관련 기관 또는 관련 단체에 위탁할 수 있다.
- 이 법에 따른 질병관리청장의 권한 또는 업무는 대통령령으로 정하는 바에 따라 그 일부를 시·도지사에게 위임하거나 관련 기관 또는 관련 단체에 위탁할 수 있다.

(2) 벌칙

① 5년 이하의 징역 또는 5천만원 이하의 벌금

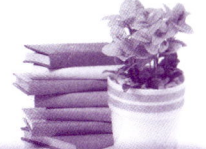

- 고위험병원체의 반입 허가를 받지 아니하고 반입한 자
- 보유허가를 받지 아니하고 생물테러감염병병원체를 보유한 자
- 수출금지 규정을 위반하여 의료 · 방역 물품을 수출하거나 국외로 반출한 자

② 3년 이하의 징역 또는 3천만원 이하의 벌금
- 허가를 받지 아니하거나 변경허가를 받지 아니하고 고위험병원체 취급시설을 설치 · 운영한 자
- 생물테러감염병원체 보유의 변경허가를 받지 아니한 자
- 업무상 알게 된 비밀을 누설하거나 업무목적 외의 용도로 사용한 자

③ 2년 이하의 징역 또는 2천만원 이하의 벌금
- 제18조(역학조사) 제3항을 위반한 자
- 제21조(고위험병원체의 분리, 분양 · 이동 및 이동신고) 제1항부터 제3항까지 또는 제22조(고위험병원체의 반입 허가) 제3항에 따른 신고를 하지 아니하거나 거짓으로 신고한 자
- 제21조(고위험병원체의 분리, 분양 · 이동 및 이동신고) 제5항에 따른 현장조사를 정당한 사유 없이 거부 · 방해 또는 기피한 자
- 제23조(고위험병원체의 안전관리) 제2항에 따른 신고를 하지 아니하고 고위험병원체 취급시설을 설치 · 운영한 자
- 제23조(고위험병원체의 안전관리) 제8항에 따른 안전관리 점검을 거부 · 방해 또는 기피한 자
- 제23조의2(고위험병원체 취급시설의 허가취소)에 따른 고위험병원체 취급시설의 폐쇄명령 또는 운영정지명령을 위반한 자
- 제49조(감염병의 예방 조치) 제4항을 위반하여 정당한 사유 없이 폐쇄 명령에 따르지 아니한 자
- 제60조(방역관) 제4항을 위반한 자(다만, 공무원 제외)
- 제76조의2(정보 제공 요청 및 정보 확인) 제6항을 위반한 자

④ 1년 이하의 징역 또는 2천만원 이하의 벌금
- 질병관리청장 또는 시 · 도지사의 자료제출 요구를 받고 이를 거부 · 방해 · 회피하거나, 거짓자료를 제출하거나 또는 고의적으로 사실을 누락 · 은폐한 자
- 취급기준을 위반하여 고위험병원체를 취급한 자
- 취급기준을 위반하여 고위험병원체를 취급하게 한 자
- 질병관리청장 또는 시 · 도지사의 요청을 거부하거나 거짓자료를 제공한 의료기관 및 약국, 법인 · 단체 · 개인
- 경찰관서의 장의 요청을 거부하거나 거짓자료를 제공한 자

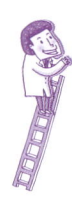

⑤ 1년 이하의 징역 또는 1천만원 이하의 벌금
- 감염병환자 관리 대상으로 입원치료를 받지 아니한 자
- 감염병환자 관리 대상으로 자가치료 또는 시설치료 및 의료기관 입원치료를 거부한 자
- 감염병환자 관리 대상으로 입원 또는 격리 조치를 거부한 자
- 감염병 유행에 대한 방역 조치 또는 예방 조치에 따른 입원 또는 격리 조치를 위반한 자

⑥ 500만원 이하의 벌금
- 제1급감염병 및 제2급감염병에 대하여 보고 또는 신고 의무를 위반하거나 거짓으로 보고 또는 신고한 의사, 치과의사, 한의사, 군의관, 의료기관의 장 또는 감염병병원체 확인기관의 장
- 제1급감염병 및 제2급감염병에 대하여 의사, 치과의사, 한의사, 군의관, 의료기관의 장 또는 감염병병원체 확인기관의 장의 보고 또는 신고를 방해한 자

⑦ 300만원 이하의 벌금
- 제3급감염병 및 제4급감염병에 대하여 보고 또는 신고 의무를 위반하거나 거짓으로 보고 또는 신고한 의사, 치과의사, 한의사, 군의관, 의료기관의 장, 감염병병원체 확인기관의 장 또는 감염병 표본감시기관
- 제3급감염병 및 제4급감염병에 대하여 의사, 치과의사, 한의사, 군의관, 의료기관의 장, 감염병병원체 확인기관의 장 또는 감염병 표본감시기관의 보고 또는 신고를 방해한 자
- 감염병병원체 검사를 거부한 자
- 감염병관리시설을 설치하지 아니한 자
- 강제처분에 따르지 아니한 자(제42조 제1항·제2항 제1호·제3항 및 제7항에 따른 입원 또는 격리 조치를 거부한 자 제외)
- 제45조(업무 종사의 일시 제한)를 위반하여 일반인과 접촉하는 일이 많은 직업에 종사한 자 또는 감염병환자 등을 그러한 직업에 고용한 자
- 제47조(감염병 유행에 대한 방역 조치)(같은 조 제3호 제외) 또는 제49조(감염병의 예방조치) 제1항(같은 항 제2호의 2부터 제2호의 4까지 및 제3호 중 건강진단에 관한 사항과 같은 항 제14호 제외)에 따른 조치에 위반한 자
- 소독업 신고를 하지 아니하거나 거짓이나 그 밖의 부정한 방법으로 신고하고 소독업을 영위한 자
- 기준과 방법에 따라 소독하지 아니한 자

⑧ 200만원 이하의 벌금
- 신고를 게을리한 자
- 세대주, 관리인 등으로 하여금 신고를 하지 아니하도록 한 자
- 해부명령을 거부한 자

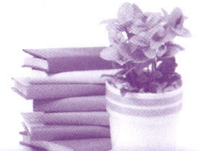

- 예방접종증명서를 거짓으로 발급한 자
- 역학조사를 거부 · 방해 또는 기피한 자
- 거짓이나 그 밖의 부정한 방법으로 예방접종을 받은 사람
- 성매개감염병에 관한 건강진단을 받지 아니한 자를 영업에 종사하게 한 자
- 건강진단을 거부하거나 기피한 자
- 정당한 사유 없이 자료 제공 요청에 따르지 아니하거나 거짓 자료를 제공한 자, 검사나 질문을 거부 · 방해 또는 기피한 자

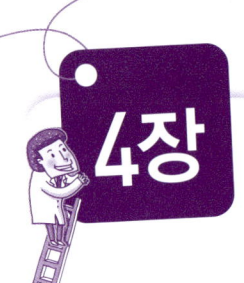

4장 먹는물관리법

1 총칙

(1) 목적

먹는물의 수질과 위생을 합리적으로 관리하여 국민건강을 증진하는 데 이바지하는 것을 목적으로 한다.

(2) 책무

① 국가와 지방자치단체는 모든 국민이 질 좋은 먹는물을 공급받을 수 있도록 합리적인 시책을 마련하고, 먹는물관련영업자에 대하여 알맞은 지도와 관리를 하여야 한다.
② 먹는물관련영업자는 관계 법령으로 정하는 바에 따라 질 좋은 먹는물을 안전하고 알맞게 공급하도록 하여야 한다.

(3) 정의

① **먹는물** : 먹는 데에 일반적으로 사용하는 자연 상태의 물, 자연 상태의 물을 먹기에 적합하도록 처리한 수돗물, 먹는샘물, 먹는염지하수, 먹는해양심층수 등을 말한다.
② **샘물** : 암반대수층 안의 지하수 또는 용천수 등 수질의 안전성을 계속 유지할 수 있는 자연 상태의 깨끗한 물을 먹는 용도로 사용할 원수를 말한다.
③ **먹는샘물** : 샘물을 먹기에 적합하도록 물리적으로 처리하는 등의 방법으로 제조한 물을 말한다.
④ **염지하수** : 물속에 녹아있는 염분 등의 함량이 환경부령으로 정하는 기준 이상인 암반대수층 안의 지하수로서 수질의 안전성을 계속 유지할 수 있는 자연 상태의 물을 먹는 용도로 사용할 원수를 말한다.
⑤ **먹는염지하수** : 염지하수를 먹기에 적합하도록 물리적으로 처리하는 등의 방법으로 제조한 물을 말한다.
⑥ **먹는해양심층수** : 해양심층수의 개발 및 관리에 관한 법률에 따른 해양심층수를 먹는 데 적합하도록 물리적으로 처리하는 등의 방법으로 제조한 물을 말한다.
⑦ **수처리제** : 자연 상태의 물을 정수 또는 소독하거나 먹는물 공급시설의 산화방지 등을 위하여 첨가하는 제제를 말한다.
⑧ **먹는물공동시설** : 여러 사람에게 먹는물을 공급할 목적으로 개발했거나 저절로 형성된 약수터, 샘터, 우물 등을 말한다.

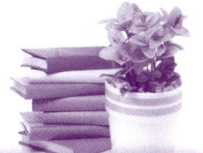

⑨ 냉 · 온수기 : 용기에 담긴 먹는샘물 또는 먹는염지하수를 냉수 · 온수로 변환시켜 취수 꼭지를 통하여 공급하는 기능을 가진 것을 말한다.

⑩ 냉 · 온수기 설치 · 관리자 : 실내공기질 관리법에 따른 다중이용시설에서 다수인에게 먹는샘물 또는 먹는염지하수를 공급하기 위하여 냉 · 온수기를 설치 · 관리하는 자를 말한다.

⑪ 정수기 : 물리적 · 화학적 또는 생물학적 과정을 거치거나 이들을 결합한 과정을 거쳐 먹는 물을 먹는물의 수질기준에 맞게 취수 꼭지를 통하여 공급하도록 제조된 기구(해당 기구에 냉수 · 온수 장치, 제빙 장치 등 환경부장관이 정하여 고시하는 장치가 결합되어 냉수 · 온수, 얼음 등을 함께 공급할 수 있도록 제조된 기구 포함)로서, 유입수 중에 들어있는 오염물질을 감소시키는 기능을 가진 것을 말한다.

⑫ 정수기 설치 · 관리자 : 실내공기질 관리법에 따른 다중이용시설에서 다수인에게 먹는물을 공급하기 위하여 정수기를 설치 및 관리하는 자를 말한다.

⑬ 정수기품질검사 : 정수기에 대한 구조, 재질, 정수 성능 등을 종합적으로 검사하는 것을 말한다.

⑭ 먹는물관련영업 : 먹는샘물 · 먹는염지하수의 제조업 · 수입판매업 · 유통전문판매업, 수처리제 제조업 및 정수기의 제조업 · 수입판매업을 말한다.

⑮ 유통전문판매업 : 제품을 스스로 제조하지 아니하고 타인에게 제조를 의뢰하여 자신의 상표로 유통 · 판매하는 영업을 말한다.

 적용범위

• 먹는물과 관련된 사항 중 수돗물에 관하여는 수도법을 적용하고, 먹는해양심층수에 관하여는 해양심층수의 개발 및 관리에 관한 법률을 적용한다.

• 다만, 먹는물의 수질기준에 관하여는 먹는물관리법을 적용한다.

2 먹는물의 수질 관리

(1) 먹는물 등의 수질 관리

① 환경부장관은 먹는물, 샘물 및 염지하수의 수질 기준을 정하여 보급하는 등 먹는물, 샘물 및 염지하수의 수질 관리를 위하여 필요한 시책을 마련하여야 한다.

② 환경부장관 또는 특별시장 · 광역시장 · 특별자치시장 · 도지사 · 특별자치도지사는 먹는물, 샘물 및 염지하수의 수질검사를 실시하여야 한다.

In addition

먹는물의 수질기준

① 미생물에 관한 기준

- 일반세균은 1mL 중 100CFU(Colony Forming Unit)를 넘지 아니할 것. 다만, 샘물 및 염지하수의 경우에는 저온일반세균은 20CFU/mL, 중온일반세균은 5CFU/mL를 넘지 아니하여야 하며, 먹는샘물, 먹는염지하수 및 먹는해양심층수의 경우에는 병에 넣은 후 4°C를 유지한 상태에서 12시간 이내에 검사하여 저온일반세균은 100CFU/mL, 중온일반세균은 20CFU/mL를 넘지 아니할 것

- 총 대장균군은 100mL(샘물·먹는샘물, 염지하수·먹는염지하수 및 먹는해양심층수의 경우에는 250mL)에서 검출되지 아니할 것. 다만, 매월 또는 매 분기 실시하는 총 대장균군의 수질검사 시료 수가 20개 이상인 정수시설의 경우에는 검출된 시료 수가 5퍼센트를 초과하지 아니하여야 한다.

- 대장균·분원성 대장균군은 100mL에서 검출되지 아니할 것. 다만, 샘물·먹는샘물, 염지하수·먹는염지하수 및 먹는해양심층수의 경우에는 적용하지 아니한다.

- 분원성 연쇄상구균·녹농균·살모넬라 및 쉬겔라는 250mL에서 검출되지 아니할 것(샘물·먹는샘물, 염지하수·먹는염지하수 및 먹는해양심층수의 경우에만 적용)

- 아황산환원혐기성포자형성균은 50mL에서 검출되지 아니할 것(샘물·먹는샘물, 염지하수·먹는염지하수 및 먹는해양심층수의 경우에만 적용)

- 여시니아균은 2L에서 검출되지 아니할 것(먹는물공동시설의 물의 경우에만 적용)

② 건강상 유해영향 무기물질에 관한 기준

- 납은 0.01mg/L를 넘지 아니할 것

- 불소는 1.5mg/L(샘물·먹는샘물 및 염지하수·먹는염지하수의 경우에는 2.0mg/L)를 넘지 아니할 것

- 비소는 0.01mg/L(샘물·염지하수의 경우에는 0.05mg/L)를 넘지 아니할 것

- 셀레늄은 0.01mg/L(염지하수의 경우에는 0.05mg/L)를 넘지 아니할 것

- 수은은 0.001mg/L를 넘지 아니할 것

- 시안은 0.01mg/L를 넘지 아니할 것

- 크롬은 0.05mg/L를 넘지 아니할 것

- 암모니아성 질소는 0.5mg/L를 넘지 아니할 것

- 질산성 질소는 10mg/L를 넘지 아니할 것

- 카드뮴은 0.005mg/L를 넘지 아니할 것

- 붕소는 1.0mg/L를 넘지 아니할 것(염지하수의 경우에는 적용하지 않음)

- 브롬산염은 0.01mg/L를 넘지 아니할 것(수돗물, 먹는샘물, 염지하수·먹는염지하수, 먹는해양심층수 및 오존으로 살균·소독 또는 세척 등을 하여 먹는물로 이용하는 지하수만 적용)

- 스트론튬은 4mg/L를 넘지 아니할 것(먹는염지하수 및 먹는해양심층수의 경우에만 적용)

- 우라늄은 30μg/L를 넘지 않을 것(지하수를 원수로 사용하는 수돗물, 샘물, 먹는샘물, 먹는염지하수 및 먹는물공동시설의 물의 경우에만 적용)

③ 건강상 유해영향 유기물질에 관한 기준

- 페놀은 0.005mg/L를 넘지 아니할 것

- 다이아지논은 0.02mg/L를 넘지 아니할 것

- 파라티온은 0.06mg/L를 넘지 아니할 것

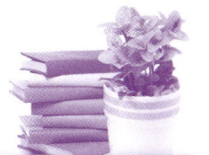

- 페니트로티온은 0.04㎎/L를 넘지 아니할 것
- 카바릴은 0.07㎎/L를 넘지 아니할 것
- 1,1,1-트리클로로에탄은 0.1㎎/L를 넘지 아니할 것
- 테트라클로로에틸렌은 0.01㎎/L를 넘지 아니할 것
- 트리클로로에틸렌은 0.03㎎/L를 넘지 아니할 것
- 디클로로메탄은 0.02㎎/L를 넘지 아니할 것
- 벤젠은 0.01㎎/L를 넘지 아니할 것
- 톨루엔은 0.7㎎/L를 넘지 아니할 것
- 에틸벤젠은 0.3㎎/L를 넘지 아니할 것
- 크실렌은 0.5㎎/L를 넘지 아니할 것
- 1,1-디클로로에틸렌은 0.03㎎/L를 넘지 아니할 것
- 사염화탄소는 0.002㎎/L를 넘지 아니할 것
- 1,2-디브로모-3-클로로프로판은 0.003㎎/L를 넘지 아니할 것
- 1,4-다이옥산은 0.05㎎/L를 넘지 아니할 것

④ 소독제 및 소독부산물질에 관한 기준(샘물 · 먹는샘물 · 염지하수 · 먹는염지하수 · 먹는해양심층수 및 먹는물공동시설의 물의 경우에는 적용하지 않음)
- 잔류염소(유리잔류염소를 말한다)는 4.0㎎/L를 넘지 아니할 것
- 총트리할로메탄은 0.1㎎/L를 넘지 아니할 것
- 클로로포름은 0.08㎎/L를 넘지 아니할 것
- 브로모디클로로메탄은 0.03㎎/L를 넘지 아니할 것
- 디브로모클로로메탄은 0.1㎎/L를 넘지 아니할 것
- 클로랄하이드레이트는 0.03㎎/L를 넘지 아니할 것
- 디브로모아세토니트릴은 0.1㎎/L를 넘지 아니할 것
- 디클로로아세토니트릴은 0.09㎎/L를 넘지 아니할 것
- 트리클로로아세토니트릴은 0.004㎎/L를 넘지 아니할 것
- 할로아세틱에시드(디클로로아세틱에시드, 트리클로로아세틱에시드 및 디브로모아세틱에시드의 합으로 함)는 0.1㎎/L를 넘지 아니할 것
- 포름알데히드는 0.5㎎/L를 넘지 아니할 것

⑤ 심미적 영향물질에 관한 기준
- 경도는 1,000㎎/L(수돗물의 경우 300㎎/L, 먹는염지하수 및 먹는해양심층수의 경우 1,200㎎/L)를 넘지 아니할 것(다만, 샘물 및 염지하수의 경우에는 적용하지 않음)
- 과망간산칼륨 소비량은 10㎎/L를 넘지 아니할 것
- 냄새와 맛은 소독으로 인한 냄새와 맛 이외의 냄새와 맛이 있어서는 아니될 것(다만, 맛의 경우는 샘물, 염지하수, 먹는샘물 및 먹는물공동시설의 물에는 적용하지 않음)
- 동은 1㎎/L를 넘지 아니할 것
- 색도는 5도를 넘지 아니할 것
- 세제(음이온 계면활성제)는 0.5㎎/L를 넘지 아니할 것(다만, 샘물 · 먹는샘물, 염지하수 · 먹는염지하수 및 먹는해양심층수의 경우에는 검출되지 아니하여야 함)
- 수소이온 농도는 pH 5.8 이상 pH 8.5 이하이어야 할 것(다만, 샘물, 먹는샘물 및 먹는물공동시설의 물의 경우에는 pH

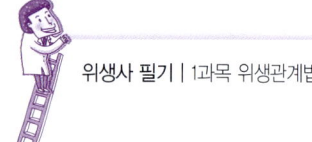

4.5 이상 pH 9.5 이하이어야 함)
- 아연은 3mg/L를 넘지 아니할 것
- 염소이온은 250mg/L를 넘지 아니할 것(염지하수의 경우에는 적용하지 않음)
- 증발잔류물은 수돗물의 경우에는 500mg/L, 먹는염지하수 및 먹는해양심층수의 경우에는 미네랄 등 무해성분을 제외한 증발잔류물이 500mg/L를 넘지 아니할 것
- 철은 0.3mg/L를 넘지 아니할 것(다만, 샘물 및 염지하수의 경우에는 적용하지 않음)
- 망간은 0.3mg/L(수돗물의 경우 0.05mg/L)를 넘지 아니할 것(다만, 샘물 및 염지하수의 경우에는 적용하지 않음)
- 탁도는 1NTU(Nephelometric Turbidity Unit)를 넘지 아니할 것(다만, 지하수를 원수로 사용하는 마을상수도, 소규모급수시설 및 전용상수도를 제외한 수돗물의 경우에는 0.5NTU를 넘지 아니하여야 함)
- 황산이온은 200mg/L를 넘지 아니할 것(다만, 샘물, 먹는샘물 및 먹는물공동시설의 물은 250mg/L를 넘지 아니하여야 하며, 염지하수의 경우에는 적용하지 않음)
- 알루미늄은 0.2mg/L를 넘지 아니할 것

⑥ 방사능에 관한 기준(염지하수의 경우에만 적용)
- 세슘(Cs-137)은 4.0mBq/L를 넘지 아니할 것
- 스트론튬(Sr-90)은 3.0mBq/L를 넘지 아니할 것
- 삼중수소는 6.0Bq/L를 넘지 아니할 것

(2) 먹는물 수질 감시원

① 이 법에 따른 관계 공무원의 직무나 그 밖에 먹는물 수질에 관한 지도 등을 행하게 하기 위하여 환경부, 시·도, 시·군·구에 먹는물 수질 감시원을 둔다.

② 먹는물 수질 감시원은 환경부장관, 특별시장·광역시장·특별자치시장·도지사·특별자치도지사 또는 시장·군수·구청장이 다음의 어느 하나에 해당하는 소속 공무원 중에서 임명한다.
- 수질환경기사 또는 위생사 자격증이 있는 사람
- 대학에서 상수도공학, 환경공학, 화학, 미생물학, 위생학 또는 식품학 등 관련분야의 학과·학부를 졸업한 사람이거나 법령에 따라 이와 같은 수준 이상의 학력이 있다고 인정되는 사람
- 1년 이상 환경행정 또는 식품위생행정 분야의 사무에 종사한 사람

③ 먹는물 수질 감시원의 직무 범위
- 먹는물의 수질관리에 관한 조사·지도 및 감시
- 먹는물 관련 영업에 대한 조사·지도 및 감시

(3) 먹는물공동시설의 관리

① 먹는물공동시설 소재지의 특별자치시장·특별자치도지사·시장·군수·구청장)은 국민들에게 양질의 먹는물을 공급하기 위하여 먹는물공동시설을 개선하고, 먹는물공동시설의 수

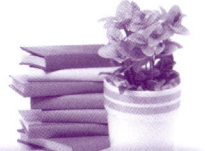

질을 정기적으로 검사하며, 수질검사 결과 먹는물공동시설로 이용하기에 부적합한 경우에는 사용금지 또는 폐쇄조치를 하는 등 먹는물공동시설의 알맞은 관리를 위하여 환경부령으로 정하는 바에 따라 필요한 조치를 하여야 한다.

② 누구든지 먹는물공동시설의 수질을 오염시키거나 시설을 훼손하는 행위를 하여서는 아니 된다.

③ 먹는물공동시설의 관리대상, 관리방법, 그 밖에 필요한 사항은 환경부령으로 정한다.

In addition

먹는물공동시설의 관리대상

• 상시 이용인구가 50명 이상으로서 먹는물공동시설 소재지의 특별자치시장·특별자치도지사·시장·군수 또는 구청장이 지정하는 시설

• 상시 이용인구가 50명 미만으로서 시장·군수·구청장이 수질관리가 특히 필요하다고 인정하여 지정하는 시설

(4) 냉·온수기 또는 정수기의 설치·관리

① 냉·온수기 설치·관리자 또는 정수기 설치·관리자는 환경부령으로 정하는 바에 따라 냉·온수기 또는 정수기의 설치 장소, 설치 대수 등을 시장·군수·구청장에게 신고하여야 한다. 신고한 사항 중 환경부령으로 정하는 중요한 사항을 변경하려는 때에도 또한 같다.

② 시장·군수·구청장은 신고 또는 변경신고를 받은 날부터 7일 이내에 신고 또는 변경신고 수리 여부를 신고인에게 통지하여야 한다.

③ 시장·군수·구청장이 정한 기간 내에 신고수리 여부 또는 민원 처리 관련 법령에 따른 처리기간의 연장을 신고인에게 통지하지 아니하면 그 기간(민원 처리 관련 법령에 따라 처리기간이 연장 또는 재연장된 경우에는 해당 처리기간을 말함)이 끝난 날의 다음 날에 신고를 수리한 것으로 본다.

④ 냉·온수기 설치·관리자 또는 정수기 설치·관리자는 먹는물이 오염되기 쉬운 장소에 냉·온수기 또는 정수기를 설치하여서는 아니 된다.

 냉·온수기 또는 정수기 설치금지 장소

• 실외 또는 직사광선이 비추는 장소

• 화장실과 가까운 장소

• 냉·난방기 앞

3 샘물 등의 개발 및 보전

(1) 샘물보전구역의 지정

시·도지사는 샘물의 수질보전을 위하여 다음의 어느 하나에 해당하는 지역 및 그 주변지역을 샘물보전구역으로 지정할 수 있다.

① 인체에 이로운 무기물질이 많이 들어있어 먹는샘물의 원수로 이용가치가 높은 샘물이 부존되어 있는 지역

② 샘물의 수량이 풍부하게 부존되어 있는 지역

③ 그 밖에 샘물의 수질보전을 위하여 필요한 지역으로서 대통령령으로 정하는 지역

(2) 샘물보전구역에서의 금지행위

누구든지 샘물보전구역에서는 다음의 어느 하나에 해당하는 행위를 하여서는 아니 된다. 다만, 먹는샘물 제조시설 및 그 부속시설에 수반되는 시설로서 환경부령으로 정하는 시설을 환경부령으로 정하는 바에 따라 시·도지사의 허가를 받아 설치하는 경우에는 그러하지 아니하다.

① 가축전염병예방법에 따른 가축의 사체 매몰

② 폐기물관리법에 따른 폐기물처리시설의 설치

③ 토양환경보전법에 따른 특정토양오염관리대상시설의 설치

④ 물환경보전법에 따른 폐수배출시설의 설치

⑤ 하수도법에 따른 공공하수처리시설 또는 분뇨처리시설의 설치

⑥ 가축분뇨의 관리 및 이용에 관한 법률에 따른 배출시설 또는 처리시설의 설치

⑦ 그 밖에 대통령령으로 정하는 오염유발시설의 설치

(3) 샘물 또는 염지하수의 개발허가

① 대통령령으로 정하는 규모 이상의 샘물 또는 염지하수를 개발하려는 자는 환경부령으로 정하는 바에 따라 시·도지사의 허가를 받아야 한다.

② 허가를 받은 자가 허가받은 사항 중 대통령령으로 정하는 중요한 사항을 변경하려면 변경허가를 받아야 하고, 그 밖의 사항을 변경하려면 변경신고를 하여야 한다.

③ 시·도지사는 변경신고를 받은 날부터 7일 이내에 변경신고 수리 여부를 신고인에게 통지하여야 한다.

In addition

샘물 또는 염지하수의 개발허가 대상

• 먹는샘물 또는 먹는염지하수의 제조업을 하려는 재식품위생법에 따라 식품의약품안전처장이 고시한 식품의 기준과 규격 중 음료류에 해당하는 식품을 제조하기 위하여 먹는샘물 등의 제조설비를 사용하는 자를 포함)

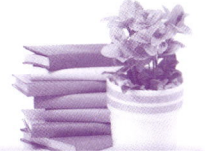

• 1일 취수능력 300톤 이상의 샘물 등(원수의 일부를 음료류 · 주류 등의 원료로 사용하는 샘물 등)을 개발하려는 자 → 취수 능력을 산정할 때 샘물 등을 이미 개발 · 이용하고 있는 자가 취수시설을 증설하는 경우에는 전체 취수능력을 기준으로 함

(4) 샘물 등의 개발의 임시 허가

① 시 · 도지사는 샘물 등의 개발을 허가하기 전에 환경영향조사의 대상이 되는 샘물 등을 개발하려는 자에게는 환경영향조사를 실시하고, 그에 관한 서류(조사서)를 환경부령으로 정하는 기간에 제출할 것을 조건으로 샘물 등의 개발을 임시 허가할 수 있다.

② 시 · 도지사는 임시 허가를 받은 자가 정당한 사유 없이 그 기간에 조사서를 제출하지 아니하면 임시 허가를 취소하여야 한다.

③ 샘물 등의 개발의 임시 허가를 받은 자가 임시 허가를 받은 사항 중 대통령령으로 정하는 사항을 변경하는 경우에는 그 사유가 발생한 날부터 1개월 이내에 환경부령으로 정하는 바에 따라 시 · 도지사에게 신고하여야 한다.

④ 시 · 도지사는 변경신고를 받은 날부터 7일 이내에 변경신고 수리 여부를 신고인에게 통지하여야 한다.

(5) 샘물 등의 개발허가의 제한

① 시 · 도지사는 환경영향심사 결과 다른 공공의 지하수 자원 개발 또는 지표수의 수질 등에 영향을 미칠 우려가 있다고 인정하면 샘물 등의 개발허가를 하지 아니할 수 있다.

② 시 · 도지사는 샘물 등의 개발을 허가할 때에는 조사서의 심사결과에 따라 1일 취수량을 제한하는 등의 필요한 조건을 붙일 수 있다.

③ 염지하수 개발허가는 대통령령으로 정하는 바에 따라 환경적으로 안전하게 염지하수를 개발할 수 있다고 인정되어 관리구역으로 지정 · 고시한 지역에서만 할 수 있다.

In addition

샘물 등의 개발허가의 유효기간
• 샘물 등의 개발허가의 유효기간은 5년으로 한다.
• 시 · 도지사는 샘물 등의 개발허가를 받은 자가 유효기간의 연장을 신청하면 허가할 수 있다. 이 경우 매 회의 연장기간은 5년으로 한다.

(6) 샘물 등의 개발허가의 취소

① 시 · 도지사는 샘물 등의 개발허가를 받은 자가 거짓이나 그 밖의 부정한 방법으로 샘물 등의 개발허가를 받거나 샘물 등의 개발허가 유효기간의 연장을 받은 경우에는 허가를 취소하여야 한다.

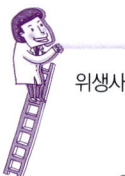

② 시·도지사는 샘물 등의 개발허가를 받은 자가 다음의 어느 하나에 해당하는 경우에는 허가를 취소할 수 있다.

- 허가를 받은 후 2년 이내에 정당한 사유 없이 샘물 등을 개발하지 아니하거나 먹는샘물 또는 먹는염지하수의 제조업의 허가를 받지 아니한 경우(다만, 지하수의 용도변경, 취수능력의 증가 등으로 샘물 등의 개발허가를 받은 경우 제외)
- 먹는샘물 등의 제조업 허가가 취소된 경우로서 2년 이내에 먹는샘물 등의 제조업 허가를 다시 받지 아니한 경우

(7) 환경영향조사 및 심사

① **환경영향조사** : 샘물 등의 개발허가를 받으려는 자 중 먹는샘물 등의 제조업을 하려는 자와 그 밖에 1일 취수능력이 대통령령으로 정하는 기준에 해당하는 규모의 샘물 등을 개발하려는 자는 샘물 등의 개발로 주변 환경에 미치는 영향과 주변 환경으로부터 발생하는 해로운 영향을 예측·분석하여 이를 줄일 수 있는 방안에 관한 환경영향조사를 실시하여야 하며, 조사서를 작성하여 허가를 신청할 때에 시·도지사에게 제출하여야 한다.

② **환경영향심사** : 시·도지사는 제출된 조사서를 환경부장관에게 보내 기술적 심사를 받아야 한다.

> 환경부장관은 조사서에 대한 기술적 심사를 할 때 대통령령으로 정하는 바에 따라 전문가의 의견을 들을 수 있다.

4 영업

(1) 판매 등의 금지

누구든지 먹는 데 제공할 목적으로 다음의 어느 하나에 해당하는 것을 판매하거나 판매할 목적으로 채취, 제조, 수입, 저장, 운반 또는 진열하지 못한다.

① 먹는샘물 등 외의 물이나 그 물을 용기에 넣은 것
② 허가를 받지 아니한 먹는샘물 등이나 그 물을 용기에 넣은 것
③ 수입신고를 하지 아니한 먹는샘물 등이나 그 물을 용기에 넣은 것

 시설 기준
먹는물관련영업을 하려는 자는 환경부령으로 정하는 기준에 적합한 시설을 갖추어야 한다.

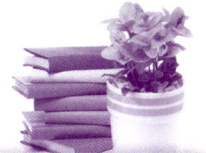

(2) 영업의 허가

① 먹는샘물 등의 제조업을 하려는 자는 환경부령으로 정하는 바에 따라 시·도지사의 허가를 받아야 한다. 환경부령으로 정하는 중요한 사항을 변경하려는 때에도 또한 같다.

② 수처리제 제조업을 하려는 자는 환경부령으로 정하는 바에 따라 시·도지사에게 등록하여 야 한다. 환경부령으로 정하는 중요한 사항을 변경하려는 때에도 또한 같다.

③ 먹는샘물 등의 수입판매업을 하려는 자는 환경부령으로 정하는 바에 따라 시·도지사에게 등록하여야 한다. 환경부령으로 정하는 중요한 사항을 변경하려는 때에도 또한 같다.

④ 먹는샘물 등의 유통전문판매업을 하려는 자는 환경부령으로 정하는 바에 따라 시·도지사 에게 신고하여야 한다. 환경부령으로 정하는 중요한 사항을 변경하려는 때에도 또한 같다.

⑤ 정수기의 제조업 또는 수입판매업을 하려는 자는 환경부장관이 지정한 기관의 검사를 받고 환경부령으로 정하는 바에 따라 시·도지사에게 신고하여야 한다. 환경부령으로 정하는 중 요한 사항을 변경하려는 때에도 또한 같다.

In addition

영업허가 등의 제한

다음의 어느 하나에 해당하면 허가를 받거나 등록 또는 신고를 할 수 없다.

- 영업을 하려는 자(법인인 경우에는 임원을 포함)가 피성년후견인이거나 피한정후견인일 때
- 영업을 하려는 자가 파산선고를 받고 복권되지 아니한 자일 때
- 영업을 하려는 자가 이 법을 위반하여 징역의 실형을 선고받고 그 집행이 종료(집행이 종료된 것으로 보는 경우 포함)되거나 집행이 면제되지 아니한 자일 때
- 영업의 허가나 등록이 취소된 후 1년이 지나지 아니한 자(법인인 경우에는 그 대표자 포함)가 다시 같은 업종의 영업을 하려 할 때
- 영업의 허가나 등록이 취소된 후 1년이 지나지 아니하였는데도 같은 장소에서 먹는샘물 등의 제조업이나 수처리제 제조업을 하려 할 때
- 지반침하, 수자원의 고갈 등 환경에 심각한 피해나 위해를 끼치거나 끼칠 우려가 있어 환경부령으로 정하는 기준에 해당될 때(먹는샘물 등의 제조업의 경우만 해당)

(3) 샘물 등의 수위·수량·수질 관리

① 먹는샘물 등의 제조업 허가를 받은 자는 환경부령으로 정하는 바에 따라 샘물 등의 수위, 수량, 수질을 자동으로 연속하여 측정·기록할 수 있는 자동계측기를 적정하게 설치 및 운 영·관리하여야 한다.

② 시·도지사는 먹는샘물 등의 제조업자에게 환경부령으로 정하는 바에 따라 자동계측기의 측정결과를 제출하게 할 수 있다.

③ 시·도지사는 환경부장관이 지정하는 지하수 관련 전문기관에 받은 측정결과를 분석하게 할 수 있다.

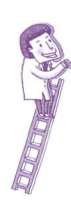

④ 시 · 도지사는 측정결과를 분석한 결과 샘물 등이 수질 기준에 부적합하다고 확인되거나 1일 취수량을 초과하여 취수되고 있다고 인정하면 먹는샘물 등의 제조업자의 취수를 제한하거나 중단하게 할 수 있다.

⑤ 시 · 도지사는 측정결과의 분석에 소요되는 비용을 지하수 관련 전문기관에 지원할 수 있다.

(4) 영업의 승계

① 먹는물관련영업자가 그 영업을 양도하거나 사망한 때 또는 법인인 먹는물관련영업자가 합병한 경우에는 그 양수인 · 상속인 또는 합병 후 존속하는 법인이나 합병으로 설립되는 법인이 그 영업자의 지위를 승계한다.

② 영업자의 지위를 승계한 자는 환경부령으로 정하는 바에 따라 1개월 이내에 시 · 도지사에게 신고하여야 한다.

(5) 수입신고

① 먹는샘물 등, 수처리제 또는 그 용기를 수입하려는 자는 환경부령으로 정하는 바에 따라 시 · 도지사에게 신고하여야 한다.

② 시 · 도지사는 신고를 받은 날부터 25일 이내에 신고수리 여부를 신고인에게 통지하여야 한다.

③ 시 · 도지사가 정한 기간 내에 신고수리 여부 또는 민원 처리 관련 법령에 따른 처리기간의 연장을 신고인에게 통지하지 아니하면 그 기간(민원 처리 관련 법령에 따라 처리기간이 연장 또는 재연장된 경우에는 해당 처리기간)이 끝난 날의 다음 날에 신고를 수리한 것으로 본다.

④ 시 · 도지사는 필요하다고 인정하면 신고한 먹는샘물 등, 수처리제 또는 그 용기를 통관 절차 완료 전에 관계 공무원이나 관계 검사기관으로 하여금 필요한 검사를 하게 할 수 있다. 이 경우 수입항(수입물품이 관세법에 따른 보세구역에서 반출되는 경우에는 그 물품의 보관 장소)이 다른 시 · 도지사의 관할구역에 위치한 경우에는 그 수입항이 위치한 시 · 도의 관계 검사기관에 검사를 요청할 수 있다.

⑤ 시 · 도지사는 수질개선부담금을 2회 이상 내지 아니한 먹는샘물 등의 수입판매업자에게는 실시하는 검사를 거부할 수 있다.

(6) 품질관리인

① 먹는샘물 등의 제조업자, 수처리제 제조업자, 정수기 제조업자는 품질관리인을 두어야 한다.

> 다만, 개인인 먹는샘물 등의 제조업자, 수처리제 제조업자 또는 정수기 제조업자가 품질관리인의 자격을 갖추고 업무를 직접 수행하는 경우에는 품질관리인을 따로 두지 아니할 수 있다.

② 품질관리인은 먹는샘물 등, 수처리제 또는 정수기를 제조하는 과정에서 품질을 관리하고,

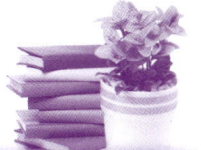

제조 시설을 위생적으로 관리하여야 한다.

③ 먹는샘물 등의 제조업자, 수처리제 제조업자, 정수기 제조업자는 품질관리인의 업무를 방해하여서는 아니 되며, 그로부터 업무수행에 필요한 요청을 받으면 정당한 사유가 없으면 요청에 따라야 한다.

In addition

품질관리인의 자격 기준

먹는샘물 등의 제조업 및 수처리제 제조업의 경우	• 수질환경산업기사 이상 또는 위생사의 자격증이 있는 사람 • 대학에서 상수도공학, 환경공학, 화학, 미생물학, 위생학 또는 식품학 등 관련분야의 학과·학부를 졸업한 사람이거나 법령에 따라 이와 같은 수준 이상의 학력이 있다고 인정되는 사람 • 1년 이상 환경행정 또는 식품위생행정 분야의 업무에 종사한 사람
정수기의 제조업의 경우	• 수질환경산업기사 이상, 품질경영산업기사 이상 또는 위생사의 자격증이 있는 사람 • 대학에서 상수도공학, 환경공학, 화학, 미생물학, 위생학, 품질관리 또는 품질경영 분야의 학과·학부를 졸업한 사람이거나 법령에 따라 이와 같은 수준 이상의 학력이 있다고 인정되는 사람 • 수질환경, 위생, 품질관리, 품질경영 또는 정수기 제조 분야에 2년 이상 종사한 사람

(7) 품질관리교육

① 품질관리인을 두지 아니한 개인인 먹는샘물 등의 제조업자, 수처리제 제조업자 또는 정수기 제조업자는 환경부장관이 실시하는 품질관리교육을 정기적으로 받아야 하고, 먹는샘물 등의 제조업자, 수처리제 제조업자 또는 정수기 제조업자는 품질관리인으로 하여금 정기적으로 품질관리교육을 받도록 하여야 한다.

② 품질관리인이 되려는 자는 미리 교육을 받아야 한다. 다만, 품질관리인이 특별한 사정 등 부득이한 사유로 미리 교육을 받을 수 없으면 품질관리인이 된 후에 교육을 받을 수 있다.

③ 품질관리에 관한 교육의 실시기관 및 내용 등에 관하여는 환경부령으로 정한다.

신규교육	• 품질관리인의 업무를 수행하기 전에 1회
	• 특별한 사정 등 부득이한 사유로 미리 교육을 받을 수 없는 경우에는 다음의 구분에 따른 기간 내에 신규교육을 받아야 한다.
	   – **정수기 제조업자가 두는 품질관리인** : 품질관리인의 업무를 수행한 날부터 2년 이내
	   – **품질관리인을 두지 않는 개인인 정수기 제조업자** : 품질관리인의 업무를 수행한 날부터 2년 이내
	   – **이 외의 경우** : 품질관리인의 업무를 수행한 날부터 1년 이내

정기교육	신규교육 또는 직전의 정기교육을 수료한 날(신규교육이 면제된 경우에는 해당 품질관리 교육을 수료한 날)부터 3년이 되는 날이 속하는 해의 1월 1일부터 12월 31일까지

(8) 건강진단

① 먹는샘물 등의 제조에 종사하는 종업원(제조업자가 직접 제조에 종사하는 경우에는 제조업자 포함)은 건강진단을 받아야 한다. 다만, 다른 법령에 따라 같은 내용의 건강진단을 받은 경우에는 이 법에 따른 건강진단으로 갈음할 수 있다.

② 먹는샘물 등의 제조업자는 건강진단을 받지 아니한 사람과 건강진단을 받은 결과 다른 사람에게 위해를 끼칠 우려가 있는 질병이 있다고 인정되는 사람을 그 업무에 종사하게 하여서는 아니 된다.

③ 건강진단의 실시 방법 등과 영업에 종사하지 못하는 질병의 종류는 환경부령으로 정한다.

④ 먹는물관리법 및 수도법에 따라 건강진단을 받아야 하는 자는 다음의 구분에 따라 장티푸스, 파라티푸스 및 세균성 이질 병원체의 감염 여부에 관하여 건강진단을 받아야 한다. 다만, 소화기계통 전염병이 먹는샘물 또는 먹는염지하수의 제조공장 또는 수도의 취수장 · 배수지 부근에서 발생하였거나 발생할 우려가 있는 경우에는 즉시 건강진단을 받아야 한다.
- 먹는샘물 등의 취수 · 제조 · 가공 · 저장 · 이송시설에서 종사하는 자와 취수 · 정수 또는 배수시설에서 종사하는 자 및 그 시설 안에 거주하는 자 : 6개월마다 1회
- 먹는샘물 등의 제조업에 종사하는 자로서 이 외의 자 : 환경부장관이 전염병의 예방 등을 위하여 필요하다고 인정하는 경우

⑤ 건강진단은 관할 보건소 또는 특별시장 · 광역시장 또는 도지사가 지정하는 지정의료기관에서 실시한다.

⑥ 영업에 종사하지 못하는 질병의 종류는 장티푸스, 파라티푸스, 세균성 이질 병원체의 감염 및 소화기계통 전염병으로 한다.

(9) 수질개선부담금의 부과 · 징수

① 환경부장관은 공공의 지하수자원을 보호하고 먹는물의 수질개선에 이바지하도록 샘물 등의 개발허가를 받은 자, 먹는샘물 등의 제조업자 및 수입판매업자에게 수질개선부담금을 부과 · 징수할 수 있다.

② 부담금은 샘물 등의 개발허가를 받은 자와 먹는샘물 등의 제조업자에게는 샘물 등의 취수량을 기준으로, 먹는샘물 등의 수입판매업자에게는 먹는샘물 등의 수입량을 기준으로 다음의 금액을 더한 금액의 3배의 범위에서 대통령령으로 정하는 바에 따라 부과 · 징수한다.
- 지방공기업법에 따른 상수도 원가 및 하수도 원가
- 수도법에 따른 원인자부담금

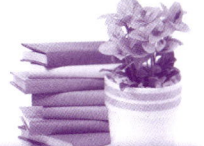

- 하수도법에 따른 원인자부담금
- 다음의 물이용부담금을 평균한 금액

  - 한강수계 상수원수질개선 및 주민지원 등에 관한 법률에 따른 물이용부담금
  - 낙동강수계 물관리 및 주민지원 등에 관한 법률에 따른 물이용부담금
  - 금강수계 물관리 및 주민지원 등에 관한 법률에 따른 물이용부담금
  - 영산강·섬진강수계 물관리 및 주민지원 등에 관한 법률에 따른 물이용부담금

- 환경정책기본법에 따른 국가환경개선사업 중 상수도 및 수질보전 부문의 세출

③ 샘물 등의 개발허가를 받은 자는 취수량을 측정할 수 있는 계측기를 설치·관리하고, 환경부령으로 정하는 바에 따라 측정 결과를 환경부장관에게 제출하여야 한다.

④ 환경부장관은 부담금을 내야 할 자가 정하여진 기한까지 부담금을 내지 아니하면 가산금을 징수한다. 이 경우 가산금에 관하여는 국세징수법을 준용한다.

⑤ 징수한 부담금과 가산금은 환경정책기본법에 따른 환경개선특별회계의 세입으로 한다.

⑥ 환경부장관은 환경개선특별회계의 세입 중 샘물 등의 개발허가를 받은 자와 먹는샘물 등의 제조업자 중 대통령령으로 정하는 자로부터 징수한 부담금 및 가산금의 100분의 40에 상당하는 금액을 해당 취수정이 위치한 특별자치시, 특별자치도, 시, 군 또는 구에 지급하여야 한다.

In addition

수질개선부담금 부과대상 및 제외

부과대상	• 개발허가를 받은 자로서 다음의 구분에 따른 자가 취수한 샘물 등 – 기타 샘물의 개발허가를 받은 자가 취수한 샘물 등 – 음료류를 제조하기 위하여 먹는샘물 등의 제조설비를 사용하는 자가 취수한 샘물 등 • 먹는샘물 등의 제조업 허가를 받은 자가 취수한 샘물 등 • 먹는샘물 등의 수입판매업의 등록을 받은 자가 수입한 먹는샘물 등
부과대상 제외	• 수출하는 것 • 우리나라에 주재하는 외국군대 또는 주한외국공관에 납품하는 것 • 재난 및 안전관리 기본법에 다라 이재민의 구호를 위하여 지원·제공하는 것 • 환경영향조사 및 환경영향심사를 위하여 취수한 샘물 등

(10) 부담금의 징수유예와 분할납부

① 환경부장관은 부담금의 납부기한 전에 부담금 납부의무자가 다음의 어느 하나에 해당하는 사유로 부담금을 낼 수 없다고 인정되면 징수를 유예하거나 그 금액을 분할하여 내게 할 수 있다.

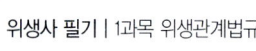
- 천재지변이나 그 밖의 재해를 입어 재산에 상당한 손실이 있는 경우
- 사업에 손실을 입어 경영상으로 심각한 위기에 처하게 된 경우
- 그 밖에 준하는 사유 등으로 징수유예나 분할납부가 불가피하다고 인정되는 경우

② 환경부장관은 징수를 유예한 경우에는 그 유예 금액에 상당하는 담보의 제공을 요구할 수 있다.

③ 환경부장관은 해당 납부의무자가 다음의 어느 하나에 해당하면 징수유예를 취소하고 체납액을 한꺼번에 징수할 수 있다. 이 경우 환경부장관은 미리 그 사실을 납부의무자에게 알려야 한다.
- 체납액을 지정한 기한까지 내지 아니한 경우
- 담보변경 등 담보의 보전에 필요한 환경부장관의 정당한 요구에 따르지 아니한 경우
- 재산상황이 좋아지거나 다른 사정의 변화로 그 유예가 필요 없다고 인정되는 경우

 Tip 수질개선부담금의 용도
- 먹는물의 수질관리시책 사업비의 지원
- 먹는물의 수질검사 실시 비용의 지원
- 먹는물공동시설의 관리를 위한 비용의 지원
- 지하수보전구역의 지정을 위한 조사의 실시
- 지하수자원의 개발·이용 및 보전·관리를 위한 기초조사와 복구사업의 실시
- 샘물보전구역을 지정한 시·도지사에 대한 지원

---

5 기준과 표시

(1) 기준과 규격

① 환경부장관은 먹는샘물 등, 수처리제, 정수기 또는 그 용기의 종류, 성능, 제조방법, 보존방법, 유통기한(그 기한의 연장에 관한 사항 포함), 사후관리 등에 관한 기준과 성분에 관한 규격을 정하여 고시할 수 있다.

② 환경부장관은 기준과 규격이 정하여지지 아니한 먹는샘물 등, 수처리제, 정수기 또는 그 용기는 그 제조업자에게 자가기준과 자가규격을 제출하게 하여, 지정된 검사 기관의 검사를 거쳐 이를 그 제품의 기준과 규격으로 인정할 수 있다.

③ 기준과 규격에 맞지 아니한 먹는샘물 등, 수처리제, 정수기 또는 그 용기를 판매하거나 판매할 목적으로 제조, 수입, 저장, 운반, 진열하거나 그 밖의 영업상으로 사용하지 못한다.

(2) 표시기준

① 환경부장관은 먹는샘물 등, 수처리제, 정수기의 용기나 포장의 표시, 제품명의 사용에 필요한 기준을 정하여 고시하여야 한다.

② 먹는물관련영업자는 표시기준에 맞게 표시하지 아니한 먹는샘물 등, 수처리제 또는 정수기를 판매하거나 판매할 목적으로 제조·수입·진열 또는 운반하거나 영업상 사용하여서는 아니 된다.

In addition

수출용 제품의 기준, 규격, 표시 기준

- 수출용으로 제조하는 먹는샘물 등, 수처리제, 정수기 또는 그 용기의 기준, 규격, 표시 기준은 수입하는 자가 요구하는 기준, 규격, 표시 기준을 따를 수 있다.
- 먹는물관련영업자가 수입하는 자가 요구하는 기준, 규격, 표시 기준을 따라 먹는샘물 등, 수처리제, 정수기 또는 그 용기를 제조하려 할 때에는 환경부령으로 정하는 바에 따라 이를 증명하는 서류 등을 시·도지사에게 제출하여야 한다.

(3) 광고의 제한

① 환경부장관은 공익을 위하여 필요하다고 인정하면 대통령령으로 정하는 바에 따라 먹는샘물 등에 관한 광고를 금지하거나 제한할 수 있다.

- 먹는샘물 등의 광고가 국민건강의식을 잘못 이끌 우려가 있는 경우
- 먹는샘물 등의 광고가 수돗물공급사업에 지장을 줄 우려가 있는 경우

② 시·도지사는 먹는샘물 등의 제조업자와 수입판매업자가 금지 또는 제한을 위반하면 그 먹는샘물 등의 수입 또는 판매를 제한하거나 광고물의 제거 등 시정에 필요한 명령이나 조치를 할 수 있다.

(4) 거짓 또는 과대 표시·광고의 금지

① 먹는샘물 등, 수처리제, 정수기와 그 용기·포장의 명칭, 제조 방법·품질 등에 관하여 거짓 또는 과대의 표시·광고를 하거나 의약품과 혼동할 우려가 있는 표시·광고를 하여서는 아니 된다.

② 거짓 또는 과대의 표시·광고의 범위, 그 밖에 필요한 사항은 환경부령으로 정한다.

Tip 유사 표시의 사용금지
이 법에 따른 정수기, 먹는샘물 등이 아닌 경우에는 정수기, 먹는샘물 등으로 오인될 우려가 있는 "정수기", "샘물", "생수" 등의 제품명을 사용하거나 그 밖의 표시를 하여 제공 또는 판매를 하여서는 아니 된다.

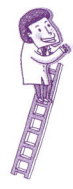

6 검사

(1) 자가 품질 검사의 의무

① 먹는샘물 등, 수처리제, 정수기 또는 그 용기의 제조업자는 환경부령으로 정하는 바에 따라 그가 제조하는 제품이 기준과 규격에 적합한지를 자가 검사하고 그 기록을 보존하여야 한다.

② 시 · 도지사는 먹는샘물 등, 수처리제, 정수기 또는 그 용기의 제조업자가 직접 검사하는 것이 적합하지 아니하면 지정된 검사기관에 위탁하여 검사하게 할 수 있다.

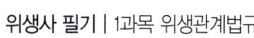

먹는샘물 제조업자의 자가 품질 검사 기준

구분	검사항목	검사주기
먹는샘물 · 먹는 염지하수	냄새, 맛, 색도, 탁도, 수소이온농도(5개 항목)	매일 1회 이상
	일반세균(저온균 · 중온균), 총대장균군, 녹농균(4개 항목)	매주 2회 이상 3~4일 간격으로 실시
	분원성연쇄상구균, 아황산환원혐기성포자형성균, 살모넬라, 쉬겔라(4개 항목)	매월 1회 이상
	먹는물 수질기준 및 검사 등에 관한 규칙 별표 1에서 정하는 모든 항목	매반기 1회 이상
샘물 · 염지하수	일반세균(저온균 · 중온균), 총대장균군, 분원성연쇄상구균, 녹농균, 아황산환원혐기성포자형성균(6개 항목)	매주 1회 이상
	먹는물 수진기준 및 검사 등에 관한 규칙 별표 1에서 정하는 모든 항목	매반기 1회 이상

(2) 검사기관의 지정

① 환경부장관은 거두어들인 원재료, 제품, 용기 등의 검사와 먹는물의 수질검사를 위한 기관을 지정할 수 있다. 지정받은 기관이 지정받은 사항 중 환경부령으로 정하는 중요 사항을 변경하려는 경우에는 환경부장관에게 신고하여야 한다.

② 검사기관은 먹는물 수질검사기관, 수처리제 검사기관, 정수기 품질검사기관, 정수기 성능검사기관으로 구분한다.

③ 다음의 어느 하나에 해당하는 자는 검사기관으로 지정받을 수 없다.

- 피성년후견인 또는 피한정후견인
- 이 법을 위반하여 징역의 실형을 선고받고 그 집행이 끝나거나(집행이 끝난 것으로 보는 경우 포함) 집행이 면제된 날부터 2년이 지나지 아니한 자

- 이 법을 위반하여 징역형의 집행유예를 선고받고 그 집행유예기간 중에 있는 자
- 지정이 취소된 후 4년이 지나지 아니한 자
- 임원 또는 기관의 대표자 중에 위의 규정 중 어느 하나에 해당하는 자가 있는 법인이나 기관

④ 환경부장관은 검사기관의 지정을 신청받거나 검사기관으로 지정하면 수질의 측정·분석에 관한 능력을 평가할 수 있다.

⑤ 지정받은 정수기품질검사기관은 정수기품질검사를 공정하게 처리하기 위하여 정수기품질심의위원회를 둘 수 있다.

⑥ 다음의 어느 하나에 해당하면 먹는물 수질검사기관(바이러스 및 원생동물검사 분야 제외)·수처리제 검사기관으로 지정된 것으로 본다.

- 국립환경과학원 → 자가기준과 자가규격에 관한 검사는 국립환경과학원에서만 할 수 있음
- 유역환경청 또는 지방환경청
- 시·도 보건환경연구원
- 특별시·광역시의 상수도연구소·수질검사소

7 영업자에 대한 지도·감독

(1) 지도와 개선명령

① 환경부장관, 시·도지사 또는 시장·군수·구청장은 환경보전이나 국민보건에 중대한 위해를 끼치거나 끼칠 우려가 있다고 인정하면 먹는물관련영업자, 냉·온수기 설치·관리자 또는 정수기 설치·관리자에게 필요한 지도와 명령을 할 수 있다.

② 환경부장관, 시·도지사 또는 시장·군수·구청장은 제조시설이 시설 기준에 적합하지 아니하거나 먹는물관련영업자, 냉·온수기 설치·관리자 또는 정수기 설치·관리자가 이 법 또는 이 법에 따른 명령을 위반하면, 기간을 정하여 그 시설을 고치도록 명하거나 그 밖에 필요한 조치를 명할 수 있다.

Tip 개선기간

환경부장관, 시·도지사 또는 시장·군수·구청장은 시설을 고치도록 명하거나 그 밖에 필요한 조치를 명하려면 개선에 필요한 조치, 기계·시설의 종류 등을 고려하여 1년의 범위에서 그 기간을 정하여야 한다.

---

(2) 청문

환경부장관이나 시·도지사는 다음의 어느 하나에 해당하는 처분을 하려면 청문을 하여야 한다.

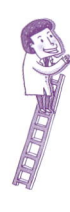

① 샘물 등의 개발허가의 취소

② 환경영향조사 대행자의 등록취소

③ 검사기관의 지정취소

④ 먹는물관련영업자의 영업허가나 등록의 취소 또는 영업장의 폐쇄

(3) 과징금 처분

① 환경부장관 또는 시·도지사는 검사기관이 업무정지에 해당하거나 먹는물관련영업자가 영업의 정지 또는 취소, 폐쇄에 해당하면 대통령령으로 정하는 바에 따라 업무정지 또는 영업정지를 갈음하여 2억원 이하의 과징금을 부과할 수 있다.

② 과징금을 부과하는 위반행위의 종류·정도 등에 따른 과징금의 금액이나 그 밖에 필요한 사항은 대통령령으로 정한다.

③ 과징금을 내야 하는 자가 납부기한까지 내지 아니하면 국세 체납처분의 예 또는 지방행정제재·부과금의 징수 등에 관한 법률에 따라 징수한다.

In addition

5년 이하의 징역이나 5천만원 이하의 벌금

• 제19조(판매 등의 금지) 제1호 또는 제2호를 위반한 자

• 제21조(영업의 허가 등) 제1항에 따른 허가 또는 변경허가를 받지 아니하고 먹는샘물 등의 제조업을 하거나 거짓이나 그 밖의 부정한 방법으로 허가 또는 변경허가를 받은 자

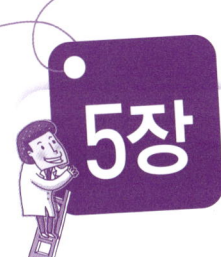

5장 폐기물관리법

1 총칙

(1) 목적

폐기물의 발생을 최대한 억제하고 발생한 폐기물을 친환경적으로 처리함으로써 환경보전과 국민생활의 질적 향상에 이바지하는 것을 목적으로 한다.

(2) 정의

① **폐기물** : 쓰레기, 연소재, 오니, 폐유, 폐산, 폐알칼리 및 동물의 사체 등으로서 사람의 생활이나 사업활동에 필요하지 아니하게 된 물질을 말한다.

② **생활폐기물** : 사업장폐기물 외의 폐기물을 말한다.

③ **사업장폐기물** : 대기환경보전법, 물환경보전법 또는 소음·진동관리법에 따라 배출시설을 설치·운영하는 사업장이나 그 밖에 대통령령으로 정하는 사업장에서 발생하는 폐기물을 말한다.

④ **지정폐기물** : 사업장폐기물 중 폐유·폐산 등 주변 환경을 오염시킬 수 있거나 의료폐기물 등 인체에 위해를 줄 수 있는 해로운 물질로서 대통령령으로 정하는 폐기물을 말한다.

In addition

지정폐기물의 종류

① 특정시설에서 발생되는 폐기물
- 폐합성 고분자화합물
  - 폐합성 수지(고체상태의 것은 제외)
  - 폐합성 고무(고체상태의 것은 제외)
- 오니류(수분함량이 95퍼센트 미만이거나 고형물함량이 5퍼센트 이상인 것으로 한정)
  - 폐수처리 오니(환경부령으로 정하는 물질을 함유한 것으로 환경부장관이 고시한 시설에서 발생되는 것으로 한정)
  - 공정 오니(환경부령으로 정하는 물질을 함유한 것으로 환경부장관이 고시한 시설에서 발생되는 것으로 한정)
- 폐농약(농약의 제조·판매업소에서 발생되는 것으로 한정)

② 부식성 폐기물
- 폐산(액체상태의 폐기물로서 수소이온 농도지수가 2.0 이하인 것으로 한정)
- 폐알칼리(액체상태의 폐기물로서 수소이온 농도지수가 12.5 이상인 것으로 한정하며, 수산화칼륨 및 수산화나트륨을 포함)

③ 유해물질함유 폐기물(환경부령으로 정하는 물질을 함유한 것으로 한정)
- 광재(철광 원석의 사용으로 인한 고로슬래그는 제외)

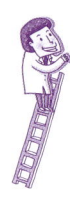

- 분진(대기오염 방지시설에서 포집된 것으로 한정하되, 소각시설에서 발생되는 것은 제외)
- 폐주물사 및 샌드블라스트 폐사
- 폐내화물 및 재벌구이 전에 유약을 바른 도자기 조각
- 소각재
- 안정화 또는 고형화 · 고화 처리물
- 폐촉매
- 폐흡착제 및 폐흡수제(폐식용유를 제외한 광물유 · 동물유 및 식물유)의 정제에 사용된 폐토사 포함)

  * 폐식용유 : 식용을 목적으로 식품 재료와 원료를 제조 · 조리 · 가공하는 과정, 식용유를 유통 · 사용하는 과정 또는 음식물류 폐기물을 재활용하는 과정에서 발생하는 기름

④ 폐유기용제
- 할로겐족(환경부령으로 정하는 물질 또는 이를 함유한 물질로 한정)
- 그 밖의 폐유기용제(할로겐족 외의 유기용제)

⑤ 폐페인트 및 폐래커(다음의 것을 포함)
- 페인트 및 래커와 유기용제가 혼합된 것으로서 페인트 및 래커 제조업, 용적 5세제곱미터 이상 또는 동력 3마력 이상의 도장시설, 폐기물을 재활용하는 시설에서 발생되는 것
- 페인트 보관용기에 남아 있는 페인트를 제거하기 위하여 유기용제와 혼합된 것
- 폐페인트 용기(용기 안에 남아 있는 페인트가 건조되어 있고, 그 잔존량이 용기 바닥에서 6밀리미터를 넘지 아니하는 것은 제외)

⑥ 폐유(기름성분을 5퍼센트 이상 함유한 것을 포함하며, 폴리클로리네이티드비페닐(PCBs)함유 폐기물, 폐식용유와 그 잔재물, 폐흡착제 및 폐흡수제는 제외)

⑦ 폐석면
- 건조고형물의 함량을 기준으로 하여 석면이 1퍼센트 이상 함유된 제품 · 설비(뿜칠로 사용된 것은 포함) 등의 해체 · 제거 시 발생되는 것
- 슬레이트 등 고형화된 석면 제품 등의 연마 · 절단 · 가공 공정에서 발생된 부스러기 및 연마 · 절단 · 가공 시설의 집진기에서 모아진 분진
- 석면의 제거작업에 사용된 바닥비닐시트(뿜칠로 사용된 석면의 해체 · 제거작업에 사용된 경우에는 모든 비닐시트) · 방진마스크 · 작업복 등

⑧ 폴리클로리네이티드비페닐 함유 폐기물
- 액체상태의 것(1리터당 2밀리그램 이상 함유한 것으로 한정)
- 액체상태 외의 것(용출액 1리터당 0.003밀리그램 이상 함유한 것으로 한정)

⑨ 폐유독물질(화학물질관리법의 유독물질을 폐기하는 경우로 한정하되, 폐농약(농약의 제조 · 판매업소에서 발생되는 것으로 한정), 부식성 폐기물, 폐유기용제, 폴리클로리네이티드비페닐 함유 폐기물 및 수은폐기물은 제외)

⑩ 의료폐기물(환경부령으로 정하는 의료기관이나 시험 · 검사 기관 등에서 발생되는 것으로 한정)

⑪ 천연방사성제품폐기물(생활주변방사선 안전관리법에 따른 가공제품 중 안전기준에 적합하지 않은 제품으로서 방사능 농도가 그램당 10베크렐 미만인 폐기물. 이 경우 가공제품으로부터 천연방사성핵종을 포함하지 않은 부분을 분리할 수 있는 때에는 그 부분을 제외)

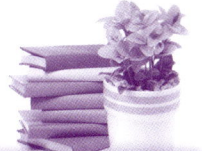

⑫ 수은폐기물
- 수은함유폐기물(수은과 그 화합물을 함유한 폐램프(폐형광등 제외), 폐계측기기(온도계, 혈압계, 체온계 등), 폐전지 및 그 밖의 환경부장관이 고시하는 폐제품)
- 수은구성폐기물(수은함유폐기물로부터 분리한 수은 및 그 화합물로 한정)
- 수은함유폐기물 처리잔재물(수은함유폐기물을 처리하는 과정에서 발생되는 것과 폐형광등을 재활용하는 과정에서 발생되는 것을 포함하되, 환경분야 시험·검사 등에 관한 법률에 따라 환경부장관이 고시한 폐기물 분야에 대한 환경오염공정시험기준에 따른 용출시험 결과 용출액 1리터당 0.005밀리그램 이상의 수은 및 그 화합물이 함유된 것으로 한정)

⑬ 그 밖에 주변환경을 오염시킬 수 있는 유해한 물질로서 환경부장관이 정하여 고시하는 물질

⑤ **의료폐기물** : 보건·의료기관, 동물병원, 시험·검사기관 등에서 배출되는 폐기물 중 인체에 감염 등 위해를 줄 우려가 있는 폐기물과 인체 조직 등 적출물, 실험 동물의 사체 등 보건·환경보호상 특별한 관리가 필요하다고 인정되는 폐기물로서 대통령령으로 정하는 폐기물을 말한다.

In addition

의료폐기물의 종류 및 전용용기 색

구분		폐기물의 종류	전용용기 도형색	보관기간
격리의료 폐기물		감염병의 예방 및 관리에 관한 법률의 감염병으로부터 타인을 보호하기 위하여 격리된 사람에 대한 의료행위에서 발생한 일체의 폐기물	붉은색	7일
위해의료 폐기물	조직물류 폐기물	인체 또는 동물의 조직·장기·기관·신체의 일부, 동물의 사체, 혈액·고름 및 혈액생성물 (혈청, 혈장, 혈액세세)	• 봉투형 용기 : 검정색 • 상자형 용기 : 노란색 • 재활용 태반 : 녹색	15일 (치아 : 60일)
	병리계 폐기물	시험·검사 등에 사용된 배양액, 배양용기, 보관균주, 폐시험관, 슬라이드, 커버글라스, 폐배지, 폐장갑		15일
	손상성 폐기물	주사바늘, 봉합바늘, 수술용 칼날, 한방침, 치과용침, 파손된 유리재질의 시험기구		30일
	생물·화학 폐기물	폐백신, 폐항암제, 폐화학치료제		15일
	혈액오염 폐기물	폐혈액백, 혈액투석 시 사용된 폐기물, 그 밖에 혈액이 유출될 정도로 포함되어 있어 특별한 관리가 필요한 폐기물		

일반의료 폐기물	혈액 · 체액 · 분비물 · 배설물이 함유되어 있는 탈지면, 붕대, 거즈, 일회용 기저귀, 생리대, 일회용 주사기, 수액세트	15일 (입원실이 없는 의원 · 치과의원 · 한의원에서 발생하는 것으로서 4℃ 이하로 냉장보관하는 것 : 30일)

⑥ **의료폐기물 전용용기** : 의료폐기물로 인한 감염 등의 위해 방지를 위하여 의료폐기물을 넣어 수집 · 운반 또는 보관에 사용하는 용기를 말한다.

⑦ **처리** : 폐기물의 수집, 운반, 보관, 재활용, 처분을 말한다.

⑧ **처분** : 폐기물의 소각 · 중화 · 파쇄 · 고형화 등의 중간처분과 매립하거나 해역으로 배출하는 등의 최종처분을 말한다.

⑨ **재활용** : 다음의 어느 하나에 해당하는 활동을 말한다.

- 폐기물을 재사용 · 재생이용하거나 재사용 · 재생이용할 수 있는 상태로 만드는 활동
- 폐기물로부터 에너지법에 따른 에너지를 회수하거나 회수할 수 있는 상태로 만들거나 폐기물을 연료로 사용하는 활동으로서 환경부령으로 정하는 활동

⑩ **폐기물처리시설** : 폐기물의 중간처분시설, 최종처분시설 및 재활용시설로서 대통령령으로 정하는 시설을 말한다.

- **중간처분시설** : 소각시설, 기계적 처분시설, 화학적 처분시설, 생물학적 처분시설
- **최종처분시설** : 매립시설
- **재활용시설** : 기계적 재활용시설, 화학적 재활용시설, 생물학적 재활용시설, 시멘트 소성로, 용해로(폐기물에서 비철금속을 추출하는 경우로 한정), 소성(시멘트 소성로 제외) · 탄화 시설, 골재가공시설, 의약품 제조시설, 소각열회수시설, 수은회수시설

⑪ **폐기물감량화시설** : 생산 공정에서 발생하는 폐기물의 양을 줄이고, 사업장 내 재활용을 통하여 폐기물 배출을 최소화하는 시설로서 대통령령으로 정하는 시설을 말한다.

(3) 폐기물관리법 적용 제외 물질

① 원자력안전법에 따른 방사성 물질과 이로 인하여 오염된 물질

② 용기에 들어 있지 아니한 기체상태의 물질

③ 물환경보전법에 따른 수질 오염 방지시설에 유입되거나 공공 수역으로 배출되는 폐수

④ 가축분뇨의 관리 및 이용에 관한 법률에 따른 가축분뇨

⑤ 하수도법에 따른 하수 · 분뇨

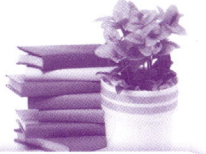

⑥ 가축전염병예방법이 적용되는 가축의 사체, 오염 물건, 수입 금지 물건 및 검역 불합격품

⑦ 수산생물질병 관리법이 적용되는 수산동물의 사체, 오염된 시설 또는 물건, 수입금지물건 및 검역 불합격품

⑧ 군수품관리법에 따라 폐기되는 탄약

⑨ 동물보호법에 따른 동물장묘업의 허가를 받은 자가 설치 · 운영하는 동물장묘시설에서 처리되는 동물의 사체

(4) 폐기물 관리의 기본원칙

① 사업자는 제품의 생산방식 등을 개선하여 폐기물의 발생을 최대한 억제하고, 발생한 폐기물을 스스로 재활용함으로써 폐기물의 배출을 최소화하여야 한다.

② 누구든지 폐기물을 배출하는 경우에는 주변 환경이나 주민의 건강에 위해를 끼치지 아니하도록 사전에 적절한 조치를 하여야 한다.

③ 폐기물은 그 처리과정에서 양과 유해성을 줄이도록 하는 등 환경보전과 국민건강보호에 적합하게 처리되어야 한다.

④ 폐기물로 인하여 환경오염을 일으킨 자는 오염된 환경을 복원할 책임을 지며, 오염으로 인한 피해의 구제에 드는 비용을 부담하여야 한다.

⑤ 국내에서 발생한 폐기물은 가능하면 국내에서 처리되어야 하고, 폐기물의 수입은 되도록 억제되어야 한다.

⑥ 폐기물은 소각, 매립 등의 처분을 하기보다는 우선적으로 재활용함으로써 자원생산성의 향상에 이바지하도록 하여야 한다.

(5) 국가와 지방자치단체의 책무

① 특별자치시장, 특별자치도지사, 시장 · 군수 · 구청장은 관할 구역의 폐기물의 배출 및 처리 상황을 파악하여 폐기물이 적정하게 처리될 수 있도록 폐기물처리시설을 설치 · 운영하여야 하며, 폐기물의 처리방법의 개선 및 관계인의 자질 향상으로 폐기물 처리사업을 능률적으로 수행하는 한편, 주민과 사업자의 청소 의식 함양과 폐기물 발생 억제를 위하여 노력하여야 한다.

② 특별시장 · 광역시장 · 도지사는 시장 · 군수 · 구청장이 책무를 충실하게 하도록 기술적 · 재정적 지원을 하고, 그 관할 구역의 폐기물 처리사업에 대한 조정을 하여야 한다.

③ 국가는 지정폐기물의 배출 및 처리 상황을 파악하고 지정폐기물이 적정하게 처리되도록 필요한 조치를 마련하여야 한다.

④ 국가는 폐기물 처리에 대한 기술을 연구 · 개발 · 지원하고, 특별시장 · 광역시장 · 특별자치시장 · 도지사 · 특별자치도지사 및 시장 · 군수 · 구청장이 책무를 충실하게 하도록 필요한 기술적 · 재정적 지원을 하며, 특별시 · 광역시 · 특별자치시 · 도 · 특별자치도 간의 폐기물

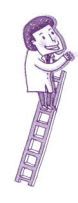

처리사업에 대한 조정을 하여야 한다.

In addition

국민의 책무
- 모든 국민은 자연환경과 생활환경을 청결히 유지하고, 폐기물의 감량화와 자원화를 위하여 노력하여야 한다.
- 토지나 건물의 소유자·점유자 또는 관리자는 그가 소유·점유 또는 관리하고 있는 토지나 건물의 청결을 유지하도록 노력하여야 하며, 특별자치시장, 특별자치도지사, 시장·군수·구청장이 정하는 계획에 따라 대청소를 하여야 한다.

2 폐기물의 배출과 처리

(1) 폐기물의 처리 기준

① 누구든지 폐기물을 처리하려는 자는 대통령령으로 정하는 기준과 방법을 따라야 한다. 다만, 폐기물의 재활용 원칙 및 준수사항에 따라 재활용을 하기 쉬운 상태로 만든 폐기물(중간가공 폐기물)에 대하여는 완화된 처리기준과 방법을 대통령령으로 따로 정할 수 있다.

② 의료폐기물은 검사를 받아 합격한 의료폐기물 전용용기만을 사용하여 처리하여야 한다.

In addition

폐기물의 처리에 관한 구체적 기준 및 방법

① 수집·운반의 경우
- 의료폐기물의 수집·운반차량의 차체는 흰색으로 색칠하여야 한다.
- 의료폐기물의 수집·운반차량의 적재함의 양쪽 옆면에는 의료폐기물의 도형, 업소명 및 전화번호를, 뒷면에는 의료폐기물의 도형을 붙이거나 표기하되, 그 크기는 가로 100센티미터 이상, 세로 50센티미터 이상(뒷면의 경우 가로·세로 각각 50센티미터 이상)이어야 하며, 글자의 색깔은 녹색으로 하여야 한다.
- 지정폐기물 수집·운반차량의 차체는 노란색으로 색칠하여야 한다. 다만, 임시로 사용하는 운반차량인 경우에는 그러하지 아니하다.
- 지정폐기물의 수집·운반차량 적재함의 양쪽 옆면에는 지정폐기물 수집·운반차량, 회사명 및 전화번호를 잘 알아 볼 수 있도록 붙이거나 표기하여야 한다. 이 경우 그 크기는 가로 100센티미터 이상, 세로 50센티미터 이상으로 하고, 검은색 글자로 하여 붙이거나 표기하되, 폐기물 수집·운반증을 발급하는 기관의 장이 인정하면 차량의 크기에 따라 붙이거나 표기하는 크기를 조정할 수 있다. 임시로 사용하는 운반차량의 경우에도 또한 같다.

② 처리의 경우
- 다음의 의료폐기물은 소각하여야 한다.
  - 격리의료폐기물, 위해의료폐기물 중 조직물류폐기물 및 생물·화학폐기물
  - 보관 및 운반 과정에서 혈액, 체액, 분비물, 배설물 등 흘러내릴 수 있는 물질을 포함한 의료폐기물
  - 폐기물중간처분업자 또는 최종처분업자가 처분하는 의료폐기물
- 이외의 의료폐기물은 소각 또는 멸균분쇄처분 하여야 한다.

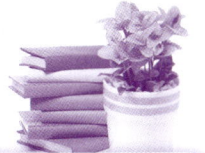

(2) 폐기물의 재활용 원칙 및 준수사항

① 누구든지 다음 사항을 위반하지 아니하는 경우에는 폐기물을 재활용할 수 있다.

- 비산먼지, 악취가 발생하거나 휘발성유기화합물, 대기오염물질 등이 배출되어 생활환경에 위해를 미치지 아니할 것
- 침출수나 중금속 등 유해물질이 유출되어 토양, 수생태계 또는 지하수를 오염시키지 아니할 것
- 소음 또는 진동이 발생하여 사람에게 피해를 주지 아니할 것
- 중금속 등 유해물질을 제거하거나 안정화하여 재활용제품이나 원료로 사용하는 과정에서 사람이나 환경에 위해를 미치지 아니하도록 하는 등 대통령령으로 정하는 사항을 준수할 것
- 그 밖에 환경부령으로 정하는 재활용의 기준을 준수할 것

② 다음의 어느 하나에 해당하는 폐기물은 재활용을 금지하거나 제한한다.

- 폐석면
- 폴리클로리네이티드비페닐(PCBs)이 환경부령으로 정하는 농도 이상 들어있는 폐기물
- 의료폐기물(태반 제외)
- 폐유독물 등 인체나 환경에 미치는 위해가 매우 높을 것으로 우려되는 폐기물 중 대통령령으로 정하는 폐기물

(3) 생활폐기물의 처리

① 특별자치시장, 특별자치도지사, 시장·군수·구청장은 관할 구역에서 배출되는 생활폐기물을 처리하여야 한다. 다만, 환경부령으로 정하는 바에 따라 특별자치시장, 특별자치도지사, 시장·군수·구청장이 지정하는 지역은 제외한다.

Tip 생활폐기물관리 제외지역
- 가구 수가 50호 미만인 지역
- 산간·오지·섬지역 등으로 차량의 출입 등이 어려워 생활폐기물을 수집·운반하는 것이 사실상 불가능한 지역

---

② 특별자치시장, 특별자치도지사, 시장·군수·구청장은 해당 지방자치단체의 조례로 정하는 바에 따라 대통령령으로 정하는 자에게 처리를 대행하게 할 수 있다.

In addition

생활폐기물의 처리대행자
- 폐기물처리업자
- 폐기물처리 신고자

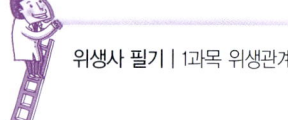

- 한국환경공단(농업활동으로 발생하는 폐플라스틱 필름·시트류를 재활용하거나 폐농약용기 등 폐농약포장재를 재활용 또는 소각하는 경우만 해당)
- 전기·전자제품 재활용의무생산자 또는 전기·전자제품 판매업자(전기·전자제품 재활용의무생산자 또는 전기·전자제품 판매업자로부터 회수·재활용을 위탁받은 자 포함) 중 전기·전자제품을 재활용하기 위하여 스스로 회수하는 체계를 갖춘 자
- 재활용센터를 운영하는 자(대형폐기물을 수집·운반 및 재활용하는 것만 해당)
- 재활용의무생산자 중 제품·포장재를 스스로 회수하여 재활용하는 체계를 갖춘 자(재활용의무생산자로부터 재활용을 위탁받은 자 포함)
- 건설폐기물 처리업의 허가를 받은 자(공사·작업 등으로 인하여 5톤 미만으로 발생되는 생활폐기물을 재활용하기 위하여 수집·운반하거나 재활용하는 경우만 해당)

③ 폐기물처리 신고를 한 자는 생활폐기물 중 폐지, 고철, 폐식용유(생활폐기물에 해당하는 폐식용유를 유출 우려가 없는 전용 탱크·용기로 수집·운반하는 경우만 해당) 등 환경부령으로 정하는 폐기물을 수집·운반 또는 재활용할 수 있다.

④ 생활폐기물을 수집·운반하는 자는 수집한 생활폐기물 중 환경부령으로 정하는 폐기물을 다음의 자에게 운반할 수 있다.

- 자원의 절약과 재활용촉진에 관한 법률에 따른 제품·포장재의 제조업자 또는 수입업자 중 제조·수입하거나 판매한 제품·포장재로 인하여 발생한 폐기물을 직접 회수하여 재활용하는 자(재활용을 위탁받은 자 중 환경부령으로 정하는 자 포함)
- 폐기물 재활용업의 허가를 받은 자
- 폐기물처리 신고자
- 그 밖에 환경부령으로 정하는 자

⑤ 특별자치시장, 특별자치도지사, 시장·군수·구청장은 제1항에 따라 생활폐기물을 처리할 때에는 배출되는 생활폐기물의 종류, 양 등에 따라 수수료를 징수할 수 있다. 이 경우 수수료는 해당 지방자치단체의 조례로 정하는 바에 따라 폐기물 종량제 봉투 또는 폐기물임을 표시하는 표지 등을 판매하는 방법으로 징수하되, 음식물류 폐기물의 경우에는 배출량에 따라 산출한 금액을 부과하는 방법으로 징수할 수 있다.

⑥ 특별자치시장, 특별자치도지사, 시장·군수·구청장이 음식물류 폐기물에 대하여 수수료를 부과·징수하려는 경우에 는 전자정보처리프로그램을 이용할 수 있다. 이 경우 수수료 산정에 필요한 내용을 환경부령으로 정하는 바에 따라 전자정보처리프로그램에 입력하여야 한다.

⑦ 특별자치시장, 특별자치도지사, 시장·군수·구청장은 조례로 정하는 바에 따라 종량제 봉투등의 제작·유통·판매를 대행하게 할 수 있다.

(4) 폐기물분석전문기관의 지정

① 환경부장관은 폐기물에 관한 시험·분석 업무를 전문적으로 수행하기 위하여 다음의 기관을 폐기물 시험·분석 전문기관으로 지정할 수 있다.

- 한국환경공단
- 수도권매립지관리공사
- 보건환경연구원
- 그 밖에 환경부장관이 폐기물의 시험 · 분석 능력이 있다고 인정하는 기관
② 기관이 폐기물분석전문기관으로 지정을 받으려는 경우에는 대통령령으로 정하는 시설, 장비 및 기술능력을 갖추어 환경부장관에게 지정을 신청하여야 한다.
③ 폐기물분석전문기관으로 지정받은 기관은 지정받은 사항 중 환경부령으로 정하는 중요한 사항을 변경하려는 경우에는 환경부장관으로부터 변경지정을 받아야 한다.
④ 환경부장관은 ①의 기관을 폐기물분석전문기관으로 지정하거나 변경지정하였을 때에는 해당 기관에 지정서를 발급하고, 그 내용을 관보나 인터넷 홈페이지 등에 게시하는 방법으로 공고하여야 한다.

3 폐기물처리업 및 결격사유

(1) 폐기물처리업

① 폐기물의 수집 · 운반, 재활용 또는 처분을 업으로 하려는 자(음식물류 폐기물을 제외한 생활폐기물을 재활용하려는 자와 폐기물처리 신고자 제외)는 환경부령으로 정하는 바에 따라 지정폐기물을 대상으로 하는 경우에는 폐기물 처리 사업계획서를 환경부장관에게 제출하고, 그 밖의 폐기물을 대상으로 하는 경우에는 시 · 도지사에게 제출하여야 한다. 환경부령으로 정하는 중요 사항을 변경하려는 때에도 또한 같다.
② 환경부장관이나 시 · 도지사는 제출된 폐기물 처리사업계획서를 다음의 사항에 관하여 검토한 후 그 적합 여부를 폐기물처리사업계획서를 제출한 자에게 통보하여야 한다.
- 폐기물처리업 허가를 받으려는 자(법인의 경우에는 임원 포함)가 결격사유에 해당하는지 여부
- 폐기물처리시설의 입지 등이 다른 법률에 저촉되는지 여부
- 폐기물처리사업계획서상의 시설 · 장비와 기술능력이 허가기준에 맞는지 여부
- 폐기물처리시설의 설치 · 운영으로 수도법에 따른 상수원보호구역의 수질이 악화되거나 환경정책기본법에 따른 환경기준의 유지가 곤란하게 되는 등 사람의 건강이나 주변 환경에 영향을 미치는지 여부
③ 적합통보를 받은 자는 그 통보를 받은 날부터 2년(폐기물 수집 · 운반업의 경우에는 6개월, 폐기물처리업 중 소각시설과 매립시설의 설치가 필요한 경우에는 3년) 이내에 환경부령으로 정하는 기준에 따른 시설 · 장비 및 기술능력을 갖추어 업종, 영업대상 폐기물 및 처리분야

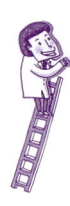

별로 지정폐기물을 대상으로 하는 경우에는 환경부장관의, 그 밖의 폐기물을 대상으로 하는 경우에는 시·도지사의 허가를 받아야 한다. 이 경우 환경부장관 또는 시·도지사는 적합통보를 받은 자가 그 적합통보를 받은 사업계획에 따라 시설·장비 및 기술인력 등의 요건을 갖추어 허가신청을 한 때에는 지체 없이 허가하여야 한다.

④ 환경부장관 또는 시·도지사는 천재지변이나 그 밖의 부득이한 사유로 기간 내에 허가신청을 하지 못한 자에 대하여는 신청에 따라 총 연장기간 1년(폐기물 수집·운반업의 경우에는 총 연장기간 6개월, 폐기물 종합처분업의 경우에는 총 연장기간 2년)의 범위에서 허가신청기간을 연장할 수 있다.

⑤ 폐기물처리업의 업종 구분과 영업 내용

업종 구분	영업 내용
폐기물 수집·운반업	폐기물을 수집하여 재활용 또는 처분 장소로 운반하거나 폐기물을 수출하기 위하여 수집·운반하는 영업
폐기물 중간처분업	폐기물 중간처분시설을 갖추고 폐기물을 소각 처분, 기계적 처분, 화학적 처분, 생물학적 처분, 그 밖에 환경부장관이 폐기물을 안전하게 중간처분할 수 있다고 인정하여 고시하는 방법으로 중간처분하는 영업
폐기물 최종처분업	폐기물 최종처분시설을 갖추고 폐기물을 매립 등(해역 배출 제외)의 방법으로 최종처분하는 영업
폐기물 종합처분업	폐기물 중간처분시설 및 최종처분시설을 갖추고 폐기물의 중간처분과 최종처분을 함께 하는 영업
폐기물 중간재활용업	폐기물 재활용시설을 갖추고 중간가공 폐기물을 만드는 영업
폐기물 최종재활용업	폐기물 재활용시설을 갖추고 중간가공 폐기물을 폐기물의 재활용 원칙 및 준수사항에 따라 재활용하는 영업
폐기물 종합재활용업	폐기물 재활용시설을 갖추고 중간재활용업과 최종재활용업을 함께 하는 영업

⑥ 폐기물처리업을 하려는 자 중 다음의 어느 하나에 해당하는 자는 절차를 거치지 아니하고 허가를 신청할 수 있다.

- 산업단지에서 폐기물처리업을 하려는 자
- 재활용단지에서 폐기물처리업을 하려는 자
- 폐기물 재활용업을 하려는 자

 Tip **폐기물처리업의 시설·장비·기술능력의 기준**
지정폐기물 중 의료폐기물을 중간처분하는 경우 1일 처분능력의 3일분 이상 5일분 이하의 폐기물을 보관할 수 있는 보관창고 및 냉장시설을 갖추어야 한다.

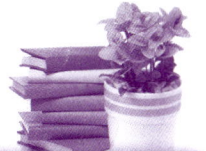

In addition

폐기물처리업자의 폐기물 보관량 및 처리기한

- 의료폐기물 : 냉장 보관할 수 있는 섭씨 4도 이하의 전용보관시설에서 보관하는 경우 5일 이내, 그 밖의 보관시설에서 보관하는 경우에는 2일 이내(다만, 격리의료폐기물의 경우에는 보관시설과 무관하게 2일 이내)
- 의료폐기물 외의 폐기물 : 중량 450톤 이하이고 용적이 300세제곱미터 이하, 5일 이내

(2) 결격 사유

다음의 어느 하나에 해당하는 자는 폐기물처리업의 허가를 받거나 전용용기 제조업의 등록을 할 수 없다.

① 미성년자, 피성년후견인 또는 피한정후견인

② 파산선고를 받고 복권되지 아니한 자

③ 이 법을 위반하여 금고 이상의 실형을 선고받고 그 형의 집행이 끝나거나 집행을 받지 아니하기로 확정된 후 10년이 지나지 아니한 자

④ 이 법을 위반하여 금고 이상의 형의 집행유예를 선고받고 그 집행유예 기간이 끝난 날부터 5년이 지나지 아니한 자

⑤ 이 법을 위반하여 대통령령으로 정하는 벌금형 이상을 선고받고 그 형이 확정된 날부터 5년이 지나지 아니한 자

⑥ 폐기물처리업의 허가가 취소되거나 전용용기 제조업의 등록이 취소된 자로서 그 허가 또는 등록이 취소된 날부터 10년이 지나지 아니한 자

⑦ 허가취소자 등과의 관계에서 자신의 영향력을 이용하여 허가취소자 등에게 업무집행을 지시하거나 허가취소자 등의 명의로 직접 업무를 집행하는 등의 사유로 허가취소자 등에게 영향을 미쳐 이익을 얻는 자 등으로서 환경부령으로 정하는 자

⑧ 임원 또는 사용인 중에 결격사유의 어느 하나에 해당하는 자가 있는 법인 또는 개인사업자

4 폐기물처리업자 등에 대한 지도와 감독

(1) 기술관리인

① 대통령령으로 정하는 폐기물처리시설을 설치 · 운영하는 자는 그 시설의 유지 · 관리에 관한 기술업무를 담당하게 하기 위하여 기술관리인을 임명(기술관리인의 자격을 갖추어 스스로 기술관리하는 경우 포함)하거나 기술관리 능력이 있다고 대통령령으로 정하는 자와 기술관리 대행계약을 체결하여야 한다.

② 기술관리인을 두어야 할 폐기물처리시설(다만, 폐기물처리업자가 운영하는 폐기물처리시설

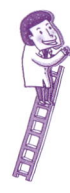

제외)
- 매립시설의 경우
  - 지정폐기물을 매립하는 시설로서 면적이 3천300 제곱미터 이상인 시설(다만, 최종처분 시설 중 차단형 매립시설에서는 면적이 330 제곱미터 이상이거나 매립용적이 1천 세제 곱미터 이상인 시설로 함)
  - 지정폐기물 외의 폐기물을 매립하는 시설로서 면적이 1만 제곱미터 이상이거나 매립용 적이 3만 세제곱미터 이상인 시설
- 소각시설로서 시간당 처분능력이 600킬로그램(의료폐기물을 대상으로 하는 소각시설의 경우에는 200킬로그램) 이상인 시설
- 압축 · 파쇄 · 분쇄 또는 절단시설로서 1일 처분능력 또는 재활용능력이 100톤 이상인 시설
- 사료화 · 퇴비화 또는 연료화시설로서 1일 재활용능력이 5톤 이상인 시설
- 멸균분쇄시설로서 시간당 처분능력이 100킬로그램 이상인 시설
- 시멘트 소성로
- 용해로(폐기물에서 비철금속을 추출하는 경우로 한정)로서 시간당 재활용능력이 600킬로 그램 이상인 시설
- 소각열회수시설로서 시간당 재활용능력이 600킬로그램 이상인 시설

In addition

기술관리대행자

폐기물처리시설의 유지 · 관리에 관한 기술관리를 대행할 수 있는 자는 다음의 자로 한다.
- 한국환경공단
- 엔지니어링산업 진흥법에 따라 신고한 엔지니어링사업자
- 기술사법에 따른 기술사사무소(자격을 가진 기술사가 개설한 사무소로 한정)
- 그 밖에 환경부장관이 기술관리를 대행할 능력이 있다고 인정하여 고시하는 자

(2) 폐기물 처리 담당자 등에 대한 교육

① 다음의 어느 하나에 해당하는 사람은 환경부령으로 정하는 교육기관이 실시하는 교육을 받 아야 한다.
- 다음의 어느 하나에 해당하는 폐기물 처리 담당자
  - 폐기물처리업에 종사하는 기술요원
  - 폐기물처리시설의 기술관리인
  - 그 밖에 대통령령으로 정하는 사람
- 폐기물분석전문기관의 기술요원
- 재활용환경성평가기관의 기술인력

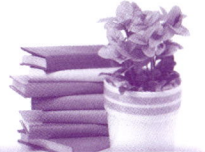

② 교육을 받아야 할 사람을 고용한 자는 그 해당자에게 그 교육을 받게 하여야 한다.

③ 교육을 받는 사람을 고용한 자는 교육에 드는 경비를 부담하여야 한다.

In addition

교육대상자

• 폐기물처리시설(기술관리인을 임명한 폐기물처리시설은 제외)의 설치ㆍ운영자나 그가 고용한 기술담당자

• 사업장폐기물배출자 신고를 한 자나 그가 고용한 기술담당자

• 확인을 받아야 하는 지정폐기물을 배출하는 사업자나 그가 고용한 기술담당자

• 사업장폐기물을 배출하는 사업자나 그가 고용한 기술담당자로서 환경부령으로 정하는 자

• 폐기물수집ㆍ운반업의 허가를 받은 자나 그가 고용한 기술담당자

• 폐기물처리 신고자나 그가 고용한 기술담당자

---

(3) 장부 등의 기록과 보존

다음의 어느 하나에 해당하는 자는 환경부령으로 정하는 바에 따라 장부를 갖추어 두고 폐기물의 발생ㆍ배출ㆍ처리상황 등을 기록하고, 마지막으로 기록한 날부터 3년(①의 경우 2년)간 보존하여야 한다(다만, 전자정보처리프로그램을 이용하는 경우 제외).

① 음식물류 폐기물의 발생 억제 및 처리 계획을 신고하여야 하는 자

② 사업장폐기물의 종류와 발생량 신고를 하여야 하는 자

③ 지정폐기물을 처리하기 전에 관련 서류를 환경부장관에게 제출하여 확인을 받아야 하는 자

④ 사업장폐기물을 공동으로 수집, 운반, 재활용 또는 처분하는 공동 운영기구의 대표자

⑤ 폐기물처리업자

⑥ 전용용기 제조업자

⑦ 폐기물처리시설을 설치ㆍ운영하는 자

⑧ 폐기물처리 신고자

⑨ 제조업자나 수입업자

In addition

사용종료 또는 폐쇄 후의 토지 이용 제한

• 환경부장관은 사후관리 대상인 폐기물을 매립하는 시설의 사용이 끝나거나 시설이 폐쇄된 후 침출수의 누출, 제방의 유실 등으로 주민의 건강 또는 재산이나 주변환경에 심각한 위해를 가져올 우려가 있다고 인정되면 대통령령으로 정하는 바에 따라 그 시설이 있는 토지의 소유권 또는 소유권 외의 권리를 가지고 있는 자에게 대통령령으로 정하는 기간에 그 토지 이용을 수목의 식재, 초지의 조성 또는 공원시설, 체육시설, 문화시설, 신ㆍ재생에너지 설비의 설치에 한정하도록 그 용도를 제한할 수 있다.

• 토지 이용의 제한기간은 폐기물매립시설의 사용이 종료되거나 그 시설이 폐쇄된 날부터 30일 이내로 한다.

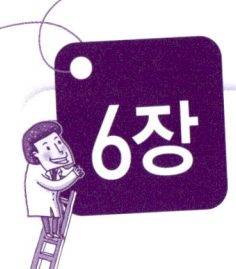

6장 하수도법

1 총칙

(1) 목적

하수도의 계획, 설치, 운영 및 관리 등에 관한 사항을 정함으로써 하수와 분뇨를 적정하게 처리하여, 하수의 범람으로 인한 침수 피해를 예방하고 지역사회의 지속가능한 발전과 공중위생의 향상에 기여하며 공공수역의 물환경을 보전함을 목적으로 한다.

(2) 정의

① 하수 : 사람의 생활이나 경제활동으로 인하여 액체성 또는 고체성의 물질이 섞이어 오염된 물(오수)과 건물·도로 그 밖의 시설물의 부지로부터 하수도로 유입되는 빗물·지하수를 말한다(다만, 농작물의 경작으로 인한 것 제외).

② 분뇨 : 수거식 화장실에서 수거되는 액체성 또는 고체성의 오염물질(개인하수처리시설의 청소과정에서 발생하는 찌꺼기 포함)을 말한다.

③ 하수도 : 하수와 분뇨를 유출 또는 처리하기 위하여 설치되는 하수관로·공공하수처리시설·간이공공하수처리시설·하수저류시설·분뇨처리시설·배수설비·개인하수처리시설 그 밖의 공작물·시설의 총체를 말한다.

④ 공공하수도 : 지방자치단체가 설치 또는 관리하는 하수도를 말한다(다만, 개인하수도 제외).

⑤ 개인하수도 : 건물·시설 등의 설치자 또는 소유자가 해당 건물·시설 등에서 발생하는 하수를 유출 또는 처리하기 위하여 설치하는 배수설비·개인하수처리시설과 그 부대시설을 말한다.

⑥ 하수관로 : 하수를 공공하수처리시설·간이공공하수처리시설·하수저류시설로 이송하거나 하천·바다 그 밖의 공유수면으로 유출시키기 위하여 지방자치단체가 설치 또는 관리하는 관로와 그 부속시설을 말한다.

⑦ 합류식하수관로 : 오수와 하수도로 유입되는 빗물·지하수가 함께 흐르도록 하기 위한 하수관로를 말한다.

⑧ 분류식하수관로 : 오수와 하수도로 유입되는 빗물·지하수가 각각 구분되어 흐르도록 하기 위한 하수관로를 말한다.

⑨ 공공하수처리시설 : 하수를 처리하여 하천·바다 그 밖의 공유수면에 방류하기 위하여 지방자치단체가 설치 또는 관리하는 처리시설과 이를 보완하는 시설을 말한다.

⑩ 간이공공하수처리시설 : 강우로 인하여 공공하수처리시설에 유입되는 하수가 일시적으로 늘

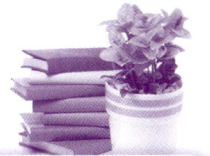

어날 경우 하수를 신속히 처리하여 하천·바다, 그 밖의 공유수면에 방류하기 위하여 지방
자치단체가 설치 또는 관리하는 처리시설과 이를 보완하는 시설을 말한다.

⑪ **하수저류시설** : 하수관로로 유입된 하수에 포함된 오염물질이 하천·바다, 그 밖의 공유수면
으로 방류되는 것을 줄이고 하수가 원활하게 유출될 수 있도록 하수를 일시적으로 저장하거
나 오염물질을 제거 또는 감소하게 하는 시설(하천법에 따른 시설과 자연재해대책법에 따른
우수유출저감시설 제외)을 말한다.

⑫ **분뇨처리시설** : 분뇨를 침전·분해 등의 방법으로 처리하는 시설을 말한다.

⑬ **배수설비** : 건물·시설 등에서 발생하는 하수를 공공하수도에 유입시키기 위하여 설치하는
배수관과 그 밖의 배수시설을 말한다.

⑭ **개인하수처리시설** : 건물·시설 등에서 발생하는 오수를 침전·분해 등의 방법으로 처리하
는 시설을 말한다.

⑮ **배수구역** : 공공하수도에 의하여 하수를 유출시킬 수 있는 지역으로서 공고된 구역을 말한
다.

⑯ **하수처리구역** : 하수를 공공하수처리시설에 유입하여 처리할 수 있는 지역으로서 공고된 구
역을 말한다.

(3) 국가 및 지방자치단체의 책무

① 국가는 하수도의 설치·관리 및 관련 기술개발 등에 관한 기본정책을 수립하고, 지방자치단
체가 책무를 성실하게 수행할 수 있도록 필요한 기술적·재정적 지원을 할 책무를 진다.

② 지방자치단체의 장은 공공하수도의 설치·관리를 통하여 관할구역 안에서 발생하는 하수
및 분뇨를 적정하게 처리하고 하수의 범람으로 인한 침수 피해를 예방할 책무를 진다.

(4) 국가하수도종합계획의 수립

① 환경부장관은 국가 하수도정책의 체계적 발전을 위하여 10년 단위의 국가하수도종합계획을
수립하여야 한다.

② 종합계획에는 다음의 사항이 포함되어야 한다.

- 하수처리의 여건에 관한 사항
- 하수처리의 목표에 관한 사항
- 하수처리의 추진전략·세부시행계획 등 정책방향에 관한 사항
- 광역적인 하수도사업의 추진에 관한 사항
- 공공하수도의 확충 및 정비에 관한 사항
- 개인하수도의 정비 및 보급에 관한 사항
- 하수도의 연구 및 기술개발에 관한 사항
- 하수도 경영체계의 개선에 관한 사항

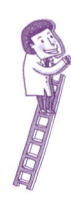

- 하수도 관련 인력의 확보 및 교육훈련에 관한 사항
- 하수도 관련 사업의 시행에 소요되는 비용의 산정 및 재원 조달에 관한 사항

③ 환경부장관은 종합계획이 수립된 날부터 5년이 지난 때에는 그 타당성을 검토하여 필요한 경우에는 이를 변경하여야 한다.

(5) 유역하수도정비계획의 수립

① 유역환경청장 또는 지방환경청장은 공공하수도의 중복 설치 방지와 효율적인 운영·관리를 위하여 종합계획을 바탕으로 환경부령으로 정하는 권역별로 하수도의 설치 및 통합 운영·관리에 관한 20년 단위의 계획을 수립하여야 한다.

② 환경부령으로 정하는 권역이 둘 이상의 지방환경관서의 장의 관할구역에 걸치거나 그 밖의 특별한 사유가 있을 때에는 환경부령으로 정하는 지방환경관서의 장이 해당 유역하수도정비계획을 수립한다.

③ 유역하수도정비계획에는 다음의 사항이 포함되어야 한다.
- 유역물관리종합계획의 이행을 위한 해당 유역 하수도의 관리 목표 및 전략에 관한 사항
- 방류수수질기준의 설정에 관한 사항
- 유역 내 하수도의 설치, 운영 및 관리의 통합에 관한 사항
- 유역의 하수 발생, 처리 및 하수처리수(공공하수처리시설에서 처리된 물)의 재이용 계획에 관한 사항
- 유역의 물순환, 도시 침수 가능성 등을 고려한 하수도 설치 및 운영에 관한 사항
- 하수도 관련 사업 시행에 드는 비용의 산정 및 재원 조달에 관한 사항

④ 지방환경관서의 장은 유역하수도정비계획이 수립된 날부터 5년마다 그 타당성을 검토하여 필요한 경우에는 이를 변경하여야 한다.

(6) 하수도정비중점관리지역의 지정

① 환경부장관은 하수의 범람으로 인하여 침수 피해가 발생하거나 발생할 우려가 있는 지역, 공공수역의 수질을 악화시킬 우려가 있는 지역에 대하여는 관할 시·도지사와 협의하여 하수도정비중점관리지역으로 지정할 수 있다.

② 특별시장·광역시장·시장 또는 군수(광역시의 군수 제외)는 하수도정비가 시급하다고 인정하는 지역에 대하여는 관할 시·도지사와의 협의를 거쳐 중점관리지역으로 지정하여 줄 것을 환경부장관에게 요청할 수 있다. 지정된 중점관리지역을 변경하는 경우에도 또한 같다.

③ 특별시장·광역시장·시장 또는 군수(광역시의 군수 제외)는 환경부장관에게 중점관리지역의 지정 또는 변경을 요청할 때에는 환경부령으로 정하는 하수도정비대책을 수립하여 제출하여야 한다. 다만, 환경부장관이 지정한 때에는 중점관리지역 지정 후 하수도정비대책을

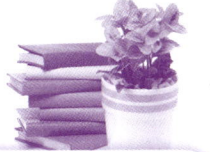

수립할 수 있다.

In addition

하수도정비대책

• 하수도정비의 목표 및 이행 기간, 하수도 확충 및 유지·관리 계획
• 강우 및 침수 피해 현황, 하수도정비 현황 및 문제점
• 국가하수도종합계획, 유역하수도정비계획 및 하수도정비기본계획과의 연계성
• 연차별 투자계획 및 재원조달 방안

(7) 하수도정비기본계획의 수립권자

① 특별시장·광역시장·특별자치시장·특별자치도지사·시장 또는 군수(광역시의 군수 제외)는 사람의 건강을 보호하는 데 필요한 공중위생 및 생활환경의 개선과 환경정책기본법에서 정한 수질환경기준을 유지하고, 관할 구역의 침수를 예방하기 위하여 종합계획 및 유역하수도정비계획을 바탕으로 관할구역 안의 유역별로 하수도의 정비에 관한 20년 단위의 기본계획을 수립하여야 한다. 이 경우 국토의 계획 및 이용에 관한 법률에 따른 도시·군기본계획이 수립된 지역의 경우에는 이를 기본으로 하여야 한다.

② 하수도가 둘 이상의 특별시·광역시·시 또는 군(광역시의 군 제외)의 관할구역에 걸치거나 그 밖의 특별한 사유가 있을 때에는 대통령령으로 정하는 시·도지사, 시장 또는 군수(광역시의 군수 제외)가 해당 하수도정비기본계획을 수립한다.

③ 하수도정비기본계획에는 다음의 사항이 포함되어야 한다.

• 하수도의 정비에 관한 기본방침
• 유역하수도정비계획에 따른 세부시행방안에 관한 사항
• 하수도에 따라 하수를 유출 또는 처리하는 구역에 관한 사항
• 하수도의 기본적 시설의 배치·구조 및 능력에 관한 사항
• 합류식하수관로와 분류식하수관로의 배치에 관한 사항
• 하수의 원활한 유출을 통한 관할 구역의 침수 피해 위험도 예측분석 및 예방에 관한 사항
• 강우 시 하수 측정 및 처리에 관한 사항
• 하수도정비사업의 실시순위에 관한 사항
• 배수구역에서 방류되는 오염물질의 저감계획 및 하수저류시설의 설치에 관한 사항
• 하수를 공공하수처리시설에서 처리하는 과정에서 발생한 찌꺼기의 처리계획 및 처리시설의 설치에 관한 사항
• 하수처리수의 재이용에 관한 사항
• 분뇨의 처리계획 및 분뇨처리시설의 설치에 관한 사항

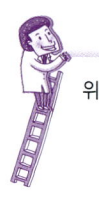

- 하수와 분뇨의 연계처리에 관한 사항
- 하수도 관련 사업의 시행에 소요되는 비용의 산정 및 재원조달에 관한 사항
- 개인하수처리시설의 설치 및 관리에 관한 사항
- 하수도정비대책의 수립에 관한 사항
- 그 밖에 환경부장관이 하수도의 정비에 관하여 필요하다고 인정하여 고시하는 사항

(8) 하수도정비기본계획의 수립

① 하수도정비기본계획 수립권자는 하수도정비기본계획을 수립하고자 할 때에는 대통령령으로 정하는 바에 따라 환경부장관의 승인을 얻어야 한다. 승인을 얻은 사항 중 환경부령으로 정하는 중요사항을 변경하고자 할 때에도 또한 같다.

② 환경부장관은 승인 또는 변경승인을 하고자 할 때에는 국토교통부장관과 미리 협의하여야 한다.

③ 하수도정비기본계획 수립권자는 승인을 얻은 후에는 5년마다 하수도정비기본계획의 타당성을 검토하여 필요한 경우에는 이를 변경하여야 한다.

(9) 방류수수질기준

① 공공하수처리시설 · 간이공공하수처리시설 · 분뇨처리시설 및 개인하수처리시설의 방류수수질기준은 환경부령으로 정한다.

> 다만, 다음 각 호에 해당하는 지역에 대하여는 그 기준을 달리 정할 수 있다.
> - 환경정책기본법에 따른 특별대책지역이나 상수원의 수질보전 또는 생활환경보전을 위하여 엄격한 기준이 필요한 지역으로서 대통령령으로 정하는 지역
> - 유역하수도정비계획을 수립하는 권역 중 권역별 수질관리 목표를 효율적으로 달성하기 위하여 엄격한 기준이 필요한 지역

② 특별시 · 광역시 · 특별자치시 · 도 · 특별자치도는 환경정책기본법에 따른 환경기준의 유지가 곤란하다고 인정하는 경우에는 해당 시 · 도의 조례로 ①에 따른 기준보다 엄격한 방류수수질기준을 정할 수 있다.

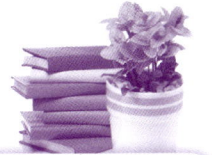

In addition

분뇨처리시설의 방류수수질기준

구분	생물화학적 산소요구량 (BOD) (mg/L)	총유기 탄소량(TOC) (mg/L)	부유물질(SS) (mg/L)	총대장균 군수 (개수/mL)	총질소(T-N) (mg/L)	총인(T-P) (mg/L)
분뇨처리 시설	30 이하	30 이하	30 이하	3,000 이하	60 이하	8 이하

2 공공하수도의 설치 및 관리

(1) 공공하수도의 설치

① 지방자치단체의 장은 하수도정비기본계획에 따라 공공하수도를 설치하여야 한다.

② 시·도지사는 공공하수도를 설치하고자 하는 때에는 대통령령으로 정하는 바에 따라 사업시행지의 위치 및 면적, 설치하고자 하는 시설의 종류, 사업시행기간 등을 고시하여야 한다. 고시한 사항을 변경 또는 폐지하고자 하는 때에도 또한 같다.

③ 시장·군수·구청장은 공공하수도를 설치하려면 대통령령으로 정하는 바에 따라 시·도지사의 인가를 받아야 한다.

④ 시장·군수·구청장은 인가받은 사항을 변경하거나 폐지하려면 시·도지사의 인가를 받아야 한다. 다만, 환경부령으로 정하는 경미한 사항을 변경하려는 경우에는 그러하지 아니하다.

 Tip 공공하수도 설치기준
• 지진에 대한 안전성을 고려할 것
• 공공하수도의 시설규모 및 배치, 방류 지점 등에 대하여 대통령령으로 정하는 기준

(2) 사용의 공고

① 공공하수도관리청은 공공하수도의 사용을 개시하려는 경우에는 그 사용개시 시기, 배수구역(공공하수처리시설의 경우에는 그 하수처리구역), 합류식하수관로 및 분류식하수관로의 현황 그 밖의 대통령령으로 정하는 사항을 공고하고, 관계도면을 일반에게 공람하여야 한다.

② 공공하수도관리청은 하수처리구역을 하수관로로부터 직선거리 300미터의 범위에서 정하되, 하수처리구역의 지정범위에 관한 세부 기준은 지방자치단체의 조례로 정할 수 있다.

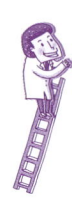

(3) 공공하수도관리청

① 공공하수도관리청은 관할지방자치단체의 장이 된다. 이 경우 공공하수도에 대한 공공하수도관리청별 관리범위에 관하여는 환경부령으로 정한다.

② 공공하수도가 둘 이상의 지방자치단체의 장의 관할구역에 걸치거나 그 밖의 특별한 사유가 있을 때에는 대통령령으로 정하는 기준에 따른 지방자치단체의 장이 공공하수도관리청이 된다.

③ 공공하수도관리청은 관리하여야 할 공공하수도의 시설 또는 지역 등 대통령령으로 정하는 사항을 공고하여야 한다.

(4) 공공하수도의 운영 · 관리 및 손괴 · 방해행위 금지

① 공공하수도를 운영 · 관리하는 자는 대통령령으로 정하는 기준에 따라 공공하수도를 운영 · 관리하기 위한 기준을 마련하여야 한다.

② 공공하수처리시설, 간이공공하수처리시설 또는 분뇨처리시설을 운영 · 관리하는 자는 강우 · 사고 또는 처리공법상 필요한 경우 등 환경부령으로 정하는 정당한 사유 없이 다음의 어느 하나에 해당하는 행위를 하여서는 아니 된다.

- 방류수수질기준을 초과하여 배출하는 행위
- 공고된 하수처리구역 안의 하수를 공공하수처리시설(강우로 인하여 일시적으로 하수가 늘어난 경우에는 간이공공하수처리시설을 포함)에 유입시키지 아니하고 배출하거나 공공하수처리시설에 유입시키지 아니하고 배출할 수 있는 시설을 설치하는 행위
- 공공하수처리시설, 간이공공하수처리시설 또는 분뇨처리시설에 유입된 하수 또는 분뇨를 최종방류구를 거치지 아니하고 배출하거나 최종방류구를 거치지 아니하고 배출할 수 있는 시설을 설치하는 행위
- 분뇨에 물을 섞어 처리하거나 물을 섞어 배출하는 행위

③ 공공하수도를 운영 · 관리하는 자는 강우로 인하여 하수처리구역 안의 하수가 공공하수처리시설(간이공공하수처리시설 포함)에 유입되지 아니하고 배출되는 경우, 배출되는 하수의 수량과 수질을 환경부령으로 정하는 바에 따라 측정 · 기록하여 5년간 보존하여야 한다.

④ 공공하수처리시설, 간이공공하수처리시설 또는 분뇨처리시설을 운영 · 관리하는 자는 대통령령으로 정하는 바에 따라 방류수의 수질검사, 찌꺼기의 성분검사를 실시하고 그 검사에 관한 기록을 5년간 보존하여야 한다.

⑤ 분뇨처리시설의 설치자 또는 관리자는 분뇨처리시설의 처리용량에 여유가 있을 때에는 가축분뇨를 해당 분뇨처리시설로 유입시켜 처리할 수 있다.

⑥ 누구든지 공공하수도를 손괴하거나 그 기능에 장해를 주어 하수의 흐름을 방해하여서는 아니 된다.

⑦ 누구든지 정당한 사유 없이 공공하수도를 조작하여 하수의 흐름을 방해하여서는 아니 된다.

(5) 기술진단

① 공공하수도관리청은 5년마다 소관 공공하수도에 대한 기술진단을 실시하여 공공하수도의 관리상태를 점검하여야 한다.

② 공공하수도관리청은 기술진단의 결과 관리상태가 불량한 공공하수도에 대하여는 개선계획을 수립하여 시행하여야 한다.

3 개인하수도의 설치 및 관리

(1) 공공하수도 유입제외

① 다음의 어느 하나에 해당하는 하수를 배출하는 자는 하수를 공공하수도에 유입시키지 아니할 수 있다.
- 공공하수처리시설의 방류수수질기준을 초과하지 아니하는 하수
- 물환경보전법에 따른 공공폐수처리시설의 방류수
- 그 밖에 환경부령으로 정하는 하수

② 이 경우 환경부령으로 정하는 바에 따라 미리 공공하수도관리청의 허가를 받아야 한다.

(2) 개인하수도 설치의 지원

① 국가는 개인하수도의 보급확대 등을 위하여 개인하수처리시설의 설치에 필요한 기술적 · 재정적 지원을 할 수 있다.

② 지방자치단체의 장은 관할구역 안의 하수를 효율적으로 처리하기 위하여 필요한 경우에는 개인하수도를 설치 · 변경 또는 폐지하는 자에게 소요비용의 전부 또는 일부를 지원하거나 직접 개인하수도에 관한 공사를 할 수 있다.

③ 토지의 소유자는 정당한 사유 없이 배수설비에 관한 공사를 거부 또는 방해하여서는 아니 된다.

(3) 특정공산품의 사용제한

① 환경부장관은 하수의 수질 악화를 방지하기 위하여 대통령령으로 정하는 특정공산품을 사용함으로 인하여 하수의 수질을 현저히 악화시키는 것으로 판단되는 때에는 관계중앙행정기관의 장과 협의하여 해당 특정공산품의 제조 · 수입 · 판매나 사용의 금지 또는 제한을 명할 수 있다. 다만, 환경부장관의 승인을 받아 연구 또는 시험을 위하여 환경부령으로 정하는 용도로 제조 · 수입 · 판매하거나 사용하는 경우에는 그러하지 아니하다.

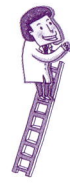

② 환경부장관은 특정공산품의 제조·수입·판매 또는 사용을 금지하거나 제한하려면 금지 또는 제한하는 대상과 내용 등을 고시하여야 한다.

 특정공산품의 종류
특정공산품이란 주방에서 발생하는 음식물 찌꺼기 등을 분쇄하여 오수와 함께 배출하는 주방용 오물분쇄기를 말한다.

(4) 개인하수처리시설의 설치

① 오수를 배출하는 건물·시설 등을 설치하는 자는 단독 또는 공동으로 개인하수처리시설을 설치하여야 한다.

In addition

개인하수처리시설 설치 예외
- 공공폐수처리시설로 오수를 유입시켜 처리하는 경우
- 오수를 흐르도록 하기 위한 분류식하수관로로 배수설비를 연결하여 오수를 공공하수처리시설에 유입시켜 처리하는 경우
- 공공하수도관리청이 환경부령으로 정하는 기준·절차에 따라 하수관로정비구역으로 공고한 지역에서 합류식하수관로로 배수설비를 연결하여 공공하수처리시설에 오수를 유입시켜 처리하는 경우
- 그 밖에 환경부령으로 정하는 요건에 해당하는 경우

② 개인하수처리시설을 설치하거나 그 시설의 규모·처리방법 등 대통령령으로 정하는 중요한 사항을 변경하려는 자는 환경부령으로 정하는 바에 따라 미리 특별자치시장·특별자치도지사·시장·군수·구청장에게 신고하여야 한다. 개인하수처리시설을 폐쇄하려는 경우에도 또한 같다.

③ 특별자치시장·특별자치도지사·시장·군수·구청장은 설치신고·변경신고 또는 폐쇄신고를 받은 경우 그 내용을 검토하여 이 법에 적합하면 신고를 수리하여야 한다.

(5) 개인하수처리시설의 준공검사

① 개인하수처리시설을 설치 또는 변경하는 자가 그 설치 또는 변경공사를 완료한 때에는 특별자치시장·특별자치도지사·시장·군수·구청장의 준공검사를 받아야 한다.

② 특별자치시장·특별자치도지사·시장·군수·구청장은 개인하수처리시설에 대하여 방류수 수질기준의 준수 여부를 확인하기 위하여 준공검사 후 방류수수질검사를 실시하여야 한다.

(6) 개인하수처리시설의 운영·관리

① 개인하수처리시설의 소유자 또는 관리자는 개인하수처리시설을 운영·관리할 때에는 다음의 어느 하나에 해당하는 행위를 하여서는 아니 된다.
- 건물 등에서 발생하는 오수를 개인하수처리시설에 유입시키지 아니하고 배출하거나 개인

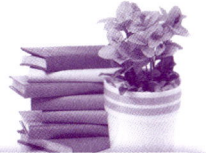

하수처리시설에 유입시키지 아니하고 배출할 수 있는 시설을 설치하는 행위

- 개인하수처리시설에 유입되는 오수를 최종방류구를 거치지 아니하고 중간배출하거나 중간배출할 수 있는 시설을 설치하는 행위
- 건물 등에서 발생하는 오수에 물을 섞어 처리하거나 물을 섞어 배출하는 행위
- 정당한 사유 없이 개인하수처리시설을 정상적으로 가동하지 아니하여 방류수수질기준을 초과하여 배출하는 행위

② 개인하수처리시설의 소유자 또는 관리자는 방류수의 수질자가측정 및 내부청소 등에 관하여 환경부령으로 정하는 기준에 따라 그 시설을 유지 · 관리하여야 한다.

③ 개인하수처리시설의 소유자 또는 관리자는 대통령령으로 정하는 부득이한 사유로 방류수수질기준을 초과하여 방류하게 되는 때에는 특별자치시장 · 특별자치도지사 · 시장 · 군수 · 구청장에게 미리 신고하여야 한다.

4 분뇨의 처리

(1) 분뇨처리 의무

① 특별자치시장 · 특별자치도지사 · 시장 · 군수 · 구청장은 관할구역 안에서 발생하는 분뇨(개인하수처리시설의 소유자 또는 관리자가 개인하수처리시설의 청소과정에서 발생하는 찌꺼기를 환경부령으로 정하는 바에 따라 직접 처리하는 경우 제외)를 수집 · 운반 및 처리하여야 한다. 이 경우 특별자치시장 · 특별자치도지사 · 시장 · 군수 · 구청장은 해당 지방자치단체의 조례로 정하는 바에 따라 분뇨수집 · 운반업자로 하여금 그 수집 · 운반을 대행하게 할 수 있다.

② 특별자치시 · 특별자치도 · 시 · 군 · 구는 오지 · 벽지 능 분뇨의 수집 · 운반 및 처리가 어려운 지역에 대하여 환경부령으로 정하는 기준에 따라 적용하지 아니할 수 있는 지역을 해당 지방자치단체의 조례로 정할 수 있다.

③ 화장실이 설치되어 있는 차량 · 선박 또는 항공기를 운행하는 자 및 이동식 화장실을 설치 · 관리하는 자는 그 화장실에서 배출되는 분뇨(수세식 화장실에서 발생하는 오수 포함)를 스스로 수집 · 운반 및 처리하여야 하며, 스스로 수집 · 운반할 수 없는 경우에는 분뇨수집 · 운반업자로 하여금 그 수집 · 운반을 대행하게 할 수 있다.

④ 특별자치시장 · 특별자치도지사 · 시장 · 군수 · 구청장은 분뇨를 수집 · 운반 및 처리하는 경우 해당 지방자치단체의 조례로 정하는 바에 따라 수수료를 징수할 수 있다. 다만, 시 · 도지사가 분뇨처리시설을 설치 · 운영하는 경우에는 시 · 도의 조례로 정하는 바에 따라 해당 시 · 도지사가 그 분뇨처리에 따른 수수료를 징수할 수 있으며, 분뇨수집 · 운반업자가 수

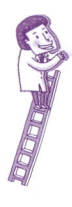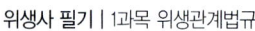

집·운반을 대행하는 경우에는 대행자가 그 수집·운반에 따른 수수료를 징수할 수 있다.

⑤ 분뇨처리시설을 설치하여 운영하는 공공하수도관리청은 수집·운반된 분뇨에 대하여 분뇨처리시설의 운영중단 등 환경부령으로 정하는 사유가 발생한 경우를 제외하고는 그 처리를 거부하여서는 아니 된다.

(2) 분뇨의 광역관리

① 지방자치단체의 장은 둘 이상의 지방자치단체에서 발생하는 분뇨를 광역적으로 처리할 필요가 있다고 인정되는 경우에는 분뇨처리시설을 공동으로 설치·운영할 수 있다.

② 환경부장관(시·도지사가 분뇨처리시설을 설치·운영하는 경우로 한정) 또는 시·도지사(특별자치시장·특별자치도지사·시장·군수·구청장이 분뇨처리시설을 설치·운영하는 경우로 한정)는 지방자치단체 간의 분뇨처리시설 설치·운영에 대하여 필요한 조정을 할 수 있다.

③ 환경부장관 또는 시·도지사는 지방자치단체 간의 분뇨처리시설 설치·운영에 대한 조정을 할 때 분뇨처리시설을 공동으로 사용할 필요가 있는 경우에는 이를 공동으로 사용하도록 권고하고, 해당 시설이 설치된 지역의 생활환경 보전 및 개선을 위하여 필요한 지원이 이루어지도록 관련 지방자치단체의 장에게 권고할 수 있다. 이 경우 관련 지방자치단체의 장은 특별한 사유가 없으면 그 권고에 따라야 한다.

(3) 분뇨의 재활용

① 환경부령으로 정하는 양 이상의 분뇨를 재활용하려는 자는 특별자치시장·특별자치도지사·시장·군수·구청장에게 신고하여야 한다. 다만, 분뇨를 사용하는 경우에는 그러하지 아니하다.

 Tip **재활용의 신고**

환경부령으로 정하는 양 이상의 분뇨를 재활용하고자 하는 자란 분뇨를 재활용할 목적으로 1일 10킬로그램 이상 처리하려는 자를 말한다.

----

② 신고를 한 자는 환경부령으로 정하는 중요사항을 변경하려는 경우에는 특별자치시장·특별자치도지사·시장·군수·구청장에게 신고하여야 한다.

③ 신고를 한 자가 분뇨를 재활용하는 경우에는 환경부령으로 정하는 기준에 따라 재활용시설을 설치·관리하여야 한다.

④ 특별자치시장·특별자치도지사·시장·군수·구청장은 재활용시설이 기준에 적합하지 아니하게 설치·관리된다고 인정하는 때에는 그 재활용시설의 설치·관리자에 대하여 대통령령으로 정하는 바에 따라 기간을 정하여 해당 시설에 대한 개선명령을 할 수 있다.

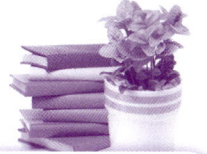

5 하수 · 분뇨 관련 영업

(1) 분뇨수집 · 운반업

① 분뇨를 수집(개인하수처리시설 및 분류식하수관로 중 오수가 흐르는 하수관로의 내부청소 포함) · 운반하는 영업을 하려는 자는 대통령령으로 정하는 기준에 따른 시설 · 장비 및 기술인력 등의 요건을 갖추어 특별자치시장 · 특별자치도지사 · 시장 · 군수 · 구청장의 허가를 받아야 한다.

② 허가받은 사항 중 환경부령으로 정하는 중요한 사항을 변경하려는 경우에는 특별자치시장 · 특별자치도지사 · 시장 · 군수 · 구청장에게 변경신고를 하여야 한다.

(2) 분뇨수집 · 운반업자의 준수사항

① 분뇨수집 · 운반업자는 해당 지방자치단체의 조례로 정하는 기준을 초과하여 수수료를 받아서는 아니 된다.

② 분뇨수집 · 운반업자(소속종사자 포함)의 영업행위 및 그와 관련한 서류의 작성 · 보관 등 필요한 준수사항은 환경부령으로 정한다.

In addition

분뇨수집 · 운반업자의 준수사항

- 분뇨 및 개인하수처리시설 찌꺼기의 수집 · 운반을 의뢰받은 경우에는 정당한 사유 없이 이를 거부하여서는 아니 된다.
- 영업구역, 영업대상, 그 밖의 허가조건을 지켜야 한다.
- 분뇨 및 개인하수처리시설 찌꺼기의 수집 · 운반에 관한 일지를 작성하고, 수수료 징수내역 등 영업과 관련된 서류를 3년간 보존하여야 한다.
- 영업자의 상호, 영업소재지, 전화번호 등이 변경된 경우에는 지역신문 · 방송 또는 엽서 등을 이용하여 주민에게 알려야 한다.
- 개인하수처리시설의 스컴(scum) 및 침전찌꺼기를 완전히 제거하여야 하며, 수집 후에는 개인하수처리시설의 쇄석, 플라스틱 등 여재를 깨끗한 물로 세척하여야 한다.
- 개인하수처리시설을 청소하거나 폐쇄하는 때에는 반드시 가스(산소, 일산화탄소, 황화수소)측정기를 휴대하여야 한다.

---

(3) 과징금

① 환경부장관은 관리대행업자가 영업정지처분을 하여야 할 경우로서 그 영업정지가 주민 생활에 심각한 불편을 주거나 그 밖에 공익을 해할 우려가 있는 때에는 그 영업정지처분을 갈음하여 2억원 이하의 과징금을 부과할 수 있다.

② 환경부장관은 기술진단전문기관이 영업정지처분을 하여야 할 경우로서 그 영업정지가 주민 생활에 심각한 불편을 주거나 그 밖에 공익을 해할 우려가 있는 때에는 그 영업정지처분을 갈음하여 5천만원 이하의 과징금을 부과할 수 있다.

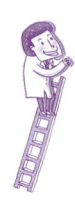

③ 특별자치시장 · 특별자치도지사 · 시장 · 군수 · 구청장은 분뇨수집 · 운반업자가 영업정지처분을 하여야 할 경우로서 그 영업정지가 해당 사업의 이용자 등에게 심한 불편을 주거나 그 밖에 공익을 해할 우려가 있는 때에는 그 영업정지를 갈음하여 3천만원 이하의 과징금을 부과할 수 있다.

6 보칙

(1) 기술관리인

① 대통령령으로 정하는 규모 이상의 개인하수처리시설을 설치 · 운영하는 자는 해당 시설의 유지 · 관리에 관한 기술업무를 담당하게 하기 위하여 기술관리인을 두어야 한다. 다만, 다음의 어느 하나에 해당하는 경우에는 그러하지 아니하다.
- 처리시설관리업자에게 개인하수처리시설의 관리를 위탁한 경우
- 물환경보전법에 따른 환경기술인이 선임된 사업장의 경우

② 개인하수처리시설의 유지 · 관리에 관한 기술업무를 담당할 기술관리인을 두어야 하는 개인하수처리시설의 규모는 다음과 같다.
- 1일 처리용량이 50세제곱미터 이상인 오수처리시설(1개의 건물에 2 이상의 오수처리시설이 설치되어 있는 경우 그 용량의 합계가 50세제곱미터 이상인 것을 포함)
- 처리대상 인원이 1천명 이상인 정화조(1개의 건물에 2 이상의 정화조가 설치되어 있는 경우 그 처리대상 인원의 합계가 1천명 이상인 것을 포함)

③ 공공하수처리시설 또는 물환경보전법에 따른 공공폐수처리시설로 오수를 유입 · 처리하는 지역의 개인하수처리시설에는 기술관리인을 두지 아니할 수 있다.

(2) 교육

① 공공하수처리시설 및 분뇨처리시설을 운영 · 관리하는 자는 공공하수처리시설 또는 분뇨처리시설의 효율적인 운영 · 관리를 위하여 그 시설의 운영요원에 대하여 환경부장관 또는 시 · 도지사가 실시하는 교육을 받게 하여야 한다.

② 분뇨수집 · 운반업자, 처리시설설계 · 시공업자, 처리시설제조업자, 처리시설관리업자, 관리대행업자 및 기술관리인 선임의무자는 고용하고 있는 기술인력 및 기술관리인에 대하여 환경부장관 또는 시 · 도지사가 실시하는 교육을 받게 하여야 한다.

③ 환경부장관 또는 시 · 도지사는 교육에 소요되는 경비를 교육대상자를 고용한 자로부터 징수할 수 있다.

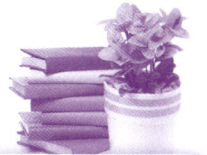

In addition

교육대상자 및 교육과정

교육대상자	• 공공하수처리시설 및 분뇨처리시설의 운영요원 • 관리대행업자의 기술인력(그 자신이 기술인력인 영업자 포함) • 분뇨수집 · 운반업자, 처리시설설계 · 시공업자, 처리시설제조업자, 및 처리시설관리업자의 기술인력(그 자신이 기술인력인 영업자 포함) • 기술관리인
교육과정	• 공공하수처리시설 및 분뇨처리시설의 운영요원과정 • 관리대행업의 기술인력과정 • 분뇨수집 · 운반업의 기술인력과정 • 개인하수처리시설설계 · 시공업, 개인하수처리설제조업 및 개인하수처리시설관리업의 기술인력과정 • 개인하수처리시설의 기술관리인과정

(3) 장부의 기록 · 보존

① 공공하수도관리청은 환경부령으로 정하는 바에 따라 공공하수도 관리대장을 작성하여 보관하여야 한다.

② 분뇨를 재활용하는 자 또는 분뇨수집 · 운반업자는 환경부령으로 정하는 바에 따라 장부를 비치하고, 분뇨의 수집장소 · 수집량 및 처리상황을 기록하여야 하며, 장부의 보존기간은 최종 기재를 한 날부터 3년으로 한다.

01 다음 중 공중위생영업에 해당되지 않는 것은?

① 숙박업 ② 소독업
③ 미용업 ④ 목욕작업
⑤ 건물위생관리업

02 다음 중 공중위생관리법상 이용업자와 미용업자가 공통으로 갖추어야 하는 설비는?

① CCTV ② 안전벨트
③ 마루광택기 ④ 진공청소기
⑤ 자외선살균기

03 다음 중 목욕장 목욕물의 원수 수질기준으로 적합하지 않은 것은?

① 색도는 10도 이하여야 한다.
② 탁도는 1NTU 이하여야 한다.
③ 수소이온농도는 5.8 이상 8.6 이하여야 한다.
④ 과망산칼륨 소비량은 10mg/L 이하여야 한다.
⑤ 총대장균군은 100mL 중에서 검출되지 않아야 한다.

04 다음은 이·미용기구의 소독기준에 대한 설명이다. 빈칸에 들어갈 시간을 바르게 짝지은 것은?

> • 자외선소독은 $1cm^2$당 $85\mu W$ 이상의 자외선을 (㉠)분 이상 쬐어준다.
> • 크레졸소독은 크레졸 3%, 물 97%의 수용액인 크레졸수에 (㉡)분 이상 담가둔다.

	㉠	㉡
①	10	10
②	10	20
③	15	15
④	20	10
⑤	20	20

05 다음 중 공중위생영업자가 준수하여야 하는 위생관리기준으로 옳지 않은 것은?

① 목욕물은 매년 1회 이상 수질검사를 하여야 한다.
② 피부미용을 위하여 약사법에 따른 의약품을 사용해야 한다.
③ 숙박업장의 객실 조명도는 75럭스 이상이 되도록 유지하여야 한다.
④ 목욕장 휴식실의 조명도는 40럭스 이상이 되도록 유지하여야 한다.
⑤ 이용업 영업장 안의 조명도는 75럭스 이상이 되도록 유지하여야 한다.

06 위생사가 되려는 사람은 위생사 국가시험에 합격한 후 누구의 면허를 받아야 하는가?

① 환경부장관
② 행정안전부장관
③ 보건복지부장관
④ 식품의약품안전처장
⑤ 한국보건의료인국가시험원장

07 다음 중 개선명령을 이행하지 아니한 공중위생영업자에게 영업소폐쇄를 명할 수 있는 자는?

① 경찰서장
② 관할 법원
③ 보건복지부장관
④ 시장 · 군수 · 구청장
⑤ 식품의약품안전처장

08 다음 중 최우수업소의 위생관리등급 구분 색상은?

① 녹색   ② 황색
③ 백색   ④ 청색
⑤ 적색

09 공중위생영업자의 위생교육에 대한 설명으로 틀린 것은?

① 공중위생영업자는 매년 위생교육을 받아야 한다.
② 신고를 하고자 하는 자는 미리 위생교육을 받아야 한다.

③ 교육시간은 3시간으로 한다.
④ 위생교육은 보건복지부장관이 허가한 단체 또는 공중위생영업자단체가 실시할 수 있다.
⑤ 2 이상의 장소에서 영업을 하는 자는 소유자가 영업장별로 위생교육을 받아야 한다.

10 다음 중 공중위생관리법상 100만원 이하의 과태료에 처하는 경우는?

① 위생교육을 받지 아니한 자
② 이용업소표시 등을 위반하여 설치한 자
③ 위생사 면허 없이 위생사 면허를 사용한 자
④ 영업소 외의 장소에서 이용 또는 미용업무를 행한 자
⑤ 목욕장업소의 시설 및 설비를 위생적이고 안전하게 관리하지 아니한 자

11 다음 중 식품위생법상의 기구에 해당되지 않는 것은?

① 식품 섭취에 사용되는 기구
② 식품 운반에 사용되는 기구
③ 식품 진열에 사용되는 기구
④ 식품첨가물 가공에 사용되는 기구
⑤ 농업에서 식품 채취에 사용되는 기구

12 식품위생법상 집단급식소는 1회 몇 명 이상에게 제공하는 급식소를 말하는가?

① 20명   ② 30명
③ 50명   ④ 70명
⑤ 100명

13 다음 중 식품위생법상 판매 금지 위해식품이 아닌 것은?

① 설익은 식품
② 불결한 식품
③ 수입신고를 하지 않은 식품
④ 안전성 심사를 받지 않은 식품
⑤ 2 이상의 식품첨가물이 사용된 식품

14 식품 등의 기준 및 규격 관리 기본계획에 포함되는 노출량 평가 · 관리의 대상이 되는 유해물질의 종류가 아닌 것은?

① 중금속
② 곰팡이 독소
③ 유기성 오염물질
④ 제조 · 가공 과정에서 생성되는 오염물질
⑤ 환경부장관이 노출량 평가 · 관리가 필요하다고 인정한 유해물질

15 다음 중 안전성심사위원회에 대한 설명으로 틀린 것은?

① 위원장 1명을 포함한 20명 이내의 위원으로 구성한다.

② 공무원인 위원이 전체 위원의 과반수가 되도록 하여야 한다.
③ 위원은 식품의약품안전처장이 위촉하거나 임명한다.
④ 위원장은 위원 중에서 호선한다.
⑤ 위원의 임기는 2년으로 한다.

16 다음 중 자가품질검사에 관한 기록서 보관 기간으로 옳은 것은?

① 2년   ② 3년
③ 5년   ④ 7년
⑤ 10년

17 다음 중 식품위생법상 식품위생감시원의 직무에 해당되지 않는 것은?

① 식품 등의 압류 · 폐기
② 식품조리법에 대한 단속
③ 검사에 필요한 식품 등의 수거
④ 종업원의 위생교육 이행 여부 확인
⑤ 영업소의 폐쇄를 위한 간판 제거 등의 조치

18 식품위생법상 식품접객업소에 해당되지 않는 업종은?

① 휴게음식점영업
② 단란주점영업
③ 유흥주점영업
④ 위탁급식영업
⑤ 공유주방영업

19 다음 중 식품위생법상 식품안전관리인증기준 대상 식품이 아닌 것은?

① 빙과
② 커피류
③ 초콜릿류
④ 레토르트식품
⑤ 특수용도식품

20 집단급식소에서 조리 · 제공한 식품을 보관할 때 매회 1인분 분량을 보관하는 온도는?

① 영하 10℃ 이하
② 영하 12℃ 이하
③ 영하 15℃ 이하
④ 영하 18℃ 이하
⑤ 영하 20℃ 이하

21 마황, 부자, 천오 등의 원료를 사용하여 판매할 목적으로 식품을 제조한 자가 받는 처벌은?

① 1년 이상의 징역
② 2년 이상의 징역
③ 3년 이상의 징역
④ 4년 이상의 징역
⑤ 5년 이상의 징역

22 다음 중 제1급감염병에 해당하는 것은?

① 두창
② 결핵
③ 홍역
④ 파상풍
⑤ 공수병

23 감염병의 예방 및 관리에 관한 법률상 발생을 계속 감시할 필요가 있어 발생 또는 유행 시 24시간 이내에 신고하여야 하는 감염병은?

① 제1급감염병
② 제2급감염병
③ 제3급감염병
④ 제4급감염병
⑤ 기생충감염병

24 다음 중 질병관리청장이 고시한 생물테러감염병이 아닌 것은?

① 탄저
② 야토병
③ 에볼라열
④ 클라미디아
⑤ 보툴리눔독소증

25 다음은 감염병 예방 및 관리 계획의 수립에 대한 설명이다. 빈칸에 들어갈 말로 바르게 짝지은 것은?

> (㉠)은 (㉡)과 협의하여 감염병의 예방 및 관리에 관한 기본계획을 (㉢)년마다 수립 · 시행하여야 한다.

	㉠	㉡	㉢
①	식품의약품안전처장	보건복지부장관	3
②	질병관리청장	행정안전부장관	3
③	질병관리청장	보건복지부장관	5
④	식품의약품안전처장	행정안전부장관	5
⑤	질병관리청장	보건복지부장관	10

26 의료기관에 소속되지 아니한 의사, 치과의사 또는 한의사가 감염병환자 등을 진단하거나 그 사체를 검안한 경우 그 사실을 누구에게 신고하여야 하는가?

① 질병관리청장
② 관할 보건소장
③ 보건복지부장관
④ 시장·군수·구청장
⑤ 국립보건연구원장

27 다음 중 보건복지부령이 정하는 감염병이 발생한 경우 그 밖의 신고의무자가 관할 보건소장에게 지체 없이 신고하거나 알려야 하는 사항이 아닌 것은?

① 감염병환자의 직업
② 감염병환자와의 관계
③ 감염병환자의 발병일
④ 감염병환자의 주요 증상
⑤ 감염병환자가 입원한 병원

28 다음 중 감염병이 유행할 우려가 있을 때 역학조사를 실시해야 하는 자를 모두 고르시오.

ㄱ. 시·도지사　　ㄴ. 질병관리청장
ㄷ. 관할 보건소장　ㄹ. 보건복지부장관
ㅁ. 시장·군수·구청장

① ㄱ, ㄴ, ㄷ
② ㄱ, ㄴ, ㅁ
③ ㄴ, ㄷ, ㄹ
④ ㄴ, ㄹ, ㅁ
⑤ ㄱ, ㄴ, ㄹ, ㅁ

29 다음 중 필수예방접종을 실시하여야 하는 질병이 아닌 것은?

① 말라리아
② 디프테리아
③ B형간염
④ 인플루엔자
⑤ 장티푸스

30 식품접객업 종사자가 세균성이질에 걸렸을 경우 업무 종사의 제한 기간은 언제까지인가?

① 1주일
② 10일
③ 1개월
④ 3개월
⑤ 감염력이 소멸되는 날까지

31 다음 중 감염병의 예방 및 관리에 관한 법률상 소독을 해야 하는 시설에 해당하지 않는 것은?

① 객실 수 20실 이상인 숙박업소
② 연면적 300제곱미터 이상의 식품접객업 업소
③ 객석 수 300석 이상인 공연장
④ 연면적 1천제곱미터 이상의 학원
⑤ 30명 이상을 수용하는 어린이집

32 다음 중 감염병의 예방 및 관리에 관한 법률상 약물소독에 사용되는 약품이 아닌 것은?

① 석탄산수(석탄산 3% 수용액)
② 크레졸수(크레졸액 3% 수용액)
③ 메탄올수(메탄올 3% 수용액)
④ 포르마린(대한약전 규격품)
⑤ 크롤칼키수(크롤칼키 5% 수용액)

33 먹는물관리법 상 다음에 해당하는 용어는?

> 암반대수층 안의 지하수 또는 용천수 등 수질의 안전성을 계속 유지할 수 있는 자연 상태의 깨끗한 물을 먹는 용도로 사용할 원수를 말한다.

① 약수
② 샘물
③ 상수
④ 정수
⑤ 염지하수

34 다음 중 먹는물관리법 상 먹는물관련영업에 해당되지 않는 것은?

① 지표수 제조업
② 수처리제 제조업
③ 정수기 수입판매업
④ 먹는염지하수 제조업
⑤ 먹는샘물 유통전문판매업

35 먹는물의 수질기준 중 건강상 유해영향 무기물질에 해당되지 않는 것은?

① 납
② 불소
③ 페놀
④ 크롬
⑤ 카드뮴

36 먹는물공동시설 소재지의 특별자치시장·특별자치도지사·시장·군수 또는 구청장이 지정하는 시설의 상시 이용인구는 몇 명 이상인가?

① 50명
② 100명
③ 300명
④ 500명
⑤ 1,000명

37 다음 중 먹는염지하수의 개발허가 대상자는?

① 1일 취수능력 100톤 이상 개발하려는 자
② 1일 취수능력 200톤 이상 개발하려는 자
③ 1일 취수능력 300톤 이상 개발하려는 자
④ 1일 취수능력 400톤 이상 개발하려는 자
⑤ 1일 취수능력 500톤 이상 개발하려는 자

38 먹는샘물을 수입하려는 자는 다음 중 누구에게 신고하여야 하는가?

① 시·도지사
② 질병관리청장
③ 보건복지부장관
④ 시장·군수·구청장
⑤ 식품의약품안전처장

39 먹는샘물 등의 제조업자가 자가품질검사기준에서 매일 1회 이상 측정해야 하는 대상이 아닌 것은?

① 냄새
② 색도
③ 탁도
④ 총대장균군
⑤ 수소이온농도

40 다음 중 먹는물관리법상 청문 대상이 아닌 것은?

① 검사기관의 지정취소
② 품질관리인의 자격취소
③ 샘물 등의 개발허가의 취소
④ 환경영향조사 대행자의 등록취소
⑤ 먹는물관련영업자의 영업허가나 등록의 취소

41 다음 중 위해의료폐기물의 범주에 속하지 않는 것은?

① 손상성폐기물
② 병리계폐기물
③ 조직물류폐기물
④ 격리의료폐기물
⑤ 생물 · 화학폐기물

42 다음 중 재활용 태반 용기의 도형색은?

① 녹색   ② 파란색
③ 노란색   ④ 검정색
⑤ 붉은색

43 다음의 의료폐기물 중 손상성폐기물이 아닌 것은?

① 한방침   ② 주사바늘
③ 폐혈액백   ④ 봉합바늘
⑤ 수술용 칼날

44 다음 중 폐기물 관리의 기본원칙으로 틀린 설명은?

① 폐기물은 우선적으로 소각, 매립 등의 처분을 원칙으로 한다.
② 국내에서 발생한 폐기물은 가능하면 국내에서 처리되어야 한다.
③ 폐기물은 그 처리과정에서 양과 유해성을 줄이도록 처리되어야 한다.
④ 발생한 폐기물은 스스로 재활용함으로써 폐기물의 배출을 최소화하여야 한다.
⑤ 폐기물로 인하여 오염을 일으킨 자가 오염으로 인한 피해의 구제에 드는 비용을 부담하여야 한다.

45 지정폐기물의 수집 · 운반 · 처리를 업으로 하고자 하는 자는 다음 중 누구의 허가를 받아야 하는가?

① 시 · 도지사
② 환경부장관
③ 질병관리청장
④ 보건복지부장관
⑤ 식품의약품안전처장

46 다음은 폐기물처리업자의 폐기물 처리기한에 대한 설명이다. 빈칸에 들어갈 내용으로 바르게 짝지은 것은?

> 의료폐기물은 냉장 보관할 수 있는 섭씨 (㉠) 이하의 전용보관시설에서 보관하는 경우 (㉡) 이내에 처리한다.

	㉠	㉡
①	2도	2일
②	4도	3일
③	5도	3일
④	4도	5일
⑤	5도	5일

47 하도수법상 수거식 화장실에서 수거되는 액체성 또는 고체성 오염물질을 뜻하는 것은?

① 오수　　　　② 하수
③ 분뇨　　　　④ 폐수
⑤ 오니

48 분뇨처리시설의 방류수수질기준으로 틀린 것은?

① 총질소(T–N) – 30mg/L 이하
② 부유물질(SS) – 30mg/L 이하
③ 총대장균 군수 – 3,000개/mL 이하
④ 총유기 탄소량(TOC) – 30mg/L 이하
⑤ 생물화학적 산소요구량(BOD) – 30mg/L 이하

49 1일 몇 킬로그램 이상의 분뇨를 재활용 목적으로 처리할 경우 신고를 해야 하는가?

① 10킬로그램　　② 20킬로그램
③ 30킬로그램　　④ 40킬로그램
⑤ 50킬로그램

50 하수도법 상 다음의 빈칸에 들어갈 금액으로 옳은 것은?

> 특별자치시장 · 특별자치도지사 · 시장 · 군수 · 구청장은 분뇨수집 · 운반업자가 영업정지처분을 하여야 할 경우로서 그 영업정지가 해당 사업의 이용자 등에게 심한 불편을 주거나 그 밖에 공익을 해할 우려가 있는 때에는 그 영업정지를 갈음하여 (　　) 이하의 과징금을 부과할 수 있다.

① 1천만원　　　　② 2천만원
③ 3천만원　　　　④ 4천만원
⑤ 5천만원

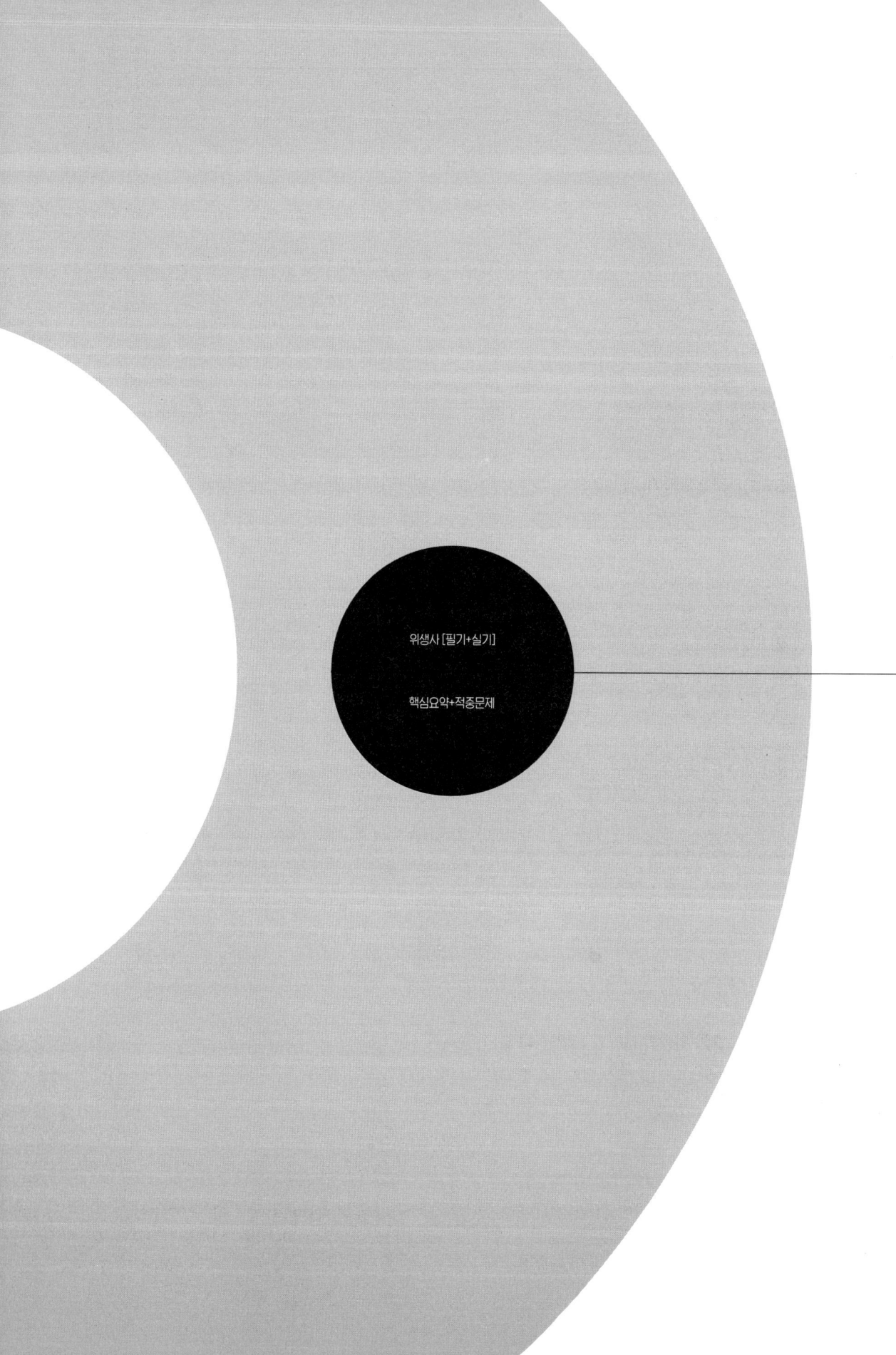

위생사 [필기+실기]

핵심요약+적중문제

2과목

환경위생학
[필기]

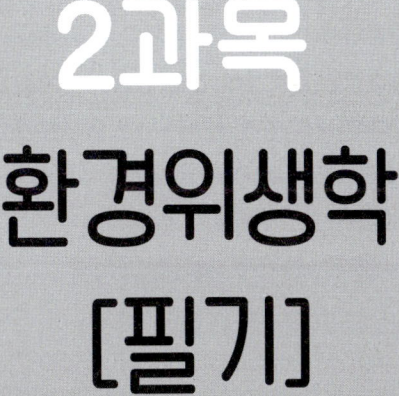

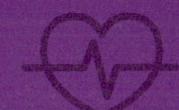

SANITARIAN

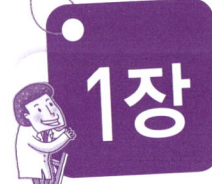

1장 환경위생 일반

1 환경위생의 정의

환경위생이란 인간의 신체발육과 건강 및 생존에 유해한 영향을 미치거나 미칠 가능성이 있는 물리적 생활환경에 있어서 모든 인자를 통제하는 것을 말하며, 환경위생학은 인간을 주체로 한 각종 환경과 인간과의 관계를 연구하여 인간의 건강을 추구해가는 학문이다.

> **WHO의 정의**
> 환경위생이란 인간의 물질적인 생활환경에 있어서 신체발육, 건강 및 생존에 유해한 영향을 미치거나 또는 그 가능성이 있는 일체의 요소를 제어하는 것을 의미한다.

2 환경위생학의 구분

신체발육, 건강유지에 유해한 환경요인을 학문적으로 검토하는 환경위생학은 실험위생학, 생리위생학, 위생공학으로 구분할 수 있다.
① **실험위생학, 생리위생학** : 인간의 생존과 생활에 유해한 영향을 미치는 환경요인을 과학적으로 분석 · 검토하는 분야
② **위생공학** : 유해 환경요인을 인위적인 노력에 의해 통제하거나 개선하는 분야

3 환경위생학의 대상

자연환경	• **이화학적 환경** : 공기, 토양, 광선, 물, 소리, 대기오염, 수질오염, 폐기물 등 • **생물화학적 환경** : 동물, 위생곤충, 각종 병원미생물 등
사회환경	• **인위적 환경** : 의복, 식생활, 주거지, 산업시설, 위생시설 등 • **사회적 환경** : 정치, 경제, 문화, 종교, 교육 등

In addition

환경위생의 의의
복합적인 생활환경을 건강의 유지 · 증진이라는 입장에서 자연환경, 사회환경 등의 요인을 조정 · 통제하고 사회의 기능이 충분히 발휘되는 것과 같은 조건을 준비하는 데 있다. 더 나아가 환경위생은 환경조건의 변화를 예측하고 대응하는 시책을 제공한다. 따라서 환경조건의 작용을 여러 가지 지표에 의해서 측정하고 평가하는 것이 요구된다.

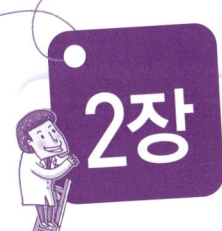

2장 대기환경

1 공기

(1) 공기의 성분 및 농도(표준상태)

① 공기는 지구를 둘러싼 대기의 하층 부분을 구성하는 기체로 이산화탄소의 함유량은 지역·시간에 따라 다소 변하지만 다른 성분의 비율은 변하지 않는다.

② 도시의 공기에는 이산화황·암모니아·아질산·염화물·탄화수소·먼지 등이, 해안지방의 공기에는 염화물 등이 있다.

③ 공기는 건조상태에서 약 78%의 질소와 21%의 산소, 아르곤, 이산화탄소 등의 기체 원소로 이루어진 혼합물로, 일반적으로 79%의 질소와 21%의 산소로 이루어졌다고 보아도 무방하다.

> - 질소(N_2) : 78.09%
> - 아르곤(Ar) : 0.93%
> - 평균분자량 : 약 28.84g
> - 산소(O_2) : 20.95%
> - 탄산가스(CO_2) : 0.03~0.035%
> - 밀도(질량) : 1.293g/L(0℃ 1기압)

In addition

공기의 평균분자량

질소는 원자번호 7번의 원소인 질소 원자 2개로 이루어진 분자로 분자량은 28이다. 또한 산소는 원자번호 8번의 원소인 산소 원자 2개로 이루어진 분자로 분자량은 32이다. 따라서 공기의 평균분자량은 $28 \times 0.79 + 32 \times 0.21 = 28.84$로 질소보다는 약간 무겁지만 산소보다는 가볍다.

(2) 실내공기오염(군집독현상)

① 군집독 : 다수인이 밀집된 곳에서 오염된 실내공기로 인해 불쾌감, 두통, 권태, 현기증, 구기, 구토, 식욕저하 등을 일으키는 증세를 말한다.

② 군집독의 원인
- 물리적 변화 : 실내온도의 증가, 실내습도의 증가 등
- 화학적 변화 : CO_2의 증가, O_2의 감소, 악취 증가, 기타 가스의 증가

③ 군집독의 예방 : 실내환기

(3) 실내공기의 변화

① 질소(N_2)

- 비금속 원소로 지구 대기의 약 78% 정도를 차지하고 있으며 지구 생명체의 구성성분임
- 원소기호는 N, 녹는점은 −210℃, 끓는점은 −196℃, 비중은 0.808g/cm^3이며 상온에서 주로 이원자 분자를 이루고 무색, 무취, 무미의 기체 상태임
- 고압상태에서 잠함병의 원인이 됨

② 산소(O_2)

- 대기 중에 산소는 약 21% 정도로 성인 1회 호흡 시 4~5%의 산소를 소비함
- 산소의 농도가 10% 이하일 경우 호흡곤란 현상이 오며 7% 이하일 경우 사망 우려
- 성인 1인이 1일 필요한 공기량은 약 13KL이며, 필요한 산소량은 약 600~700L임

③ 이산화탄소(CO_2)

- 실내공기오염의 지표이며, 적외선을 흡수하여 온실효과를 일으키는 가스임
- 탄소나 그 화합물이 완전 연소하거나, 생물이 호흡 또는 발효할 때 생기는 기체로 대기의 약 0.035%를 차지함
- 무색·무취의 기체로 압력을 가하면 쉽게 액화되며, 이를 더 압축하면 고체 상태인 드라이아이스를 만들 수 있는데, 상온·상압에 드라이아이스를 놓아두면 승화되어 기체로 날아감
- 1시간 동안 이산화탄소 배출량은 약 20~22L임
- 실내오염 허용기준은 1시간 평균치 1,000ppm 이하임
- 이산화탄소의 농도가 7% 이상일 경우 호흡이 곤란하고 10% 이상일 경우 질식 우려

④ 일산화탄소(CO)

- 무색·무취의 기체로서 산소가 부족한 상태로 연료가 연소할 때 불완전연소로 발생
- 사람의 폐로 들어가면 혈액 중의 헤모글로빈과 결합하여 산소보급을 가로막아 심한 경우 사망에 이르게 함
- 인체에서 작용은 그 자체로 독성이 있는 것이 아니고, 폐에서 혈액 중의 헤모글로빈(Hb)과 결합하여, Hb 본래의 기능인 체내로의 산소공급능력을 방해하여, 체내 조직세포의 산소부족을 불러오는 결과로서 중독증상이 나타남
- 대기 중 일산화탄소 기준은 1시간 평균치 25ppm 이하, 8시간 평균치 9ppm 이하임
- CO 중독 시 중추신경계의 장애를 유발하며 이의 치료방법으로 고압산소요법을 사용함

⑤ 먼지

- 대기 중에서 사람이나 동식물에 주로 영향을 미치는 0.1~10μm 크기의 부유물질로서 주로 산업공정에서 연료의 연소 또는 고체물질상의 분쇄 등을 통하여 발생함
- 주로 알레르기반응, 진폐증, 감염병 등을 유발함

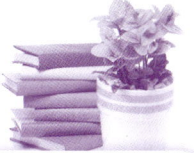

In addition

혈중 Hb-CO의 농도에 따른 임상적 증상

농도	인체증상	농도	인체증상
0~10%	거의 무증상	40~50%	근력감퇴, 허탈, 호흡 및 맥박증진
10~20%	약한 두통, 피부혈관 확장	50~60%	가사, 호흡 및 맥박증진
20~30%	현기증, 약간의 호흡 곤란	60~70%	경련, 혼수상태, 심장박동 및 호흡의 미약
30~40%	심한 두통, 구역, 구토, 시력 저하	80% 이상	사망

2 온열환경

(1) 기온

① **기온의 의의** : 대기의 온도로, 일상생활에 영향을 주는 지상의 기온은 보통 지면으로부터 1.5m 높이의 것을 말한다.

② **기온의 측정**

- 지표면 부근의 기온측정은 흔히 수은 온도계를 이용한다.
- 온도계를 사용하는 기온의 측정은 공기의 유통이 잘 되는 곳에서 햇빛을 피해서 한다.
- 기온측정에 용이한 것은 야외에 설치된 백엽상이며, 온도계는 백엽상 안에 걸어 놓고 관측한다.
- 이상 저온 시에는 알코올 온도계를 사용하고 측정장소의 접근이 어려울 때에는 전기 온도계를 사용한다.
- 수은 온도계는 2분간 측정, 알코올 온도계는 3분간 측정한다.

③ **대류권의 기온** : 대류권에서 지상 100m마다 1℃ 정도 낮아진다.

④ **적정온도** : 실내의 적정온도는 18±2℃, 침실온도는 15±1℃, 병실온도는 21±2℃ 정도이다.

⑤ **일교차**

- 기상요소의 하루 중의 최고값(최댓값 오후 2시경)과 최저값(최솟값 일출 30분 전)과의 차, 즉 일변화에 있어서의 변동폭을 말하며, 기온의 일교차는 기후의 지표로서 중요하다.
- 내륙이 해안보다 온도차가 크고, 계곡분지가 산림보다 일교차가 크다.

⑥ **기온의 표시**

기온은 섭씨(C)·화씨(F)·절대온도(K)로 표시되며 각 단위 간의 환산은 다음과 같다.

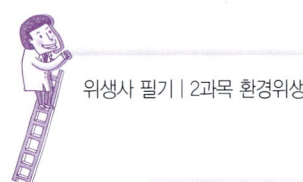

- 섭씨온도 : ℃ = (℉ − 32) × 5/9
- 화씨온도 : ℉ = (℃ × 9/5) + 32
- 절대온도 : K = 273 + ℃

⑦ 온도계의 종류

- **백엽상** : 지면으로부터 1.5m에서 측정하며 일정한 장소의 기온을 측정하는 데 좋다.
- **아스만 통풍 온습도계** : 기온과 기습을 동시에 측정할 수 있으며 다른 장소로 옮겨 기온, 기습을 측정하는 경우 유용하다. 통풍이 시작된지 5분 정도 지날 때의 눈금이 가장 정확하다.
- **자기 온도계** : 바이메탈을 이용하여 항상 유동적으로 변화하는 온도를 자동으로 기록하는 온도계이다.
- **수은 온도계** : 수은의 열팽창을 이용한 액체 온도계의 일종으로, 측정범위는 보통, −38~360℃의 것이 시판되고 있으나, 수은 중에 탈륨을 녹인 것은 −60℃까지 측정할 수 있다.
- **알코올 온도계** : 에틸알코올이 온도 변화에 의해 팽창 또는 수축하는 성질을 이용한 온도계이다. 알코올의 비점은 78℃, 응고점은 −117℃이므로 수은 온도계보다도 저온을 재는 데 편리하나 오차를 수반하므로 정밀 측정에는 저항 온도계 등을 사용한다.
- **흑구 온도계** : 표면이 흑색이고 지름이 15cm인 속이 비어 있는 동판으로 만든 구의 중심에 봉상 온도계를 삽입한 것으로서 실내의 벽면 등으로부터 복사열이 체감에 미치는 영향을 평가하기 위하여 사용된다.
- **전기(저항) 온도계** : 금속의 전기저항이 온도에 따라 변화하는 성질을 이용한 온도계로서, 온도측정 부분은 백금, 니켈, 구리 등이 사용되며 절연물과 보호관으로 싸고, 이것과 지시부를 도선으로 연결하여 저항의 변화를 온도 눈금으로 지시 또는 기록한다.

In addition

백엽상(Shelter, Instrument Screen)

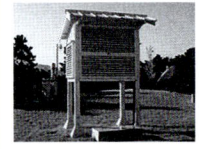

외기의 온도, 습도 등을 측정하는 계기류를 넣어두는 작은 목제상자로, 통풍을 좋게 하기 위해 창, 측벽은 미들창으로 하고, 일사를 방지하기 위해 상자 내외, 전면은 흰 칠을 한다. 정면의 창을 북향으로 하고, 상자 밑의 높이는 지상으로부터 약 1m로 설치한다. 상자 속에는 건습계, 최고 온도계, 최저 온도계, 자기 온도계, 자기 습도계를 둔다.

(2) 습도(기습)

① **습도의 의의** : 공기 중에 포함되어 있는 수증기 양의 정도를 말한다.

② **습도의 종류**

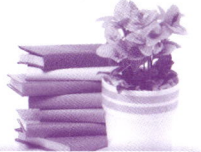

- **절대습도** : 건조공기 1kg이 함유하고 있는 수증기량의 kg 수로 나타낸다.
- **상대습도** : 관계습도라고도 부르며 일반적으로 습도라고 할 때는 상대습도를 가리킨다. 상대습도 R은 일정한 부피의 공기 중에 실제로 포함하고 있는 수증기량 e와 그 공기가 그 온도에서 함유할 수 있는 최대의 수증기량(포화수증기량) E와의 비(R = e/E × 100)를 나타낸 것으로, %로 표시된다.

> 상대습도(%) = (현재 온도의 수증기량 / 현재 공기 중의 포화수증기량) × 100

- **포화습도** : 일정 공기함유량이 한계를 넘을 때 공기 중의 수증기량(g)이나 수증기의 장력(mmHg)을 말한다.
- 수증기의 출입이 없더라도 기온이 변하면 상대습도는 변하지만, 절대습도는 변하지 않는다.
- **최적습도** : 생활과 생물의 생장 및 유지에 가장 알맞은 습도로, 최적습도는 40~70%이다.
③ **습도계의 종류**
  - 건습계
  - 아스만 통풍 온습도계
  - 자기습도계

In addition

습도계(Hygrometer)
대기 중의 습도를 측정하는 계기로 측정 원리에 따라 여러 가지로 분류된다. 같은 종류의 2개의 수은 온도계 중에서 한 쪽 온도계의 끝을 가제(gauze)로 둘러 싸 물로 축여 두었을 때 이 온도계가 가리키는 온도를 습구온도라 하고, 다른 쪽을 건구온도라고 한다. 습도가 낮을수록 증발이 활발하므로 습구온도가 많이 낮아져 습구온도와 건구온도의 차가 커진다.

(3) 기류

① **기류의 의의** : 온도나 지형의 차이로 말미암아 일어나는 공기의 흐름을 말한다. 찬 공기는 밀도가 크고 더운 공기는 밀도가 작다. 태양복사에너지에 의한 공기의 가열은 결국 위도에 따른 온도 차를 나타내게 되는데 이런 이유로 대류현상이 일어나게 되고 공기의 흐름이 발생된다.

② **기류의 분류**
- **상승기류와 하강기류** : 상승기류는 공기가 위로 올라가는 것이고, 하강기류는 공기가 아래로 내려가는 것을 말한다.
- **고압기류와 저압기류** : 고기압에서는 하강기류가 저기압에서는 상승기류가 발생한다.
- **속도에 의한 구분**
  - 0.1m/sec : 무풍

　　　－ 0.2~0.5m/sec : 불감기류(사람이 느끼지 못하는 정도의 바람)

　　　－ 1m/sec : 쾌적기류(사람이 쾌적하다고 느끼는 정도의 바람)

　③ 기류측정기기의 종류

　　• **풍압형 풍속계** : 풍압을 측정하여 풍속을 구하는 것으로, 풍압계라고도 한다. 한쪽 끝을 자유로이 움직이도록 고정한 판을 바람의 방향에 직각으로 대어 그 경사각에서 풍속을 측정한다.

　　• **회전형 풍속계** : 풍배나 프로펠러가 바람에 의해서 회전할 때 회전속도가 풍속에 비례하는 것을 이용한 것으로 로빈슨 풍속계와 프로펠러식 자기 풍속계가 있다. 현재 기상관측에 사용되는 풍속계는 대부분 회전형 풍속계이다.

　　• **열선 풍속계** : 가열된 물체에 바람이 닿으면 그 물체는 냉각되는데 이때 냉각의 정도를 측정하면 풍속을 구할 수 있다. 열선 풍속계는 백금선에 전류를 통하여 따뜻하게 하고 냉각 정도를 백금선의 전류 저항으로 직접 측정한다.

　　• **풍차 풍속계** : 기류에 따른 풍차의 회전수를 측정하여 풍속을 측정하는 것으로, 1~15m/sec의 약한 풍속 측정에 적합하다.

　　• **카타 온도계** : 풍속 측정에 사용되는 알코올 온도계로서 커다란 감온부와 모세관부에 100°F와 95°F에 해당하는 눈금선이 2개 새겨져 있는데 사용할 때는 미리 감온부를 100°F 이상으로 온도를 올린 다음 측정 장소에 설치하여 최상눈금 100°F에서 최하눈금 95°F로 액주가 내려가는 시간을 측정하고 그 시간에 의하여 풍속을 알아낸다.

　　• **기타** : 풍선을 띄워 놓고 이동방향으로부터 풍속을 구하는 방법(측풍기구, 레윈 등)도 있다.

In addition

풍속계의 원리

풍속계는 약한 풍속도 측정할 수 있어야 하고, 풍속과 기록값은 가능한 한 직선적인 관계에 있어야 하며, 변동하는 풍속에 잘 따라야 한다. 또 기류의 요란에 의해서도 기록값에 영향을 미치지 않아야 한다. 따라서 기상관측에서 풍속계의 설치는 지형이나 건물 등의 영향을 받지 않는 지점을 선정하는 것이 중요하다.

(4) 복사열

　① **복사열의 의의** : 물체에서 방출하는 전자기파를 직접 물체가 흡수하여 열로 변했을 때의 에너지를 말한다. 대류나 전도와 같은 현상을 거치지 않고 열이 직접 전달되었기 때문에 열의 전달이 순간적으로 일어난다.

　② **복사열의 특징** : 복사열은 발열체로부터 제곱에 비례하여 온도가 감소한다.

　③ **복사열의 측정** : 흑구 온도계로 측정함(목적하는 위치에 15~20분간 방치한 후 눈금 읽음)

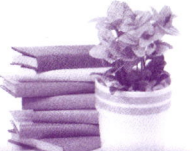

3 온열지수

(1) 감각온도(ET : Effective Temperature)

① 실효온도(체감온도)라고도 하는데 온도, 습도, 기류의 3가지 종합 작용에 의해서 느끼게 되는 추위와 더위의 정도를 실험적으로 정하고 하나의 온도 단위로 나타내려는 것이다. 이는 피복, 계절, 성별, 연령별, 기타 조건에 따라 변화한다.

② 실내 공기 환경의 온도·습도·기류 등 3요소의 종합에 의해서 체감을 표시하는 척도로서, ET로 표시한다. ET는 기온과 주의 벽면의 평균온도가 같을 때 위에 말한 3요소의 종합에 의한 체감과 똑같은 체감이 되는 무풍 시, 습도 100%일 때의 기온을 말한다.

③ 겨울철의 최적 감각온도는 66℉이고, 여름철의 최적 감각온도는 71℉이다.

(2) 최적온도(쾌적온도)

화학반응의 진행과 생물현상의 발생에 가장 알맞은 온도로, 효소의 반응속도가 최대가 되는 온도를 말한다. 효소의 반응속도는 온도가 올라감에 따라 상승하지만, 온도가 지나치게 높은 경우에는 효소의 활성을 잃게 된다. 이 때문에 반응속도는 일정한 온도에서 극대치를 나타내게 된다. 이 온도는 효소의 종류나 측정법에 따라 다르다.

- **주관적 쾌적온도** : 감각적으로 가장 쾌적하게 느끼는 온도
- **생산적 쾌적온도** : 노동을 할 때 생산능률을 최대로 높일 수 있는 작업온도
- **생리적 쾌적온도** : 인체의 최소의 에너지 소모로 최대의 활성을 할 수 있는 온도

(3) 등가온도지수(EW : Equivalent Warmth)

기온·기습·기류에 복사열의 영향을 포함하여, 이들 4요소의 종합효과를 나타내는 지수이다. 기온 100%, 풍속 0m/sec로, 기온과 벽면이 같은 온도 t℉일 때를 기준으로 하고, 이와 똑같은 등가온도 감각을 주는 환경상태를 모두 t℉EW로 나타낸다. 기온, 수증기장력, 풍속, 흑구한 난계시도를 측정하여 EW를 구한다.

(4) 쾌감대(온열조건)

적당히 옷을 입은 상태에서 안정 시 쾌감을 느끼는 기후의 범위로, 쾌적온도는 $18\pm2℃$, 여름철 쾌감온도는 21.7℃, 겨울철 쾌감온도는 19℃ 정도이며, 쾌감습도는 40~70%이다.

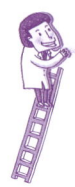

 체온발산의 비율

피부를 통해 방출되는 체열의 양은 전체 방열량의 80~90%이다.

- **피부전도, 복사** : 73%
- **피부증발** : 14.5%
- **폐증발** : 7.2%
- **흡기기온** : 3.5%
- **분뇨** : 1.8%

(5) 냉각력

환경의 열적 성질을 나타내는 지표의 하나로, 카타 냉각력이라고도 한다. 카타 온도계가 38℃에서 35℃로 저하하는 데 필요한 시간으로 구한다.

$$냉각력의 단위 : cal/(cm^2 \cdot sec)$$

(6) 불쾌지수(DI : Discomfort Index)

① **불쾌지수의 의의**

- 기온, 기습, 기류의 물리적 3요소에 의해서 추위, 더위, 쾌, 불쾌 등의 주관적 감각을 나타내는 지수로, 특히 불쾌의 정도를 나타낸다.
- 최근 미국이나 일본에서 이용되고 있으며, 미국 기상국에서는 불쾌지수를 업무의 일부로서 발표하고 있다.
- E.C. Thom(1959)에 의하면 냉난방의 공기조화장치를 가진 회사나 공장 그 외 장소에서 각종 기상조건하에서 어느 정도의 전력을 필요로 하는가를 예측하는 요구가 있었다.

② **불쾌지수 구하는 공식**

- DI = (건구온도 + 습구온도)℃ × 0.72 + 40.6
- DI = (건구온도 + 습구온도)℉ × 0.4 + 15

③ **불쾌지수의 분석** : 불쾌감을 느끼는 정도는 인종에 따라서 다르며, 한국인이 불쾌를 느끼는 비율은 DI 70 이상인 경우 약 10% 정도의 사람이 불쾌감을 느낀다고 하며, 75인 경우 약 50% 정도의 사람이, 80 이상인 경우 대부분의 사람이 불쾌감을 느낀다고 한다.

 불쾌지수에 따른 신체증상

불쾌지수	불쾌감
70~75	10%의 사람이 불쾌감을 느낌
75~80	50% 정도의 사람이 불쾌감을 느낌
80 이상	대부분의 사람이 불쾌감을 느낌
85 이상	견딜 수 없는 상태임

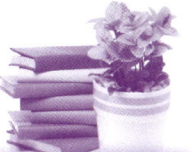

(7) 습구흑구온도지수(WBGT : Wet Bulb Globe Temperature)

① 기온, 습도, 기류 및 복사열을 모두 고려하여 만든 것으로 고온장애를 예방하기 위하여 태양 복사열이 있는 옥외환경의 측정에 적합하도록 고안되었다. 실외에서 활동하는 사람의 열적 스트레스를 나타내는 온열평가지수로 ISO기준을 통해 국제적으로 표준화되어 있으며, 고온 환경의 지표로서 열중증 예방조치에 사용된다.

② 습구흑구온도지수의 산출

- 태양광선이 있는 옥외 작업장
  WBGT(℃) = 0.7 × 자연습구온도 + 0.2 × 흑구온도 + 0.1 × 건구온도
- 태양광선이 없는 옥외 · 옥내 작업장
  WBGT(℃) = 0.7 × 자연습구온도 + 0.3 × 흑구온도

4 기타 대기환경

(1) 기압

① 기압의 의의
- 대기의 무게를 나타내는 대기압의 단위로, 지구를 둘러싸고 있는 대기에 의한 압력을 말한다. 기호는 atm(atmosphere)이다.
- 1기압은 0.76m의 순수은의 액주(밀도 $13595kg/m^3$)가 가속도 $9.80665m/sec^2$의 중력 하에서 그 액주의 밑면에 미치는 압력을 말한다.

② 기압의 측정 : 수은 기압계, 아네로이드 기압계, 자기 기압계

③ 기압의 단위

$$1atm = 760mmHg$$
$$= 1.0332[kgf/cm]$$
$$= 10,332[kgf/m]$$
$$= 10,1253.6[N/cm]$$
$$= 1,013.25hPa$$

(2) 일광

① 자외선
- **파장범위** : 파장 2,000~4,000Å(200~400nm)
- 대류권에 미치는 파장은 290nm 이상의 파장이다(오존층에서 200~290nm의 파장은 흡수).

- 자외선은 체내에서 비타민 D를 합성하고, 살균작용을 하는 등 이로운 역할을 하는 동시에 피부노화, 피부암, 건조, 피부염, 잔주름, 기미, 주근깨 등을 생기게 한다.
- 살균력이 강한 선 : 2,400~2,800Å(240~280nm)
- 도노라선(건강선) : 2,800~3,200Å(280~320nm)
- 자외선의 종류

UV−A (320~400nm)	• 오존층에 흡수되지 않는다. • 파장영역이 0.32~0.40μm에 해당하는 자외선으로, UV−B에 비하여 에너지량이 적지만 피부를 그을릴 수 있고 피부 면역 체계에 작용하여 피부노화에 따른 장기적 피부손상을 일으킬 수 있다.
UV−B (280~320nm)	• 대부분은 오존층에 흡수되지만, 일부는 지표면에 극소량 도달한다. • 파장영역이 0.28~0.32μm에 해당하는 자외선이다. • 동물체의 피부를 태우고 피부 조직을 뚫고 들어가며 때로는 피부암을 일으키는데, 피부암 발생의 원인은 대부분 태양광선의 노출 및 UV−B와 관련이 있다. • 피부에서 프로비타민D를 활성화시켜 인체에 필수적인 비타민D로 전환시킨다.
UV−C (100~280nm)	• 오존층에 완전히 흡수된다. • 파장영역이 0.20~0.29μm에 해당하는 자외선으로 염색체 변이를 일으키고 단세포 유기물을 죽이며, 눈의 각막을 해치는 등 생명체에 해로운 영향을 미친다. • 알려진 이 범위의 자외선은 성층권의 오존에 의해 거의 모두 흡수된다.

In addition

자외선에 대한 오존층의 역할
- 지상으로부터 약 13~50km 사이의 성층권에 있는 오존층은 태양광선 중 자외선을 차단함으로써 사람을 비롯한 지구상의 생명체를 보호하는 역할을 하고 있다.
- 오존층이 파괴되어 오존의 양이 감소하면 자외선을 차단하는 능력이 떨어지게 되고 지표면에 도달하는 자외선의 양이 증가하여 사람에게 좋지 않은 영향을 주게 된다.

② 가시광선
- 눈으로 지각되는 파장범위를 가진 빛으로 눈에 색채로서 지각되는 범위의 파장 한계 내에 있는 스펙트럼이며, 대략 380~780nm 범위의 파장을 가진 전자파이다.
- 780nm 이상의 파장은 적외선과 라디오에 사용되는 열선이고, 380nm 이하의 파장은 자외선, X선 등이다.
- 가시광선 중 가장 강한 빛을 느끼는 파장은 550nm(5,500Å)이다.

③ 적외선
- 가시광선보다 파장이 긴 전자기파(780~3,000nm)이다.
- 적외선은 열선으로 온실효과를 유발하며 혈관확장, 피부홍반, 두통, 현기증, 열사병, 백내

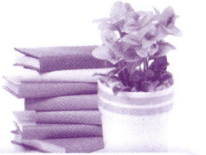

장 등의 원인이 되기도 한다.

In addition

γ선과 X선

- **γ선** : 방사성 물질에서 방출되는 방사선으로 빛이나 X선과 마찬가지로 전자기파이며, X선에 비해 에너지가 크고 파장이 훨씬 짧지만 투과력은 훨씬 강하다. 파장의 경계는 분명하지 않지만 약 0.01nm 이하로 알려져 있다. 일반적으로 베타선과 알파선을 동반하여 방출된다.
- **X선** : 가시광선파장의 약 1/1,000에 해당하는 전자기파이고, 전자가 핵과 충돌할 때 빠른 감속에 의해서 생기거나, 원자 내의 깊은 곳의 빈 궤도(vacant orbits)가 전자를 포획할 때 발생한다.

(3) 기후

① 기후의 의의

- 일정한 지역에서 장기간에 걸쳐 나타나는 대기현상의 평균적인 상태를 말하는 것으로, 지구상의 특정한 장소에서 매년 시간에 따라 반복되는 가장 뚜렷한 대기상태의 종합된 결과라고 할 수 있다.
- 기상은 시시각각 변화하는 순간적인 대기현상이지만 기후는 장기간의 대기현상을 종합한 것이다.

② 기후요소 : 기온 · 일사량 · 일조시간 · 강수량 · 습도 · 증발량 · 운량 · 바람 · 기압 등

③ 기후변동의 원인

- 태양에너지 자체의 변동
- 태양거리와 관련된 변동
- 행성에 의한 것
- 지구상의 조석현상의 변동
- 위성 간 공간의 변화에 의한 것
- 지구자전의 변화에 기인하는 것
- 인위적인 변화 등

(4) 조도

① 조도의 의의

- 입사하는 광속을 단위 면적당으로 환산한 값으로 단위는 룩스(LUX, LX)를 사용한다.
- $1m^2$의 평면에 1루멘의 빛이 비칠 때의 밝기이다.

② 실내 조도기준

- 세면장 · 화장실 · 욕실 : 60~150룩스
- 식당 · 강당(집회장) : 150~300 룩스
- 교실 · 현관 · 복도 · 층계 · 실험실 : 300룩스 이상(300~600룩스)
- 도서실 · 정밀작업 : 600~1,500룩스

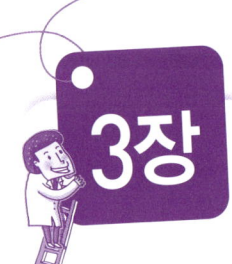

3장 대기오염

1 대기오염 일반

(1) 대기의 수직구조

대기권은 온도 분포에 따라 대류권 → 성층권 → 중간권 → 열권으로 나누어진다. 대류권에서는 기상현상, 성층권은 오존층에 의한 자외선의 흡수, 중간권은 대기권 중 가장 낮은 온도, 열권은 오로라, 전파방해 등의 특징이 나타난다.

① 대류권
- 지표면으로부터 약 10~15km 고도에 걸쳐 위치하며, 고도가 상승할수록 평균 6.5℃의 비율로 기온이 하강하여 대류권 상층부(계절별, 위도별 차이는 있으나 평균 11km 고도)에서 약 −56℃(217K)의 기온을 나타낸다.
- 고도가 상승할수록 기온이 낮아져 불안정한 대기층을 이루어 대류운동이 활발하게 일어나는 기층을 말한다.

② 성층권
- 대류권 상층부로부터 약 50km 고도까지는 기온이 계속 상승하여 약 50km 고도에서 0℃(273K)의 기온을 나타내는 안정한 대기층으로 주로 분자 확산에 의해 기체의 이동이 이루어지는 층이다.
- 대기 중에 포함되어 있는 오존전량(total ozone)을 지상 기압으로 압축시켜 깊이로 환산하면 약 0.3cm에 불과한 양이나, 이 양의 약 90%는 성층권에 포함되어 있고 나머지 10%는 대류권에 포함되어 있다.
- 특히 성층권 내에서도 25km 부근에 오존이 밀집되어 있는데 이 층을 오존층(ozone layer)이라 한다.

③ 중간권
- 약 50~80km 고도에 위치하며, 중간권은 대기권 전체에서 평균 기온이 가장 낮은 곳이다.
- 대류권에서처럼 대류운동이 일어나고, 높이 올라갈수록 기온이 내려가는 특징을 갖고 있다.

④ 열권
- 대기권에서 가장 높은 부분을 차지하는 층으로, 지표면에서부터 85~600km의 고도에 있다.
- 높이 올라갈수록 기온이 급격히 높아져서 낮에는 약 1,700℃나 되는 높은 온도에 이르며,

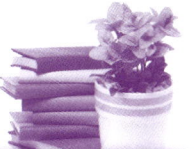

공기가 희박하므로 소량의 태양에너지가 와도 입자 하나하나가 받는 에너지가 많아 밤과 낮의 기온차가 현저하게 나타난다.

In addition

오존층
- 성층권에는 오존이 90% 이상 존재하는데 상층에 오존이 밀집해 있는 층을 오존층이라 하며, 특히 20~25km에 많다.
- 오존층은 자동차 에어컨과 냉장고 냉매 등에 이용되는 프레온가스(CFCs)에 의해 파괴되는 것으로 알려져 있다.
- **오존층의 파괴영향** : 감염병 유발 요인, 눈병 질환, 백내장, 실명 초래, 피부암 발생률 증가, 미생물의 감소로 인한 물의 정화능력 감소, 농작물이나 해양의 식물 플랑크톤의 성장방해, 양서류의 번식저해

(2) 대기의 자정작용

대기오염 물질이 시간경과에 따라 스스로 정화되어 깨끗해지는 것을 말한다.

- 바람에 의한 희석작용
- 중력에 의한 침강작용
- 산소, 오존, 과산화수소 등에 의한 산화작용
- 자외선에 의한 살균작용
- 식물에 의한 탄소동화작용
- 강우, 강설, 우박 등에 의한 세정작용

(3) 대기오염의 의의

천연 또는 인공적으로 만들어진 유해물질로 대기가 더럽혀지는 것을 말한다.

WHO의 정의
대기오염이란 대기 중에 인위적으로 배출된 오염물질이 존재하여 오염물질의 양, 농도 및 지속시간이 어떤 특정지역의 다수인에게 불쾌감과 공중보건상 위해를 끼치고, 인간이나 동식물의 생활에 해를 주어 생활과 재산에 정당한 권리를 방해하는 상태를 말한다.

(4) 대기오염의 원인

① 대기오염의 원인은 인위적인 것과 자연적인 것으로 나뉜다.

자연적 원인	지구형성 초기 화산폭발
인위적 원인	• 불의 발견으로 음식조리, 난방 • 산업혁명에 의한 중공업 발달, 연료의 사용증가, 인구의 증가(3P : 인구, 공해, 빈곤)

② 인위적인 오염물질은 연료의 연소, 원자력을 이용한 핵에너지의 발생, 화학반응, 물리적 공정 및 자동차·항공기 등에서 배출된다.

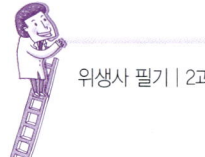
③ 가장 주된 원인은 연료의 연소 시 발생하는 여러 오염물질에 의한 것으로, 이 중 일산화탄소 (CO)와 이산화질소(NO_2), 아황산가스(SO_2) 등이 높은 비율을 차지한다.

④ 특히 이산화황(SO_2)의 경우 다른 대기오염물질과 반응하여 추가적인 2차 오염물질을 만들어낸다.

2 대기오염물질

(1) 발생원인에 따른 구분

① 1차 오염물질
- 오염물질 발생원으로부터 방출된 물질이 그대로 오염물질이 되어있는 것을 말한다.
- 석탄 · 석유 등의 연소에 의해 발생되는 매연, 시멘트공장 등에서 나오는 분진과 자동차의 배기가스 등에서 나오는 황산화물 등이 그 예이다.

② 2차 오염물질
- 차 오염물질이 대기 중에서 물리적 · 화학적 반응에 의해 전혀 다른 물질로 생성된 것을 말한다.
- 자동차나 공장 등에서 배출된 탄화수소와 질소화합물이 태양의 자외선에 의한 광화학반응을 받아서 생긴 산화제 등이 그 예이다.
- **2차 오염물질 영향 원인 : 외부의 광합성도, 반응물질의 농도, 지형, 습도 등**

Tip 대기오염경보단계별 대기오염물질의 농도기준

경보단계	발령기준
주의보	기상조건 등을 검토하여 해당 지역의 대기자동측정소 오존농도가 0.12ppm 이상일 때
경보	기상조건 등을 검토하여 해당 지역의 대기자동측정소 오존농도가 0.3ppm 이상일 때
중대경보	기상조건 등을 검토하여 해당 지역의 대기자동측정소 오존농도가 0.5ppm 이상일 때

(2) 물리적 성상에 따른 구분

① 가스상 물질
- 물질이 연소 · 합성 · 분해될 때에 발생하거나 물리적 성질로 인하여 발생하는 기체상 물질을 말한다.

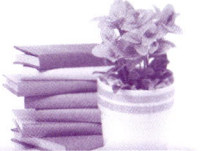

- 황산화물

SO_2 (아황산가스)	• 무색, 자극성이 강함, 액화성이 강함, 강한 부식력 • 산성비의 원인, 환원성 표백제 • 황산제조공장, 석탄연소 시 발생(감소추세)
H_2S (황화수소)	• 황화합물 중 자연계에 약 85%를 차지하며 독성이 있음 • 산화되어 아황산가스를 생성함 • 금속의 표면에 검은 피막을 형성하여 외관상의 피해요인

- 질소산화물

NO (일산화질소)	• 무색, 무취, 물에 녹음 • 헤모글로빈과 결합력이 강함(CO보다 수백 배 강함)
NO_2 (이산화질소)	• 자극성, 물과 반응 • 일산화질소(NO)보다 인체 기관지에 미치는 영향 큼
N_2O (아산화질소)	• 온실가스, 오존층 파괴 • 스마일가스라고도 하는 것으로 마취제로 사용됨

- 탄화수소(HC) : 탄소와 수소로 이루어진 유기화합물로, 광학적 스모그를 발생시키며 자연계에 주로 메탄으로 존재한다.
- 암모니아 : 무색, 무자극성 가스로 유기물 부패 시에 발생한다.
- 염소 : 황록색의 산화력이 강한 유독성 가스를 말한다.
- 산화물 : 산화성이 강한 물질로 오존, PAN(페록실아세틸니트레이트), 알데히드, 아크롤레인 등이 있다.
- 오존 : 대기 중에 배출된 질소산화물과 휘발성 유기화합물 등이 자외선과 광화학반응을 일으켜 생성된 물질로 2차 오염물질에 속한다. 전구물질인 휘발성 유기화합물은 자동차, 화학공장, 정유공장과 같은 산업시설과 자연적 요인 등 다양한 배출원에서 발생한다.
- 온실가스 : 적외선 복사열을 흡수하거나 다시 방출하여 온실효과를 유발하는 대기 중의 가스 상태 물질로 이산화탄소, 메탄, 아산화질소, 수소불화탄소, 과불화탄소, 육불화황을 말한다.
- 악취 : 사람에게 불쾌감을 주는 냄새로서 대표적인 성분으로 황화수소, 메르캅탄류, 아민류 등이 있다.

② 입자상 물질
- 물질이 파쇄 · 선별 · 퇴적 · 이적될 때, 그 밖에 기계적으로 처리되거나 연소 · 합성 · 분해될 때에 발생하는 고체상 또는 액체상의 미세한 물질을 말한다.
- 매연 : 연소할 때에 생기는 유리 탄소가 주가 되는 입자상 미세한 물질을 말한다.

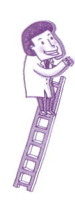

- **검댕** : 연소할 때에 생기는 유리 탄소가 응결하여 입자의 지름이 $1\mu m$ 이상이 되는 입자상 물질을 말한다.
- **먼지** : 대기 중에 떠다니거나 흩날려 내려오는 고체의 입자상 물질을 말한다.
- **연무질** : 기체 속에 고체나 액체 미립자가 분산되어 부유하는 물질로 진애연·안개·이슬비 등이 해당하며, 스모그도 연무질의 하나이다.
- **연무** : 물질이 기체의 상태에서 응축되면서 발생하는 $0.01 \sim 1\mu m$ 이하의 고체입자를 말한다. 연무와 분진은 정련, 가스절단, 숫돌절단, 연삭, 용접 등의 작업에서 발생하며, 증발금속이 공기와 반응할 때 산화물을 발생한다.
- **안개** : 증기 상태에서 응결에 의해 발생되는 미세한 물방울이 공중에 부유하는 것으로 시정거리가 $1km$ 미만인 경우를 말한다. 입자의 크기는 수 $\mu m \sim 100\mu m$ 정도이며, 상대습도가 100에 가깝다.
- **훈연** : 목재를 불완전연소시켜 발생한 연기를 식품에 부착시키는 것으로 주로 축육이나 어육 등 훈제품의 제조에 쓰인다. 고기제품을 훈연하는 목적은 제품에 식욕을 자아내는 연기 냄새를 주고 제품의 풍미를 향상시키며, 외관에 특유의 훈연색을 주어 고기조직에 염지 육색을 고정시키고 제품의 보존성을 높이기 위함이다.

> **In addition**
>
> **대기환경보전법상 대기오염물질(61종)**
> - 브롬 및 그 화합물, 알루미늄 및 그 화합물, 바나듐 및 그 화합물, 망간화합물, 철 및 그 화합물, 아연 및 그 화합물, 셀렌 및 그 화합물, 안티몬 및 그 화합물, 주석 및 그 화합물, 텔루륨 및 그 화합물, 바륨 및 그 화합물, 인 및 그 화합물, 붕소화합물, 카드뮴 및 그 화합물, 납 및 그 화합물, 크롬 및 그 화합물, 비소 및 그 화합물, 수은 및 그 화합물, 구리 및 그 화합물, 염소 및 그 화합물, 니켈 및 그 화합물, 페놀 및 그 화합물, 베릴륨 및 그 화합물
> - 입자상 물질, 일산화탄소, 암모니아, 질소산화물, 황산화물, 황화수소, 황화메틸, 이황화메틸, 메르캅탄류, 아민류, 사염화탄소, 이황화탄소, 탄화수소, 아닐린, 벤젠, 스틸렌, 아크롤레인, 시안화물, 불소화물, 석면, 염화비닐, 다이옥신, 프로필렌옥사이드, 폴리염화비페닐, 클로로포름, 포름알데히드, 아세트알데히드, 벤지딘, 1,3 - 부타디엔, 다환 방향족 탄화수소류, 에틸렌옥사이드, 디클로로메탄, 테트라클로로에틸렌, 1,2 - 디클로로에탄, 에틸벤젠, 트리클로로에틸렌, 아크릴로니트릴, 히드라진

(3) 대기오염물질의 공정별 배출원

① 고정 배출원

- **아황산가스(SO_2)** : 황산화물의 일종으로 물에 잘 녹고 무색이며, 자극적인 냄새가 나는 불연성 가스이다. 화산, 온천 등에 존재하며 황화수소와 반응하여 황을 생성한다. 황을 함유하는 석탄, 석유 등의 화석연료가 연소될 때 인위적으로 배출되며, 주요 배출원은 발전소, 난방장치, 금속 제련공장, 정유공장 및 기타 산업공정 등이다.

- **황화수소(H_2S)** : 썩은 달걀 냄새가 나는 수용성의 무색 기체로 암모니아공장, 석유정제공장, 고무공장, 도시가스제조공장 등에서 배출된다.

- **일산화질소(NO)** : 무색의 기체로 공기 중의 산소에 닿으면 바로 이산화질소로 바뀐다. 화학공장과 자동차의 배기가스 속에 함유되어 있어 탄화수소와 산소가 공존하면 태양광선의 작용을 받아 옥시던트(산화제)가 발생하기 쉽다.

- **이산화질소(NO_2)** : 적갈색의 반응성이 큰 기체로서, 대기 중에서 일산화질소의 산화에 의해서 발생하며, 대기 중에서 휘발성 유기화합물과 반응하여 오존을 생성하는 전구물질(precursor) 역할을 한다. 주요 배출원은 자동차와 고온 연소공정, 화학물질 제조공정 등이며, 토양 중의 세균에 의해 생성되는 자연적 현상에 의한 것이다.

- **일산화탄소(CO)** : 무색, 무취의 유독성 가스로서 연료 속의 탄소가 불완전연소되었을 때 발생한다. 배출원은 주로 자동차의 배기가스이며, 공장의 연료연소 그리고 산불과 같은 자연발생원 및 주방, 담배연기, 지역난방과 같은 실내 발생원이 있다.

- **탄화수소(HC)** : 공장 등에서 불완전연소 시 발생하며, 탄화수소는 천연으로는 천연가스 · 석유 · 천연고무 · 식물에 함유되는 테르펜류 등으로서 존재한다.

- **불화수소(HF)** : 자극적인 냄새가 있는 기체로서 독성이 강하다. 농도가 높은 기체는 피부를 통하여 내부에 침투하여 심한 통증을 주게 된다. 농도가 낮은 경우에는 만성 장애를 일으켜 간장, 위장을 해친다.

> 불화수소(HF)의 발생원으로는 빙정석을 원료로 쓰는 알루미늄 정련공장, 인광석을 원료로 쓰는 인산 및 비료제조공장, 형석을 원료로 쓰는 요업공장과 철강공장 등이 있다.

- **프레온가스(CFCs)** : 가연성 · 부식성이 없는 무색 · 무미의 화합물로 독성이 적으면서 휘발하기 쉽지만 잘 타지 않고 화학적으로 안정하여 냉장고나 에어컨 등의 냉매, 스프레이의 분사제, 우레탄 발포제, 반도체의 세정제 등 첨단산업에 이르기까지 폭넓게 사용되고 있다.

- **페놀(C_6H_5OH)** : 콜타르에서 추출되는 흰색의 투명한 고형물로, 묽은 용액 상태를 석탄산이라고 부르며 주로 살균제로 사용된다.

- **카드뮴(Cd)** : 은백색의 금속으로, 자연 환경에서는 산소, 염소, 황과 같은 원소와 결합하여 여러 가지 화합물 형태로 존재한다. 이런 화합물들은 대부분 안정한 고체이지만, 가끔 산화카드뮴은 작은 입자로서 공기 중에 존재하기도 한다. 산업에서 사용되고 있는 대부분의 카드뮴은 아연, 납, 구리 광석을 녹일 때 부산물로 얻어진 것이다. 주로 배터리, 색소, 금속 도금, 플라스틱 등에 사용된다.

- **시안(CN)** : 공기 속에서 탄소 전극을 이용해 아크 방전을 하거나 수은, 은, 금 등의 시안화물을 적열하면 발생한다. 무색이며 자극적인 냄새가 있는 맹독성 기체이다.

- **수은(Hg)** : 중금속의 하나로 중독의 위험성이 높다. 일반적으로 생선을 섭취하거나 물, 흙 등에 의해 체내로 들어오게 되는데, 이런 일이 반복되면 수은이 지속적으로 몸에 쌓이면서 중독 증세를 일으킨다. 수은에 중독되면 신경계에 이상이 생겨 언어장애, 운동장애 등이 나타나고 심하면 사지가 마비될 수도 있다.
- **납(Pb)** : 무거운 금속이지만, 자르거나 압연이 쉬워 가공이 용이하며, 용융점이 낮기 때문에 다른 금속과 합금이 쉽다. 내산성이 있고 화학적으로 안정된 성질이 있고, 비교적 부드러우며 파쇄시키면 입방체를 이룬다.

② 이동 배출원(자동차 배출원)
- 주요 배출물질 : CO, NOx, HC, SO_2, 매연, 메르캅탄 등
  - CO : 공전 시 불완전연소
  - NOx : 가속 시 불완전연소
  - HC : 감속 시 불완전연소
  - 발암물질인 3.4벤조피렌물질 : 디젤엔진(경유) 사용 시 발생
- 배출원 : 자동차, 비행기, 기차, 선박 등에서 배출

Tip 대기환경 기준항목
- SO_2
- O_3
- 벤젠
- Pb
- CO
- NO_2
- 미세먼지(PM-10)

In addition

오염물질 고정 배출원
- **아황산가스** : 제련소, 필름공장, 화력발전소
- **황화수소** : 암모니아공장, 석유정제공장, 코크스공장, 도시가스제조공장, 쓰레기처리장, 하수처리장, 고무공장
- **일산화질소** : 화학비료공장, 냉동공장, 질산공장
- **이산화질소** : 화학비료공장, 냉동공장, 질산공장
- **탄화수소** : 공장 등에서 불완전연소 시 발생
- **불화수소** : 알루미늄공장, 인산비료공장, 유리공장, 요업 · 질그릇 · 타일공장
- **프레온가스** : 냉장고냉매제, 에어로솔분무기, 소화기, 플라스틱발포제
- **페놀** : 섬유공장, 화학공장, 도장공장
- **카드뮴** : 아연 야금공장, 카드뮴 제련공장, 화학공장(카드뮴 촉매 사용), 전지제조공장(카드뮴 전지의 제조), 도금공장(카드뮴 도금에 사용), 유리공장 등
- **시안** : 코크스공장, 시안공장
- **수은** : 농약공장, 수은공장
- **납** : 도료업, 페인트공장, 화장품공장, 장난감공장, 인쇄업

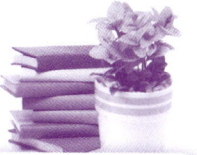

3 대기오염 사건

(1) 뮤즈계곡 사건

① 발생

- 1930년 12월 벨기에 중남부 뮤즈지역에서 발생한 최초의 인간에 의한 대기오염 중독사건 이다.
- 뮤즈지방에 자리한 계곡에는 코크스제조공장, 제철공장, 제강공장, 아연제련공장, 황산제 조 공장 등 대규모의 공업지대가 조성되었다.
- 이 지역에서 초겨울에 지면온도가 갑자기 떨어지면서 지면 가까이의 대기온도가 감소하는 기온역전현상이 일어나고, 바람이 불지 않는 무풍 상태에서 지상 80m의 높이의 기온 역 전층이 형성되고 공장에서 나온 배출된 매연과 안개가 계곡으로 스며들어 높이 100m, 폭 1km, 길이가 30km의 스모그가 발생한 사건이다.
- 뮤즈계곡의 지형적 특성으로 안개가 공기 순환을 막는 뚜껑 역할을 하였다.

② 원인물질 : 공장의 아황산가스, 황산미스트, 불소화합물 등

(2) 도노라 사건

① 발생

- 1948년 10월 미국 펜실베니아 주의 인구 14,000명의 소규모 공업도시인 도노라에서 일 어난 사건이다.
- 1948년 10월 27일부터 5일간에 걸쳐 도시의 제철공장, 황산제조공장, 아연제련공장 등이 있는 곳에서 무풍 상태와 기온역전으로 이들 공장에서 배출된 SO_2, 황산 안개 등이 정체 된 연무가 발생한 사고이다.
- 이와 같이 대기 이동이 없어지자 각 공장에서 배출된 해로운 가스가 매연, 증기, 안개와 결 합하여 오염을 가속화시켰다.

② 원인물질 : 공장의 아황산가스, 황산미스트 등

(3) 포자리카 사건

① 발생

- 1950년 11월 멕시코 공업지대인 포자리카에서 공장조작 중 황화수소가 인근 마을로 다량 누출되어 분지를 이룬 이곳에 기온역전으로 피해를 일으킨 사건이다.
- 인구 22,000명 중 320명이 급성 중독, 22명이 사망, 다수의 국민이 기침 · 호흡곤란 · 점 막 자극 등으로 시달렸다.

② 원인물질 : 석유정제공장에서 유출된 H_2S가스

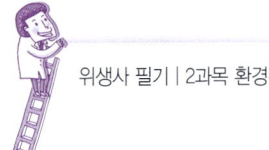

(4) 런던스모그 사건

① 발생

- 1952년 12월 4일 영국 런던에서 발생한 것으로, 당시 런던의 가정난방, 공장, 발전소의 60%가 석탄 연료를 사용했으며, 그 결과 CO, 미세먼지, SO_2가 2주간의 고기압과 무풍, 기온역전현상으로 짙은 안개 속에서 지표면에 축적되어 발생한 사건이다.
- 석탄 연소에 따른 연기가 정제되지 않은 채 대기 중으로 배출되었고, 무풍 상태와 기온역전 현상으로 인해 대기로 확산되지 못하고 지면에 정체하게 되었다.
- 배출된 연기와 짙은 안개가 합쳐져 스모그를 형성하였고, 특히 연기 속에 있던 이산화황은 황산안개로 변하였으며, 이러한 스모그현상은 1주일간 지속되었다.

② 원인물질 : 이산화황에 의한 스모그(가정난방, 기타 공장 · 발전소의 석탄 연료 사용에 따른 CO, SO_2, 먼지가 지표면에 쌓여서 발생)

(5) 로스앤젤레스 광화학 스모그 사건

① 발생

- 1943년 미국 로스앤젤레스에서 자동차의 배기가스로 인한 대기오염으로 황갈색 스모그가 나타난 사건이다.
- 자동차 등의 배기가스에서 나오는 탄화수소, 질소산화물, 황산화물 등과 태양 자외선에 의해 발생한 PAN, 과산화수소 등 광화학적 산화물에 의한 사건으로, 1954년 이후 더운 여름 8~9월 중 기온이 24~32℃에 이르는 정오경에 자주 일어난다.
- 광화학 스모그현상은 대도시 차량 또는 소통이 많고 인구가 많이 밀집한 지역의 대기오염으로 인해 나타나며 서울에서도 이러한 스모그현상을 종종 발견할 수 있다.
- 특히 사람의 눈이나 식물에 피해를 준다.

② 원인물질 : 공장과 쓰레기 소각로에서 나온 강하분진, 자동차에서 배출되는 질소산화물, 탄화수소 등이 반응하여 황갈색 스모그를 형성

4 대기오염의 피해

(1) 인체에 대한 피해

오염물질이 희석되지 않고 체내에 쌓여 농도가 증가하게 되어 심각한 피해를 주게 된다.

아황산가스	기도염증, 기관지염, 천식, 폐기종 등
황화수소, 암모니아, 메르캅탄	악취

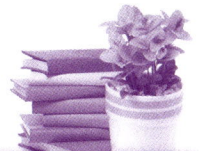

탄화수소	호흡기질환, 발암물질(3,4벤조피렌)
오존	시각장애, 기관지염, 유전인자 변화
납	적혈구 이상, 조형계통장애, 신경계통장애, 신장장애, 사지의 심근마비
벤젠	적혈구 감소, 백혈병
카드뮴	이타이이타이병
수은	미나마타병, 중추신경과 말초신경 마비(언어장애, 보행장애, 운동장애, 지각장애)
시안화수소	호흡작용 장애(맹독성 가스)
석면	석면폐증
분진	구루병
입자상 물질	기관지 침착

In addition

인체장애
- **호흡기장애** : 기관지염, 천식, 기도폐쇄장애, 인후염, 점막자극 및 점막세포 파괴
- **눈의 장애** : 각막 및 결막의 자극, 눈 점막의 자극
- **대사장애** : 혈액학적 · 세포학적 · 효소학적 변화
- **정신적 장애** : 정신 및 신경의 증상, 알레르기성 장애
- **간접적 피해** : 시정의 감소로 인한 자연환경 악화, 태양광선의 차단으로 자외선량의 부족

(2) 동물에 대한 피해

사람이나 식물보다는 피해 정도가 덜하나 과거 대기오염의 사례가 발생했을 때 사람과 더불어 많은 동물의 피해 상황 때문에 대기오염의 지표로 사용되기도 한다.

> **지표동물** : 환경조건을 나타내는 지표가 되는 동물을 일컫는다. 이동력이 크기 때문에 육상동물인 경우 지표종이 되기는 어려우나, 해양을 구성하고 있는 해류계와 수괴에는 각기 고유의 지표동물이 살고 있으며, 이 동물들의 출현에 의해서 해류나 수괴가 미치는 범위와 움직임 등을 알 수 있다. 연안수와 외양수에서도 고유의 지표 플랑크톤을 조사함으로써 수괴의 분포상태를 알 수 있다.

(3) 식물에 대한 피해

대부분의 식물이 대기오염에 민감하며, 햇빛이 강한 낮이나 습도가 높은 날에 피해가 더 크다.

지표식물스	• 환경에 민감하게 반응하는 식물로 검지식물이라고도 한다. 예를 들어 메밀, 참깨, 담배 등은 아황산가스에 민감하고 잎에 반점이 생기므로, 이들의 반점으로 아황산가스를 알 수 있다.

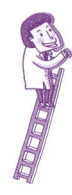

	• 식물이 모자반과 같은 해산물인 경우 지표 해산물이라 하는데 모자반은 해수 중의 방사성 원소에 민감하다.
대기오염물질과 지표식물	• **아황산가스** : 알파파, 참깨 • **불소 및 불화수소** : 글라디올러스, 메밀 • **오존** : 담배(연초) • **AN(페록실아세틸니트레이트)** : 강낭콩 • **염소** : 장미
식물에 독성이 강한 순서	$HF > SO_2 > NO_2 > CO > CO_2$

(4) 재산 및 경제적 피해

오존은 고무제품의 탄력 저하, 아황산가스는 철제부식, 먼지는 건물이나 옷을 더럽힘

(5) 자연환경의 변화

일사량 감소, 시정거리 저하 등

In addition

대기오염피해의 특징

• 피해규모는 오염물질의 농도와 폭로시간에 비례하여 커진다.
• 단일 오염물질보다 혼합 오염물에 노출되면 상가작용 및 상승작용으로 피해를 준다.
• 노년층과 유아층의 피해가 증가된다.
• 피해지는 주택지역보다 공장지역 주변에서 많이 발생한다.
• 풍속이 낮고, 기온역전이 많은 날에 피해가 증가된다.

---

5 오염물질의 확산

(1) 바람

① 바람의 의의
  • 대기 중 공기의 수평적인 운동을 말하며 풍향과 풍속으로 관측한다.
  • 바람의 방향은 주로 16방위로 나타내고 그 순서는 4방점(N, E, S, W)을 먼저 읽고 그 다음에 4우점(NE, SE, SW, NW)순으로 읽으며, 풍속의 단위로는 육상에서는 m/sec를 사용하고 해상에서는 노트(knot)로 나타낸다.

② 바람의 원인
  • 기압경도력 : 두 지점 사이의 기압차에 의해 생기는 힘으로, 바람이 부는 근본적인 원인이

되며 방향은 고압 방향(고기압)에서 저압 방향(저기압)으로 작용한다.

- **전향력(코리올리의 힘)** : 회전하는 물체 위에서 보이는 가상적인 힘으로, 원심력과 같은 것이며 크기는 운동체의 속력에 비례하고 운동 방향의 수직 방향으로 작용한다.
- **마찰력** : 두 물체가 서로 접촉하여 운동할 때 접촉면을 따라 그 운동을 방해하는 힘으로, 물체가 다른 물체의 표면에 접하여 움직이려고 할 때 또는 움직이고 있을 때 그 운동을 저지하려는 힘이 접촉면을 따라 작용한다.
- **중력** : 지구의 만유인력과 자전에 의한 원심력을 합한 힘으로, 지표 근처의 물체를 연직 아래 방향으로 당기는 힘이다.

③ 바람의 종류

- **해륙풍**

해풍	• 낮에 햇빛에 의해 바다의 공기보다 육지와 그에 접한 공기가 더 빨리 가열되어 상승함에 따라 바다에서 육지 쪽으로 부는 바람 • 일사가 강한 저위도 지방에서 여름에 많이 나타나며, 대지나 구릉이 해안에 인접하고 있는 경우에 잘 발달됨
육풍	• 밤에는 육지가 바다보다 빨리 냉각되어 해양에 비하여 저온 고기압이 되므로 육지에서 바다 쪽으로 부는 바람 • 일반적으로 해풍보다 약하고, 해풍과 육풍의 교체기는 대개 일출과 일몰 전후

- **산곡풍** : 산 정상과 골짜기 사이의 온도 차이에 의한 기압 차로 인하여 발생하는 바람

산풍	밤에 산 위에서 산 아래로 부는 바람
곡풍	낮에 산 아래에서 산 위로 부는 바람

- **전원풍** : 도시 중심으로 갈수록 기온이 높아 약한 저기압이 형성되고, 상승 기류가 발달하여 나타나는 열섬효과로 인해 교외에서 도시 중심으로 부는 바람
- **높새바람(푄풍)** : 습하고 찬 바람이 산을 따라 올라가는 과정에서 구름을 형성해 비를 뿌린 뒤 반대쪽에서 내려갈 때는 따뜻하고 건조한 바람이 된다. 푄현상이 일어나는 것은 바람이 산을 타고 넘어갈 때 일어나는 기온의 변화 때문이다. 기온이 15도인 공기가 산허리를 따라 올라가면 100m 상승할 때마다 기온이 약 0.5도씩 낮아진다.

(2) 기온역전현상

① 기온역전의 의의

- 정상적인 경우 지표상의 온도는 지표면이 높고 위로 올라갈수록 낮아지고, 기류의 이동은 온도가 높은 곳에서 낮은 곳으로 이루어진다.
- 지표면에서 발생한 대기오염물질은 기류의 이동으로 대기권으로 확산되는데 지역적 특성

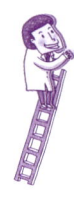

이나 밤과 낮의 특성 등이 어우러져 어느 지역에서는 가끔 기온이 역전되는 현상이 발생하게 된다.

- 즉, 지표면의 기온이 지표면 상층부보다 낮은 경우이다.
- 기온역전현상이 발생하면 대기오염물질의 확산이 이루어지지 못하므로 대기오염의 피해가 가중된다.

② 기온역전의 종류

- **복사역전(접지역전)** : 늦은 아침이나 오후와 같이 태양 복사열이 큰 경우 지표의 온도는 높아지나, 밤에는 복사열이 적어서 지표의 온도가 낮아져서 생기는 현상이다.
- **침강역전** : 공기의 침강에 의하여 생기는 역전·고기압 내에서의 침강은 1~2cm/sec보다 적으나 단열압축에 의하여 기온이 상승하여 역전층이 생기기 쉬우며, 고기압 중심 부분에서 주로 발생하고 장기적으로 지속된다.

③ 기온역전의 피해

- 대기역전현상이 발생하면 한동안 공기의 순환이 느려지거나 순환이 멈추면서 대기오염 물질이 정체되어 그 오염도가 증가한다.
- 도시지역의 경우에는 대기오염물질의 확산이 잘 이루어지지 않기 때문에 도시형 스모그를 악화시키는 주요 원인이 된다.
- 공기의 수직운동과 대기오염물질 확산이 제한되어 지표 부근의 오염농도가 심해진다.

 Tip

대기오염물질의 확산
- 대기오염물질의 이동을 좌우하는 요인은 인간의 활동, 지리적 조건, 기상조건 등을 들 수 있으며 이 중에서 확산에 가장 큰 영향을 미치는 것은 바람이다.
- 대기오염이 가장 심한 기압의 형태는 정체성 고기압인 경우이다.
- 대기오염이 잘 발생되는 기후조건은 기상역전시이다.

---

(3) 대기안정도와 플룸(Plume)의 모양

① **대기안정도** : 평형상태에 놓인 대기 중에 미소한 요란이 발생하여 그것이 점차 발달해 갈 경우 대기는 불안정하다고 하며, 반대로 그 요란이 점차 감쇠되어 대기가 원래의 평형상태에 가까워지면 그 대기는 안정하다고 하며, 이러한 안정의 정도를 대기안정도라고 한다.

② **플룸** : 굴뚝에서 연속적으로 배출되는 연기의 행렬모양을 말한다.

환상형 (파상형)	• 대기의 상태 : 절대 불안정 • 지표오염농도 최대 • 맑은 날 오후나 풍속이 강하여 상·하층 간에 혼합이 크게 일어날 때 발생

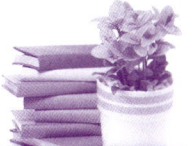

원추형	• 대기의 상태 : 중립 • 가우시안 분포 형성
부채형	• 대기의 상태 : 안정(지표역전) • 역전층 내에서 잘 발생하며 오염농도 추정이 곤란, 주로 아침과 새벽에 발생
상승형 (지붕형)	기온역전이 연기의 아래에만 존재하여 하향 방향으로 혼합이 안 되는 경우 발생
훈증형 (끌림형)	• 대기의 상태 : 하층 불안정 • 지표부근의 심한 오염
함정형 (구속형)	침강역전과 복사역전이 있는 경우 양 역전층 사이에서 오염물이 배출될 때 발생

Tip 굴뚝의 유효높이와 연기상승고의 영향인자
• $He = Hs + \triangle H$(He : 굴뚝의 유효높이, Hs : 실제 굴뚝높이, $\triangle H$: 연기의 상승고지)
• 영향인자 : 수직 분출속도, 평균풍속, 가스온도

(4) 장애물에 대한 플룸의 영향

① 다운드래프트현상
- 건물이나 산 등의 영향 때문에 배기가스가 바람이 불어 내리는 쪽으로 하강하는 현상이다.
- 고농도 오염의 원인이 되기도 하나, 굴뚝의 높이를 주위의 건물보다 상당히 높이거나 건물의 형태를 바꿈으로써 어느 정도는 방지할 수 있다.

② 다운워시현상
- 굴뚝의 풍하측에 생기는 소용돌이 때문에 배기가스가 휩쓸려서 하강하는 현상이다.
- 굴뚝의 수직 배출속도에 비해 굴뚝높이에서의 평균풍속이 크면 플룸이 굴뚝 아래로 흩날리는 현상으로, 수직 배출속도를 굴뚝높이에서 부는 풍속의 2배 이상 되게 하여 방지할 수 있다.

In addition

지표면에 도달하는 착지농도(Sutton)

착지농도	배출가스의 양이 같다면 높은 고도로부터 배출된 오염물질의 착지농도는 동일한 확산조건에서 는 낮은 고도로부터의 농도에 비해 낮게 된다(굴뚝을 높이는 이유).
착지농도 감소조건	• 풍속이 클수록 • 유효 굴뚝 높이가 클수록 • 배출량이 적을수록

(5) 매연농도의 측정

① 매연농도

- 매연 발생시설에 발생하며, 배출구에서 대기 중으로 배출되는 배출물에 포함되는 매진 혹은 유해물질의 양을 말한다.
- 연료의 종류, 연소 설비, 연소실 부하 등의 영향을 받는다.
- 매연 배출자는 관계법이 정하는 바에 따라 매연 발생시설의 매연농도를 측정하여 그 결과를 기록해 두어야 한다.

$$매연농도(\%) = [종(도수 \times 횟수) / 총 횟수] \times 20$$

② 링겔만 매연농도

- 관측자의 전방 16m에 이 표를 수직으로 세워서 굴뚝과 관측자의 거리를 40m로 하고 굴뚝 출구에서 30~40cm 위치의 매연이 태양광선을 차단하는 비율과 매연농도표를 비교한다.
- 매연의 색과 비교하는 것이 아니라 태양광선이 매연에 흡수되는 상황을 비교한다. 매연농도표에 의한 매연농도의 측정은 오차가 생기기 쉬우나 간편한 것이 특징이다.
- 매연의 농도는 0도~5도의 6종으로 분류하고, 배출허용기준은 2도 이하로 규정하고 있다.

6 대기오염의 변화추세

(1) 산성비

① 산성비의 의의

- 산성도를 나타내는 수소이온농도지수(pH)가 5.6 미만인 비이다.
- 일반적으로 빗물은 대기 중의 이산화탄소가 자연스럽게 녹아들어가 pH 5.6~6.5 정도의 약산성이지만 대기 중의 오염물질 중 기체상 물질이 구름으로 유입되고, 구름에서 빗방울을 만드는 과정 속에서 화학반응에 의해 빗물은 pH 5.6 미만이 된다.

② 산성비의 원인물질

- 자동차에서 배출되는 질소산화물과 공장이나 발전소, 가정에서 사용하는 석탄, 석유 등의 연료가 연소되면서 나오는 황산화물이 있다.
- 황산화물이 대기 중에 축적되어 대기의 수증기와 만나면 황산이나 질산으로 바뀌고, 이러한 물질들은 강산성이므로 비의 pH를 낮추게 된다(황산 65%, 질산 30%, 염산 5%).

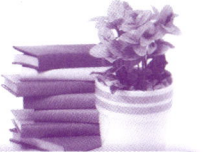

③ 산성비의 피해

- 산성이 된 물은 여러 경로를 통해 나쁜 영향을 미치는데 특히 산성에 약한 물고기 종류에서 그 영향이 제일 먼저 나타나 점차 다른 생물로 확산된다.
- 땅에 산성 물질이 쌓이면 토양이 오염되어 그 땅에서 자라는 식물도 피해를 입는다.
- 산성비의 영향으로 세계 곳곳에서 삼림이 황폐화되고 하천이나 호수에서 물고기의 떼죽음 현상이 나타나고 있다.
- 인체 피해 : 피부질환, 눈질환 등 유발

(2) 오존층 파괴

① 오존층 파괴의 의의

- 지상으로부터 15~30km 높이의 성층권에 있는 오존층의 오존이 파괴되어 그 밀도가 낮아지는 현상을 말한다.
- 오존층은 태양에서 오는 복사에너지 중 자외선을 흡수하는 중요한 역할을 하는데 오존층이 파괴되면 대류권의 자외선(UV-B)의 강도를 증가시킨다(전체 오존의 90%가 성층권에 있고 나머지 10%는 대류권에 있음).
- 남극과 북극의 오존층 파괴에 가장 큰 영향을 주는 물질은 염화플루오린화탄소(CFCs)이다.

② 오존층 파괴의 피해

- 전염병 유발, 눈질환, 백내장 유발, 피부암 발생 증가
- 미생물 감소로 인한 물의 정화능력 저하

In addition

지구온난화

- 지구 표면의 평균온도가 상승하는 현상으로, 땅이나 물에 있는 생태계가 변화하거나 해수면이 올라가서 해안선이 달라지는 등 기온이 올라감에 따라 발생하는 문제를 포함한다.
- 온난화의 원인은 아직까지 명확하게 규명되지 않았으나, 온실효과를 일으키는 온실기체가 유력한 원인으로 꼽는다.
- 온실기체로는 이산화탄소가 가장 대표적이며 인류의 산업화와 함께 그 양은 계속 증가하고 있다. 이외에도 메탄, 수증기가 대표적인 온실기체로, 특히 프레온가스는 한 분자당 온실효과를 가장 크게 일으킨다.

(3) 온실효과

① 온실효과의 의의

- 지구의 대기는 가시광선을 그대로 통과시키지만 적외선 중 8~12μm의 영역을 제외하고는 거의 모두 흡수한다. 따라서 태양복사에너지는 그대로 지표면에 도달하지만 지구 복사에너지는 지구의 대기를 우주로 다시 방출하지 않기 때문에 지구의 평균온도가 높아지게

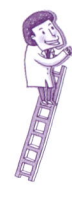

되는 현상을 말한다.

- 지구의 대기는 대부분 질소(약 78%)와 산소(21%)로 구성되는데 원래 열에너지를 흡수하지 않으면 방사도 하지 않는다. 대기 중의 수증기, 이산화탄소, 메탄, 프레온가스(CFC) 등 미량의 가스가 마치 온실의 유리와 같은 역할을 하여 지표에서 우주로의 열 방사 에너지를 받아들여 다시 지표로 방출하여 지구의 지표면을 뜨겁게 하는 것이다.

② 온실효과의 원인 : 이산화탄소, 메탄, 기타 오존, CFC 등

 온실효과
- **온실효과의 기여도** : 이산화탄소는 66%, 메탄은 15%, 기타
- **온실가스 유발물질** : 이산화탄소, 메탄, 아산화질소, 수소불화탄소, 과불화탄소, 육불화항

---

(4) 열섬현상

① **열섬현상의 의의**
- 일반적으로 인구와 건물이 밀집되어 있는 도심지는 다른 지역보다 온도가 높게 나타나는데, 주변의 온도보다 높은 기온현상을 나타내는 지역을 열섬이라 한다.
- 건물이나 도로, 콘크리트로 덮인 지표면은 수분을 포함한 흙보다 더 많은 태양열을 흡수 · 저장하고 태양에너지를 반사하는 반사체의 역할을 한다.

② **열섬현상의 원인**
- 건축물, 포장도로 등의 증대에 따른 지표면 열수지의 변화
- 연료소비에 따른 인공열, 오염물질의 방출량 증가
- 도시를 덮은 대기오염물질에 의한 온실효과
- 도심부에는 고층건물이 많고 요철이 심해서 환기가 어렵다는 점

(5) 열대야현상

① **열대야현상의 의의**
- 기상이변의 여파로 한여름 밤의 최저기온이 25℃ 이상인 현상으로, 불면증, 불쾌감, 피로감 증대, 탈진 등을 유발한다.
- 열대 저지대의 밤과 비슷하여, 더위로 인하여 잠들기 어려워 고통스럽기 때문에 더위를 나타내는 지표가 된다.
- 고온 다습한 북태평양고기압이 발달했을 때, 도시의 열섬현상이 열대야의 원인이 된다.

② **우리나라의 열대야현상**
- 고온 다습한 북태평양고기압이 발달하였을 때 밤에 복사냉각의 효과가 감소하여 나타나는데, 특히 농촌지역보다 도시지역에서 도시기온의 특색으로 나타난다.

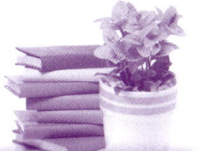

- 도시지역에는 교외지역에 비해 사람 · 건물 · 자동차 · 공장 등이 많아 엄청난 인공열이 발생하고 열을 잘 흡수하는 아스팔트 도로는 쉽게 가열되며 높은 빌딩과 같은 인공구조물이 많아지면 굴곡이 크고 표면적이 넓어, 많은 열을 흡수하게 된다.

(6) 엘리뇨현상

평상시 적도 부근 태평양지역의 바다표면 온도는 날짜 경계선을 중심으로 하여 오른편에서 왼편으로 부는 무역풍(동풍)의 영향을 받아 서태평양지역은 높고(연중 28℃) 동태평양이 낮은(연중 20℃) 상태를 유지하고 있다. 그러나 적도부근의 무역풍이 약해질 경우 서태평양의 따뜻한 바닷물이 동쪽으로 이동하여 동태평양에 위치한 페루연안의 바닷물 온도가 평상시보다 0.5℃ 이상 올라가게 되는데 이러한 고수온현상이 6개월 정도 지속되는 이상 해류현상을 말한다.

(7) 라니냐현상

해양과 대기가 시차를 두고 에너지와 운동량을 교환하면서 수년 주기로 변하는 자연현상 중 열대대양의 동서구배가 이상적으로 소멸되는 현상으로 엘리뇨현상과는 반대로 해수면의 온도가 평년보다 0.5℃ 이상 낮은 저수온현상이 5개월 이상 일어나는 이상 해류현상을 말한다.

7 대기오염 방지기술

(1) 먼지입자

① 먼지입자의 의의 : 먼지입자의 크기는 집진장치의 성능 및 설계의 중요한 변수이다.
② 먼지입자의 종류
- 강하먼지 : 직경이 $10\mu m$보다 커서 무겁기 때문에 쉽게 내려 앉는 먼지를 말한다.
- 부유먼지 : 직경이 $10\mu m$ 이하로 장시간 대기에 떠다닌다(입자 $0.5 \sim 5\mu m$ 정도의 먼지를 호흡성 먼지라고 함).

In addition

더스트와 미스트
- 더스트(Dust) : 기체 중에 포함되어 있는 고체 입자로 일반적으로 $1\mu m$ 이상의 크기인 입자를 말한다.
- 미스트(Mist) : 기체 속에 함유되는 미립자를 말하며, 공기 중에 부유하는 대단히 작은 액체입자로 구성되어 있고 $0.1 \sim 100\mu m$의 입자를 말한다.

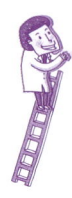

(2) 집진장치

① 집진장치의 의의

- 처리 가스에서 더스트 및 미스트 등을 분리·포집하는 장치이다. 이것에 필요한 전처리 및 부대설비를 포함한다.
- 입자에 작용하는 중력, 관성력, 원심력, 부착력, 친수력 및 전기력 등의 집진에 유효한 작용력에 의해 중력집진장치, 관성력집진장치, 원심력집진장치, 음파집진장치, 세정집진장치, 여과집진장치, 전기집진장치 등이 있다. 또 포집된 입자를 물이나 그 외의 액체로 제거하는 구조를 습식집진장치라고 한다.

② 집진장치의 종류(유형)

- **중력집진장치** : 중력침강집진장치라고도 한다. 함진 기체를 침강실이라고 하는 공실 속에 이끌고 기체의 속도를 급격하게 저하시켜 기류 속의 분진을 중력 작용으로 침강 포집하는 장치이다. 실제적으로는 50μm 이상의 조립자의 집진에 적당하고, 전처리용 집진장치로서 이용되고 있다. 침강실 내의 기체 속도는 퇴적 입자의 재비산 방지를 위해 3m/s 이하로 하고, 속도가 작을수록 작은 입자를 포집할 수 있다. 또, 바닥의 길이가 길수록 침강률이 높아지므로, 다수의 선단을 설치한 다단 침강실식도 있다. 압력 손실은 적고, 5~10mm 수준이다.
- **관성력집진장치** : 함진 가스 기류에 충돌이나 반전 등의 급격한 방향 전환을 향해 매진 입자에서 생기는 관성력과 원심력으로 가스와 입자를 분리하여 집진하는 장치이다. 일반적으로 10~수십 μm 정도의 조립자 포집에 사용되며 압력 손실은 10~100mm 수준 정도이다.
- **원심력집진장치** : 함진 가스에 선회 운동을 주어 원심력으로 분진을 벽면에 충돌시켜 포집하는 장치로, 접선유입식 사이클론, 축류식 사이클론, 멀티사이클론, 블로다운식 사이클론이 있다.
- **음파집진장치** : 음파를 이용해 함진 가스 속에 부유하는 매진 입자를 공진시키고, 상호 충돌로 응집조대화하여 사이클론 등의 집진장치로 포집하는 장치이다. 집진 입자가 인화성, 폭발성의 성질을 갖고 있으며 전기적 중성 입자를 포함하는 경우에 적용된다.
- **세정집진장치** : 습식집진장치의 일종으로, 공기와 가스 속의 분진을 물의 분사로 닦아 흐르게 하는 장치를 말한다. 물방울, 수막, 기포 등을 다량으로 형성하여 분진 입자의 확산, 충돌, 응집 작용으로 집진율을 향상시킨다.
- **여과집진장치** : 여과재 속에 함진 가스를 통하게 하여 입자를 분리·포집하는 장치로서, 내면여과식과 표면여과식이 있다. 전자는 유리 섬유 등의 여과재를 거름층으로 한 것으로서, 공기 여과기, 고성능 필터 등이 있으며, 주로 함진량이 적은 공기 청정용으로 공기 조화 관

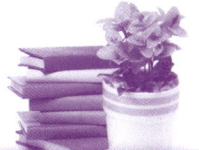

계에 사용된다. 후자는 여과천 등을 다수 사용하여 여과재의 표면에서 포집하는 방법으로서, 그 대표적인 장치로 백 필터가 있어 산업 관계에 널리 쓰이고 있다.

- **전기집진장치** : 정전 분리 작용을 이용한 집진장치의 일종으로, 코트렐 집진기라고도 불리며 1단 전하식으로서 분진 입자의 하전과 집진이 동일한 전계에서 이루어진다. 0.1μm 이하의 입자까지 포집이 가능하며 99.9%의 집진율을 얻을 수 있는 성능이 우수한 집진기이다.
- **습식집진장치** : 물 또는 약액을 분무 상태로 만들어 공기나 가스기류 중에 송입하고, 여기에 분진 입자를 부착하거나 용해시켜 제거하는 장치를 말한다. 세정집진장치 외에 습식 사이클론, 습식 공기 여과기, 공기 세정기 등이 있다.

In addition

집진장치의 제진효율

- 중력 제진 : 40~60%
- 관성력 제진 : 50~70%
- 원심력 제진 : 85~95%
- 세정 제진 : 85~95%
- 여과 제진 : 90~99%
- 전기 제진 : 90~99.9%

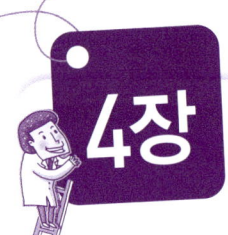

4장 급수위생

1 물의 환경위생

(1) 물의 이용

① 화학적으로는 산소와 수소의 결합물이며, 천연으로는 도처에 바닷물·강물·지하수·우물물·빗물·온천수·수증기·눈·얼음 등으로 존재한다. 지구의 지각이 형성된 이래 물은 고체·액체·기체의 상태로 지구표면에서 매우 중요한 구실을 해왔다.

② 성인은 몸의 60~70%가 물로 이뤄져 있으며 갓난아이는 85% 이상이 물이다.

③ 인체 내에서의 물은 물질대사에서 생긴 노폐물을 용해시켜서 체외로 배출시키는 역할뿐 아니라, 체내의 갑작스런 온도를 막아주는 등 여러 가지 기능을 해주고 있어 인간은 생리적으로 물을 필요로 하고 있다.

(2) 물의 보건위생

수인성 질병의 감염원, 기생충의 감염원, 각종 중금속의 오염으로 공해질병의 발생 원인이 된다.

- **수인성 감염병** : 장티푸스, 파라티푸스, 세균성이질, 콜레라 등
- **기생충 감염원** : 간디스토마, 폐디스토마, 회충, 편충 등

In addition

수인성 감염병
- 주로 물을 매개로 발생하는 감염병이며 소화기 계통 감염병이 대부분으로 음료수나 음식을 통해서 또는 환자나 보균자와의 접촉으로 감염된다.
- 치명률, 발병률이 낮고 여과 및 염소소독에 의한 처리로서 환자발생을 크게 줄일 수 있다. 환자발생은 급수구역에 한정되며 경계가 명확하다.
- 모든 계층과 연령에서 발생할 수 있으며 계절적 영향을 크게 받지 않는다.

---

2 수질

(1) 물의 순환

① 지구상의 물은 태양에너지의 힘에 의해 강수, 유출, 증발되어 대기권으로 올라가 응결된 후

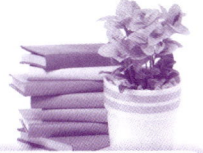

다시 지구상으로 낙하한다. 지표에 낙하한 물은 낮은 곳으로 흘러 하천이 되며, 일부는 땅속으로 삼투하여 지하수가 된다.

② 물의 순환에서 저수되는 곳은 순환 속에서 다른 단계에 속한 물을 말한다. 가장 큰 저수지는 지구 물의 97%나 차지하고 있는 바다이고, 그 다음으로 가장 큰 부분(2%)은 고체 상태로 되어 있는 빙하와 만년설이다. 모든 생물 안에 들어 있는 물은 가장 작은 저수 영역이다(해수 97%, 담수 3%).

 물의 순환
• 강수 → 유출 → 증발의 3단계에 의해 빚어진 결과라고 할 수 있다.
• 자연계에서 물의 순환은 태양에너지의 힘에 의해서 이루어진다.

---

(2) 수원의 종류

① 강수
- 천수 또는 우수로 대기 중에서 지상에 내리는 모든 종류의 액체 및 고체의 물의 입자, 이슬비, 비눈, 싸락눈, 진눈깨비, 세빙, 우박 등이 포함된다.
- 지표나 해양에서 증발한 수증기가 응집하여 떨어지는 것으로, 구름, 이슬, 서리 등은 포함되지 않으며, 공기 중의 매연, 먼지, 세균, 미생물을 함유한다.
- 이산화탄소를 함유하면 약산성을 띠며, 암모니아를 함유하면 알칼리성을 띤다. 질산, 황산을 함유하여 산성비가 되는 경우도 있다.

② 지하수
- 지표수 또는 우수가 땅속의 지층이나 암석 사이의 빈틈을 침투하여 흐르는 물로서 광화학 반응이 일어나지 않아 세균에 의한 유기물의 분해가 주된 생물학적 작용이다.
- 수질은 지질에 의해 영향을 받으며, 수원으로서 지표수 다음으로 쉽게 얻을 수 있다.
- **지하수의 종류**

천층수	• 지하로 침투한 물이 제1불투수층 위에 고인 물로 자유면 지하수를 말한다. • 지층이 얕아서 정화가 아직 부족한 상태의 물이므로 수질은 위생상 위험할 때가 있고 대장균이 나타나는 경우도 있다. • 지표면에서 깊지 않은 곳에 위치함으로써 공기의 투과가 양호하므로 산화작용이 활발하게 진행된다.
심층수	• 지하수의 제1불투수층과 제2불투수층 사이의 피압면 지하수를 말한다. • 대지의 정화작용이 왕성하여 무균 또는 이에 가까운 상태의 물이다. • 수온도 대체로 일정하고 물의 성분 변화도 적으나 심층수에서는 산소가 부족하기 때문에 오히려 환원작용을 받을 수가 있다.

복류수	• 하천이나 호수의 바닥 또는 변두리의 자갈, 모래층에 함유되어 있는 물을 말한다. • 철(Fe), 망간(Mn) 등의 광물질 함유량이 적어 수원으로 가장 적합하며 안정적인 수량 확보가 가능하다.
용천수	• 피압 지하수면이 지표면 상부에 있을 경우 지하수는 우물로부터 용출하게 되는데 이를 용천수라 한다. • 지하수가 자연스럽게 지표에 나타나는 것으로 수질도 지하수와 비슷하고, 천연적으로 여과된 물이므로 청정하고 세균도 적다.

③ 지표수(표류수)

- 하천수, 호수수, 저수지수가 있으며 주위 오염원에서 나오는 오염물로 인하여 오염될 가능성이 크다.
- 하천 표류수를 수원으로 할 때 수원의 선정기준은 갈수량을 기준으로 하며, 수원 중 가장 쉽게 얻을 수 있다.
- **지표수의 종류**

하천수	• 수질은 기상, 기후의 영향을 받기 쉬워 수온은 여름과 겨울의 차가 크며, 하천에서 취수된 물의 수질은 보통 저수지나 호수에서 취수된 물보다 수질이 더 좋지 못한 편이다. • 최대유량과 최소유량의 비가 크고, 갈수 시에는 수질이 악화되기 쉽다.
호수수	• 침전에 의한 자정작용이 크고 오염물질은 하천수를 통하여 유입된다. • 수온이 호수의 정체순환현상을 지배하는 최대의 요인이 된다.
저수지수	• 하천의 갈수량을 초과하는 경우 유출량이 많은 시기에 저장하였다가 부족한 시기에 보충하는 수량이다. • 수질이 가장 좋은 곳은 수심의 중간부분이며 수면에 가까울수록 조류가 많이 번식해 있다.

④ 해수

- 해수의 형성시기는 바닷속 화석과 퇴적암의 연령 등의 증거에 의하여 추정해 보면 대략 40억 년 전으로 짐작된다.
- 지구 표면적의 약 71%를 차지하며, 전 세계에 분포하는 해수의 양은 약 10억 km^3이다. 그 중 약 3.5%가 해수에 녹아 있는 염분이다.
- 해수의 오염도 측정은 COD(화학적 산소요구량)로 나타낸다.
- 약 pH 8.2로써 약알칼리성을 띠며 다량의 염분을 함유하고 있어 식수 및 산업용수로는 부적합하다.

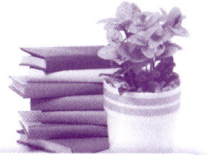

Tip 지하수와 지표수의 특징

지표수	지하수
• 경도가 낮다. • 유기물이 많다. • 미생물과 세균번식이 활발하다. • 수온 및 탁도의 변화가 심하다. • 용존산소의 농도가 높다. • 하천수, 호수수, 저수지수	• 경도가 높다. • 유기물이 적다. • 천층수, 심층수, 복류수, 용천수

(3) 물의 자정작용

① **자정작용의 의의** : 정수법을 사용하지 않고도 지표수가 스스로 정화되는 작용을 말하며, 물의 자정작용은 물리적 · 화학적 · 생물학적인 작용을 통해 이루어진다.

② **자정작용의 종류(유형)**

• 물리적 자정작용

– 오염물질의 희석, 혼합, 침전, 흡착, 여과, 확산 등이 일어나며, 대기 중의 산소가 용해되어 물속의 오염농도가 저하된다.

– 희석은 유해물의 농도를 낮추는 데 의의가 있고, 빠르게 흐르는 물결은 부유물을 분쇄하고, 느린 물결은 부유물질을 침하시키며 세균 · 미생물을 흡착하여 가라앉힌다.

• 화학적 자정작용

– 폭기는 산소를 취해 악취를 제거시키며 암모니아를 방산시켜 용존산소를 현저히 증가시킨다. 또 호기성 세균 및 미생물에 대하여 양분을 주며 병원균을 억제한다.

– 2가의 철화합물은 산화해서 3가의 철하합물이 되어 침전되고 용해성의 칼슘 · 마그네슘 등의 중탄산염은 이산화탄소가 유리되어 불용성의 탄산염이 되어 침전하고, 자외선은 수심 1~5m까지 살균작용을 한다.

• 생물학적 자정작용

– 부유 미생물 중의 원생동물 등 동물성은 세균을 먹는다.

– 조류 따위의 식물성은 미생물의 먹이가 된다.

– 담수조는 그 표면에 세균을 부착시켜 그 수효를 현저히 감소시킨다.

– 어패류는 주로 수조류를 먹는다.

– 세균 중 특히 강력한 수생균은 병원균의 발육을 억제한다.

③ **Whipple의 하천오염 사이클(하천의 유입으로 인한 상태변화)**

• **분해지대** : 오염된 물의 화학적 · 물리적 성질이 저하되며 오염에 약한 고등생물은 오염에

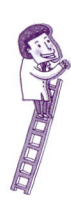

강한 미생물에 의해서 교체된다. 이 지대는 유기물 혹은 기타 오염물을 운반하는 하수거의 방출지점과 가까운 하류에 위치하며, 큰 강보다는 희석이 덜 되는 작은 하천에서 뚜렷하다. 분해가 심해짐에 따라 곰팡이류도 심하게 번식하며 탄산가스량이 많아지게 되어 용존산소농도가 크게 줄어든다.

- **활발한 분해지대** : 용존산소가 없게 되어 부패상태에 도달하게 된다. 물리적으로 이 지대는 회색 또는 흑색으로 나타나고, 암모니아 냄새나 황화수소에 의한 썩은 달걀냄새가 나게 되며, 흑색 및 점성질의 슬러지 침전물이 생기고 기체방울이 수면으로 떠오른다. 혐기성 분해가 진행되어 수중의 탄산가스 농도나 암모니아성 질소의 농도가 증가한다. 혐기성 세균이 번식해서 호기성 세균을 교체시켜 시간당 생화학적 산소요구량이 재폭기량보다 적어질 때까지 번식한다.
- **회복지대** : 분해지역에서 일어나는 현상과는 반대되는 현상이 장거리에 걸쳐서 일어난다. 물리적으로 이 지대에서는 물이 깨끗해지며 점성질인 슬러지 침전물이 구상으로 변하고 기체방울의 발생이 중단된다. 용존산소의 농도가 포화될 정도로 증가하고 가스의 농도는 감소하며 아질산염이나 질산염의 농도가 증가한다. 영양분의 공급이 줄어듦에 따라 세균의 수가 감소하며 원생동물, 윤충, 갑각류가 번식하기 시작한다.
- **정수지대** : 마치 오염되지 않은 자연수처럼 보이며 보기에도 깨끗할 뿐만 아니라 용존산소의 양도 많아서 자연적으로 오염된 물속에서 살 수 있는 식물이나 동물이 번식한다. 이 지대에서는 다른 미생물과 마찬가지로 호기성 세균이 나타나며 낚시를 할 수 있을 만큼 많은 종류의 물고기가 다시 번식하기 시작한다.

3 상수처리

(1) 상수원

① 물의 사용
- 성인 1일 필요량 : 2~2.5L
- 취수 · 정수 · 송수시설의 설계기준이 되는 급수량 : 1일 최대 급수량

② 상수원의 조건
- 수량이 풍부할 것
- 수질이 양호할 것
- 가능한 한 주변에 오염원이 없을 것
- 계절적으로 수량 및 수질의 변동이 적은 곳일 것
- 급수를 위한 위치(소비지)와 가까울 것

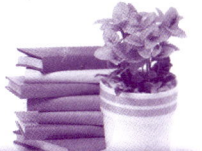

• 자연유하식의 취수 · 배수가 가능하도록 높은 곳에 위치할 것

③ 상수관련 용어

- **취수** : 상수도와 공업용수 등에 이용하기 때문에 수원에서 필요 수량의 물(원수)을 받아들이는 것을 말한다.
- **도수** : 수원의 취수시설에서 취수한 원수를 정수장까지 끌어오는 것을 말하며, 도수로(관로 또는 펌프)를 사용하여 도수한다.
- **정수** : 원수를 정화해서 용도에 맞는 수질을 확보하도록 개선하는 것을 말한다.
- **송수** : 정수장에서 배수시설의 기점까지 물을 보내는 것을 말한다.
- **배수** : 건물 내에 공급된 물을 여러 가지 목적에 따라 사용하고 그 결과 생기는 물을 신속히 외부로 배출하는 것을 말한다.
- **급수** : 상수를 필요 장소에 공급하는 것 또는 그 물을 말한다. 그 때문에 설치하는 설비를 급수설비 또는 급수장치라고 한다.

④ 상수원의 분류

- **1급** : 여과 등에 의한 간이 정수처리 후 사용할 수 있는 물
- **2급** : 침전여과 등에 의한 일반적인 정수처리 후 사용할 수 있는 물
- **3급** : 전처리 등을 거친 고도의 정수처리 후 사용할 수 있는 물
- **4~6급** : 약품처리 등 고도의 정수처리 후 공업용수 등으로 사용할 수 있는 물

 Tip 수두손실이 커지는 경우

- 입자의 직경이 작을수록
- 여과속도가 빠를수록
- 여액의 점도가 클수록
- 수심이 깊을수록

---

(2) 상수의 정수방법

① 폭기

- 공기를 공급 또는 포화시켜서 하는 생물화학적 정화 촉진방법으로 분수상, 폭포상, 점적상, 공기확산식이 있으며, 대기에 노출되는 면이 클수록 효과가 크다.
- 냄새와 맛을 제거하고 DO를 증가시키며, 철과 망간 등을 제거한다.

② 응집

- 액체나 기체 속에 분산되어 있는 미립자를 모아서 큰 입자로 만드는 현상이나 커진 입자가 침전하는 현상이다.
- **응집제** : 황산알루미늄, 염화제2철, 황산제1 · 2철, 암모늄명반, 칼륨명반

③ 침전

- 일정한 시간 동안 원수의 유속을 느리게 또는 정지상태로 하여 부유물을 중력의 작용에 의

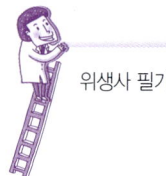
해 자연침강시켜 물로부터 분리하는 공정이다.

- 수중의 부유물을 제거하거나 물과 현탁물질을 분리시키기 위한 방법으로, 약품 첨가의 유무에 따라 보통침전법(자연침전법)과 약품침전법(응집침전법)이 있다.

④ 여과

- 가스 또는 액체 중에 함유되어 있는 고체입자를 분리시키는 방법의 하나로, 고체는 여과재 표면 또는 내부에 퇴적시키고 액체는 여과재를 통과시켜 여액으로 분리하도록 조작하는 것을 말한다.
- 여과속도에 영향을 주는 인자 : 모래입자의 크기, 물의 점성도, 모래층의 두께
- 완속여과법과 금속여과법의 비교

완속여과법	급속여과법
• 여과속도는 3~5m/sec 정도 • 보통침전법 • 경상비가 적게 들지만 시설비가 많이 든다. • 세균제거율이 높다.	• 여과속도는 120~150m/sec 정도 • 약품침전법 • 경상비가 많이 들지만 시설비가 적게 든다. • 탁도나 색도가 높은 물에 좋다.

⑤ 소독

- 상하수 처리의 최종 단계에서 염소 등에 의해 병원성 세균을 살균하는 것으로, 염소가스, 차아염소산나트륨, 차아염소산칼슘이 일반적으로 사용되고 있다. 대장균군수와 일반 세균 수가 소독의 지표로서 쓰이고 있다.
- 먹는물의 정수처리 방류수에 가장 많이 사용하는 소독방법 : 염소소독
- 살균력이 강한 순서 : 차아염소산(HOCl) > 차아염소산이온(OCl) > 클로라민

 염소의 살균력에 영향을 미치는 인자

- 클로라민보다 유리형 염소가 살균력이 좋다.
- 접촉시간이 길수록 살균력이 좋다.
- 염소의 농도가 높을수록 살균력이 좋다.
- 수온이 높고 pH가 낮을수록 살균력이 좋다.

In addition

특수 정수방법
- **경수의 연수화** : 석회소다법, 제오라이트법
- **철분 제거** : 산화법, 망간제오라이트법, 폭기법
- **조류 제거** : 활성탄, 황산구리
- **맛, 냄새, 탁도, 페놀 등 제거** : 활성탄, 약품처리

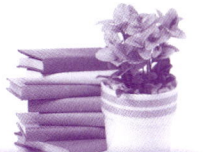

[먹는물 수질기준]

1. 미생물에 관한 기준
    ① 일반세균은 1mL 중 100CFU(Colony Forming Unit)를 넘지 아니할 것. 다만, 샘물 및 염지하수의
       경우에는 저온일반세균은 20CFU/mL, 중온일반세균은 5CFU/mL를 넘지 아니하여야 하며, 먹는샘물,
       먹는염지하수 및 먹는해양심층수의 경우에는 병에 넣은 후 4℃를 유지한 상태에서 12시간 이내에 검사하
       여 저온일반세균은 100CFU/mL, 중온일반세균은 20CFU/mL를 넘지 아니할 것
    ② 총대장균군은 100mL(샘물 · 먹는샘물, 염지하수 · 먹는염지하수 및 먹는해양심층수의 경우에는 250mL)
       에서 검출되지 아니할 것. 다만, 매월 또는 매 분기 실시하는 총대장균군의 수질검사 시료(試料)수가 20개
       이상인 정수시설의 경우에는 검출된 시료수가 5퍼센트를 초과하지 아니하여야 한다.
    ③ 대장균 · 분원성 대장균군은 100mL에서 검출되지 아니할 것. 다만, 샘물 · 먹는샘물, 염지하수 · 먹는염지
       하수 및 먹는해양심층수의 경우에는 적용하지 아니한다.
    ④ 분원성 연쇄상구균 · 녹농균 · 살모넬라 및 쉬겔라는 250mL에서 검출되지 아니할 것(샘물 · 먹는샘물, 염
       지하수 · 먹는염지하수 및 먹는해양심층수의 경우에만 적용)
    ⑤ 아황산환원혐기성포자형성균은 50mL에서 검출되지 아니할 것(샘물 · 먹는샘물, 염지하수 · 먹는염지하수
       및 먹는해양심층수의 경우에만 적용)
    ⑥ 여시니아균은 2L에서 검출되지 아니할 것(먹는물공동시설의 물의 경우에만 적용)

2. 건강상 유해영향 무기물질에 관한 기준
    ① 납은 0.01mg/L를 넘지 아니할 것
    ② 불소는 1.5mg/L(샘물 · 먹는샘물 및 염지하수 · 먹는염지하수의 경우에는 2.0mg/L)를 넘지 아니할 것
    ③ 비소는 0.01mg/L(샘물 · 염지하수의 경우에는 0.05mg/L)를 넘지 아니할 것
    ④ 셀레늄은 0.01mg/L(염지하수의 경우에는 0.05mg/L)를 넘지 아니할 것
    ⑤ 수은은 0.001mg/L를 넘지 아니할 것
    ⑥ 시안은 0.01mg/L를 넘지 아니할 것
    ⑦ 크롬은 0.05mg/L를 넘지 아니할 것
    ⑧ 암모니아성 질소는 0.5mg/L를 넘지 아니할 것
    ⑨ 질산성 질소는 10mg/L를 넘지 아니할 것
    ⑩ 카드뮴은 0.005mg/L를 넘지 아니할 것
    ⑪ 보론(붕소)은 1.0mg/L를 넘지 아니할 것(염지하수의 경우에는 적용하지 않음)
    ⑫ 브롬산염은 0.01mg/L를 넘지 아니할 것(먹는샘물, 염지하수 · 먹는염지하수 · 먹는해양심층수 및 오존으
       로 살균 · 소독 또는 세척 등을 하여 음용수로 이용하는 지하수만 적용)
    ⑬ 스트론튬은 4mg/L를 넘지 아니할 것(먹는염지하수 및 먹는해양심층수의 경우에만 적용)

3. 건강상 유해영향 유기물질에 관한 기준
    ① 페놀은 0.005mg/L를 넘지 아니할 것
    ② 다이아지논은 0.02mg/L를 넘지 아니할 것
    ③ 파라티온은 0.06mg/L를 넘지 아니할 것
    ④ 페니트로티온은 0.04mg/L를 넘지 아니할 것
    ⑤ 카바릴은 0.07mg/L를 넘지 아니할 것
    ⑥ 1,1,1-트리클로로에탄은 0.1mg/L를 넘지 아니할 것
    ⑦ 테트라클로로에틸렌은 0.01mg/L를 넘지 아니할 것

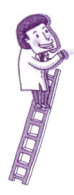

⑧ 트리클로로에틸렌은 0.03mg/L를 넘지 아니할 것

⑨ 디클로로메탄은 0.02mg/L를 넘지 아니할 것

⑩ 벤젠은 0.01mg/L를 넘지 아니할 것

⑪ 톨루엔은 0.7mg/L를 넘지 아니할 것

⑫ 에틸벤젠은 0.3mg/L를 넘지 아니할 것

⑬ 크실렌은 0.5mg/L를 넘지 아니할 것

⑭ 1,1-디클로로에틸렌은 0.03mg/L를 넘지 아니할 것

⑮ 사염화탄소는 0.002mg/L를 넘지 아니할 것

⑯ 1,2-디브로모-3-클로로프로판은 0.003mg/L를 넘지 아니할 것

⑰ 1,4-다이옥산은 0.05mg/L를 넘지 아니할 것

4. 소독제 및 소독부산물질에 관한 기준

① 잔류염소(유리잔류염소를 말함)는 4.0mg/L를 넘지 아니할 것

② 총트리할로메탄은 0.1mg/L를 넘지 아니할 것

③ 클로로포름은 0.08mg/L를 넘지 아니할 것

④ 브로모디클로로메탄은 0.03mg/L를 넘지 아니할 것

⑤ 디브로모클로로메탄은 0.1mg/L를 넘지 아니할 것

⑥ 클로랄하이드레이트는 0.03mg/L를 넘지 아니할 것

⑦ 디브로모아세토니트릴은 0.1mg/L를 넘지 아니할 것

⑧ 디클로로아세토니트릴은 0.09mg/L를 넘지 아니할 것

⑨ 트리클로로아세토니트릴은 0.004mg/L를 넘지 아니할 것

⑩ 할로아세틱에시드(디클로로아세틱에시드, 트리클로로아세틱에시드 및 디브로모아세틱에시드의 합으로 함)는 0.1mg/L를 넘지 아니할 것

⑪ 포름알데히드는 0.5mg/L를 넘지 아니할 것

5. 심미적 영향물질에 관한 기준

① 경도(硬度)는 1,000mg/L(수돗물의 경우 300mg/L, 먹는염지하수 및 먹는해양심층수의 경우 1,200mg/L)를 넘지 아니할 것. 다만, 샘물 및 염지하수의 경우에는 적용하지 아니한다.

② 과망간산칼륨 소비량은 10mg/L를 넘지 아니할 것

③ 냄새와 맛은 소독으로 인한 냄새와 맛 이외의 냄새와 맛이 있어서는 아니 될 것. 다만, 맛의 경우는 샘물, 염지하수, 먹는샘물 및 먹는물공동시설의 물에는 적용하지 아니한다.

④ 동은 1mg/L를 넘지 아니할 것

⑤ 색도는 5도를 넘지 아니할 것

⑥ 세제(음이온 계면활성제)는 0.5mg/L를 넘지 아니할 것. 다만, 샘물·먹는샘물, 염지하수·먹는염지하수 및 먹는해양심층수의 경우에는 검출되지 아니하여야 한다.

⑦ 수소이온 농도는 pH 5.8 이상 pH 8.5 이하이어야 할 것. 다만, 샘물, 먹는샘물 및 먹는물공동시설의 물의 경우에는 pH 4.5 이상 pH 9.5 이하이어야 한다.

⑧ 아연은 3mg/L를 넘지 아니할 것

⑨ 염소이온은 250mg/L를 넘지 아니할 것(염지하수의 경우에는 적용하지 않음)

⑩ 증발잔류물은 수돗물의 경우에는 500mg/L, 먹는염지하수 및 먹는해양심층수의 경우에는 미네랄 등 무해성분을 제외한 증발잔류물이 500mg/L를 넘지 아니할 것

⑪ 철은 0.3mg/L를 넘지 아니할 것. 다만, 샘물 및 염지하수의 경우에는 적용하지 아니한다.

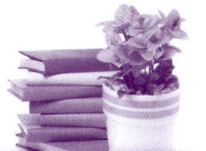

⑫ 망간은 0.3mg/L(수돗물의 경우 0.05mg/L)를 넘지 아니할 것. 다만, 샘물 및 염지하수의 경우에는 적용하지 아니한다.

⑬ 탁도는 1NTU(Nephelometric Turbidity Unit)를 넘지 아니할 것. 다만, 지하수를 원수로 사용하는 마을상수도, 소규모급수시설 및 전용상수도를 제외한 수돗물의 경우에는 0.5NTU를 넘지 아니하여야 한다.

⑭ 황산이온은 200mg/L를 넘지 아니할 것. 다만, 샘물, 먹는샘물 및 먹는물공동시설의 물은 250mg/L를 넘지 아니하여야 하며, 염지하수의 경우에는 적용하지 아니한다.

⑮ 알루미늄은 0.2mg/L를 넘지 아니할 것

6. 방사능에 관한 기준(염지하수의 경우에만 적용)

① 세슘(Cs-137)은 4.0mBq/L를 넘지 아니할 것

② 스트론튬(Sr-90)은 3.0mBq/L를 넘지 아니할 것

③ 삼중수소는 6.0Bq/L를 넘지 아니할 것

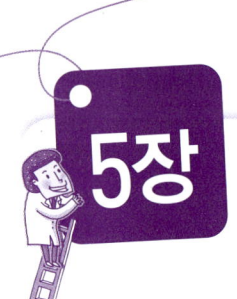

5장 수질오염

1 수질오염원

(1) 수질오염의 의의

인간의 사회활동의 결과 하천, 호수, 해양 등의 수역에 각종 오염물질이 유입하여 물이 오염되고 그 환경상태가 열화하는 것을 말한다.

(2) 수질오염원의 분류

점오염원	• 특정 지역에서 집중, 대량 배출되는 오염원 • 산업폐수, 생활하수(가정하수), 분뇨 및 축산폐수, 발전소의 냉각수 등
비점오염원	• 넓은 지역으로부터 배출되어 배출점을 알기 어려운 산재된 오염원 • 농경지의 토양배수, 거리청소로 인한 배수, 폭우로 인한 배수, 골프장 배수 등

(3) 오염물질 배출원과 피해(영향)

오염물질	배출원과 피해
페놀	• 도로, 석유정제공장, 약품공장, 화학공장, 금속공장 등 • 염소소독 시 악취발생, 구토 · 경련 · 신장장애 등 유발
수은	• 가성소다 제조공장 • 미나마타병 유발(주로 중추신경에 문제를 일으키는데 손발이 저려 걷는 것도 힘들게 되고, 심각한 경우에는 경련이나 정신착란을 일으켜 결국은 사망에 이름)
카드뮴	• 아연정련배소로, 도금공장 • 이타이이타이병 유발(카드뮴이 체내에 들어오면 혈류를 타고 간과 신장으로 확산되며 골연화증을 일으킴)
시안	• 도금공장, 가스공장, 피혁제품공장, 코크스공장 • 질식, 호흡계 및 소화계 장애 유발
크롬	• 도금공장, 피혁제품공장, 염료공장, 석유정제공장 • 피부염, 피부궤양 등 유발
납	• 축전지제조공장, 안료제조공장, 인쇄소, 요업공장, 페인트공장 등 • 빈혈, 복통, 두통, 구토 유발, 적혈구 감소, 안면창백증 등
불소	• 인산비료공장, 살충제공장, 유리공장 • 충치유발(불소부족), 골연화증(불소과다) 등

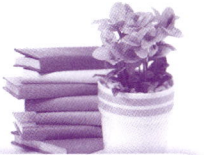

(4) 오염물질과 영향 관계

① 불소 : 충치 예방

② 황산동 : 조류(Algae) 제거

③ 질산성질소 : 유아의 청색증 유발

④ 경도 : $Ca(OH)_2$(소석회)로 제거

⑤ 트리할로메탄 : 염소소독 시 발생하는 발암물질

⑥ 밀스 라인케(Mills-Reincke) 현상 : 수돗물 정화로 인해 장티푸스와 이질이 감소되고 설사, 장염 등이 감소되어 일반사망률이 감소되는 현상을 말한다. 1893년 Mills가 메사추세스 주에서 물을 여과급수한 결과 장티푸스환자 및 사망자가 감소함을 증명하였다.

(5) 생물농축현상

① 생물농축현상의 의의

- 유기오염물을 비롯한 중금속 등이 물이나 먹이를 통하여 생물체내로 유입된 후 분해되지 않고 잔류되는 현상을 말한다.
- 유해물질들이 먹이사슬을 통해 전달되면서 농도가 점점 높아진다.
- 생물농축계수(C.F) = 생물체 내 독성물질의 농도(Cb) / 수중 독성물질의 농도(Cw)

② 생물농축물질

- 생물농축현상이 일어나는 물질 : DDT, PCB, Hg, Cd, Pb, Cr, Zn, 방사능물질 등
- 생물농축현상이 일어나지 않는 물질 : 영양염류(N, P), ABS, Na 등

③ 중금속과 방향족 화학물질

- 생물농축에서 가장 큰 영향을 미치는 물질이 중금속과 방향족 화학물질이다. 이 두 물질은 자연 상태에서 잘 분해되지 않고, 한 번 몸에 들어오면 밖으로 잘 배출되지 않는다.
- 대표적인 중금속으로는 수은과 카드뮴이 있으며, 수은의 생물농축으로 일어난 미나마타병, 카드뮴의 생물농축으로 일어난 이타이이타이병으로 인한 사건이 유명하다.
- 벤젠 고리를 가지고 있는 DDT, 다이옥신 등 대표적인 방향족 화학물질은 몸 속의 지방에 녹아서 축적되기 때문에 몸 밖으로 잘 배출되지 않는다.

2 수질오염지표

(1) 용존산소량(DO : Dissolred Oxygen)

물속에 용해되어 있는 산소의 양을 말하는 것으로, 깨끗한 개울물에는 보통 7~10ppm 정도가 포함되어 있다. 수중에 유기물이 늘어나면 산소가 소비되어 그 양이 줄기 때문에 수질오염을

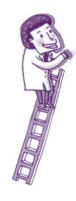
측정하는 지표가 된다. 용존산소는 하천 등의 자정작용이나 수중생물에 없어서는 안 된다.

- **임계점** : 용존산소의 농도가 가장 부족한 지점을 말한다.
- **변곡점** : 용존산소의 복귀율이 가장 큰 지점을 말한다.

In addition

수중의 용존산소(DO)
- DO는 수온이 낮고 기압이 높을수록 증가한다.
- DO가 가장 낮은 점이 임계점이다.
- 해수나 경수는 산소의 용해도가 매우 낮다.
- 염류의 농도가 높을수록 DO의 농도는 낮아진다.
- 용존잔류염소가 많을수록 DO의 양은 적게 녹는다.
- 난류가 심할수록 DO는 증가한다.
- DO는 수온에 반비례한다.
- 20℃, 1기압에서 맑은 물의 포화용존량은 9.17mg/L이다.
- 유기성 폐수가 유입되면 미생물의 작용으로 DO가 감소한다.

(2) 생물학적 산소요구량(BOD : Biochemical Oxygen Demand)

① 어떤 물속의 미생물이 산소가 존재하는 상태에서 유기물을 분해, 안정시키는 데 요구되는 산소량이다. 즉, 어느 정도 오염되었는가를 나타내는 기준으로서 호기성(산소를 필요로 하는) 박테리아가 일정 시간 내(보통 20℃에서 5일간 배양)에 물속의 유기물을 산화 분해시켜 정화하는 데 소비되는 산소의 양을 ppm으로 나타낸 것이다.

② 물이 오염되어 있으면 유기물이 많게 되고 따라서 유기물을 박테리아가 분해하는 데에 필요한 산소의 양도 증가한다. 생물학적 산소요구량은 오염된 물속에서 산소가 결핍될 가능성이 높음을 나타내는 지표가 된다는 것이다.
- 1단계 BOD : 탄소화합물이 산화될 때 필요한 산소요구량으로 보통 20일 정도 소요된다.
- 2단계 BOD : 질소화합물이 산화될 때 필요한 산소요구량으로 보통 100일 이상이 소요된다.

1ℓ의 물속에 1mg(1,000분의 1g)의 산소가 필요할 때를 1ppm이라고 한다. 상수원수는 3ppm 이하, 농업용수는 8ppm 이하가 좋다. 5ppm 이상이 되면 하천은 자기정화능력을 잃으며, 10ppm을 넘을 때는 나쁜 냄새를 풍기며 시궁창 같은 하천이 된다.

2과목환경위생학 [필기]

 BOD의 증가요인
- 유기물의 농도가 높을 때
- BOD의 진행에 영향을 주는 인자 : 수온, pH, 하수량, 유기물량

---

(3) 화학적 산소요구량(COD : Chemical Oxygen Demand)

① 일정한 용적의 수중에 있는 물질을 화학적 산화제를 사용하여 화학적으로 분해·산화하는데 요구되는 산소량으로 자연수 중의 피산화물질은 주로 유기물이기 때문에, BOD와 같이 물의 유기물 오염의 지표가 된다.

② 물속에 들어 있는 유기물, 아질산염, 제1철염, 황화물 등은 물속에 녹아 있는 산소를 소비하는데, 이런 물질이 많이 들어 있으면 물속의 산소가 없어져 물고기와 미생물이 살 수 없게 되고 물이 썩어 고약한 냄새가 나고 물 색깔이 검게 변하여 물이 죽게 된다. 이런 유기물질이 들어 있는 물에 과망간산칼륨이나 중크롬산칼륨 등의 수용액을 산화제로 넣으면 유기물질이 산화된다. 이때 쓰인 산화제의 양에 상당하는 산소의 양을 COD값이라고 한다.

③ 물이 많이 오염될수록 유기물이 많으므로 그만큼 산화 분해에 필요한 산소량도 증가한다. 따라서 COD가 클수록 그 하천 등의 물은 오염이 심하다.

④ 일반적으로 공장폐수는 무기물을 함유하고 있어 BOD 측정이 불가능하므로 COD로 유기물 농도를 측정하며, 해수는 Cl, Na, SO₄ 등의 성분이 많아 BOD 측정에 방해가 되므로 COD로 유기물 농도를 측정한다.

(4) 경도(Hardness)

① 물의 세기 정도를 나타내는 것으로 주로 물속에 녹아있는 칼슘(Ca)과 마그네슘(Mg) 이온에 의해서 유발된다.

② 경도에 따른 수질판정
- **연수** : 경도가 0~75mg/L인 물
- **약한 경수** : 경도가 75~150mg/L인 물
- **강한 경수** : 경도가 150~300mg/L인 물
- **아주 강한 경수** : 경도가 300mg/L 이상인 물

③ 빗물의 경우는 연수이나 빗물이 토양 및 암석과 접촉할 때 경도가 유발되며 대체로 경수는 표토가 두껍고 석회암층이 존재하는 지역에서, 연수는 표토가 얇고 석회암층이 없는 지역에서 생긴다. 일반적으로 지표수는 지하수보다는 연수이다.

④ 경도를 유발하는 금속이온들은 물속에서 탄산염이나 염화물 형태로 존재하며 탄산염 형태의 경도는 끓이면 연화되어 일시경도라 하고 염화물 형태의 경도는 끓여도 연수화되지 않아 영구경도라 한다.

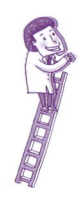
 경도 유발물질
- 영구경도를 유발하는 물질 : SO_4(황산염), Cl(연화물), 질산염 등
- 일시경도를 유발하는 물질 : OH, HCO_3, CO_3
- 경도 제거에 사용되는 약품 : $Ca(OH)_2$(소석회)

(5) 부유물질

① 물속에 부유하고 있는 미생물, 실트, 모래 등의 입자 크기가 $0.1\mu m$ 이상의 유기물질 및 무기물질을 말한다.

② 크기가 $5\mu m$ 이상인 것은 잘 가라앉으므로 침전가능 부유물질이라고 하며, $0.1\sim5\mu m$범위의 것은 분산 상태를 유지하므로 응집에 의해 침전시킬 수 있다.

(6) E-Coli(대장균)

① 온혈 동물의 장 속에 상주하는 세균으로 그람음성, 편모를 갖는 간균이다.

② 보통 장내에서는 병원성을 갖지 않지만 요로와 담도에 들어가 방광염, 신우염, 담낭염 등을 일으킬 수 있으며, 어린아이일 경우는 급성 장염을 일으킬 수 있다.

③ 대변 속에 다량 존재하므로 대변 오염의 지표가 되고 수질검사에 많이 사용되고 있다.

(7) 질소화합물

① 질소를 함유한 화합물의 총칭으로, 형태별로 유기성 질소와 무기성 질소로 나누어진다. 유기성 질소에는 단백질, 요산, 아미노산 등이 있고, 무기성 질소에는 암모니아성 질소, 아질산성 질소, 질산성 질소 등이 있다.

② 자연계에는 생물을 매개로 유기성 질소에서 무기성 질소로, 또는 무기성 질소에서 유기성 질소로의 변화가 반복되어 질소 순환이 이루어진다.

③ 하수 내의 질소화합물은 죽은 동식물이나 동물의 배설물 등이 부패·분해되어 알부미노이드 질소를 거쳐 암모니아성 질소가 되고, 다시 산화되어 아질산성 질소에서 안정된 질산성 질소로 된다.

④ 생성된 아질산, 질산은 수중의 용존산소가 부족한 상태에서는 탈질 작용이 이루어져 질소가스가 되어 공중으로 방출된다.

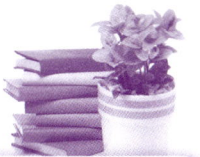

3 수질오염의 기전

(1) 호수 · 저수지 수질관리

① 성층현상

- 일반적으로 지표부분을 순환대, 중간부분을 변천대, 하층부분을 정체대로 구분한다. 지표층은 용존산소 농도가 높아서 호기성 상태가 되는 반면, 중간층 하부에서는 용존산소가 없어서 혐기성 상태가 된다.
- 수밀도가 안전하여 수직운동이 없는 여름과 겨울철에 많이 발생하며, 호수나 저수지의 오염을 가중시킨다.
- 호수나 저수지의 깊이가 깊을수록 용존산소는 감소하고 탄산가스는 많아진다.
- **성층현상의 순서** : 표수층(순환대) → 수온약층(변천대) → 심수층(정체대) → 침전물층

② 전도현상

- 겨울과 여름에 정체되어 있던 물이 봄과 가을이 되면 표층의 수온이 변하여 4℃가 될 때 물의 밀도는 가장 크게 된다. 이때 표층의 물은 저층으로, 저층의 물은 표층으로 상승 이동하게 되는데 이러한 물의 수직적인 혼합운동을 말한다.
- 심층의 영양염류가 풍부한 물이 표층으로 이동됨에 따라 표층의 녹조현상을 야기하며, 호소의 자정작용은 있으되 하부오염물질의 상승으로 호소수질에 악영향을 미친다.

③ 부영양화

- 강 · 바다 · 호수 등의 수중생태계에 영양물질이 증가하여 조류가 급속히 증식하는 현상이다.
- 수중생태계에 생활하수나 산업폐수, 가축의 배설물 등의 유기물질이 유입되어 물속의 질소와 인과 같은 영양물질이 많아지게 되면 영양소의 순환속도가 빨라져 조류의 광합성량이 급격히 증가한다. 그 결과 그 성장과 번식이 매우 빠르게 진행되고 최종적으로 대량증식하게 된다.
- 수심이 깊은 곳에서 나타나며 한번 부영양화가 진행되면 회복이 어렵고 상수원으로 사용하기 어렵다.
- **부영양화의 방지대책** : 황산동, 활성탄, 황토 등을 살포, 인이나 질소 유입 방지
- **부영양화의 결과** : 물의 COD 증가, DO 감소, 악취 발생, 투명도 저하

Tip 부영양화를 발생시키는 요인
- 정체수역
- 부영양화에 관계되는 오염물질 : 탄산염, 질산염, 인산염
- 부영양화의 한계인자 : P(인), N(질소)

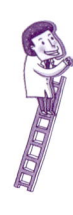

(2) 해양 수질관리

① 유류오염

- 원유 또는 연료유, 휘발유, 경유 등의 정제유의 해양 유출과 유조선 사고, 유조선 세척과정에서의 유출 등으로 인해 발생한다.
- 유출범위가 광범위하고 이동성 있어 피해가 널리 확산된다.
- 용존산소량의 감소, 광합성 작용 방해

② 열오염

- 주로 화력발전소나 원자력발전소에서 방류되는 온폐수(냉각수)에 의해 수질이 악화되는 것을 말한다.
- 미생물 질식, 용존산소 농도 감소, 질병이나 기생충 또는 독성물질에 대한 수생생물의 취약성이 높아진다.

③ 적조현상

- 부영양화로 플랑크톤류가 이상증식하면서 바닷물이 적색, 황색, 적갈색 등으로 변색되는 현상으로, 비가 계속 내려 바닷물의 농도가 낮아진 뒤 햇볕이 강하게 내리 쪼일 때, 생활하수나 공장폐수 등으로 바닷물이 부영양화현상을 보일 때 발생한다.
- 바다로 오염물이 흘러들고 물의 온도가 18℃ 이상으로 따뜻해지면서 바람이 잘 불지 않아 번식된 플랑크톤이 모여 있을 때 발생하며, 부영양화로 증식한 플랑크톤은 어류의 아가미에 들러붙어 질식시키기도 한다.
- **적조현상의 방지대책** : 황산동, 활성탄, 황토 등을 살포

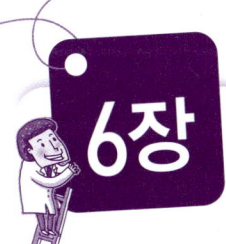

6장 폐·하수처리

1 물리적 처리

(1) 물리적 처리의 의의

① 침전, 부상, 여과, 원심분리 등 물리적인 고액분리법을 폐수처리에 사용하는 것으로, 폐수 중의 고형물이나 현탁물의 크기, 비중 등에 따라 선택할 수 있다.

② **침전처리** : 수중의 고형물의 침강속도를 구하고 목표로 하는 입자의 침강에 요하는 시간보다 긴 체류시간을 요하는 조를 만듦으로써 가능해진다. 침전조의 용적을 적게 하기 위해서 경사판이나 튜브를 넣는 형식도 있다.

③ **부상처리** : 비중이 가벼운 것의 분리에 사용하고 침전현상을 이용한다. 중력에 의한 분리는 입경이 작게 되면 현저히 능률이 나쁘게 되기 때문에 콜로이드(0.1 m~1nm) 등에서는 응집시킴으로써 분리를 쉽게 한다.

④ **여과처리** : 고체 미립자를 포함하고 있는 공기나 액체 등을 다공질의 여과재에 통과시켜, 고체 미립자를 여과재의 표면에 흡착시켜 분리시키는 조작으로, 중력여과 · 압력여과 · 진공여과 · 원심여과 등의 종류가 있다.

 하수처리 과정

예비처리(스크린, 침사지, 제1침전지) → 본 처리 → 소독

---

(2) 스크린

① 물리적 폐수처리의 하나로, 폐수처리 단계의 최초 공정에 해당한다. 유입 수로를 통해 폐수처리장 내부로 유입되는 폐수 중 비교적 큰 부유성 물질을 제거하는 설비이다.

② 폐수처리장의 스크린은 대부분 침사지 앞쪽에 설치하는데, 펌프를 보호하기 위해 대개 60mm 이하의 조 스크린을 사용한다.

③ 스크린의 설치 각도는 보통 45~60도를 유지하고, 통과하는 유속은 1m/sec 이하가 되도록 한다.

④ 폐수처리장으로 유입되는 폐수의 유속이 완만할수록 스크린의 설치 각도는 더 완만해진다.

(3) 침사지

① 하수처리 과정에서 비중이 커서 물속에 가라앉는 돌, 모래 등이나 비중이 작아 물 위에 뜨는 플라스틱병 등을 걸러내기 위해 만들어 놓은 연못을 말한다.

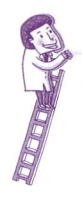

② 침사지에서는 비중이 커서 물속에 가라앉는 돌, 모래 등은 침전시키고, 비중이 작아 물 위에 뜨는 물질은 스크린을 이용해 걷어낸다.

③ 침사지의 처리과정은 1차적인 물리적 처리에 지나지 않으므로, 충분히 정화될 수는 없다.

- **침사지 유입구에 설치하는 정류판의 주요 목적** : 난류방지 및 효율증대 즉 침사지 전체 단면에 균일한 분포로 흐르게 하기 위함임
- **침사지에서 제거되는 사석의 최종 처리방법** : 매립

(4) 침전지

① 하수처리 과정에서 하수를 오랜 시간 머물게 하면서 하수 속의 미립자나 미생물을 침전시키고 부유물을 제거하기 위해 만들어 놓은 연못을 말한다.

② 보통 하수처리 과정에서는 침사지의 다음 단계와 폭기조 다음 단계에 각각 최초 침전지와 최종 침전지를 설치한다.

③ 최초 침전지에서는 비중의 차이에 따른 정화 과정이 진행되므로 물리적 처리라고 할 수 있으며, 최종 침전지에서는 화학 약품을 통해 미생물을 침전시키므로 화학적 처리라고 할 수 있다.

④ 침전속도가 커지는 경우 : 처리수의 동점성 계수가 작을 경우, 입자의 비중이 클수록, 저항계수가 작을수록, 입자의 직경이 클수록

(5) 부상분리

① 물의 비중보다 작은 입자들(기름, 제지, 합성세제 등)이 폐·하수 내에 많이 포함되어 있을 때 이들 물질을 제거하기 위해 사용하는 방법이다.

② 액체와 기체 또는 액체와 액체의 계면에 있어서의 접착현상을 응용한 분리법으로서 침강 분리법이라고도 한다. 방법으로는 포말법, 피막법, 다유법 등이 있다.

③ 포말법은 기포 발생에 대비한 부상분리장치와 부상효과를 높이는 부유제를 사용하고, 현탁액 중에 기포를 도입하여 현탁 입자를 기포와 접착시켜 액면상에 부상시키고, 형성된 포말층을 자연적으로 넘쳐흐르게 하거나 걷어내는 기계로 액면에서 제거한다.

In addition

기타 처리방법

- **비교적 부피가 큰 부유물질을 제거하기 위한 방법** : 자연침강법(중력침강법으로 입자의 무게로 인해 자연적으로 침강하도록 하는 분리법)
- **유분을 다량 포함한 폐수의 처리방법** : 부상분리장치 이용(침강분리법의 반대 개념으로 액체와 기체, 액체와 액체의 접착현상을 응용한 분리법)

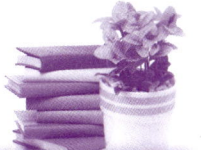

2 화학적 처리

(1) 화학적 처리의 의의

① 폐 · 하수에 화학 약품을 첨가하거나 전기 화학적인 방법으로 하수처리하는 것을 말한다.

② 일반적으로 이용되는 것은 중화 또는 pH 조정, 산화 · 환원, 응집 · 침전, 흡착, 이온 교환 등이다.

(2) 중화처리

폐수 중의 강산, 유기산, 탄산 등을 중화시키기 위해 pH를 조절하는 것을 말한다.

산 중화제	가성소다, 탄산소다, 석회
알칼리 중화제	황산(H_2SO_4), 염화수소(HCl), 이산화탄소(CO_2)

(3) 응집

① 정수 및 폐수처리에서 플록(floc)을 형성하는 화학물질 또는 생물학적인 처리과정에 의해서 물속에 분산되어 있는 콜로이드 입자와 미세한 고형물질이 엉켜서 큰 덩어리가 되는 현상을 말한다.

② 응집침전이 대표적인 처리방법으로 무기응집제에 고분자응집제를 첨가하여 침전물의 침강 효율을 증대시키고 있다(응집부상분리, 응집여과 등).

(4) 환원

① 어떤 물질이 산소를 잃어버리거나 수소를 얻는 것 또는 원소와 이온이 전자를 받아들여 + 원자가를 빼거나 또는 −원자가를 늘리는 것을 말한다.

② **환원제** : 아황산염, 아황산가스, 황산제1철 등

(5) 산화

① 새로운 색상을 만들기 위해 물질을 산소와 혼합하는 과정, 이 혼합 과정의 속도를 빨리 하려면 촉매가 필요하다.

② 환원의 반대 반응으로 산소(O)를 주는 반응 혹은 수소(H)를 빼앗는 반응이다.

③ **산화제** : 염소가스, 염소화합물, 오존 등

Tip

산업폐수의 처리법
- **활성탄처리법** : 흡착
- **역삼투압법** : 삼투
- **이온교환막법** : 투석
- **포말분리법** : 흡착

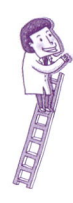

3 생물학적 처리

(1) 생물학적 처리의 의의

미생물을 이용하여 하수처리를 하는 것으로, 호기성 분해에 의한 것과 혐기성 분해에 의한 것으로 나뉜다.

① 호기성 분해 : 호기성균에 의해 주로 유기물을 산화 분해하는 방법으로, 500ppm 이하의 낮은 BOD 배수처리에 적당하고, 간헐모래 여과법, 살수여상법, 활성오니법 등이 있다.

② 혐기성 분해 : 혐기성균에 의해 유기물을 환원 분해하는 메탄, 탄산가스 등에 의한 방법으로, 높은 BOD 배수처리에 적당하고, 시뇨와 오니, 증류, 폐유 등의 1차 처리에 이용되고 있다.

In addition

미생물의 성장단계

대수성장단계	영양분이 충분해 미생물이 최대율로 번식하며, 충분한 영양으로 미생물의 대사율이 최대가 되는 단계
감소성장단계	살아 있는 미생물의 무게보다 미생물 원형질의 전체무게가 더 크게 되며, 미생물이 서로 엉키어 플록이 형성되기 시작하는 단계(침전성이 양호해지는 단계)
내생호흡단계	미생물이 그들 자신의 원형질을 분해시켜 원형질의 전체무게가 감소하며 슬러지 침강성이 양호하므로 침전효율이 가장 좋은 단계(하수처리에 이용되는 미생물은 내생호흡단계를 이용)

(2) 호기성 처리

① 활성슬러지법(활성오니법)

- 폐수처리에 사용되는 생물학적 방법으로 폐수와 활성슬러지, 혼합물을 혼합시켜 공기를 불어 넣음으로써 폐수를 처리하는 방법이다. 특히 생물학적 산소요구량이 높은 유기폐수에 유효하다.
- 활성슬러지는 침강에 따라 처리폐수로부터 분리하여 폐기되나 일부는 필요에 따라 처리장치로 반송된다.
- 유기물을 포함한 폐수에 공기를 불어 넣어 미생물을 번식시켜 발생한 슬러지가 흡착성이 풍부한 플록을 생성하여 침강하고 투명한 처리수를 얻을 수 있다.
- 활성슬러지 계통도
  - 1차 처리(전처리) : 스크린 → 침사지 → 1차 침전지
  - 2차 처리(본처리) : 폭기 → 2차 침전지 → 소독 → 방류

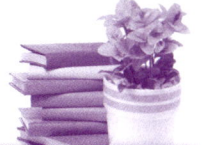

 활성오니법에서의 F/M비
- 유입 유기영양물의 양과 제거하려는 미생물량의 비를 말한다.
- 최적 F/M비 : 0.3~0.6

② 살수여상법
- 유기질이 많은 하수의 처리에서 호기성균을 이용한 호기적 처리법에서는 미리 침전 또는 스크린을 이용해 고형의 유기물을 제거한 뒤에 처리한다.
- 자갈, 모래 등을 깊이 1~2m로 쌓은 여상에 오수를 흘려 통과시킨다. 이를 계속하면 돌 표면에 호기성균이 대량으로 함유된 막이 생겨 이후 오수가 통과할 때는 이 호기성균이 작용해서 수중의 유기질을 분해·처리한다.

③ 산화지법
- 오수를 연못에 넣어, 표면에서 용해되는 산소 또는 조류의 동화 작용에 의하여 발생하는 산소를 호기성 미생물을 이용하여 유기물을 분해시키는 작용을 응용한 처리방법이다.
- 건설비가 적게 들고 운전구조가 간단하지만 부지면적이 커야하므로 도시지역보다는 농촌지역에서 활용 가능하다.

④ 회전원판법
- 원판면에 발육 고착한 생물막의 생물학적 정화 작용을 이용해 오수의 오염물질을 분해하는 처리방법이다.
- 원판의 회전에 따라 생물막은 공기에 상호 접촉하게 되며, 공기에 노출될 때 공기 중의 산소를 호흡하므로 호기성 상태를 유지하게 된다.
- 활성오니법에 비해 장치가 소형이고, 조작도 간단하므로 생활폐수 등의 처리에 쓰인다.

In addition

활성오니법에서의 SA(슬러지 일령)과 SRT(고형물 체류시간)
- 슬러지 일령이란 슬러지가 폭기조에 머무는 시간을 말한다.
- 고형물 체류시간이 길어지면 산소이전속도가 감소한다.
- SRT를 결정하는 인자 : 반송슬러지의 농도, 처리수의 부유물질 농도, 폐슬러지의 농도

(3) 혐기성 처리

① **혐기성 소화(메탄발효법)** : 가스과정인 산화분해에 의하여 생성된 중간생성물질과 교체생성물질을 탄산가스와 메탄으로 분해하는 작용으로, 주로 메탄균이 관여하기 때문에 메탄발효라고 한다. 여기에서 균은 편성혐기성균이기 때문에 처리 시 공기와 빛을 차단해야 한다.

② **부패조** : 단독처리 또는 다른 처리법과 조합시켜 폐수처리를 하는 탱크를 말하며, 폐수 중의

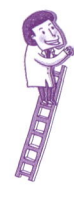

부유물을 침전 분리하고, 침전한 오니를 탱크 바닥에 저류하여 혐기성 분해를 한다. 분뇨 정화조 등으로 많이 사용된다.

③ **임호프탱크** : 2층 탱크라고도 하며, 소규모 하수처리장 또는 단지의 하수처리장에서 쓰였으나 최근에는 거의 쓰이지 않고 있다. 하나의 조를 중간에 벽을 만들어서 둘로 나누어 상부는 침전처리, 하부는 오니 소화처리로 사용하나 다른 방법에 비해 제거율이 낮다.

 혐기성 소화처리에 적당한 폐수
- 식품가공폐수
- 모 방적공장의 세모폐수
- 증류주 제조공장의 증류폐수
- 유기성 폐수의 활성슬러지 처리에서의 폐슬러지

(4) 호기성 처리와 혐기성 처리의 비교

구분	호기성 처리	혐기성 처리
장점	• 냄새가 발생하지 않고 비료가치가 크다. • 시설비가 적게 들고 반응시간이 짧다. • 처리수의 BOD, SS(부유물질) 농도가 낮다.	• 산소공급이 필요 없으며 운전비가 적게 든다. • 슬러지 생성량이 적으며 수분이 적다. • 병원균이나 기생충란을 사멸시키며 유기물 농도가 큰 폐수의 처리가 가능하다.
단점	• 산소공급을 하여야 하며 운전비가 많이 든다. • 동력비가 많이 들고 슬러지 생성량이 많다. • 소화슬러지에 수분이 많다.	• 냄새가 심하고 비료가치가 적다. • 시설비가 많이 들고 반응기간이 길다. • 위생해충이 발생할 우려가 높다.

4 슬러지(오니)의 처리

(1) 슬러지 처리의 의의

① 하수처리 시 발생하는 슬러지를 농축 · 소화 · 탈수 · 건조 · 소각 등의 처리과정을 거쳐 처리하는 것을 말한다.

② 슬러지 중의 유기물을 무기물로 바꾸는 안정화와 처리 · 처분 대상량을 적게 하는 감량화 등을 목적으로 한다.

 슬러지 용적지수(SVI)
- 폭기조 미생물이 2차 침전지에서의 농축성을 나타내는 지표이다.
- 이 지수가 적을수록 슬러지가 농축되기 쉽다.

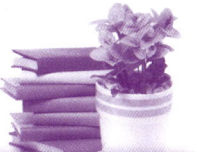

(2) 슬러지의 처리과정

농축	• 슬러지량의 감량화, 처리비용 절감 • 중력에 의한 방법과 용존 공기부상에 의한 방법
안정화(소화)	• 슬러지에 포함된 유기물을 소화하여 안정화시키고 슬러지의 양을 감소시킴 • 혐기성 소화, 호기성 소화, 습식산화, 임호프탱크
개량(조정)	• 슬러지의 탈수성을 개선하기 위하여 실시 • 세척, 약품 처리, 열 처리
탈수	진공여과법, 가압여과법, 원심분리법
처분	매립처분, 소각 후 매립, 토양 살포, 퇴비화 등

5 고도(3차)처리

(1) 고도처리의 의의

① 배수처리 과정에는 1차 처리, 2차 처리, 고도처리가 있으며, 배수의 스크린 처리나 자연침전 처리는 1차 처리에, 활성오니 처리나 살수여상 처리는 2차 처리에, 활성탄 흡착과 역침투 처리는 고도처리에 속한다.

② 2차 처리방법으로 처리되지 않은 유기물, 질소(N), 인(P) 및 중금속 등을 제거하는 것을 고도정수처리라고 하는데, 3차 처리라고도 한다.

③ 고도처리의 목적
- 처리수의 재이용
- 방류 수역의 이용노 향상
- 폐쇄성 수역 등의 부영양화 방지
- 공공용 수역의 수질 오탁과 관련되는 환경기준의 준수

(2) 고도처리의 방법

① 소석회 등을 이용한 응집침전법

② 질소 제거를 위한 암모니아 스트리핑법과 제올라이트 흡착법

③ 무기염류 제거를 위한 이온교환법, 전기투석법, 역삼투법 등

④ 유기물, 부유물, 세균, 바이러스 등의 제거를 위한 활성탄흡착법, 오존산화법, 응집침전법

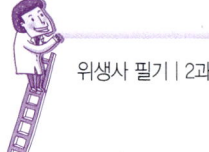

6 분뇨

(1) 분뇨처리 일반

① 분뇨의 의의
- 똥과 오줌의 혼합물로, 우리나라 성인 1인 평균 약 $0.36k\ell$의 소변을 배출한다. 배출량은 연령, 성별, 계절, 음식 등에 따라 다르지만, 성인은 1일 평균 $100{\sim}160g$의 대변을, $1,000{\sim}1,500cc$의 소변을 배출한다.
- 기생충 질환, 수인성 감염병, 소화기 계통 감염병 등을 유발할 수 있다.
- 분뇨의 악취발생 원인이 되는 가스는 암모니아(NH_3)와 황화수소(H_2S) 등이며, 분뇨를 혐기성으로 처리할 때 발생하는 황화수소(H_2S)는 부식의 원인이 되므로 분뇨처리장에는 반드시 탈황장치를 설치하여야 한다.

② 분뇨의 성질
- pH : $7{\sim}8.5$
- COD : $3,500{\sim}6,000mg/L$
- BOD : $8,000{\sim}15,000mg/L$

③ 분뇨처리의 목적
- 소화기계 감염병 관리
- 기생충 질병 관리
- 세균성 감염병 관리
- 하수의 오염방지

 Tip 도시폐기물과 분뇨의 혼합 퇴비화 조건
- 산소 공급
- 최적온도 : $65{\sim}75℃$
- **pH** : $6{\sim}8$
- **C/N비** : 30 내외
- 수분 : $50{\sim}70\%$

---

(2) 분뇨 정화조의 구조

① **부패조** : 단독으로 하거나 다른 처리방법과 조합해서 오수를 처리하는 탱크이다. 오수 중에 포함되어 있는 부유물을 침전 · 분리하여 침전된 오물은 탱크의 바닥에 모아 놓았다가 혐기성 분해시킨다.

② **예비여과조** : 오수정화장치에서 부패작용에 의해 액화한 오수에서 부유 고형물을 제거하기 위한 여과조이다.

③ **산화조** : 부패조로부터 나온 오수를 여과재 속으로 통과시켜 정화하는 탱크로, 여과재로는 공기 유통을 좋게 하기 위해 쇄석 등을 이용한다.

④ **소독조** : 분뇨 정화조 또는 하수 처리장에서 최종 처리 단계에서 사용하는 탱크로 처리수에

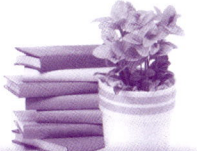

염소를 섞어 살균작용을 한다. 탱크 상부에 설치되어 있는 약액 탱크에서 차아염소산 소다 등의 수용액을 처리수에 떨어뜨려 살균 소독하여 유출구를 통해 하수나 하천으로 방류한다.

(3) 분뇨의 처리방법

1차 처리	혐기성 소화, 고온습식화, 호기성 소화, 임호프조와 부패조 활용
2차 처리	활성오니법, 살수여상법, 산화지법, 회전원판법 등

In addition

분뇨의 퇴비화
- 퇴비화에 이용되는 미생물은 친열성 미생물이다.
- 혐기성퇴비화가 호기성 방식보다 훨씬 속도가 느리다.
- 생분뇨는 함수량이 높으므로 낙엽을 섞는다.
- 생분뇨의 C/N비는 작기 때문에 다른 물질과 섞는 것이 유리하다.
- 퇴비화의 온도는 60~70℃ 전후가 좋다.

7 하수도시설

(1) 합류식

① 옥외 배수를 하수도에 접속할 때 오수와 빗물을 동일한 계통의 하수관으로 흐르게 하는 방법이다.

② 빗물에 희석되기 때문에 처리는 용이하나 비가 오는 경우 처리장의 용량이 커지고 미처리 상태로 수역으로 방류된다.

(2) 분류식

① 옥외 배수를 하수도에 접속할 때 오수와 빗물로 나누어 배수하는 방식을 말한다.

② 빗물은 직접 수역으로 방류되고 오수만을 처리장으로 보내기 때문에 처리장의 수량, 수질이 거의 일정하게 되어 처리하기 쉽다.

8 폐기물

(1) 폐기물의 의의

① 쓰레기, 연소재, 오니, 폐유, 폐산, 폐알칼리 및 동물의 사체 등으로서 사람의 생활이나 사업

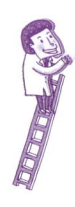
활동에 필요하지 않게 된 물질을 말한다.

② **폐기물 처리 계통도** : 발생원 → 쓰레기통 → 손수레 → 적환장 → 차량 → 최종처리(매립)

 적환장 설치이유
- 발생원과 처리장이 멀 때
- 수거형태가 압축식 수거시스템일 때
- 수거차량이 소형일 때
- 주거지역의 밀도가 낮을 때

(2) 폐기물의 종류

① **생활폐기물** : 사업장폐기물 외의 폐기물을 말한다(처리방법 : 재활용 45%, 매립 40%, 소각 15%).

② **사업장폐기물** : 배출시설을 설치·운영하는 사업장이나 그 밖에 대통령령으로 정하는 사업장에서 발생하는 폐기물을 말한다.

③ **지정폐기물** : 사업장폐기물 중 폐유·폐산 등 주변 환경을 오염시킬 수 있거나 의료폐기물 등 인체에 위해를 줄 수 있는 해로운 물질로서 대통령령으로 정하는 폐기물을 말한다.

특정시설에서 발생되는 폐기물	• 폐합성 수지(고체상태의 것은 제외) • 폐합성 고무(고체상태의 것은 제외) • 오니류(수분함량이 95퍼센트 미만이거나 고형물함량이 5퍼센트 이상인 것으로 한정) • 폐농약(농약의 제조·판매업소에서 발생되는 것으로 한정)
부식성 폐기물	• 폐산(액체상태의 폐기물로서 수소이온 농도지수가 2.0 이하인 것으로 한정) • 폐알칼리(액체상태의 폐기물로서 수소이온 농도지수가 12.5 이상인 것으로 한정, 수산화칼륨 및 수산화나트륨 포함)
유해물질함유 폐기물	• 광재(철광 원석의 사용으로 인한 고로 슬래그(slag)는 제외) • 분진(대기오염 방지시설에서 포집된 것으로 한정하되, 소각시설에서 발생되는 것은 제외) • 폐주물사 및 샌드블라스트 폐사 • 폐내화물 및 재벌구이 전에 유약을 바른 도자기 조각 • 소각재 • 안정화 또는 고형화·고화 처리물 • 폐촉매 • 폐흡착제 및 폐흡수제(광물유·동물유 및 식물유의 정제에 사용된 폐토사를 포함)
폐유기용제	• 할로겐족(환경부령으로 정하는 물질 또는 이를 함유한 물질로 한정) • 그 밖의 폐유기용제

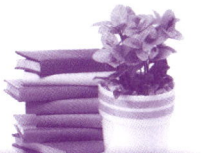

폐페인트 및 폐래커	• 페인트 및 래커와 유기용제가 혼합된 것으로서 페인트 및 래커 제조업, 용적 5세 제곱미터 이상 또는 동력 3마력 이상의 도장시설, 폐기물을 재활용하는 시설에서 발생되는 것 • 페인트 보관용기에 남아 있는 페인트를 제거하기 위하여 유기용제와 혼합된 것 • 폐페인트 용기(용기 안에 남아 있는 페인트가 건조되어 있고, 그 잔존량이 용기 바닥에서 6밀리미터를 넘지 아니하는 것은 제외)
폐유	기름성분을 5퍼센트 이상 함유한 것을 포함
폐석면	• 건조고형물의 함량을 기준으로 하여 석면이 1퍼센트 이상 함유된 제품 · 설비(뿜 칠로 사용된 것은 포함) 등의 해체 · 제거 시 발생되는 것 • 슬레이트 등 고형화된 석면 제품 등의 연마 · 절단 · 가공 공정에서 발생된 부스 러기 및 연마 · 절단 · 가공 시설의 집진기에서 모아진 분진 • 석면의 제거작업에 사용된 바닥비닐시트(뿜칠로 사용된 석면의 해체 · 제거작업 에 사용된 경우에는 모든 비닐시트) · 방진마스크 · 작업복 등
폴리클로리네이 티드비페닐 함유 폐기물	• 액체상태의 것(1리터당 2밀리그램 이상 함유한 것으로 한정) • 액체상태 외의 것(용출액 1리터당 0.003밀리그램 이상 함유한 것으로 한정)
기타	• 폐유독물 • 의료폐기물 • 그 밖에 주변환경을 오염시킬 수 있는 유해한 물질로서 환경부장관이 정하여 고 시하는 물질

④ **의료폐기물** : 보건 · 의료기관, 동물병원, 시험 · 검사기관 등에서 배출되는 폐기물 중 인체에 감염 등 위해를 줄 우려가 있는 폐기물과 인체 조직 등 적출물, 실험 동물의 사체 등 보건 · 환경보호상 특별한 관리가 필요하다고 인정되는 폐기물로서 대통령령으로 정하는 폐기물을 말한다.

(3) 폐기물관리 관련용어

① **폐기물 처리** : 폐기물의 수집, 운반, 보관, 재활용, 처분을 말한다.

② **폐기물 처분** : 폐기물의 소각 · 중화 · 파쇄 · 고형화 등의 중간처분과 매립하거나 해역으로 배출하는 등의 최종처분을 말한다.

③ **폐기물 처리시설** : 폐기물의 중간처분시설, 최종처분시설 및 재활용시설로서 대통령령으로 정하는 시설을 말한다.

  • **중간처리시설** : 소각시설 등 최종처리시설을 제외한 모든 처리시설

  • **최종처리시설** : 매립시설

④ **폐기물 감량화시설** : 생산공정에서 발생하는 폐기물의 양을 줄이고, 사업장 내 재활용을 통하여 폐기물 배출을 최소화하는 시설로서 대통령령으로 정하는 시설을 말한다.

In addition

폐기물 수거노선 설정 시 유의사항
- 길 양 옆의 폐기물을 동시에 수거하여야 한다.
- 출발점을 차고와 가까운 곳으로 하여, 반복운행을 피하는 것이 좋다.
- 교통신호를 적게 받는 노선을 선택하여야 한다.
- 가능하면 출·퇴근시간을 피해 수거하는 것이 좋다.
- 고지대에서 저지대로 하향수거 노선을 선택한다.
- U자 회전을 피하여 수거한다.

(4) 폐기물의 처리방법

① 소각법
- 폐수나 쓰레기를 태워서 처리하는 방법으로 물 오염관리 면에서는 폐수처리장에서 농축된 슬러지를 유익하게 사용할 수 없거나 매몰 처분이 제한될 때 사용되는 처리방법
- 탈수된 슬러지에 열을 가하여 연소시킴으로써 슬러지의 유기물이나 수분을 제거하고, 잔존 무기물을 재로 바꾸는 공정으로, 소각에 의해 슬러지의 최종 처분량을 감소시키고 질적 안정화를 도모할 수 있다.
- 건설비가 많이 들고 도시에서 하는 방법으로 소각로 선정에 어려움이 많다.

② 퇴비화법
- 오니와 쓰레기를 혼합해서 퇴비로 처리하는 것을 말한다.
- 오니는 쓰레기의 수분, 질소의 부족을 보충하고, 쓰레기는 오니에게 미세한 무기질을 주어 미생물의 배설물 등을 안정하게 하는 등 서로 보완할 수 있다.
- C/N비가 중요하며, 그 최적값은 30~35로 탄소에 대해 질소가 1인 비율이다.
- 쓰레기 속의 금속, 유리, 돌 등 발효하지 않은 물질은 미리 제거해 둘 필요가 있다.
- 발효 시 발생되는 발효열은 50~70℃까지 상승하므로 병원균과 기생충이 사멸한다.
- 넓은 용지를 필요로 하지만 비교적 냄새도 적고, 취급이 편리하다.
- 농촌이나 도시 주변의 도시에서 4~5개월 정도 발효시켜서 퇴비로 이용한다.

③ 매립법
- 가정 쓰레기 및 산업고형 폐기물의 처분법의 하나로, 유해물질을 포함한 폐기물에 의한 매립은 지하수를 오염시킬 가능성이 있다.
- 매립장소는 인가에서 멀어야 하고 수질오염이 없는 곳에 설치한다.
- 폐기물 매립 후 20년이 지난 후 폐기물 매립지 위는 주택지로 이용된다.
- **폐기물 매립 시 복토를 해야 하는 이유** : 미관상, 위생해충방지, 침출수 유출방지
- **매립시설에서 갖추어야 할 사항** : 차수설비, 침출수 처리시설, 가스소각·발전·연료화 처

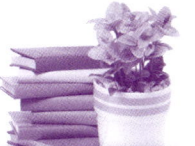

리시설, 가스배출시설, 복토재료

In addition

EU의 20-20-20 환경정책

모든 회원국이 2020년까지 이산화탄소(CO_2) 배출량을 1990년 수준 대비 20% 감축하고 에너지 소비를 20% 절감하며, 재생에너지 사용비율을 20%로 높인다는 소위 '20-20-20' 원칙을 말한다.

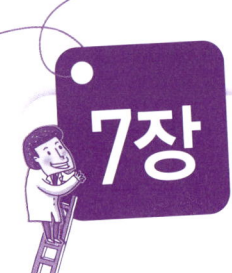

7장 산업보건 및 위생

1 산업보건

(1) 산업보건 개요

① 의의 : 모든 직업 근로자의 신체적 · 정신적 · 사회적 건강을 최고도로 유지 · 증진시키며 작업조건으로 인한 질병예방, 건강에 유해한 취업을 방지, 심리적 · 생리적으로 적합한 작업환경에 배치하도록 하는 것을 말한다.

② 작업 강도에 따른 작업 관리

- 에너지대사율(RMR; Relative Metabolic Rate) : 육체적 작업 강도의 지표

- $RMR = \dfrac{\text{작업 시 소비에너지} - \text{안정 시 소비에너지}}{\text{기초대사량}} = \dfrac{\text{근로대사량}}{\text{기초대사량}}$

- RMR 구분

RMR	작업 강도	사례
0~1	경노동	주로 앉아서 하는 작업(사무작업)
1~2	중등노동	지속작업
2~4	강노동	동작 · 속도가 작은 작업
4~7	중노동	동작 · 속도가 큰 작업
7이상	격노동	과격한 작업

(2) 산업보건의 관리

① 근로자의 영양관리

- 고온 작업 : 식염 및 비타민 A, B_1, C 섭취
- 저온 작업 : 지방질, 비타민 A, B_1, C, D 섭취
- 소음 작업 : 비타민 B_1 섭취
- 중노동자 : 비타민 B_1, Ca 강화 식품(된장, 우유, 간장, 음료, 강화미 등)

② 여성근로자의 보호 : 중량제한, 산전 · 산후휴가, 주 작업의 근로강도

③ 연소근로자의 보호 : 근로시간 제한, 과중한 노동과 야간작업 금지, 유해물질 취급과 중량 제한, 위험한 직업 제한

④ 노동시간 제한 : 1일 8시간, 주당 40시간 기준

⑤ 산업피로 방지 대책

- 정신적 · 신체적 특성에 따른 적정 배치
- 충분한 수면과 휴식으로 건강 유지
- 작업 환경의 안정화, 작업 방법의 합리화
- 작업 강도와 시간의 적정 분배
- 음주와 약제의 남용 억제

⑥ 산업재해지수

> - **건수율** : 산업재해 발생상황을 총괄적으로 파악할 수 있는 지표
>   건수율 = (재해건수 / 평균근로자수) × 10^3
> - **도수율** : 재해발생 상황을 파악하기 위한 표준적 지표(산업재해의 발생 빈도)
>   도수율 = (재해건수 / 연근로시간수) × 10^3
> - **강도율** : 산업재해로 인한 근로손실의 정도를 나타내는 지수
>   강도율 = (근로손실일수 / 연근로시간수) × 10^3
> - **중독률** = (근로손실일수 / 재해건수) × 10^3
> - **재해일수율** = (연재해일수 / 연근로시간수) × 100

(3) 직업병

① **열중증** : 고온 · 고습의 환경에서 작업시 발생
- **열사병(울열증)** : 체온 조절의 부조화, 체온 또는 뇌온의 상승으로 인한 중추신경 장애
- **열허탈증** : 말초신경의 이상으로 혈액 순환계가 정상기능을 하지 못하여 혈관신경의 부조절, 심박출량의 감소, 피부 혈관의 확장, 탈수 등이 발생
- **열경련증** : 많은 발열로 체내의 수분과 염분의 손실로 발생
- **열쇠약증** : 고온 작업환경에서 비타민 B1의 결핍으로 만성적 열 소모 시 발생
- **땀띠** : 통풍이 안 되고 땀이 피부에 오래 젖어 있으면 홍반성 발진이 발생

② **진폐증** : 먼지(0.5~5μm)가 폐 속에 침착하여 호흡기능을 저하시키는 각종 폐질환
- **규폐증** : 작업 시 유리규산(SiO_2)의 흡입으로 폐 조직의 섬유화를 일으킴
- **석면폐증** : 소화용제, 절연체, 내화직물, 타일생산 등에 쓰이는 석면에 의해 발생
- **탄폐증** : 경력 10~20년의 광부에게 탄가루에 의해 발생
- **면폐증** : 솜 저장실, 솜의 가공, 직물 생산 등에서 발생되는 만성 호흡기 질환

③ **잠함병** : 고압 환경에서의 작업으로 질소(N2) 성분이 체외로 배출되지 않고 체내에서 질소 기포를 형성하여 신체 각 부위에 공기 전색증을 일으킴
- 1기압 감압 시마다 20분 이상이 걸리도록 서서히 감압
- 고압 환경에서 작업 시간 단축과 충분한 휴식

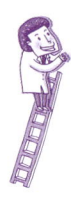

- 감압 후 혈액 순환을 원활히 하기 위한 적당한 운동
- 적임자를 취업시키고, 고지방성 음식과 음주 금지

④ **방사선 장애** : X-ray, 라듐, 동위원소를 사용 · 조사 · 치료하는 직업과 X선 촬영 기사, X선 및 전리방사선을 이용하는 실험실 업무 등에서 발생
- 백혈병, 악성 종양 및 돌연변이
- 피부의 건조 및 피부 점막의 궤양
- 조혈 기능 및 생식 기능의 장애
- X-선 백내장
- 염색체와 유전자에 축적작용

 방사선
- **전리방사선** : 알파선, 베타선, 감마선, 엑스선, 중성자선
- **비전리방사선** : 자외선, 적외선, 가시광선

⑤ **직업성 난청** : 두부 외상 또는 각종 공업 중독, 공업하의 작업, 재해사고의 결과 및 소음 작업
- 건강한 사람이 들을 수 있는 음역 : 20~20,000Hz
- 소음성 난청의 초기증상 음역 : 4,000Hz(C5-dip)
- 소음성 난청 음역 : 3,000~6,000Hz
- 8시간 기준 작업장 소음 허용한계 : 90dB

⑥ **진동 장애**
- **국소 장애** : 착암기, 병타기, 연마기 등을 사용하는 직업에서 일어나는 레이노 현상
- **전신 장애** : 교통기관의 승무원, 분쇄기 사용자 및 발전소 등의 직업

In addition

레이노 현상(Raynaud's Phenomenon)
- 진동 공구 사용 시 발생되는 현상
- 손가락의 간헐적인 창백 현상인 청색증(Cyanosis) 발병
- 사지, 특히 손가락의 국소성 혈관 경련에 의한 동통 및 지각 이상을 초래

⑦ **금속 장애**
- **납 중독** : 자동차의 배출 가스, 노후 페인트, 농약, 인쇄소, 용접 작업으로 인한 중독
- **크롬 중독** : 폐기종, 진폐증, 폐충혈, 기관지염, 만성 카타르, 비중격천공증
- **비소 중독** : 살충제, 제초제, 도료, 의약품 및 유리 공장 작업으로 인한 흑피증
- **망간 중독** : 안면이 무표정하게 변하고, 보행 장애 유발

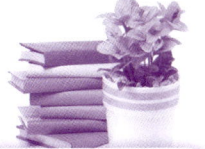

- 수은 중독 : 신경염, 고혈압, 미나마타병, 말초신경 마비, 중추신경 마비
- 카드뮴 중독 : 카드뮴 전지, 도금 작업, 합성수지, 도료 및 안료 등의 제조로 인한 이타이이
  타이병

⑧ 기타
- 부적절한 조명 : 근시(조도가 낮을 때), 안구진탕증(탄광부)
- 적외선 : 백내장

2 소음 및 진동

(1) 소음

① 소음의 의의
- 공해요인의 하나로 불규칙하게 뒤섞여 불쾌하고 시끄러운 소리로, 어떤 목적에도 불필요
  한 소리 또는 잡음이라고도 한다.
- 소음의 측정단위는 dB(데시벨)이다.
- 소음문제는 공공성, 가해자와 피해자의 호환성, 소음원의 이동으로 인한 가해자 규정의 곤
  란성, 이해관계, 감정 등에 의해 복잡성을 띠고 있으며 큰 사회문제로 대두되고 있어 대책
  수립이 필요하다.

② 소음의 성질
- 음의 강도와 주파수로 구성된다.
- 음의 강도는 음의 진동에 의하여 결정된다.
- 음의 크기는 파장의 진동과 매질의 종류에 따라 달라진다.
- 주파수란 진동현상의 초당 반복 횟수이다.

③ 청감보정회로
- 소음계의 지시를 인간의 귀의 감각 기능에 접근시키기 위해 계기 내에 설치한 것으로서 음
  의 강도 범위를 특성에 따라 A, B, C의 3종으로 구성하고 주파수, 리스펀스를 규정된 값
  으로 하는 회로이다.
- A곡선 : 소리의 세기보다 감각에 대한 특성을 나타낸 것
- B곡선 : 사용빈도 적음
- C곡선 : 녹음하는 경우에 사용

In addition

가청음역과 난청

• 건강인이 들을 수 있는 범위 : 20〜20,000Hz

• 난청을 조기에 발견할 수 있는 주파수 : 4,000Hz

• 난청 가능 최저치 : 90〜95dB

(2) 진동

① **진동장해의 의의** : 일반적으로는 공구, 기계, 장치 등의 일부 또는 전체가 흔들림, 변위하는 현상으로, 착암기, 동력사슬톱 등의 진동공구를 취급하여 신체부위에 진동을 받는 업무에 상당기간 종사하고 있거나 종사한 경력이 있는 근로자에게 나타나는 업무상 질병이다.

② **진동장해의 종류**

• **국소진동장해** : 체인 톱, 착암기 등의 진동공구를 손으로 쥐었을 때 조작하는 손으로부터 진동이 전달됨(레이노병)

• **전신진동장해** : 철도, 트럭터 등의 대차 차량 등에서 진동이 발이나 둔부로부터 전신에 전달됨

③ **진동장해의 방지대책**

• 진동이 적은 기기의 선택, 작업시간의 제한, 보호구의 사용 등

• 진동을 발생하는 기기는 일반적으로 소음이 수반되는 일이 많기 때문에, 여기에 대한 방호 조치도 배려해야 함

3 집합소 위생

(1) 수영장 위생

① **자연수영장**

• 하수 · 폐수 · 분뇨의 오염 우려

• 하천, 호수, 강, 바다 등

• 원수의 수질기준

> • 색도는 5도 이하일 것
>
> • 탁도는 1NTU 이하일 것

- 색도는 5도 이하일 것
- 탁도는 1NTU 이하일 것
- 수소이온농도(pH)는 5.8 이상 8.6 이하일 것
- 과망간산칼륨 소비량은 10mg/L 이하일 것
- 총대장균군은 100ml 중에서 검출되지 아니할 것

- 해수욕장의 수질기준

> 100ml당 대장균의 수를 나타내는 MPN으로 정함
> - **A급** : 0~50
> - **B급** : 51~500
> - **C급** : 501~1,000
> - **D급** : 1,000 이상

 Tip

해수욕장 오염인자
- 연안의 배수에 의한 오염
- 하수, 폐수, 분뇨 등의 해양투기에 의한 오염
- 선박의 기름 유출
- 수영자에 의한 오염

② 인공수영장
- 환수를 제대로 하지 않았을 때 오염, 사고 등 안전상 문제 우려
- 인공수영장의 수질기준

> - 색도는 5도 이하일 것
> - 탁도는 2.8NTU 이하일 것
> - 수소이온농도(pH)는 5.8 이상 8.6 이하로 할 것
> - 과망간산칼륨 소비량은 12mg/L 이하일 것
> - 총대장균군은 100ml 중 5본을 검사 시 3본 이상 음성일 것
> - 일반세균이 1ml 중 200 이하일 것
> - 유리잔류염소는 0.4~1ppm(단, 오존으로 처리 시 0.2ppm)

In addition

수영장 소독관리
- 염소, 차아염소산, 오존, 칼슘정제 등으로 소독
- **염소소독하는 경우** : 유리잔류염소는 0.4~1mg/L 이상, 결합잔류염소는 1mg/L 이상으로 유지시킴
- **염소소독 후 오존처리하는 경우** : 유리잔류염소는 0.2mg/L 이상, 결합잔류염소는 0.5mg/L 이상으로 유지시킴

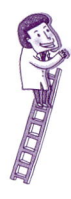

(2) 공중목욕장 위생

① 탁도는 1.6NTU 이하일 것

② 과망간산칼륨 소비량은 25mg/L 이하일 것

③ 대장균군은 1ml 중에서 1개를 초과하여 검출되지 않을 것

(3) 온천장 위생

① 냉천 : 25℃ 미만

② 미온천 : 25~34℃

③ 온천 : 34~42℃

④ 고온천 : 42℃ 이상

(4) 야영장 위생

① 조도 : 100Lux

② 바닥경사 : 1/15~1/20

4 주택 및 의복위생

(1) 주택의 기본적 요건

① 남향이나 동남향이 좋음

② 지하수위는 3m 이상일 것

③ 택지는 작은 언덕의 중간이 좋음

④ 모래지(사적지)가 좋음

⑤ 폐기물 매립 후 20년 이상 경과되어야 주택지로 사용 가능

(2) 환기

자연환기	• 실내 · 외 공기의 밀도차에 의한 환기 • 창문은 바닥면적의 1/20 이상 • 실내 거주자 1인당 필요공기량은 30~50m^3/min이다.
인공환기	• 배기식 환기법 • 송기식 환기법 • 평형식 환기법

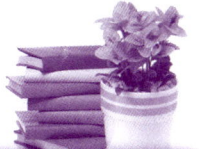

(3) 채광 및 조명

① 채광
- **창의 방향** : 남향이 좋음
- **창의 높이** : 조도를 균등히 할 수 있어 가로로 긴 창보다 세로로 된 높은 창이 좋음
- **창의 면적** : 바닥면적의 1/5~1/7 이상
- **창의 개각(가시각)** : 4~5°
- **창의 양각(입사각)** : 27~28°
- **거실의 안쪽길이** : 바닥에서 창틀 윗부분까지 높이의 1.5배 이하
- **일조시간** : 하루 최소 4시간 이상, 적정시간 6시간 정도

② 조명
- **실내 조도기준** : 세면장 · 화장실은 60~150Lux, 식당 · 강당은 150~300Lux, 교실 · 현관 · 복도 · 층계 등은 300Lux 이상, 도서실 · 정밀작업실은 600~1,500Lux
- **조명방법**
  - **직접조명** : 광원 및 반사용 장치에 의하여 직접 조명되는 경우
  - **간접조명** : 벽이나 천장에서 반사되어 조명되는 경우
  - **반간접조명** : 간접조명과 직접조명의 절충형

In addition

조명의 단위
- **루멘(lm)** : 1촉광의 광원으로부터 발산되는 빛이 일정한 면을 통과할 경우의 광속도
- **럭스(Lux)** : $1m^2$의 평면에 1루멘의 빛이 비칠 때의 밝기
- **휘도** : 눈으로 느끼는 광원의 밝기, 눈부신 정도
- **시속도** : 일정한 조도하에서 물체를 식별할 수 있는 시각속노

(4) 실내온도

적정온도	• **침실** : 12~15℃ • **거실, 사무실, 학교, 작업실** : 18~20℃ • **욕실** : 20~22℃ • **병실** : 22℃
난방온도	• 온도가 10℃ 이하로 내려갈 때 난방 필요 • 국소난방, 중앙난방, 지역난방
냉방온도	• 온도가 26~29℃ 이상이면 냉방 필요 • 냉방시 실내외 온도차는 5~7℃가 적당 • 냉방시 실내외 온도차가 10℃ 이상인 경우 냉방병에 걸릴 우려 있음

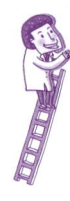

(5) 의복위생

① 의복의 착용목적 : 체온조절, 신체보호, 신체의 청결, 장식, 의례 등

② 의복의 방한력

- 방한력의 단위 : CLO(열차단력의 단위)
- 1CLO란 기온 21℃, 기습 50%, 기류 10cm/sec 상태에서 피부온도가 33℃로 유지될 때의 의복의 방한력을 말한다.
- 방한력이 가장 높은 것은 4CLO이며, 기온이 8.8℃ 하강할 때마다 1CLO의 피복을 더 입어야 한다.

5 소독

(1) 소독의 의의

① 사람과 가축에 대하여 유해한 미생물 또는 시험 · 연구의 목표로 한 대상미생물을 사멸하는 것을 말한다.

② 감염병의 감염을 방치할 목적으로 병원균을 멸살하는 것으로, 크게 물리적 방법에 의한 소독과 화학적 방법에 의한 소독이 있다.

(2) 소독방법

① 물리적 방법

- 자외선살균법(일광소독) : 2,400~2,800Å의 파장을 지닌 자외선을 이용(오전 10시~오후 2시가 적당)
- 간헐멸균법 : 1일 1회씩 100℃의 증기로 30분씩 3일간 실시
- 습열멸균법
  - 저온소독법 : 63~65℃로 30분간 처리
  - 초고온순간멸균법 : 132℃에서 1~2초간 가열
  - 고압증기멸균법 : 120℃에서 15~20분간 가열(기구, 의류, 고무제품, 거즈 등)
  - 자비소독법 : 100℃의 끓는 물에서 15~20분간 가열(식기, 도마, 주사기, 의류, 도자기 등)

② 화학적 방법

- 포르말린 : 1~1.5%의 농도로 사용
- 크레졸 : 1~2%는 손과 피부 소독, 2~3%는 의류, 고무, 변기 등의 소독에 사용
- 페놀류 : 3%의 수용액을 사용하여 의류, 침구 등의 천과 고무제품, 가구 소독에 사용

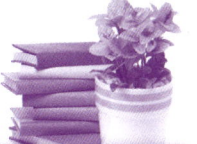

(3) 소독약

① 소독약의 조건

- 살균력이 강할 것(석탄산계수를 가질 것)
- 침투력이 강할 것
- 사람과 가축에 무해할 것
- 물에 용해성이 높을 것
- 저렴하고 사용이 쉬울 것

② 소독약의 종류

- 3~5% **석탄산** : 객담, 토사물, 배설물, 실내벽, 실험대, 기차, 선박 등에 사용
- 2.5~3.5% **과산화수소** : 상처소독, 구내염, 인두염, 입안세척 등에 사용
- 70~75% **알코올** : 건강한 피부에 사용
- 3% **크레졸** : 배설물 소독에 사용
- 0.01~0.1% **역성비누** : 손 소독을 하기 위해 사용
- 0.1% **승홍** : 손 소독에 사용
- **생석회** : 변소 등의 소독에 이용
- 0.02~0.1% **포르말린** : 훈증 소독에 사용

③ 살균력의 기전

- **산화작용** : H_2O_2(과산화수소), $KMnO_4$(과망간산칼륨), 염소, O_3
- **가수분해작용** : 강산, 강알칼리, 끓는 물
- **균체의 단백질 응고 및 삼투압의 변화** : 알코올, 크레졸, 석탄산, 포르말린, 승홍
- **탈수작용** : 식염, 설탕, 알코올
- **중금속염의 형성 작용** : 승홍, 머큐로크롬

In addition

소독법의 화학적 인자

- **물** : 소독약은 먼저 물에 젖어 균체에 용해되어 단백질을 변성시킨다.
- **농도** : 일반적으로 농도가 높을수록 소독력이 강하나 부작용이 있을 수 있으므로 반드시 농도가 높다고 해서 소독력이 강하다고 할 수 없다.
- **온도** : 온도가 높을수록 소독력이 강해진다.
- **시간** : 일정 이상의 작용 시간이 필요하며 지나치게 긴 시간을 작용하면 소독 대상물이 상할 우려가 있다.

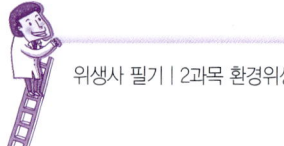

6 일광

(1) 자외선

① 자외선의 의의
- 태양광선에서 나오는 복사선 중에서 파장이 3,150~2,800Å 범위에 있는 광선으로, 건강선 또는 도르노(Dorno)선이라고도 한다.
- 공기 중의 이산화질소(NO_2), 올레핀(Olefin)계 탄화수소와 광학적 반응을 일으킨다.
- 광화학적 반응의 매개역할을 하여 오존, PAN, 산화 촉진제 등의 2차 대기오염물질을 발생시킨다.

② 자외선이 인체에 미치는 영향
- 해로운 작용 : 피부의 색소침착 유발, 비후증과 피부암, 급성 각막염, 결막염, 충혈, 안건경련 등 유발
- 이로운 작용 : 비타민 D 형성 촉진, 구루병 예방, 신진대사 촉진작용, 적혈구 생성 촉진작용, 혈압 강하작용, 살균작용, 피부결핵과 관절염의 치료작용

③ 자외선 지수
- 매우 낮은 단계 : 2.9 이하
- 낮은 단계 : 3.0~4.9
- 보통 단계 : 5.0~6.9
- 높은 단계 : 7.0~8.9
- 매우 높은 단계 : 9.0 이상

(2) 적외선

① 적외선의 의의
- 파장이 7,800Å 이상인 광선(복사선)으로, 태양복사에너지(열)의 54% 정도를 차지한다.
- 인공적외선 : 전자제품의 이용, 작업장 고열물체, 기타 인공 적외선 방출

② 적외선이 인체에 미치는 영향
- 해로운 작용 : 유리작업자, 용광로작업자 등에게 백내장 유발
- 이로운 작용 : 피부에 온열감을 줌, 국소혈관의 확장작용, 혈액순환 촉진작용, 진통작용 등

(3) 가시광선

① 파장이 4,000~7,000Å의 범위 안에 있는 광선으로, 사람의 눈에 색채로 느껴지는 광선이다.
② 인체의 시신경세포를 자극하여 광각과 색각을 일으켜 색을 구별할 수 있게 하고 눈부심을 준다.

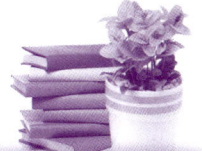

In addition

레이저광선

- 복사선 파장 중에서 특정부분의 파장이 다른 부분의 파장보다 강력하게 방출되는 광선으로, 동일한 파장 내에서 파장의 세기가 다른 것을 말한다.
- 정밀기계 작업, 용접, 절단 · 밀봉 · 복사작업, 광학측정, 외과적 수술, 통신기기광 등에 이용된다.
- 장시간 노출될 경우 수명(눈이 흐리어 밝은 빛을 보지 못하는 증상), 충혈, 이물감 등 및 홍반, 수포형성, 색소침착 등의 증상이 나타난다.

7 국제환경보건 협의 및 기구

(1) 런던협약

각종 인간생활 폐기물이 해양에 투기되어 여러 가지 해양오염현상을 나타나게 하는데 이를 방지하기 위하여 맺은 국제협약으로, 유럽의 북해가 여러 나라에서 투기한 폐기물로 인하여 해양오염이 심각해짐에 따라 유럽국가들이 모여 체결한 '오슬로협약'을 모체로 탄생하였다.

(2) 람사르협약

1972년 이란의 람사르에서 맺은 국제환경협약으로 습지의 보호와 지속가능한 이용에 관한 국제조약이다. 3년마다 열리는 당사국총회 정식명칭은 '물새 서식지로서 특히 국제적으로 중요한 습지에 관한 협약'으로, 국경을 초월해 이동하는 물새를 국제자원으로 규정하여 가입국의 습지를 보전하는 정책을 이행할 것을 의무화하고 있다.

(3) 글로벌포럼

민간환경운동 단체들이 '하나뿐인 지구'를 지키는 일을 정치가나 정부 관료들에게만 맡겨둘 수 없다며 1992년 6월 브라질 리우데자네이루에서 직접 행동에 나서 이루어낸 대규모 모임이다. 글로벌포럼에는 500여 개 단체가 공식 등록한 외에도 비공식적으로 참가한 단체도 500여 개에 이르는 등 참가인원이 3만 명에 달하는 사상 최대규모이다. 글로벌포럼에 참가한 대표적인 단체들로는 1975년에 설립돼 세계 25개국에 사무실을 두고 있는 그린피스와 1961년 발족돼 멸종위기에 있는 동 · 식물의 보호와 생물다양성 보존에 힘쓰고 있는 세계자연보호기금 등이 있다.

(4) 비엔나협약

1985년 오스트리아의 비엔나에서 채택된 협약으로 오존층 파괴 원인물질의 규제에 대한 것을 중요 내용으로 하고 있으며, 몬트리올의정서에 그 내용이 구체화되어 있다. 1974년 F.

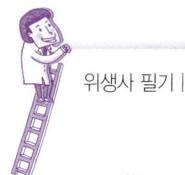

Sherwood Rowland 박사에 의해 오존층 파괴문제가 제기된 후 UNEP를 중심으로 오존층 파괴문제에 대처하기 위하여 1981년 오존층 보호를 위한 실무단을 구성, 1983년 협약 초안을 마련하여 1985년에 비엔나에서 채택된 협약을 말한다. 선언적인 협약에 불과하여 실효성 있는 규제내용을 포함하지 못하였으나 오존층 보호를 위한 최초의 협약이라는 점에서 의의가 있다.

(5) 몬트리올의정서

지구오존층의 보호를 목적으로 오존층 파괴물질인 CFC(프레온가스)나 할론 등의 사용을 규정하고 있다. 1974년 미국 과학자들에 의해 에어컨 냉매로 사용되는 CFC의 사용 규제에 관한 논의가 시작되었고 이후 약 10년에 걸쳐 환경전문가와 정부 간 회의를 통하여 1985년 3월 오존층 보호에 관한 비엔나협약을 체결하고, 이어 1987년 9월 몬트리올의정서가 정식으로 채택되어 1989년 1월부터 발효되었다.

(6) 리우환경협약

1992년 6월 브라질에서 열린 유엔환경개발회의에서 정식 서명된 기후변화협약을 말한다. 지구의 온실화를 방지하는 취지에서 이뤄진 협약으로, 지구온실화를 가속화시키는 주범인 이산화탄소의 배출 규제를 주요 과제로 다루고 있다.

(7) 교토의정서

1992년 6월 리우 유엔환경회의에서 채택된 기후변화협약(UNFCCC)을 이행하기 위해 1997년 만들어진 국가 간 이행 협약으로, '교토기후협약'이라고도 한다. 지구온난화를 일으키는 온실가스에는 탄산가스, 메탄, 이산화질소, 염화불화탄소 등 여러 가지 물질이 있는데, 이중 인위적 요인에 의해 배출량이 가장 많은 물질이 탄산가스이기 때문에 주로 탄산가스 배출량의 규제에 초점이 맞춰져 국가별 목표수치를 제시하고 있다.

(8) 발리로드맵

새로운 협약을 마련하기 위한 절차규정으로, 온실가스 감축목표 달성, 기후변화 적응기금 마련, 열대우림 보호, 기후변화 대응을 위해 노력하는 개발도상국에 선진국의 기술이전 하는 등의 내용을 담고 있는 새로운 기후변화협약의 계획이나 일정의 구상도를 말한다.

2과목 환경위생학 [필기] SANITARIAN

정답 및 해설 529p

01 정상 공기 중 미량원소를 제외한 산소(O_2) 대 질소(N_2)의 부피 백분율로 옳은 것은?

	산소(O_2)	질소(N_2)
①	17	82
②	21	78
③	32	67
④	43	56
⑤	51	48

02 다음에서 설명하는 온도계의 종류는?

> 기온과 기습을 동시에 측정할 수 있으며 다른 장소로 옮겨 기온, 기습을 측정하는 경우 유용하다. 통풍이 시작된지 5분 정도 지날 때의 눈금이 가장 정확하다.

① 백엽상
② 자기 온도계
③ 흑구 온도계
④ 알코올 온도계
⑤ 아스만 통풍 온습도계

03 습도에 대한 다음 설명 중 틀린 것은?

① 최적습도는 40~70%이다.
② 일반적으로 습도라고 할 때는 상대습도를 가리킨다.

③ 절대습도는 건조공기 1kg이 함유하고 있는 수증기량의 kg 수로 나타낸다.
④ 수증기의 출입이 없더라도 기온이 변하면 절대습도는 변하지만, 상대습도는 변하지 않는다.
⑤ 포화습도는 일정 공기함유량이 한계를 넘을 때 공기 중의 수증기량(g)이나 수증기의 장력(mmHg)을 말한다.

04 다음 중 불쾌지수(DI)를 구하는 공식으로 옳은 것은?

① (건구온도 + 습구온도)$^\circ$C $\times$ 0.72 + 40.6
② (건구온도 + 습구온도)$^\circ$C $\times$ 0.72 - 40.6
③ (건구온도 - 습구온도)$^\circ$C $\times$ 0.72 + 40.6
④ (건구온도 - 습구온도)$^\circ$C $\times$ 0.72 - 40.6
⑤ (건구온도 $\times$ 습구온도)$^\circ$C $\times$ 0.72 + 40.6

05 다음 중 교실의 실내 조도기준으로 옳은 것은?

① 150룩스 이상
② 300룩스 이상
③ 500룩스 이상
④ 1,000룩스 이상
⑤ 1,500룩스 이상

06 이산화탄소가 공기 중에 0.03%일 때 몇 ppm인가?

① 0.3ppm   ② 3ppm

③ 30ppm   ④ 300ppm

⑤ 3,000ppm

07 다음 중 헤모글로빈과 결합력이 가장 강한 가스상 물질은?

① SO_2(아황산가스)

② H_2S(황화수소)

③ NO(일산화질소)

④ NO_2(이산화질소)

⑤ HC(탄화수소)

08 런던 스모그 사건에 대한 다음 설명 중 틀린 것은?

① 기온역전을 보인다.

② 원인물질은 SO_2이다.

③ 겨울철에 발생하였다.

④ 광화학 스모그 현상이다.

⑤ 무풍의 짙은 안개 속에서 발생하였다.

09 인구와 건물이 밀집되어 있는 도심지가 다른 지역보다 온도가 높게 나타는 현상은?

① 온실효과   ② 열섬현상

③ 열대야현상   ④ 엘리뇨현상

⑤ 라니냐현상

10 분진 입자의 확산, 충돌, 응집 작용으로 집진율을 향상시키는 집진장치는?

① 중력집진장치

② 음파집진장치

③ 세정집진장치

④ 여과집진장치

⑤ 전기집진장치

11 연소할 때에 생기는 유리 탄소가 응결하여 입자의 지름이 $1\mu m$ 이상이 되는 입자상 물질은?

① 매연   ② 검댕

③ 연무   ④ 훈연

⑤ 먼지

12 다음 중 파장이 가장 긴 태양광선은?

① γ-선   ② X-선

③ 자외선   ④ 적외선

⑤ 가시광선

13 절대습도가 60g/m³이고, 포화습도가 80g/m³일 때 상대습도는?

① 15%   ② 20%

③ 35%   ④ 50%

⑤ 75%

14 다음 중 군집독의 발생 원인으로 보기 어려운 것은?

① O_2의 감소

② CO_2의 증가

③ 실내온도의 증가

④ 실내습도의 감소

⑤ 기타 가스의 증가

15 다음 중 온실가스에 해당하지 않는 것은?

① 메탄(CH_4)

② 아르곤(Ar)

③ 이산화탄소(CO_2)

④ 아산화질소(N_2O)

⑤ 과불화탄소(PFCs)

16 물의 자정작용 중 물리적 자정작용에 해당하지 않는 것은?

① 희석　　　　② 흡착

③ 여과　　　　④ 확산

⑤ 식균

17 수원지에서 가정까지의 급수 계통을 순서대로 나열한 것은?

① 취수 → 도수 → 정수 → 송수 → 배수 → 급수

② 취수 → 정수 → 송수 → 배수 → 도수 → 급수

③ 취수 → 송수 → 배수 → 도수 → 정수 → 급수

④ 취수 → 정수 → 송수 → 배수 → 도수 → 급수

⑤ 취수 → 배수 → 도수 → 정수 → 송수 → 급수

18 다음 중 정수과정의 완속여과법에 대한 설명으로 틀린 것은?

① 약품침전법이다.

② 세균제거율이 높다.

③ 경상비가 적게 든다.

④ 시설비가 많이 든다.

⑤ 여과속도는 3~5m/sec 정도이다.

19 염소소독에 대한 다음 설명 중 틀린 것은?

① 접촉시간이 길수록 살균력이 좋다.

② 먹는물의 세균을 효과적으로 제거한다.

③ 염소의 농도가 높을수록 살균력이 좋다.

④ 클로라민보다 유리형 염소가 살균력이 좋다.

⑤ 수온이 낮고 pH가 높을수록 살균력이 좋다.

20 지하수의 제1불투수층과 제2불투수층 사이의 피압면 지하수는?

① 천층수　　　　② 심층수

③ 복류수　　　　④ 용천수

⑤ 하천수

21 지표수에 대한 다음 설명 중 틀린 것은?

① 경도가 낮다.
② 유기물이 많다.
③ 용존산소의 농도가 낮다.
④ 미생물과 세균번식이 활발하다.
⑤ 수온 및 탁도의 변화가 심하다.

22 다음 중 상수처리 시 약품 침전에 사용하는 응집제는?

① 염소　　　　　② 활성탄
③ 황산망간　　　④ 황산마그네슘
⑤ 황산알루미늄

23 다음 중 먹는물 수질기준으로 틀린 것은?

① 색도 – 5도 이하
② 탁도 – 0.1NTU 이하
③ 납 – 0.01mg/L 이하
④ 경도 – 1,000mg/L 이하
⑤ 과망간산칼륨 – 10mg/L 이하

24 다음 중 이타이이타이병과 관련이 있는 오염 물질은?

① 납　　　　　② 수은
③ 페놀　　　　④ 크롬
⑤ 카드뮴

25 다음 중 밀스 라인케(Mills-Reinck) 현상과 관련이 있는 것은?

① 충치 예방　　　② 조류 제거
③ 염소 소독　　　④ 수돗물 정화
⑤ 청색증 유발

26 수중의 용존산소(DO)에 관한 다음 설명 중 틀린 것은?

① 용존산소는 수온에 반비례한다.
② 염류의 농도가 높을수록 용존산소의 농도는 낮아진다.
③ 용존잔류염소가 많을수록 용존산소의 양은 적게 녹는다.
④ 20℃, 1기압에서 맑은 물의 포화용존량은 9.17mg/L이다.
⑤ 유기성 폐수가 유입되면 미생물의 작용으로 용존산소가 증가한다.

27 다음 중 부영양화 현상을 유발하는 원인 물질은?

① 인, 질산
② 농약, 살충제
③ 수은, 카드뮴
④ 세균, 아메바
⑤ 메탄가스, 용존산소

28 조류(Algae)를 제거하기 위해 주입하는 약품은?

① 불소　　　　② 염소
③ 황산동　　　④ 염화제2철
⑤ 황산마그네슘

29 대장균에 대한 다음 설명 중 틀린 것은?

① 그람양성균이다.
② 편모를 갖는 간균이다.
③ 수질검사에 많이 사용된다.
④ 온혈 동물의 장 속에 상주한다.
⑤ 어린아이에게 급성 장염을 일으킬 수 있다.

30 하수처리 시 발생하는 슬러지의 처리과정으로 옳은 것은?

① 소화 → 건조 → 탈수 → 소각 → 농축
② 소화 → 탈수 → 소각 → 건조 → 농축
③ 건조 → 탈수 → 농축 → 소각 → 소화
④ 농축 → 소화 → 건조 → 탈수 → 소각
⑤ 농축 → 소화 → 탈수 → 건조 → 소각

31 다음의 하수 처리법 중 호기성 처리법이 아닌 것은?

① 활성오니법　　② 살수여상법
③ 산화지법　　　④ 회전원판법
⑤ 메탄발효법

32 물의 비중보다 작은 입자들이 폐·하수 내에 많이 포함되어 있을 때 이들 물질을 제거하기 위해 사용하는 방법은?

① 침전　　　② 부상
③ 여과　　　④ 중화
⑤ 원심분리

33 슬러지의 처리 과정 중 슬러지의 탈수성을 개선하기 위해 실시하는 과정은?

① 농축　　　② 소화
③ 개량　　　④ 탈수
⑤ 처분

34 다음 중 분뇨처리 시 발생하는 부식성 가스는?

① CO_2　　　② H_2S
③ CH_4　　　④ NH_3
⑤ N_2O

35 다음은 사업장폐기물 중 오니류에 대한 설명이다. 빈칸에 들어갈 말로 바르게 짝지은 것은?

> 사업장폐기물 중 오니류는 수분함량이 (㉠) 미만이거나 고형물 함량이 (㉡) 이상인 것으로 한정한다.

	㉠	㉡
①	5%	95%
②	20%	80%
③	55%	45%
④	70%	30%
⑤	95%	5%

36 다음 중 폐기물 수거노선 설정 시 유의사항으로 틀린 것은?

① U자 회전을 피하여 수거한다.
② 길 양 옆의 폐기물을 동시에 수거한다.
③ 교통신호를 적게 받는 노선을 선택한다.
④ 저지대에서 고지대로 상향수거 노선을 선택한다.
⑤ 출발점을 차고와 가까운 곳으로 하여 반복운행을 피한다.

37 에너지대사율(RMR) 지표에 따른 지속작업의 작업 강도는?

① 경노동
② 중등노동
③ 강노동
④ 중노동
⑤ 격노동

38 다음 중 재해발생 상황을 파악하기 위한 표준적 지표로 사용되는 것은?

① 건수율
② 도수율
③ 강도율
④ 중독률
⑤ 재해일수율

39 다음 중 잠함병을 일으키는 원인 물질은?

① 산소 기포
② 수소 기포
③ 질소 기포
④ 일산화탄소 기포
⑤ 이산화탄소 기포

40 다음 중 비중격천공증을 일으키는 중금속으로 옳은 것은?

① 납
② 크롬
③ 비소
④ 망간
⑤ 카드뮴

41 청력검사 시 직업성 난청을 조기에 발견할 수 있는 주파수는?

① 1,000Hz
② 2,000Hz
③ 3,000Hz
④ 4,000Hz
⑤ 5,000Hz

42 다음 중 레이노병(Raynaud's disease)이 발생하기 쉬운 신체부위는?

① 목
② 어깨
③ 허리
④ 손가락
⑤ 발바닥

43 다음 중 주택부지의 기본 요건으로 틀린 것은?

① 남향이나 동남향이 좋다.
② 사적지가 아닌 곳이 좋다.
③ 지하수위는 3m 이상이어야 한다.
④ 택지는 작은 언덕의 중간이 좋다.
⑤ 폐기물 매립 후 20년 이상 경과되어야 한다.

44 자연채광을 위한 창의 개각 및 양각으로 옳게 짝지은 것은?

	개각	양각
①	2~3°	23~24°
②	2~3°	27~28°
③	4~5°	23~24°
④	4~5°	27~28°
⑤	6~7°	25~26°

45 다음은 의복의 방한력의 단위인 CLO에 대한 설명이다. 빈칸에 들어갈 말로 바르게 짝지은 것은?

> 1CLO란 기온 (㉠)°C, 기습 (㉡)%, 기류 (㉢)cm/sec 상태에서 피부 온도가 33°C로 유지될 때의 의복의 방한력을 말한다.

	㉠	㉡	㉢
①	20	30	10
②	20	50	20
③	21	50	10
④	21	60	20
⑤	22	60	30

46 다음 중 구내염, 인두염, 입안 세척 및 상처 소독 등에 적당한 소독제는?

① 석탄산
② 크레졸
③ 알코올
④ 포르말린
⑤ 과산화수소

47 다음 중 자연환기가 갖는 특징이 아닌 것은?

① 밀도차
② 배기식
③ 온도차
④ 압력차
⑤ 저비용

48 다음 중 소독제가 갖추어야 할 조건이 아닌 것은?

① 침투력이 강할 것
② 석탄산계수가 낮을 것
③ 물에 용해성이 높을 것
④ 사람과 가축에 무해할 것
⑤ 저렴하고 사용이 쉬울 것

49 다음 중 자외선이 인체에 미치는 이로운 영향이 아닌 것은?

① 살균작용
② 구루병 예방
③ 혈압 강화작용
④ 적혈구 생성 촉진
⑤ 비타민 C 형성 촉진

50 다음 중 소독제로 사용되는 승홍과 크레졸의 수용액 농도가 옳게 짝지어진 것은?

	승홍	크레졸
①	0.1%	1%
②	0.1%	3%
③	0.2%	1%
④	0.2%	3%
⑤	0.3%	2%

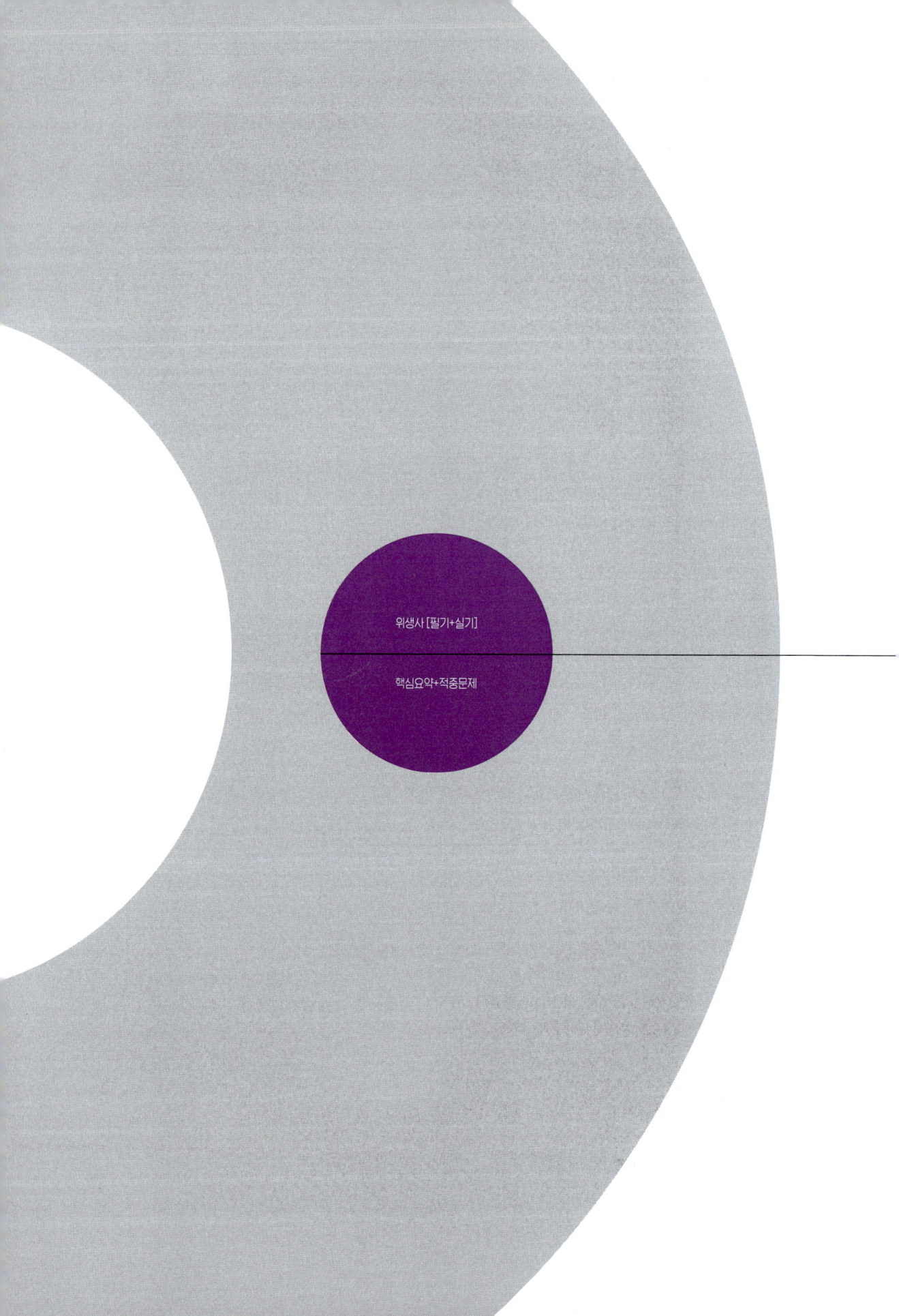

위생사 [필기+실기]

핵심요약+적중문제

3과목

위생곤충학
[필기]

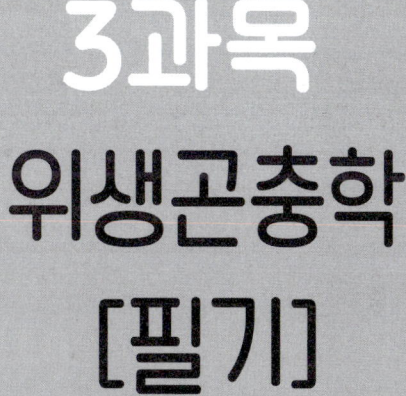

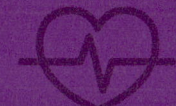

SANITARIAN

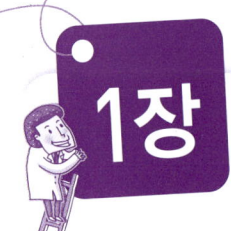

1장 위생곤충학 일반

1 위생곤충학의 의의 및 발달역사

(1) 위생곤충학의 의의

① 직접 또는 간접적으로 인간의 건강을 해치는 곤충에 관한 지식을 추구하는 학문
② 곤충을 포함하는 절지동물과 인류의 질병과의 관계를 연구하는 학문

(2) 위생곤충학의 목적

① 매개곤충과 질병의 역학적 양상 규명
② 위생곤충에 대한 효과적인 구제법 연구
③ 인류의 보건향상에 효과적 기여

(3) 위생곤충학의 발달역사

① Manson : 1878년 반크로프티 사상충이 모기 체내에서 감염상태로 발육함을 증명
② Ross : 1898년 중국얼룩날개모기(학질모기)가 말라리아를 전파함을 증명
  • 말라리아는 말라리아 원충에 감염된 모기에게 물린 후 인체에서 감염 증상이 나타날 때까지는 2주~수개월의 시간이 소요된다.
  • 오한, 발열, 발한의 전형적인 감염 증상이 나타나는데 원인 병원체의 종류에 따라 증상 및 특징이 다르다.
③ Simond : 1898년 벼룩이 흑사병을 전파시킨다는 것을 입증(위생곤충학 발달의 획기적 전기 마련)
  • 흑사병은 페스트균(Yersinia pestis)에 의해 발생하는 급성 열성 감염병으로 페스트균은 숙주동물인 쥐에 기생하는 벼룩에 의해 사람에게 전파된다.
  • 열과 현기증과 구토를 호소하면서 의식이 흐려지는 증상을 보이는데, 감염성이 강한데다가 사망률도 높다.
④ Walter Reed : 1900년 황열을 이집트숲모기가 전파함을 입증
  • 황열은 모기에 의해 전파되는 아르보 바이러스가 원인이며, 이 병에 걸린 환자의 일부에서 황달로 인해 피부가 누렇게 변하는 증상이 나타난다.
  • 잠복기간은 일반적으로 3~6일이고, 증상은 발열, 구토, 근육통 정도인데 중증인 경우에는 비출혈, 소화기출혈이 뒤따른다.
⑤ Nicoll : 1909년 이가 발진티푸스를 전파시킨다는 사실 입증

- 발진티푸스는 발진티푸스 리케치아(Rickettsia Prowazekii)에 감염되어 발생하는 급성 열성 질환으로 사람은 이에 물려서 생긴 상처나 피부의 표재성 찰과상을 통해 이의 배설물에 들어있던 리케치아균이 몸속으로 들어와서 감염된다.
- 비위생적인 한랭지, 한랭시기에 발생하며, 8~14일간의 잠복기를 거쳐 발병한다. 급격한 오한 · 두통 · 발열로 시작되어 식욕부진, 구토, 요통, 사지의 근육통, 불면증이 생기고, 발병 후 3~5일경에 발진이 나타난다.
- 병의 경과는 2~3주간으로, 최성기에는 강한 신경 증상까지 일으켜 의식을 잃기도 한다. 이의 구제가 중요하고 포르말린 불활성화 백신이 예방접종에 사용된다.

⑥ Cleland : 1916년 각다귀(Aedes)속 모기가 뎅기열을 전파시킨다는 사실 입증
- 뎅기열은 뎅기 바이러스가 사람에게 감염되어 생기는 병으로 고열을 동반하는 급성 열성 질환이다.
- 뎅기 바이러스를 가지고 있는 모기가 사람을 무는 과정에서 전파되며, 갑작스럽게 고열이 나서 3~5일간 발열이 계속되고, 심한 두통, 근육통, 관절통, 식욕부진이 생긴다.

In addition

사상충(Filaridae)
- 모기에 의해 전염되는 질병으로 사상충은 순환계, 임파계에 기생하는 척추동물의 기생충이다.
- 인체에 감염되는 것으로는 반크로프티 사상충, 말레이 사상충 등이 있다.
- 사상충증은 감염된 모기가 중요한 매개체이며, 감염된 환자의 혈액에 있는 미세사상충을 모기가 흡혈하게 되고 이 모기가 다른 사람을 흡혈할 때 새로운 숙주의 피부를 뚫고 혈액 내로 들어가서 감염되고, 임파관과 임파절로 침입하여 6개월 후에 성충으로 자란다.

2 위생곤충의 분류

(1) 흡혈성 곤충

혈액을 흡수하여 해를 주는 곤충으로 파리류, 모기, 나방파리, 등에, 참파리, 벼룩, 이류, 빈대류 등이 있다.

(2) 기생성 곤충

① 몸 안에 기생하는 것 : 쇠파리 등
② 몸 밖에 기생하는 것 : 벼룩, 이, 반날개빈대, 이파리 등

(3) 병원전파매개성 곤충

① 식품해충 : 병균, 바이러스 등의 병원체를 몸에 부착시켜 전파하는 집파리, 황등에, 바퀴벌레 등

② 흡혈이나 자교(곤충이 무는 것) 때 매개 곤충 : 이, 빈대, 모기류, 초파리 등

③ 중간숙주가 되는 곤충 : 촌충, 구두충 등

(4) 자교성 곤충

① 독액을 주입하는 것 : 벌, 침개미, 전갈 등

② 독침모를 가진 것 : 독나방 등

③ 입틀로 무는 것 : 개미, 거미, 지네 등

(5) 독액분비성 곤충

곤충의 몸으로부터 독액이나 가스상의 액을 내는 곤충으로, 하늘소붙이류, 가뢰류, 폭탄먼지벌레류 등이 있다.

(6) 불쾌곤충(뉴슨스)

① 불쾌감을 유발하는 해충은 사람에게 직접적인 피해를 주기보다는 불쾌감이나 혐오감을 주는 종류로써 불쾌곤충(Nuisance Insect)이라고 불린다.

② 실·외곽의 습지나 진흙, 실내의 어둡고 습한 곳에서 서식하며, 깔따구, 노린재류, 깍지벌레류, 진드기류, 귀뚜라미, 나방파리 등이 있다.

3 위생곤충의 가해방법

(1) 직접피해

① 기계적 외상

- 절지동물이 흡혈할 때 피부를 뚫고 들어가서 상처가 생김
- 등에, 모기, 벼룩, 진드기 등

② 2차 감염 : 물리적인 상처에 잡균이 들어가 염증을 일으킴

③ 인체기생

- 파리유충 : 위 또는 피부에 기생하여 구더기증을 일으킴
- 옴진드기, 모낭진드기, 모래벼룩 : 피부에 기생하여 옴, 구진, 농포 등 피부병의 원인이 됨

④ 독성물질의 주입

- 물리거나 쏘일 때 또는 독나방의 독모가 피부에 접촉되었을 때 독성물질이 주입되어 여러 가지 증상이 나타남
- 지네, 벌, 독거미, 전갈 등

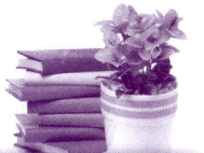

⑤ 알레르기성 질환
- 주변환경에 흩어져 있는 여러 가지 미세한 물질이 체내에 주입되거나 피부에 접촉되는 경우 면역학적인 과민반응을 보이는 질환
- 집먼지진드기, 바퀴, 깔따구 등

(2) 간접피해

① 물리적 전파
- 기계적 전파라고도 하며, 곤충에 의해 병원체를 한 장소에서 다른 장소로 운반
- 병원체가 곤충의 체내에 증식이나 발육하지 않음(파리가 식품 등에 옮기는 경우 등)
- 질병 : 소화기질환, 결핵, 살모넬라 등
- 질병의 매개체와 병원체

질병	매개체	병원체
큐열	음식물	리케차
페스트	쥐벼룩	세균
뎅기열	모기	바이러스
발진열	쥐벼룩	리케차
쯔쯔가무시병	진드기	리케차

② 생물학적 전파
- 병원체가 곤충의 체내에서 발육이나 증식 등 생물학적 변화를 거침으로써 인체감염이 가능해지는 경우
- 종류

증식형	• 곤충의 체내에서 병원체가 수적 증식만 하는 경우 • 흑사병, 발진열, 발진티푸스, 유행성 재귀열, 뇌염, 황열, 뎅기열 등
발육형	• 곤충 체내에서 병원체의 수적 증식은 없고 단지 발육만을 하는 경우 • 모기의 사상충증
발육증식형	• 곤충의 체내에서 수적 증식과 발육을 함께 하는 경우 • 말라리아, 수면병(체체파리), 텍사스우열(진드기) 등
경란형	• 증식형에 속하는 것으로 병원체의 일부가 난소 내에서 증식하고, 감염된 알에서 부화하여 다음 세대로 감염되는 경우 • 양충병(쯔쯔가무시병), 록키산홍반열, 재귀열 등
배설형	• 곤충의 체내에서 증식한 병원체가 곤충의 배설물과 함께 배출되어 피부점막을 통해 감염되는 경우 • 발진티푸스(이), 발진열, 흑사병(벼룩) 등

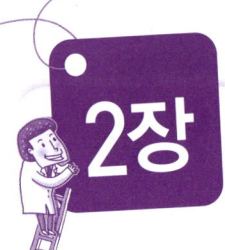

2장 곤충의 분류 · 형태

1 곤충의 분류

(1) 분류 일반

① 분류학상 기준

- 종 : 일정한 형태적 · 생태적 · 생리적 특성을 가지고 있고 환경이 같을 경우 특성은 불변하고 후손에 유전되며 다른 종과는 교배가 일어나지 않는 무리로 생물의 분류에 있어 가장 낮은 분류단위이다.
- 아종 : 종의 하위 단계로 지리적 또는 기타 요인에 의한 격리로 발생한다.

② 분류체계 : 계 → 문 → 강 → 목 → 과 → 속 → 종

(2) 위생절지동물의 분류

곤충강	• 두부, 흉부, 복부의 3부분으로 구성 • 두부 : 1쌍의 촉각 • 흉부 : 3절로 되어 있고 각각 다리가 1쌍씩 있음 • 날개 : 있는 것도 있고 없는 것도 있음 • 종류 : 파리, 모기, 이, 벼룩, 바퀴 등
갑각강 (게새우강)	• 두부, 흉부, 복부로 구성(아가미 호흡, 수서생활) • 촉각 : 2쌍 • 다리 : 최소 5쌍 • 종류 : 가재, 게, 물벼룩 등
지네강 (순각강)	• 두부와 상하로 눌린 형태의 많은 체절로 구성 • 두부 : 1쌍의 촉각 • 다리 : 말단의 2개 체절 외 각 체절에 1쌍의 다리 있음 • 종류 : 왕지네, 땅지네, 돌지네 등
노래기강 (배각강)	• 체절 모두가 원통형으로 구성 • 대부분 체절에는 2쌍의 다리가 있음 • 종류 : 띠노래기, 질삼노래기, 땅노래기, 각시노래기 등
거미강 (주형강)	• 두흉부와 복수의 2부분으로 구성 • 촉각이 없음 • 두 흉부에는 6쌍의 부속지가 있으며, 2쌍은 구부이고 4쌍은 다리임 • 종류 : 거미, 진드기, 전갈 등

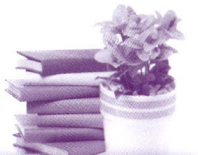

(3) 위생곤충의 분류

바퀴목 (직시목)	• **구부** : 저작형이고 수직으로 꺾여 있음 • **날개** : 2쌍 • **촉각** : 편상으로 다수의 절로 되어 있음 • 날 수도 있지만 주행에 적합한 다리를 가짐 • 불완전변태
노린재목 (반시목)	• **구부** : 흡입에 적당한 주둥이를 가짐 • **날개** : 2쌍 • **종류** : 빈대, 침노린재, 매미 등
이목	• **구부** : 흡입형이고 몸은 상하로 납작함 • **날개** : 없음 • **다리** : 털을 움켜 잡는 데 적합하도록 되어 있음
벌목 (막시목)	• **구부** : 흡입 또는 저작형 • **날개** : 2쌍으로 모두 막질 • 완전변태 • **종류** : 말벌과, 꿀벌과, 개미과 등
벼룩목 (은시목)	• **다리** : 점프하는 데 적합하게 발달 • **구부** : 흡수형 • **날개** : 없음 • **촉각** : 3절로 촉각구 속에 있음 • 완전변태
나비목 (인시목)	• **구부** : 흡수형, 사용하지 않을 때에는 두부의 하부에 둘둘 말아 둠 • **날개** : 2쌍 • 온몸과 날개는 비닐로 덮여 있음
딱정벌레목	• **구기** : 저작형 • 앞날개가 단단한 시초로 변형되어 있고 뒷날개는 막상으로 시초 밑에 접혀져 있음 • 온몸이 딱딱한 외피로 덮여 있음 • 반날개과, 하늘소붙이과 등은 독액을 분비하므로 인체 접촉 시 피부염 유발
파리목 (쌍시목)	• **구부** : 흡수형 • **날개** : 1쌍의 막질 • 완전변태 • **종류** : 등에, 모기, 파리

In addition

파리목(쌍시목)
• **장각아목** : 모기과, 깔따구과, 먹파리과, 나방파리과, 등에모기과
• **단각아목** : 등에과, 노랑등에과
• **환봉아목** : 집파리과, 쉬파리과, 체체파리과, 검정파리과

3과목
위생곤충학 [필기]

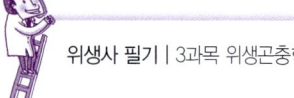

2 곤충의 형태

(1) 곤충의 외부형태

① 일반적 특징

- 일반적으로 앞뒤가 길고 원통형, 좌우대칭형
- 환절 또는 체절로 되어 있음
- **두부, 흉부, 복부로 구성**
  - **두부** : 눈, 촉각(1쌍), 구부
  - **흉부** : 3쌍의 다리와 2쌍의 날개
  - **복부** : 말단부에 마디로 되어 있는 부속지가 있음

② 외피

- 몸의 형태를 유지 보호하기 위해 근육으로 형성되었고, 수분의 증발 및 분산, 병원체의 침입을 방지하고 외부 자극을 감수하는 기능을 함
- **표피층** : 복잡한 구조, 각질과 단백질, 최외부엔 시멘트층과 밀랍층(왁스층)
- **진피층** : 진피세포(표피층 생성), 조모세포(극모 생성)
- **기저막** : 진피와 체강 사이에 경계를 이루고 있는 층으로 진피세포의 분비로 형성됨

③ 두부

- 쌍의 복안, 1쌍의 촉각(더듬이), 1~3개의 단안
- **촉각** : 여러 개의 환절로 되어 있음(3개 이상)
- **구기**

저작형	• 구분의 전면과 후면을 덮고 있는 상하순, 1쌍의 소악, 타액선 • 바퀴, 흰개미, 풍뎅이, 나방의 유충
흡수형	• 수액이나 혈액 등 액상의 식품을 섭취할 수 있게 변형되어 있어 가늘고 긴 주둥이를 형성 • 모기, 진딧물
스펀지형	• 타액관, 섭취통로 • 집파리
흡관형	• 가늘고 긴 구기 • 나비, 나방
저작흡수형	• 고형식품을 씹어 섭취하기 위한 것과 액상식품을 빨거나 핥아서 섭취하기 위한 것 • 벌

④ **흉부**

- 3개의 환절로 되어 있음(전흉, 중흉, 후흉)
- 각 환절에는 4개의 판(배판, 복판, 측판)
- **기문** : 2쌍으로 구성
- **다리** : 기절, 전절, 퇴절, 경절, 부절로 구성
- **날개** : 흉배판과 측판 사이에서 좌우로 편평하게 늘어나서 만들어진 것으로 근육이 없음

⑤ 복부

- 원래 11환절로 되어 있었으나 퇴화 · 융합하여 보다 적은 수의 환절을 갖는다.
- 암컷의 경우 8~9개 환절의 부속지가 환절과 함께 산란관이 되었다.

 타액선

입안에서 타액이 나오는 것으로 곤충에 따라서 모양이 다르고 역할도 다른데, 흡혈성 곤충은 항응혈성 물질을 함유하고 있어 혈액의 응고를 방지한다.

---

(2) 곤충의 내부형태 및 생리

① 소화기계 및 배설계

- **전장** : 입 → 인두 → 식도 → 소낭 · 맹낭 → 전위(섭취한 먹이의 역행 방지, 고체 먹이 분쇄)
- **중장** : 위의 역할, 먹이의 소화 및 흡수작용, 여러 가지 효소분비
- **후장** : 회장 → 결장 → 직장 → 항문

② 순환계

- 곤충의 순환계는 소화관 배면에 위치하며 한 개의 긴 관으로 구성된다.
- 9개의 심장이 있으며 대동맥 끝은 두부에서 열려 있어 혈액이 흘러 나와 여러 조직과 기관으로 스며들면서 몸의 후방으로 밀려간다.
- **개식계** : 촉각과 날개 입구에 있는 펌프기관으로 혈액이 원활하게 흘러들어 가는 것을 도와주는 역할을 한다.
- **혈림프액** : 곤충의 피로서 담황색 · 담녹색 · 무색이며, 영양분을 조직에 공급하고, 노폐물을 배설기관으로 운반하며, 체내의 수분유지와 산소공급을 돕고, 혈압을 이용하여 호흡작용과 탈피과정을 돕는다.

③ 호흡계

- **기관계의 구성** : 기문과 기관
- **기문** : 흉부에 2쌍, 복부에 8쌍이 있으나 곤충에 따라 다름
- **기관낭(공기주머니)** : 공기저장 호흡도모, 산소공급 풀무작용, 체온냉각, 비상시 체중감소와 탈피공간

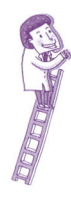

④ 신경계
- 중추신경계, 전장신경계, 말초신경계로 구분된다.
- 시각은 복안에서 관장한다.
- 몸의 털은 물리적 · 화학적 자극을 느끼는 감각기관이다(빈대 · 벼룩 등은 온도를 감지하는 촉각이 있어 체온의 흐름을 느껴 숙주동물의 존재나 방향을 알아냄).

⑤ 생식계
- **파악기** : 복부 말단에 있어 교미시에 붙잡는 기관
- **수정낭** : 정자를 보관하는 암컷의 생식기관
- **저정낭** : 정자를 사정할 때까지 보관하는 수컷의 생식기관
- **베레제기관** : 빈대에게 있는 것으로 암컷이 정자를 일시 보관하는 장소

(3) 곤충의 발육

① 완전변태
- 알 → 유충 → 번데기 → 성충
- **종류** : 모기, 파리, 벼룩, 나방, 등에 등

② 불완전변태
- 알에서 나온 유충이 번데기 과정을 거치지 않고 성충이 되는 곤충
- 알 → 유충(약충, 자충) → 성충
- **종류** : 이, 바퀴, 빈대, 진드기 등

③ 발육과정 용어
- **탈피** : 낡은 외피를 벗고 새로운 외피를 만들 때의 과정으로, 유충에서 번데기까지 보통 2회 이상 탈피함
- **부화** : 알에서 유충으로 껍데기를 깨고 나오는 과정
- **영기** : 한 번 탈피한 후 다음 탈피 때까지의 기간
- **우화** : 번데기가 성충으로 탈피하는 과정
- **변태** : 부화한 곤충이 성충으로 발육하는 동안에 거치는 일정한 형태적 변화

완전변태와 불완전변태의 차이점
완전변태는 알 – 유충(애벌레) – 번데기 – 성충의 4단계 과정을 거치는데 반해 불완전변태는 알 – 유충(애벌레) – 성충의 3단계 과정을 거치는 동물을 말한다. 즉, 번데기과정을 거치느냐 안 거치느냐의 차이이다.

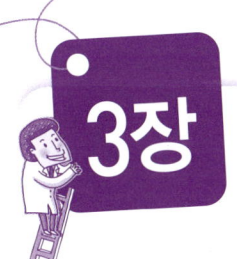

3장 위생곤충

1 바퀴

(1) 바퀴 일반

① 바퀴목은 곤충강에 속하는 목으로, 불완전변태(알 → 유충 → 성충)를 한다.

② 몸은 납작한 타원형 모양으로 날개가 없는 것도 있고 있는 것도 있다.

③ 난협이라는 알집에서 유충이 대량으로 부화하며, 성충이 되기까지 보통 6개월 정도 걸린다.

④ 바퀴의 수명은 환경의 영향을 받으며 종에 따라 다르지만 보통 90일~600일 사이이다.

⑤ 사람에게 해를 끼치는 것으로는 독일바퀴, 이질바퀴, 먹바퀴, 집바퀴 등이 있다.

(2) 바퀴의 형태

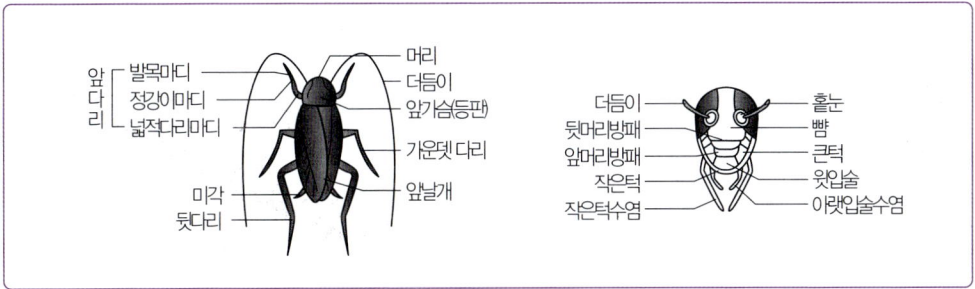

두부	• **구기** : 저작형 • **촉각** : 길고 편상임
흉부	• **전흉배판** : 대형이고 약간 타원형임 • **날개** : 2쌍 • **다리** : 질주에 적합
복부	• **형태** : 크고 폭이 넓으며 10절로 구성 • **미모** : 1쌍

(3) 바퀴의 생활사

① 잡식성이고 야간활동성이다.

② 군거성이고 다리는 질주성을 가진다.

③ 가주성 바퀴는 온도나 습도가 높은 으슥한 곳에 주로 서식하며, 유충과 성충의 서식지가 같다.

④ 서식적합 온도는 28~33℃ 정도이다.

⑤ 크기 : 이질바퀴 > 먹바퀴 > 집바퀴 > 독일바퀴

(4) 바퀴의 종류

① 독일바퀴

- 세계적으로 가장 널리 분포하며 불완전변태를 한다.
- 집에 서식하는 바퀴 중에서는 가장 크기가 작다(체장 11~14mm).
- 집안의 따뜻하고 습기가 많은 곳에서 서식한다.
- 전흉배판에 2줄의 흑색 종대가 있으며 암수 모두 밝은 황갈색이다.
- 잡식성, 저작형구기, 군거성, 야간활동성의 특징을 가진다.
- 난협은 알이 부화할 때까지 어미 품에 붙어 있다.

② 이질바퀴(미국바퀴)

- 집안에 서식하는 바퀴 중 가장 크다(체장 35~40mm).
- 광택성 적갈색으로 전흉배판은 가장자리에 황색 무늬가 윤상으로 있고 가운데는 거의 흑색이다.
- 집안에 침입하여 온도와 습도가 비교적 높은 곳에 서식하며, 음식물을 훔쳐먹고 곳곳에 알을 낳고 배설물을 버려 놓으며 생김새로 인하여 건물 내에서 발견될 때 불쾌감과 혐오감을 준다.
- 음식물을 먹을 때 토를 하는 습성이 있어 식품을 오염시키며 배설물과 탈피한 허물은 알러지성 기관지천식과 비염, 아토피성 피부염 등을 일으킨다.
- 쓰레기나 더러운 오물들 주변에서 서식하고 그것들을 먹음으로써 몸을 통해 세균과 바이러스, 연충, 원충, 곰팡이를 옮기는 위생해충이다.

③ 먹바퀴

- 체색은 짙은 밤색이나 검은색에 가까우며 기름을 바른 것처럼 광택이 난다(체장 26~30 mm).
- 머리는 앞가슴등판에 가려져 위에서 볼 수 없으며 무늬가 없어 매끈하고 반원형에 가깝지만 뒷가장자리는 완만한 곡선을 이룬다.
- 촉각(더듬이)은 몸길이보다 길고 마디가 많다.
- 따뜻하고 습기가 많은 지하실이나 하수관 틈에서 발견된다.
- 잡식성이며 주로 밤에 활동한다.

④ 집바퀴(일본바퀴)

- 체색은 무광택의 흑갈색이며, 전흉배판은 약간 작고 매끄럽지 않다(체장 20~25mm).
- 촉각(더듬이)은 실 모양이다.

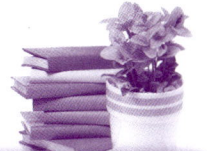

- 집안에서 살거나 따뜻한 지역에서 바깥의 나무껍질 속에 무리 지어 산다.

> **In addition**
>
> **바퀴벌레의 서식조건**
> - **독일바퀴** : 따뜻하고 물을 구할 수 있는 틈새가 많고 건조한 곳을 좋아함
> - **미국바퀴** : 따뜻하고 매우 습한 지역에 많음(정화조, 하수구, 맨홀, 온수파이프 주위 등)
> - **집바퀴** : 지하실, 쓰레기장 등 약간 시원하고 습기가 많은 곳
> - **먹바퀴** : 따뜻하고 습한 지역에서 자주 볼 수 있음
> - 일부 동면하는 종도 있으나 바퀴벌레는 영하 5도 이하에서는 치사함
> - 야행성으로 낮에는 광선을 피해 은신처에 숨어 있다가 밤이 되면 활동하여 먹이를 섭취한 후 다시 은신처로 돌아감

(5) 바퀴의 피해

① **직접적 피해**
- 건물 내에서 발견할 때 불쾌감, 공포감을 주기도 하고, 사람을 물어 상처를 내기도 한다.
- 불완전변태 해충으로서, 알집에서 부화되어 구더기로 나온 후 곧 허물을 벗고 성충이 되는 데 그 허물이 가루가 되어 집먼지와 함께 코와 기관지를 자극하며 알레르기성 질환(천식, 비염, 아토피성피부염) 등을 일으킬 수 있다.

② **간접적 피해**
- 바이러스, 살모넬라균, 원생동물, 곰팡이류 등 40여종의 병원성 세균들을 매개하여 전염병을 유발
- 바퀴벌레의 매개방법 : 기계적 전파로서 병원체를 한 장소에서 다른 장소로 옮겨 주는 물리적 운반
- 병원체의 운반방법 : 몸의 표면, 특히 다리의 극모나 털에 묻어서, 일단 섭취한 먹이를 얼마 후에 다시 토해낼 때, 소화기관을 거쳐 변과 함께 배설될 때 병원체를 전파

(6) 바퀴의 방제

① **환경위생 관리** : 주변을 깨끗이 청소하고 먹이, 은신처 등을 충분히 제거해 주어야 함
② **트랩 설치** : 접착제, 집합호르몬으로 유인해 장기간 활용
③ **살충제 사용**
- 독먹이법 : 식독작용
- 연무법과 훈증법 : 공간을 밀폐시킨 후 휘발성 있는 살충제를 연무 또는 훈연
- 잔류분무 : 1회 분무로 3개월 이상 잔류효과(가장 효과적인 방법)

3과목 위생곤충학 [필기]

2 이(louse)

(1) 이 일반

① 의의
- 외부 기생성인 흡혈곤충으로, 가축 등의 포유류에 기생하여 피해를 주며, 일부는 전염병을 매개하는 위생해충이다.
- 엄격한 숙주선택을 하며, 불완전변태를 한다.
- 저작형 구기이며, 1회 흡혈량은 1~2mg 정도이다(하루 2회 정도 흡혈).
- 유충과 성충의 서식지가 같다.
- 고온과 고습에 부적당하며 빛을 싫어한다.
- 사람에게 기생하는 종으로는 몸이, 머릿니, 사면발이가 있다.
- 이가 매개하는 전염병(발진티푸스, 재귀열, 참호열)은 겨울에 많이 발생한다.

② 체형
- 몸은 소형으로 몸길이 0.5~6mm로 등배로 납작하다.
- 머리는 다소 작고 원뿔형으로 앞 끝에 흡수하는 데 적응한 입이 있고 그 아랫면의 양쪽과 중앙에 작은 치돌기가 있어서 흡혈할 때 상대의 체표에 고착한다.
- 더듬이는 3~5마디로 되어 있고 겹눈은 퇴화되었거나 없는 것이 많으며 낱눈도 없다.
- 가슴부는 좁고 사다리꼴이며 부분적으로 융합하여 가운데 가슴부에 기문이 있다.
- 배부는 타원형으로 다리는 굵고 발톱이 잘 발달되어 숙주의 체표에 붙는 데 적응되었다.

③ 체색
- 담황색 또는 농갈색을 띤다.
- 알은 숙주의 체모 또는 의복 등의 섬유에 한 알씩 낳으며 타원형으로 빛깔은 광택이 나는 진주 백색 또는 유백색을 띤다.

(2) 이의 종류

① 몸이(머릿니)
- 암·수 모두 하루 2회 정도 흡혈하며, 한 번에 1~2mg 정도 섭취한다.
- 머리카락에 살며, 머리의 피부로부터 피를 빨아 먹는다.
- 머릿니의 암컷은 '서캐'라고 불리는 알을 머리카락에 낳는다.
- 물렸을 때 옮기는 질병은 발진티푸스, 참호열, 재귀열이다.

② 사면발이
- 프티루스 푸비스(Phthirus pubis)는 기생곤충으로 사람의 털에 살면서 하루에 4~5회 흡혈을 하여 생명을 유지한다. 유일하게 알려진 숙주는 사람이며 사람은 이(louse) 외에

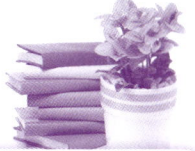

도 머릿니와 몸이에 감염될 수도 있다. 사면발이는 성적 접촉 등의 친밀한 접촉에 의해 감염되는 성매개성 질환으로 간주된다.

- 사면발이는 음모에 서식하면서 피부 소양증(가려움증)을 일으킨다. 반면, 겨드랑이털에 기생하기도 한다. 소양증은 사면발이의 타액(침)에 대한 과민반응으로 인해 나타나는 증상이며, 감염초기보다 수주 후에 증상이 더 심해진다. 사면발이가 흡혈을 한 피부 부위에는 푸르스름한 피부 변화가 특징적으로 나타나고 수일 동안 지속된다.

(3) 이의 방제방법

① 옷을 끓는 물에 세탁 시 사멸
② 옷을 50℃에서 1시간 이상 처리
③ 옷을 −20℃에서 4시간 이상 처리

(4) 이의 예방 및 관리방안

① 보건교육의 강화 : 정기적인 보건교육 실시
② 환경위생 개선 : 교육 및 홍보를 통한 개인위생 고취
③ 정기적인 위생검사 : 관찰을 통한 서캐(이의 알)의 확인 및 참빗을 이용한 감염 여부 확인
④ 감염확인 시 전수조사를 통한 일시적 방제 실시

In addition

발진티푸스와 재귀열
- **발진티푸스** : 발진티푸스 리케치아에 감염되어 발생하는 급성 열성 질환으로, 한랭지역의 이가 많이 서식하는 비위생적인 환경에서 거주하는 사람들 사이에서 발생하며, 역사적으로는 전쟁이나 기근 등이 생길 때 유행하였다.
- **재귀열** : 열대권에 많이 분포하는 풍토병의 하나이다. 병원체는 재귀열스피로헤타이며, 환자 또는 병원체를 보유하는 쥐나 다람쥐 등의 작은 동물로부터 이·녀룩·진드기의 매개에 의해 감염된다.

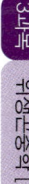

3 모기

(1) 모기 일반

① 완전변태곤충으로 머리, 가슴, 배로 구성된다(번데기에서 성충이 되는 발육과정을 '우화'라고 함).
② 숙주선택은 그리 엄격하지 않다.
③ 유충 : 수서생활, 장구벌레라고도 함, 저작형 구기
④ 번데기 : 수서생활, 유영편을 이용하여 수중에서 빠른 속도로 움직임

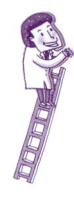

 Tip 모기의 흡혈활동시간
- 야간활성성 : 집모기, 학질모기, 늪모기
- 주간활동성 : 숲모기

(2) 모기의 생태

① 생활사
- 완전변태하는 곤충으로 알 – 유충(애벌레) – 번데기 – 성충시기로 구분되며, 유충은 4번의 탈피를 거쳐 번데기가 된다.
- 유충과 번데기 모두가 물속에서만 생활하며 3~4일에서 2주 정도까지 번데기 시기를 지내고 성충으로 우화하기 위해 물 표면으로 이동한다.

② 교미습성
- 일생에 한 번 교미하며, 일몰 직후나 일출 직전에 이루어진다.
- 수컷의 군무에 의해 이루어지며 군무는 돌출구 부근의 1~3m 높이에서 이루어진다. 다만 숲모기는 군무현상 없이 1:1로 교미를 한다.

③ 흡혈습성
- 암모기는 산란하기 위해 흡혈을 하며 흡혈 후 2~3일의 휴식을 필요로 한다.
- 암모기의 침에는 항혈응고성분이 있어 흡혈하는 동안 숙주의 혈액이 응고하지 못하게 한다.
- 숙주를 찾아가는 1차적 요인은 탄산가스이고 2차적인 요인은 시각 · 체온 · 습기 등이다.
- 모기가 숙주의 피를 흡혈할 때 숙주로부터 가장 먼 거리에서 숙주를 찾을 수 있는 것은 체취이다.

④ 휴식습성
- 흡혈을 끝낸 암모기는 산란 시까지 활동을 중지한다.
- 휴식기간은 온도에 따라 결정되는데 온도가 높으면 휴식기간이 짧다.

⑤ 개체 밀도
- 모기의 개체밀도에 작용하는 요인은 기온과 강수량이다.
- 기온이 높고, 비가 많이 오면 개체수가 증가한다.

⑥ 월동
- 모기의 월동시기는 기후의 변동에 의해 결정된다(특히 일조시간이 중요).
- **성충으로 월동** : 중국얼룩날개모기, 빨간집모기
- **알로 월동** : 숲모기

⑦ 모기의 산란

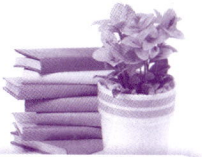

- 모기의 산란수는 흡혈량, 연령에 따라 차이가 있다.
- 산란방식
  - **숲모기속** : 물 밖에 1개씩 낳음
  - **빨간집모기속** : 물 표면에 난괴 형성
  - **중국얼룩날개모기속** : 물 표면에 1개씩 낳음
- 산란수 : 50~150개
- 부화기간 : 1~2일(유충기간은 1~2주)
- 성충의 수명 : 1개월 정도(온도와 습도에 따라 차이 있음)
- 알은 건조한 상태에서도 수개월 생존한다.

In addition

모기의 월동시기 결정(휴면, Diapause)

모기는 일조시간이 10시간 이하가 되는 10월말이면 유충이 월동시기임을 감지하게 되고 이와 같은 유충으로부터 우화한 암컷은 이미 지방체를 충분히 축적하고 있어 월동준비를 완료한 상태가 된다.

---

(3) 국내서식모기

① 작은빨간집모기(일본뇌염모기)
- 사람과 동물의 피를 빨아 먹는 과정에서 사람과 돼지와 같은 가축에 일본뇌염을 옮기는 병원성 해충이다.
- 야간활동성이며, 8월 중순에서 9월 중순에 많이 발생한다.
- 유충은 논·늪·저수지 등의 비교적 썩지 않은 물과 고인 빗물에 서식하고, 성충은 집과 외양간 근처에 서식한다.

② 중국얼룩날개모기
- 말라리아를 매개하는 모기로 학질모기라고도 한다.
- 몸길이는 약 5.5mm 정도로, 우리나라 전역에 넓게 분포된 흔한 종이다.
- 사람과 가축의 피를 빨며 논이나 늪지대, 빗물 고인 웅덩이 등 비교적 깨끗한 물에 한 개씩 낱개로 산란한다.
- 휴식 시에는 벽면과 45~90도를 유지한다.

③ 토고숲모기
- 유충은 주로 해변가 바위의 고인 물(염분이 섞인 물)에 서식한다.
- 야행성이며 사람과 가축에 말레이 사상충을 매개한다.

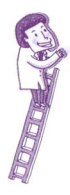

 Tip **모기매개 질병**
- **일본뇌염** : 작은빨간집모기
- **사상충** : 토고숲모기
- **말라리아** : 중국얼룩날개모기
- **황열, 뎅기열, 뎅기출혈열** : 이집트숲모기

(4) 모기의 방제

물리적 방제	• 유충의 서식장소 제거 • 방충망 설치 및 모기장 사용
화학적 방제	• **유충 방제** : 발생원에 살충제, 발육억제제 처리 • **성충 방제** : 공간 및 잔류분무, 살충제 처리한 모기장 사용

생물확적 방제	• 천적 이용
	  – **성충** : 새, 거미, 잠자리 등 이용
	  – **유충** : 물고기(송사리 등), 플라나리아, 히드라, 잠자리 유충 등 이용
	• 기생충 및 병원체
	• 불임수컷의 방산방법(모기의 대량번식을 방지하기 위해 불임수컷을 자연계로 방산시키는 방법)

In addition

모기의 산란과 유충의 서식장소
- 논, 늪, 호수, 고인 웅덩이, 빗물 등 : 중국얼룩날개모기, 작은빨간집모기 등
- 헌 타이어, 방화수통, 빈깡통 : 빨간집모기
- 나무 구멍, 바위 구멍 등 자연적 소형의 발생원 : 숲모기

---

4 등에모기 · 모래파리 · 먹파리

(1) 등에모기

① 의의
- 크기는 2mm 이하의 미소곤충으로 축사 주변에 대량 발생하는 흡혈성 곤충이며, 쌀겨모기라고도 한다.
- 흑색 또는 암갈색의 몸과 짧은 다리를 가지고 있으며 날개는 시맥상과 무늬가 있다.
- 완전변태를 하며, 오자르디사상충을 매개한다.

② 생활사
- 알(3~5일)

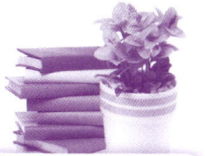

- 유충(6~7개월) : 물속에 사는 절지동물을 잡아먹는다.
- 번데기(7일) : 수면에 떠서 우화할 때까지 움직이지 않으며 전흉부에 1쌍의 호흡관이 있다.
- 성충(3~4주) : 암컷은 흡혈을 하고, 수컷은 식물즙액을 섭취한다.

③ 특징
- 산란 : 물에 잠긴 나무토막이나 수초, 진흙 위에 산란을 한다.
- 유충서식 : 늪, 연못, 웅덩이, 강둑 등의 물속에서 생활하고 번데기 시기를 거쳐 성충이 된다.
- 암컷 : 가축에 붙어 흡혈
- 수컷 : 식물즙액을 섭취

(2) 모래파리와 먹파리

① 모래파리
- 파리목에 속하며 가끔 나방파리과의 일부로 취급되기도 한다.
- 수서생활, 해안의 진흙 속이나 습기가 많은 유기물 찌꺼기 속에 살고 있다.
- 모래파리열(파파타치열), 칼라아잘을 매개한다.
- 체장이 2~3mm로 미소하여 방충망을 통과하기 때문에 예방을 위해서는 취침 중에 기피제를 바르거나 잔류성 살충제를 사용한다.

② 먹파리(꼽추파리)
- 파리목 먹파리과에 속하는 흡혈성 곤충으로, 회선사상충을 옮긴다.
- 체장은 1~5mm 정도이고 대부분 검은색이다.
- 암수 모두가 식물즙을 먹고 살다가 암컷이 산란하기 위해 5~6월에 흡혈한다.
- 물속에서 우화한 성충은 물 밖으로 나와 즉시 비행할 수 있다.
- 먹파리에 물릴 때에는 먹파리 타액 속에 항응고제와 마취성분이 들어 있어 통증을 느끼지 못한다.

In addition

모래파리열

체장이 수 mm의 모래파리의 암컷에 의해 매개되어 두통, 발열, 구기, 결막 충혈, 경부·배부의 경직, 복통, 백혈구 감소 등의 증상이 나타나지만 비교적 가볍고 모든 환자가 회복한다. 진단은 항체가의 상승 또는 바이러스분리에 의해 확정된다.

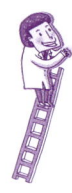

5 깔따구 · 등에

(1) 깔따구

① 의의

- 파리목 깔따구과에 속하는 곤충으로 1쌍의 날개를 가진 대표적인 불쾌곤충(뉴슨스)이다.
- 몸길이는 약 11mm로, 몸과 다리가 가늘고 길며, 머리는 작고 황갈색이다. 등면에는 검은색 겹눈과 촉각이 있다.
- 지역의 환경조건이나 오염 정도를 가늠할 수 있는 지표동물의 하나로, 생화학적 산소요구량(BOD)이 6ppm 이상 되는 4급수에 서식하는 생물이다.
- 모기와 달리 사람이나 동물의 피를 빨지 않는다.
- 모기와 흡사하나 입틀이 퇴화되었고 날개와 몸에 비늘이 없어서 모기와 쉽게 구별된다.
- 질병을 매개하지는 않으나 알레르기 질환의 알레르기원으로 방제의 대상이다.

② 생활사

완전변태(유충 → 번데기 → 성충)를 하며 성충을 제외한 나머지 단계는 물속에서 이루어진다.

유충	• 수서생활 • 호흡은 아가미로 하며, 수중에 녹아 있는 산소를 이용 • 진흙 속의 유기물을 먹이로 섭취 • 핏속에 적혈구가 있어 몸 전체가 붉은 색을 띰 • 수질이 오염되어 산소가 적은 곳에서도 생존 가능
성충	• 구기는 완전퇴화, 촉수만 발달됨 • 날개를 포함한 몸에는 비늘이 전혀 없음 • 평균수명은 2~7일 • 암수 모두 야간활동성이고 강한 추광성이 있음 • **산란장소** : 개울, 강, 호수, 저수지, 논, 바위틈, 일부 오염이 심한 곳

③ 방제방법

- 유충 : 천적 이용, 수질오염 강화(BOD 30ppm 이상)
- 성충 : 수명이 짧아 특별한 방제는 필요치 않으나 창문에 스크린 설치, 잔류성 있는 기피제를 스크린에 처리함

(2) 등에

① 의의

- 꽃에 모여들어 꿀을 빠는 대신 식물의 수분을 돕는 이로운 무리와, 동물의 피를 빨고 전염병을 매개하는 해충의 무리가 있다.

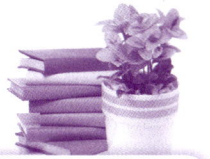

• 체장은 10~30mm이고 머리는 반구형이며 겹눈이 크다.

② 생활사

• 성충은 흡혈곤충 가운데서는 가장 대형이고, 영양원으로서 화밀이나 수액을 섭취하는데 암컷 성충만이 산란을 위해 인간이나 가축을 물어 흡혈한다.

• 유충은 가늘고 길며 구더기형을 나타내고 주로 습지, 물논, 소택속에 서식한다.

• 주간활동성이며, 저지대, 고지대 어디서나 발견된다.

• 매개질병 : 로아사상충증, 튜라레미아증 등

6 파리

(1) 파리의 형태와 생활사

① 형태

• 머리, 가슴, 배의 3부분으로 구성되어 있다.

• 몸에는 털과 센털이 있고 여러 가지 빛깔의 비늘가수로 줄 무늬와 점 무늬를 이룬다.

② 생활사

• 완전변태를 하며, 주간활동성이다.

• 유충은 동물 또는 식물조직을 먹고, 전형적인 구더기형으로 다리는 없고 원추형이다.

• 평균수명은 1개월 정도이다.

③ 파리와 질병

• **집파리** : 콜레라, 장티푸스, 세균성이질, 아메바성이질, 결핵, 살모넬라 등

• **체체파리** : 수면병

• **모래파리** : 모래파리열, 칼라아잘

• **먹파리** : 회선사상충

Tip 파리의 욕반

욕반이란 곤충의 다리에서 쌍을 이루는 발톱 사이에 있는 돌기로, 액상물질을 분비하는 선모가 있어 습기가 있고 끈적끈적한 상태를 유지한다. 욕반에는 점착성이 있어 병원체를 오염시켜 운반하는 데 적합한 구조를 가진다.

(2) 종류

① 집파리과

• 입틀이 피를 빨기 위한 입으로 되어 가죽을 뚫을 수 있게 끝이 날카롭게 된 것, 말라붙은 먹이를 침으로 녹여 핥아 먹을 수 있는 입으로 된 것 등 생태형에 따라 적응되어 있다.

• **종류**

집파리	• 음식물이나 배설물 또는 분비물을 섭취 • 다리에 강모가 있으며 구기에 털이 있고 욕반에 점액성 물질을 분비하고 소낭의 내용물을 토함
딸집파리	• 아기집파리라고도 하는 것으로 유충은 여러 쌍의 육질돌기가 있음 • 성충은 음식물에 앉는 빈도가 낮고 비상 시 공중 한 지점에 꼼짝 않고 정지하는 습관이 있음
큰집파리	• 체장은 10∼12mm 정도이며 겹눈은 적갈색, 더듬이는 암갈색 • 야생종으로 산속 꽃에 모여 듦
침파리	• 체장은 4∼7mm 정도이고 입틀은 길쭉한 대롱처럼 되어 흡혈에 적응되도록 발달되어 있음 • 입 대롱은 광택성이 짙은 갈색이며 머리의 양쪽으로 뻗어 있음

② **검정파리과**
   • 주로 산과 들에서 살며 체장은 6∼13mm 정도이고, 체색은 보통 광택이 있는 흑청색 · 청록색 · 남청색 등을 띤다.
   • 대부분 죽은 동물이나 동물분에 모이고 번식력이 강하다.
   • 종류로는 띠금파리속, 금파리속, 검정파리속 등이 있다.

③ **쉬파리과**
   • 체장은 6∼9mm 정도이고, 양겹눈이 붉고 얼굴과 뺨은 비늘가루로 덮여 있다.
   • 날개는 흑갈색이며 변소, 쓰레기장, 죽은 동물에 잘 발생한다.
   • 암컷은 모두 유성생식을 한다.

④ **체체파리과**
   • 동작이 민첩하여 암수가 모두 인축의 피를 빨고 원충성 질환인 수면병 등 트리파노소마증을 매개한다.
   • 난태생으로 알은 암컷의 자궁 내에서 부화하여 유충이 되며, 유충은 자궁부속선인 젖샘에서 분비되는 영양을 흡수하여 성장한다.

(3) 파리의 방제
   ① **물리적 방제** : 쓰레기통 뚜껑 덮기, 수세식 변소로 개조, 방충망 설치, 축사 주변 청결 등
   ② **화학적 방제** : 살충제 이용(다만, 곤충의 내성에 주의할 것)
   ③ **생물학적 방제** : 기생벌 풍뎅이류인 히스터속, 쇠똥풍뎅이속, 똥풍뎅이속, 뿔풍뎅이속 등의 천적 이용

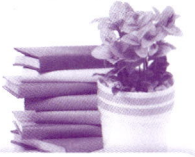

In addition

파리의 산란장소

- **집파리** : 동물의 분이나 쓰레기가 쌓인 곳, 동식물성 유기물이나 부식한 곳
- **딸집파리(아기집파리)** : 사람, 소, 말, 돼지 등의 배설물이 있는 곳
- **큰집파리** : 썩은 과일, 동물의 분변이 부식한 유기물질이 있는 곳
- **침파리** : 외양간이나 마구간에 분, 볏집이나 풀 등과 섞여 있는 분, 유기물이나 부식한 곳
- **금파리** : 불결한 상처나 궤양 부근이 있는 곳
- **쉬파리** : 동물시체, 동물의 분, 사람의 변 등이 있는 곳
- **체체파리** : 파리목의 다른 종류와는 달리 1개의 알이 자궁에서 부화하고, 유충은 자궁 속에서 모체로부터 영양공급을 받으며 발육을 마친 후 밖으로 나옴

7 빈대와 흡혈노린재

(1) 빈대

① 생활사

- 야행성, 군거성으로 사람의 피를 빨아 먹는다.
- 먹이를 먹기 전의 몸길이는 6.5~9mm 정도로, 먹이를 먹기 전에는 갈색, 먹은 후에는 붉은색을 띤다.
- 집안, 새둥지, 박쥐동굴, 집에서 기르는 가축의 몸 등에 서식한다.
- 암컷의 경우 제4복판에 각질로 된 홈이 있어서 교미공을 형성하고 그곳에 베레제기관이 있어 정자를 일시적으로 보관한다.
- 뚜렷한 질병 전파 매개의 증거는 없으나 집안에 사는 개체는 긴 주둥이로 사람을 찌르고 피를 빨며 불쾌한 가려움을 주고 몸에 많은 개체가 발생하면 수면부족을 일으킨다.
- 불완전변태를 하며 자충(유충)은 5회 탈피하는데 각 영기마다 흡혈이 필요하다.

② 방제 : 훈증법과 잔류분무법

(2) 흡혈노린재

① 불완전변태를 하며 암수 모두 흡혈성이다.

② 트리아토민노린재라고도 하며 샤가스병(아메리카 수면병)을 옮긴다.

③ 흡혈에 의해 옮기는 것이 아니라 배설물에 섞여 나온 병원체가 손상된 피부를 통해 침입하여 감염된다.

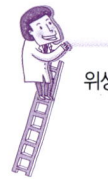
In addition

흡혈곤충

- 사람이나 다른 동물의 피를 빨아먹고 사는 육식성 곤충으로 모든 종류의 이·빈대·벼룩류와 일부 노린재류(흡혈노린재), 대부분의 파리류(모기·등에·등에모기·침파리)가 이에 속한다. 흡혈곤충의 타액 속에는 항응혈 물질이 들어 있어 이것이 숙주의 히스타민과 결합하여 혈액이 굳는 것을 막고 안정적으로 피를 빨아들일 수 있도록 작용한다.
- 대부분의 흡혈곤충은 흡혈을 통해 숙주가 되는 사람이나 동물에게 질병을 옮긴다. 모기는 말라리아·사상충증·황열병·뇌염을, 이는 발진티푸스·참호열·재귀열을, 등에는 로아사상충증을, 흡혈노린재는 샤가스병을 매개하는 것으로 알려져 있다.

8 벼룩

(1) 벼룩 일반

① 의의
- 입이 숙주의 살갗을 뚫고 피를 빨아 먹는 데 적합하도록 변형된 날개 없는 곤충을 말하며, 은시류라고도 부른다.
- 체외 기생충으로 인간을 포함한 포유류나 새의 피를 빨아먹고 살며 세계 각지에 널리 분포한다.
- 몸길이 2~4mm로 매우 작으며, 빠르고, 대개 어두운 색의 숙주의 피를 빨기에 적합하도록 변형된 튜브형 입을 가지고 있다.
- 몸체는 숙주의 털이나 깃털(또는 인간의 경우에는 옷 아래)을 통과하기 쉽게 하기 위하여 세로로 납작한 모양으로 다리는 길며, 특히 뒷다리는 점프에 적합한 모양이다.

② 유충
- 다리가 없고 구더기 모양
- 대부분 2회 탈피하면서 3영기를 거침
- 알이 부화하는 기간 : 1주일(평균 5일)

③ 번데기 : 유충은 고치를 치고 번데기가 됨

④ 성충
- 주둥이 : 흡혈에 적합
- 벼룩의 구부에 있는 소악(작은턱) : 숙주의 털을 가르며 빠져나가는 기능
- 촉각(더듬이) : 숙주 감지 기능(따뜻한 기류 이용)

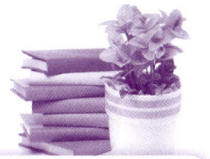

(2) 벼룩 생활사

① 완전변태를 하며 성충의 수명은 약 6개월 정도이다.

② 암수 모두 흡혈을 하며 체장의 약 100배 정도를 점프한다.

③ 숙주선택이 엄격하지 않으며 숙주가 죽으면 재빨리 떨어져 다른 동물로 옮긴다.

④ 마루의 갈라진 틈, 먼지 속, 부스러기, 숙주동물의 둥지에 산란한다.

⑤ 흑사병균에 감염된 벼룩은 정상적인 벼룩보다 자주 흡혈을 하며 수명이 짧다.

(3) 벼룩의 매개질병

① 흡혈에 의해 자극적이고 불쾌하다.

② 흑사병(페스트), 발진열 등을 매개한다.

③ 기생충(조충)의 중간숙주역할을 한다.

④ 자교성 곤충이므로 물리면 가려움이 심하여 수면을 방해한다.

9 독나방

(1) 독나방 일반

① 날개 길이는 14~22mm 정도이고, 짙은 황색 비늘가루로 덮여 있다.

② 성충은 7~8월에 나타나며 불빛이 있는 곳으로 잘 모여드는 습성(추광성)이 있다.

③ 주로 참나무류의 잎이나 줄기에 200~300개씩 무더기로 알을 낳고 그 표면을 노란털로 덮어둔다.

④ 유충은 참나무, 밤나무, 포플러 등 대부분의 활엽수 및 과수의 잎을 먹는다.

(2) 독나방 생활사

① 야간활동성이고 추광성이다(낮에는 잡초나 풀 속에서 휴식하다가 밤에 활동).

② 독나방의 우화시기는 7~8월이며, 우화한 성충은 먹이를 먹지 않는다.

③ 유충의 독모 길이는 평균 100μm이며, 종령기에 가장 많은 독모가 있다.

④ 겨울을 난 유충이 4월 초부터 겨울을 난 곳에서 나와, 낮에는 잎 뒷면에 있다가 주로 밤에 갉아 먹고 늙은 애벌레는 5월 하순부터 잎 뒷면에 고치를 짓고 번데기가 된다.

⑤ 총 유충기간은 320일 내외로, 전용기간 3~6일, 번데기기간 20일 내외를 거쳐 6월 하순~8월상순(최성기 7월 상순)에 날개가 돋는다.

⑥ 날개 돋기는 13~16시에 많이 이루어지며 암컷보다 수컷이 빨리 한다.

⑦ 교미한 암컷은 산란 후 죽으며, 성충의 수명은 암컷이 6~12일, 수컷이 4~11일 정도이다.

10 진드기

(1) 진드기 일반

① 불완전변태를 한다.

② 체장은 0.2~10mm 정도로, 머리, 가슴, 배가 한 몸이다.

③ 촉각(더듬이)·겹눈·날개가 없고, 걷는 다리는 4쌍이다.

④ 번식은 암수의 교미를 통해 이루어진다.

⑤ 부화한 유충은 약충을 거쳐 성충이 되며, 알에서 부화하여 성충이 되기까지는 약 1개월이 걸린다.

(2) 진드기의 종류

참진드기과	• 사람을 공격, 자교에 의한 자극증과 2차 감염 • 라임병, Q열, 진드기 매개 뇌염, 진드기 매개 티푸스(록키산홍반열) 등
물렁진드기과	• 공주진드기과라고도 함 • 재귀열 매개
좀진드기과 (응애)	• 참진드기와 물렁진드기를 제외한 모든 진드기류 • 옴진드기과, 집먼지진드기과, 털진드기과(양충병 즉, 쯔쯔가무시병 매개), 모낭진드기과(여드름진드기과), 생쥐진드기과

(3) 진드기의 형태 및 역할

① 몸체는 두흉부와 복부가 일체로 융합하여 타원형 또는 난형의 몸을 형성하고, 전단으로 돌출한 악체부라고 불리는 구기를 가지고 있다.

② 유충은 3쌍, 자충과 성충은 4쌍의 다리가 있다.

③ 종류에 따라 크기나 형태에 현저한 차이가 있고, 몸길이가 1cm 이상이 되는 것부터 0.1mm 이하의 미소한 것까지 있다.

④ 진드기는 흡혈성의 종류가 많고, 사람이나 가축의 해충으로, 여러 병원체의 전파자로서의 역할을 하고 있다.

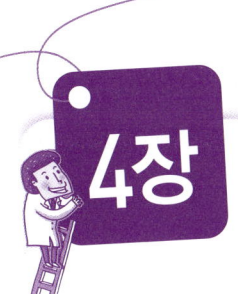

4장 쥐류

1 쥐의 일반

(1) 개요

① 짐승강 쥐목에 속하는 소형짐승으로 설치동물이라고도 하며, 형태적으로는 딱딱한 물건을 갉아먹는 데 적응되어 있다.

② 상하 한 쌍의 문치(앞니)는 치근이 없어서 평생 계속 자라며 안쪽으로 약간 굽어 있고 끝 모양으로 되어 있다.

③ 구치(어금니) 또한 치관부가 길고 치근이 없어서 평생 자란다.

④ **가주성 쥐** : 시궁쥐, 곰쥐, 생쥐

⑤ **들쥐** : 가주성 쥐를 제외한 모든 쥐(등줄쥐)

⑥ 쥐의 평균수명은 천적, 질병 등 많은 요인이 작용하나 곰쥐와 시궁쥐가 약 2년, 생쥐가 약 1년 정도이다.

Tip

쥐의 종류별 새끼출산
- **시궁쥐** : 평균 8.8마리
- **곰쥐** : 평균 6.2마리
- **생쥐** : 평균 5.8마리

---

(2) 쥐의 종류

① **가주성 쥐**

- **시궁쥐(집쥐)**

크기	몸길이 22~26cm 정도로 몸집이 크고, 귀는 작으며 꼬리가 몸길이보다 훨씬 짧다.
서식장소	인가, 창고, 가축사, 하수구 등과 인가부근의 경작지에 서식한다.
특징	• 야행성으로 가주성 쥐 중에서 가장 물을 좋아하고 나무타기를 잘하며 벽이나 기둥 등도 잘 탄다. • 사람에게 의존하여 생활, 야행성, 집단생활을 한다. • 임신기간은 약 24일이고, 한배에 4~10마리의 새끼를 연 3~5회 정도 낳는다.

- **곰쥐(지붕쥐)**

크기	• 몸길이 15.3~18.8cm 정도로 몸이 가늘고 꼬리는 몸길이보다 훨씬 길다. • 귓바퀴는 커서 앞으로 접으면 눈까지 내려온다.

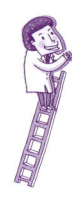

서식장소	• 주로 항만도시의 주택가에서 서식하며, 야외에서는 볼 수 없다. • 주택가에서도 집쥐에 비해 서식밀도가 매우 낮다.
특징	• 동작이 빠르고 나무타기를 잘한다. • 연중 언제나 번식을 하며 임신기간은 약 26일이고, 한 배에 5~10마리의 새끼를 낳는다. • 단단한 것을 갉아먹으므로, 가스관에 구멍을 뚫거나 전선을 갉아버리기도 하여 재해를 일으키기도 한다.

• 생쥐

크기	몸길이 6~10cm 정도이며 꼬리길이는 몸길이와 거의 같다.
서식장소	농경지나 초원 등에서는 구멍을 파고 서식하며, 집 안에서는 천장, 마루 밑 등에 서식한다.
특징	• 잡식성이며, 임신기간은 약 21일이고, 한배에 6~7마리의 새끼를 연 4회 정도 낳는다. • 애완용으로 기르는 품종에서는 여러 가지 털 빛깔을 볼 수 있으며, 유전학 · 의학 · 생리학 등의 실험용이나 애완용으로 널리 사육되고 있다.

② 들쥐(등줄쥐)

크기	몸길이 7~12cm 정도로 붉은쥐속에 속하며, 몸의 등에 이마부터 꼬리 밑까지 검은 줄이 있어 붙여진 이름이다.
서식장소	산 밑이나 중턱, 정상에 이르기까지 그리 습하지 않은 곳에 서식한다.
특징	• 번식기는 2~11월, 임신기간은 약 26일로 한배에 4~8마리의 새끼를 연 4~5회 정도 낳는다. • 복잡한 굴을 뚫어 보금자리를 만들며 식량을 저장하지 않는다. • 유행성출혈열이나 패혈증을 일으키는 동물로 알려져 있다.

2 쥐의 생태

(1) 쥐의 습성

① 갉는 습성
- 쌍의 문치(앞니)는 빠른 속도로 성장(1년에 평균 11~14cm 정도 자람)
- 생후 2주부터 죽을 때까지 단단한 물질을 갉아서 자라는 길이만큼 마모시켜야 함

② 감각기관
- 시각 : 야간활동성, 색맹이며 근시임
- 촉각 : 고도로 발달, 야간의 모든 활동 의존

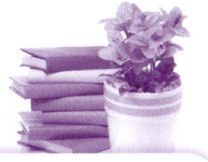

- **청각** : 발달, 야간활동에 도움이 됨
- **후각** : 예민, 가족을 식별하는 데 사용
- **미각** : 고도로 발달, 독먹이 기피현상

③ 활동
- 가주성 쥐는 야간활동성으로 일몰 직후부터 새벽까지 활동함
- 곰쥐와 생쥐는 파이프의 외부와 내부 또는 전선을 타고 이동(시궁쥐는 못탐)
- 수직벽을 1m까지 뛰어오를 수 있고, 수평거리는 1.2m까지 멀리 뛸 수 있음
- 잡식성이고 구토능력 없으나 경계심이 강해 익숙하지 않은 먹이를 섭취하려고 하지 않음

 쥐의 식성과 구토능력
- 쥐는 잡식성으로 동·식물성 모두 잘 섭취하나 특히 곡물을 즐겨 섭취하며, 일반적으로 자기체중의 10%를 매일 섭취한다.
- 쥐는 문치(앞니)와 구치(어금니) 사이에 이가 없기 때문에 갉아서 먹은 먹이가 혀 위에 올려지면 자동으로 식도로 넘어가므로 토할 수 없게 되어 있다. 이러한 성질을 이용하여 살서제의 효능을 높일 수 있다.

---

(2) 쥐의 개체군 밀도

① 쥐의 개체군 크기 결정요인 : 출산, 사망, 이동
② 쥐의 활동범위 : 극히 제한적이므로 개체군 변동이 크지 않고 사망수보다는 출산수가 훨씬 높으므로 개체군 수준이 일정함
③ 쥐의 개체군 밀도 제한요인

물리적 환경	• 먹이, 은신처, 기후 • 개체군 크기 : 봄 > 여름 > 가을 > 겨울 순임
천적과의 관계	개, 고양이, 매, 말똥가리, 부엉이, 뱀 등
개체 간의 경쟁	개체군의 밀도가 높아질수록 이종 간 또는 동종 간의 경쟁이 심해짐

3 쥐의 매개질병 및 방제방법

(1) 쥐의 매개질병

① **세균성 질환** : 흑사병(페스트), 서교열, 살모넬라증, 렙토스피라증
② **리케치아성 질환** : 발진열, 쯔쯔가무시병
③ **바이러스성 질환** : 신증후군출혈열(유행성출혈열), 샤가스병
④ **기생충성 질환** : 아메바성이질, 선모충증, 리슈만편모충

3과목
위생곤충학 [필기]

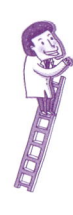

(2) 쥐의 방제방법

① 환경개선

- 먹이, 발생원 및 서식처를 제거 : 청결(가장 효과적이고 영구적인 방법)
- 건물 내외의 쥐의 출입구(쥐구멍) 봉쇄

② 쥐의 서식유무 조사

- 쥐소리, 쥐의 통로와 흔적, 갉은 자국, 배설물 등으로 쥐의 서식유무를 파악
- 은신처, 활동장소, 먹이 공급처, 쥐의 침입경로 등을 파악
- 포획, 미끼먹이량 등으로 쥐의 집단 밀도를 추정하거나 쥐덫으로 상대적인 개체수를 추정

③ 천적 이용 : 족제비, 오소리, 살쾡이, 담비, 고양이, 개, 부엉이, 올빼미 등을 이용

④ 불임약제 : 생식억제제와 불임제, 독성불임제를 이용한 번식억제

⑤ 트랩 이용 : 쥐틀이나 쥐덫, 접착식 트랩(끈끈이) 이용

 구서효과를 극대화하는 방법

- 구서활동에 가장 좋은 시기는 쥐의 개체군 밀도가 낮은 겨울이 가장 효과적이다.
- 쥐덫은 적은 개수를 오랫동안 설치하는 것보다는 많은 수의 쥐덫을 짧게 설치하는 것이 효과적이다.
- 주변에 먹이공급원을 가능한 치워야 구서효과를 극대화 할 수 있다.
- 훈증제는 장마철이나 비가 자주 오는 시기보다는 맑은 날에 사용하는 것이 좋다.
- 환경이나 용도에 따라 적절한 살서제를 선택해 사용해야 구서효과를 높일 수 있다.

---

⑥ 살서제

급성살서제	• 단일투여제 • 독작용이 신속하여 섭취 후 1~2시간 이내에 증상이 나타남 • 미끼먹이에 대한 기피성이 생길 수 있음 • 사전미끼 설치 필요 • 알파-크로라로즈, 안투, 아비산, 레드스킬, 소듐플로아세테이트, 인화아연, 스트리키닌, 비스치오세미
만성살서제	• 항응혈성 살서제 • 1차적으로 혈액의 응고요인을 방해함 • 2차적으로 모세혈관을 파괴시켜 내부출혈이 계속되어 빈혈로 서서히 죽게 됨 • 와파린, 푸마린, 브롬마디오론, 크마크로르, 크마테트라릴

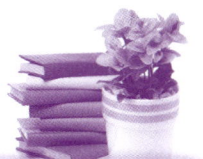

In addition

살서제 사용 시 사고예방 조치

• 독먹이를 만들 때 마스크를 착용한다.

• 독먹이에 색을 넣어 사람이 먹는 음식과 구별한다.

• 적당한 용기의 독먹이통에 독먹이를 설치한다.

• 독먹이를 설치한 장소를 정확하게 기록한다.

• 살서작업이 끝나면 독먹이를 수거하여 처리한다.

• 사용하지 않는 살서제는 자물쇠로 잠글 수 있는 용기에 보관한다.

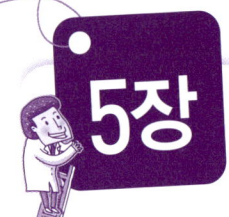

5장 살충제

1 살충제 일반

(1) 살충제의 의의

① 곤충을 비롯한 광범위한 생물에 대해 강한 생리적 활성물질을 가지고 있는 물질로, 사람이나 농작물에 해가 되는 곤충을 죽이는 효과를 지닌 약제이다.

② 위생곤충방제와 농작물, 산림보호에서 살충제의 살포는 증가되어 가고 있는 추세이다.

③ 잔류성 농약의 원인으로 DDT와 다른 유기염소제가 더 이상 살포되지 않고 있으며, 저독성인 천연산 살충제 사용량이 증가되고 있는 실정이다.

(2) 살충제의 분류

화학구조에 따른 분류	• 무기살충제 : 비소계, 불소계, 유황계, 동계 • 유기살충제 : 유기염소계, 유기인계, 카바메이트계, 피레스로이드계
치사시키는 대상에 따른 분류	• 살란제 : 알 • 살유충제 : 유충 • 살성충제 : 성충 • 살진드기제 : 진드기
침입경로에 따른 분류	• 식독제(소화중독제) : 곤충이 섭취 시 소화기관에 작용(비소, 붕산, 비산동, 염화수은 등) • 접촉제 : 접촉 시 체내로 들어감 • 훈증제 : 곤충이 호흡 시 기문을 통해 들어가 중독시킴
처리된 식물체에 살충제가 어떻게 존재하고 분산되느냐에 따른 분류	• 잔류성 살충제 : 국부효과를 지님 • 침투성 살충제 : 입제형태로 약제가 토양에 살포, 유효성분이 식물에 흡수되어 오랜 기간 동안 방제효과가 있음

2 살충제의 분류

(1) 유기염소계 살충제

① 의의

• 제2차 세계대전 이후 DDT가 우리나라에 수입되어 위생해충은 물론 각종 해충방제에 사용하였으며, BHC제 · 드린(Drin)제가 수입되어 해충방제에 큰 공헌을 하였다. 그러나

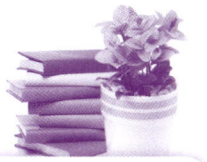

저항성해충의 유발, 유용천적의 살해, 어류에 대한 독성, 인축·농작물에 대한 잔류독성 때문에 유기염소제 사용이 완전 금지되었다. 이들 살충제는 다량의 염소를 함유하고 있는 것이 특징이다.

- 중추 또는 말초신경계를 직접 공격하며, 척추동물에 대한 독성이 비교적 낮고, 살충력이 강하며, 잔류기간이 길다(1970년대 초부터 사용이 전면금지 됨).

② 종류

- DDT : 살충력이 강하고 포유류에는 저독성이나 잔류효과가 길어 환경오염을 시키고 인체 피해 때문에 사용이 전면금지되었다.
- HCH : BHC라고도 불리는 것으로 감마−이성체가 가장 살충력이 높고 99% 이상으로 정제한 것이 린덴이다.
- 그 외 염소화 환상 화합물 : 디엘드린, 알드린, 크로덴, 헵타크로, 엔드린 등

(2) 유기인계 살충제

① 의의

- 유기인·화합물은 살충제의 종류에 있어서나 실용 면에서 가장 우수하다.
- 유기인제는 적용범위가 넓어 곤충·응애 등에 좋은 효과를 지니며, 식물체 내에 흡수되어 침투효과가 있고, 유효성분이 신속하게 분해되어 잔류문제가 없으며 곤충의 신경계를 침해하여 효과를 보이는 신경독제이다.

② 종류

- 아자메티포스 : 속효성, 잔효성이 있고 파리, 모기, 파리 등의 방제에 이용된다.
- 크로피리포스 : 속효성, 공간살포에 사용되며, 모기유충 방제와 가정해충 방제에도 많이 사용된다.
- 크마포스 : 진드기, 응애, 이 등의 살충제로 사용된다.
- 다이아지논 : 포유류에는 저독성이고 곤충에는 살충효과가 크며 속효성·잔효성이 있어 파리, 벼룩, 개미, 모기, 바퀴, 진드기 방제에 사용된다.
- 디크로보스(DDVP) : 포유류 및 인체독성이 높고 훈증제로 이용, 속효성이 있어 공간살포용으로 사용, 경피중독성이 높으므로 살포 작업 시 주의가 필요하다.
- 디메소에이트 : 포유류에 대한 독성이 낮고 집파리 방제에 널리 사용된다.
- 에토휀프록스 : 포유류에 대한 독성은 낮고 잔효성이 있어 모기, 파리, 바퀴 등의 방제에 사용된다.
- 훼크로포스 : 집파리 방제용, 잔류분무 또는 공간살포한다.
- 헨티온 : 모기유충의 방제에 쓰이며 잔류기간이 길고 특히 닭이나 오리 등의 가금류에 독성이 강하다.

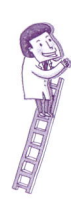

- **마라티온** : 공중살포에 적합하며, 개미 · 거미 · 진드기 등에 살충력이 있다.
- **나레드** : 포유류에는 저독성이고 위해해충에는 독성이 강하며 훈증작용이 있으나 잔효성은 짧고 철금속 용기를 부식시키는 결점이 있다. 모기 · 파리 · 깔따구 등의 방제, 극미량연무(ULV)에 사용된다.
- **파라티온** : 속효성, 훈증제, 포유류에 대한 독성이 가장 높다. 살충력이 강한 유기인계 농약화합물로 독극물로 지정되어 있으므로 지정된 사람의 감독하에서만 사용할 수 있다(방역용 살충제로 사용할 수 없음).
- **템포스** : 모기유충 · 깔따구 유충에 효과가 좋으나 모기성충에는 약하기 때문에 수서동물이나 사람에게 해가 거의 없어 필요한 경우 음료수에도 살포 가능하다.
- **트리크로폰** : 포유류에 저독성이 있고 잔류기간이 짧다. 파리 방제 시 고체, 액체 미끼와 혼합하여 사용한다.

(3) 카바메이트계 살충제

① 의의
- 1950년대부터 개발되어 현재까지 이용되고 있고 유기인제에 대해 저항성을 보이는 곤충에 대해 강한 살충력을 보인다.
- 독작용은 유기인계 살충제와 비슷하며 아세틸콜린에스테라아제와 결합하여 아세틸콜린 과다를 초래하여 신경기능을 마비시킨다.

② 종류
- **알디카브** : 분제로 사용되며 곤충류와 진드기 등 주로 농업해충 방제용으로 사용된다.
- **벤디오카브** : 잔효성이 매우 길며, 개미 · 바퀴 · 이 · 진드기 등 옥내외에서 기어다니는 해충을 방제하기 위한 잔류분무용으로 널리 사용된다.
- **벤프라카브** : 흡혈노린재 등의 방제용으로 사용된다.
- **카바릴** : 가장 널리 사용되는 것으로 포유류에 저독성이며 곤충류와 진드기류에 살충력이 강하다.
- **카보후린** : 농업해충용으로 접촉 및 식독제로 사용된다.
- **프로폭서** : 속효성, 잔류성이 있으며 해충 전반에 걸쳐 방제효과가 있다. 모기 · 바퀴 · 개미 · 노린재류 · 거미 · 진드기류 등 위생해충에 살충력이 강하다.

(4) 피레스로이드계 살충제

① 의의
- 인축에는 저독성, 해충에는 강한 살충력을 가진다.
- 잔류성이 없어 항공기 내의 공간살포용으로 적합하다.
- 중추신경절을 공격하며 저온 시 효과가 더 높다.

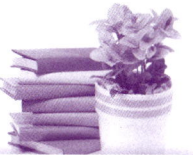

② 종류
- 피레스린 : 식물(국화꽃)에서 추출한 것으로 속효성이 있고 포유류에 저독성이며 태양광선에 신속히 분해되어 잔효성이 없다. 살충력을 높이기 위해 효력증강제와 혼용한다.
- 합성 피레스로이드계 : 살충력이 강하나 포유동물에는 저독성으로 테트라메스린, 아레스린, 싸이호르스린, 바스린, 디메스린, 퍼메스린 등이 있다.

(5) 효력증강제

① 의의 : 효력증강제 자체는 살충력이 없으나 살충제와 혼합하여 사용하는 경우 살충제 효능을 현저하게 증가시키는 약제를 말한다. 피레스로이드계 살충제와 혼합하여 사용한다.
② 종류 : 피페로닐브톡사이드, 쎄사민, 쎄사멕스, 셀폭사이드, DMC, 피페오닐사이크로닌 등

(6) 기피제

① 의의 : 살충제는 아니지만 곤충이 싫어하고 기피하는 화학물질이다.
② 종류 : 벤질벤조에이트, DMP, Rutgers 612, Dimelone 등

(7) 발육억제제

곤충의 유충시기 발육과 탈피에 관여하는 유충호르몬 유사물로 곤충의 정상적인 발육을 저해하여 번데기 혹은 성충형성을 억제시키는 약제이다.

3 살충제 제제(Formulation)

(1) 제제의 의의

원체(100% 살충제)를 사용목적에 따라 여러 형태 및 농도로 제제하여 약효를 높이고 사용자의 편의를 돕는 것을 말한다.

(2) 제제의 구분

수화제(WP)	• 원체 + 증량제 + 친수제 + 계면활성제 • 잔류분무에 적합하며, 입자가 크므로 흡수력이 강한 흙벽, 석회벽면에 적합하다.
유제(EC)	• 원체 + 용매 + 유화제 • 공간 및 잔류분무용으로 사용되며, 흡수력이 약한 벽면에 적합하다. • **주요 용매** : 메틸나프탈렌(methylnaphthalene), 자일렌(xylene), 톨루엔(toluene) 등 • 유화제 : 트리톤(triton)
용제(S)	• 원체 + 유기용매 + 안정제 + 석유나 경우 • 공간살포용으로 쓰이며 흡수력과 침투력이 강하다.

수용제(SP)	• 수용성 원체 + 물 • 수용성 원체에 물을 첨가하여 수용액을 만들어 살포한다.
분제(D)	• 원체 + 증량제 • 입자크기는 $100\mu m$ 이하, 살포농도는 $1\sim5\%$로 제제되어 있어 희석하지 않고 그대로 사용한다. • 이, 벼룩, 빈대 등의 방제에 이용하며 쥐구멍, 벽틈, 천장 속, 주방 조리대 밑 등에 살포한다.
입제(G)	• 원제 + 증량제 + 점결제 + 계면활성제나 붕괴촉진제 • 입자크기는 $0.5\sim2.5mm$ 정도로, 유충의 서식장소에 살포하며 잔류기간이 길다. • 직경 $5\sim7cm$의 입자의 도너츠형의 큰 덩어리로 만든 것을 부리켓이라고 한다.
마이크로캡슐	• 살충제의 입자에 피막을 씌우는 것으로 기존약제의 결점을 보완하고 보다 안전하고 효능을 향상시킬 수 있는 새로운 제제이다. • 살충효과 요인은 마이크로캡슐 입자의 크기(보통 $20\sim30\mu m$)와 피막두께이다. • 안정성이 높고, 잔류기간을 연장시킬 수 있으며 유기용매를 함유하고 있지 않아 살포 후 냄새가 없다(곤충의 약제 기피성 감소).

In addition

계면활성제와 유화제

• **계면활성제** : 세탁 및 염료, 묽은 용액 속에서 계면에 흡착하여 그 표면장력을 감소시키는 물질로서 표면활성제라고도 한다. 그 대표적인 것으로 비누가 있다.

• **유화제** : 한 액체를 섞을 수 없는 다른 액체에 분산시키는 물질로, 체내에서는 지방과 물을 섞는 역할을 하고 거대한 지방구를 보다 작고 균질한 크기의 지방구로 세절시킨다. 장내에서 담즙산은 지방의 표면장력을 낮추는 유화제 역할을 하며 지방의 유화는 지방의 표면적을 증가시켜 지방분해효소의 작용을 촉진한다.

4 살충제의 인체독성

(1) 살충제와 LD_{50}(중앙치사량)

① **살충제** : 해충의 구제에 이용되는 약제로, 자연계에 잔류하지 않고, 사람과 가축에 대하여 독성이 작은 것이 바람직하다. 저독성 유기인계 살충제(디클로르보소, 다이아지논, 페니트로티온, 말라티온 등), 필레슬로이드계 살충제, 카르바메이트계 살충제 등이 있다.

② LD_{50} : 실험동물을 사용하여 동일한 조건의 환경에서 약제를 투여했을 경우 실험동물 중 50%를 치사시킬 수 있는 살충제의 양을 말하며, mg/kg으로 표시한다. 수치가 적을수록 독성이 강하다.

③ **살충제의 위험도** : 용제 > 유제 > 수화제 > 분제 > 입제

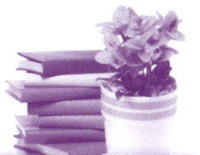

④ 살충제에 대한 인체독성
- **경구독성** : 호흡 시 또는 소화기관을 통한 흡수
- **경피독성** : 피부접촉 시 흡수
- **급성중독** : 1회 또는 수차에 걸친 접촉으로 인한 중독
- **만성중독** : 미량의 살충제를 장기간에 걸쳐 계속적인 접촉으로 인한 중독

 중앙치사량(LD_{50})
- 동일 모집단에 속하는 동물의 반수(50%)를 죽일 수 있는 약물의 양
- 일반적으로 동물체중 1kg에 대한 약물의 양으로 표시(mg/kg)하며, 평균치사량, 중앙치사약량이라고도 함

(2) 위험도에 의한 살충제의 분류

위험등급	경구 LD_{50}(mg/kg)		경피 LD_{50}(mg/kg)	
	고체	액체	고체	액체
극도위험	5 미만	20 미만	10 미만	40 미만
고도위험	5~50	20~200	10~100	40~400
중도위험	50~500	200~2,000	100~1,000	400~4,000
저도위험	500 이상	2,000 이상	1,000 이상	4,000 이상

(3) 살충제의 조건

① 환경을 가능한 한 오염시키지 않을 것
② 다른 약제와 혼용하여도 약효가 떨어지지 않을 것
③ 인축에 대한 독성이 낮거나 없을 것
④ 가격과는 관련이 없을 것

(4) 살충제 살포 시 주의사항

① 보호장비를 착용하거나 휴대할 것
② 살포 후에는 기구를 세척할 것
③ 바람을 등에 업고 바람 쪽으로 후진하면서 살포할 것
④ 살포기구를 점검할 것
⑤ 살포 후 사용한 용기를 폐기할 것

(5) 살충제 사용 시 중독사고를 예방하기 위한 조치

① 살포기구의 점검

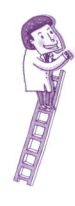

② 살포작업자 및 감독자의 훈련교육
③ 살충제의 적절한 운반 및 보관
④ 작업자의 보호기구 착용 의무화
⑤ 사용한 살충제 원제 용기의 폐기

In addition

쥐의 급성독성에 의한 살충제 분류

독성등급	경구 LD_{50}(mg/kg)	경피 LD_{50}(mg/kg)
맹독성(6)	5 미만	20 미만
고독성(5)	5~40	20~200
중독성(4)	50~500	200~1,000
저독성(3)	500~5,000	1,000~2,000
경미독성(2)	5,000~15,000	2,000~20,000
실질적 무독성(1)	15,000 이상	20,000 이상

5 살충제에 대한 곤충의 저항성

(1) 저항성 일반

① 저항성이란 살충제에 대해 감수성을 보이던 곤충에서 각종 살충제에 대한 저항성이 생김으로써 동일지역에서 본 살충제에 의해 방제가 불가능하게 된 경우를 말한다.
② 저항성 결정요인(정도나 속도) : 개체군의 크기, 접촉빈도, 곤충의 습성이나 유전인자의 성격 등
③ 살충제 자체는 유전자의 돌연변이를 유발하지 않는다.

(2) 종류

내성	• 살충제에 대항하는 힘이 증가되는 경우를 말한다. • 내성요인 : 체중 증가, 다리 부절의 각질이 두꺼워짐, 2차적 생리적 기능을 강하게 발전시킴
생태적 저항성	• 살충제에 대한 습성적 반응의 변화로 치사량 접촉을 피할 수 있는 능력을 말한다. • 단일 유전자에 의한 발현이다.
교차적 저항성	• 어떤 약제에 저항성이 생길 때 유사한 다른 약제에도 자동적으로 저항성이 생기는 것을 말한다. • 단일 유전인자에 의한 생리적 저항성의 경우에만 해당된다.

생리적 저항성	• 대다수의 해충을 치사시킬 수 있는 농도에서 대다수가 생존할 수 있는 능력이 발달 되었을 때 생긴다. • 저항성은 후천적 적응이 아니고 선천적인 단일 유전자에 의한 것이므로 저항성 발 전요인은 살충제 사용 이전에 이미 개체군의 일부 개체에 존재하고 있다.

6 살충제의 적용방법

(1) 독먹이법

① 곤충이 좋아하는 먹이와 함께 혼합한 독먹이로 곤충을 유인하여 식독시키는 방법이다.

② 대상 : 개미, 바퀴, 파리, 벌 등

③ 살충제 혼합비율 : 기피현상을 유발할 수 있으므로 최소화할 것

• 무기물인 경우 : 2~3%

• 유기살충제인 경우 : 액체먹이인 경우 0.1~0.5%, 고체먹이인 경우 0.5~2%

④ 살충제 입자의 크기

• 공간살포 : 1~50μm

   – 에어로졸 : 30μm

   – 가열연무 : 0.1~40μm

   – 극미량연무 : 5~50μm

• 미스트 : 50~100μm

• 잔류분무 : 100~400μm

• 분제와 입제 : 10μm 내외

(2) 공간살포법

① 의의

• 대상해충이 주로 활동하는 장소나 숨어 있는 장소의 공간으로 살충제를 미립자로 분사시켜 곤충의 몸에 접촉하여 치사시키는 방법이다.

• 입자의 낙하속도는 입자의 크기와 기상조건에 따라 결정되며 일반적으로 살충제의 입자가 1μm 이하인 경우에는 살충효과가 없다.

• 입자가 50μm에서 0.1μm 사이인 연무로 분사함을 원칙으로 한다.

• 입자가 작을수록 부유시간이 길고 접촉기회가 높아지며, 잔류효과를 기대할 수 없다.

② 방법

• 에어로졸 : 살충제 용액을 30μm 이하의 미립자로 공중에 확산시키는 방법

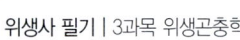
- 가열연무(가열연막) : 살충제 용제를 석유 또는 경유로 희석한 용액이 400~600℃의 연소 실을 통과하여 기화되고 0.1~40μm로 미립화되어 에어콤프레셔의 힘으로 배출되게 하는 방법(밤 10시 후부터 새벽 해뜨기 직전까지가 좋으며 무풍이나 10km/hr 이상일 때에는 살포할 수 없음, 노즐은 풍향 쪽으로 30~40도 각도로 하향 고정하여 살포)
- 극미량연무(ULV) : 살충제 입자를 50μm 이하로 미립화하여 살포하는 것으로 입자의 크기는 5~50μm 정도이다. 노즐을 45도 각도로 상향 고정하여 살포한다.

(3) 미스트법

① 분사되는 살충제 입자의 크기가 50~100μm인 경우에 사용하는 방법으로, 공간 및 잔류분무효과가 있다.

② 모기, 독나방유충, 파리, 진드기, 벼룩 등의 방제, 모기의 성충과 유충을 동시에 방제한다.

(4) 잔류분무법

① 의의
- 효과가 오래 지속되는 약제를 일정 공간에 분사하여 대상해충이 접촉할 때마다 치사시키는 방법이다.
- 희석농도와 관계없이 분사거리는 벽면과 46cm 정도를 유지하고 분사량은 40cc/m^{2}로 한다.
- 잔류기간 : 벽의 재질, 온도, 일사 등에 따라 다름
  - **벽의 재질** : 유리 · 타일 > 페인트칠한 벽 > 시멘트벽 > 흙벽
  - **온도** : 저온 > 고온
  - **일사** : 그늘 > 햇볕
- 잔류량 결정요인 : 농도, 분사량, 분사속도, 분사거리

② 분사구
- **부채형** : 표면에 일정하게 약제를 분무할 때
- **직선형** : 좁은 공간에 깊숙이 분사할 때
- **원추형** : 다목적으로 사용하며 모기유충 등 수서해충 방제 시 적합
- **원추-직선조절형** : 직선형과 원추형으로 필요에 따라 조절할 수 있는 방법

Tip 잔류분무 분사요령
- 탱크 내 공기의 압력 : 40Lb/Inch^2
- 노즐과 벽면과의 분사거리 : 46cm
- 분사거리를 46cm로 하면 분사폭은 75cm가 되므로 6초당 1.95m^{2}의 벽면에 분사하게 된다.

(5) 분제 · 입제 살포법

① 분제

- 곤충의 접촉이 빈번한 장소에 잔효성 살충제 입자를 잔존시켜 장기간 살충효과를 내는 방법이다.
- 입자가 적을수록 부착력이 커지므로 입자의 크기가 작을수록 살충력이 높다.
- 살충제 원체를 증량제의 분말에 침투시킨 제제로 살포농도는 1~5%로 제제되어 있어서 희석하지 않고 그대로 사용한다.
- 입자의 크기는 100μm 이하로 이, 벼룩, 빈대 등의 방제에 사용된다.
- 항상 건조하게 사용해야 하며, 건조하게 보관해야 한다.

② 입제

- 살충제 원체와 증량제를 혼합하여 물과 점결제를 섞고 여기에 계면활성제나 전분 같은 붕괴촉진제를 첨가하여 0.5~2.5mm 정도 크기의 입자로 만든 것으로 잔류기간이 긴 것이 특징이다.
- 주로 모기 유충을 방제하기 위해 물을 뿌리나 반드시 수면에 고르게 뿌릴 필요가 없다.
  - 입제 : 0.5~2.5mm
  - 부리켓 : 직경 5~7cm

(6) 훈증법

① 의의

- 밀폐된 장소에 가스 · 증기 상태의 유독물질을 채워 곤충이 호흡할 때 기공(기문)을 통해 체내에 흡입되어 치사하게 하는 방법이다.
- 훈증 시 투약량(농도), 온도, 훈증시간, 습도, 밀폐성 등 여러 가지 요인이 상호작용하여 훈증효과에 영향을 미친다.
- 훈증효과는 훈증대상물의 형태, 훈증대상물의 내부온도, 방제 대상해충의 종류, 습도 등에 따라 달라진다.

② **사용대상** : 주로 창고에 장기간 보관 중인 곡물, 목재, 직물 등의 해충과 부두에 적재한 원목 해충, 선박 내에 침입 또는 서식하는 쥐나 바퀴를 구제하는 데 이용된다.

③ 훈증제

- 메틸브로마이드 : 가구나 목재의 해충을 방제
- 에틸렌 디브로마이드 : 피부를 통해 흡수, 인체독성이 큼
- 나프탈렌 : 고체 훈증제로 옷의 좀 방제
- 시안화수소(hydrogen cyanide) : 인체독성이 큼
- 포스핀(phosphine) : 인체독성이 큼
- 모기향, 매트

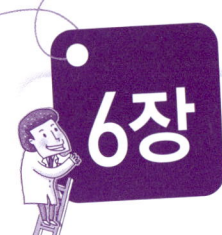

6장 매개곤충의 방제방법

1 물리적 · 화학적 방법

(1) 물리적 방법

① 환경관리
- 환경관리에 의한 매개종의 방제로 발생원을 제거 및 감소시키는 것으로 가장 이상적(근본적)이고 영구적인 방법
- **환경의 물리적 변경 및 조성** : 매개종의 서식처를 제거하거나 발생에 불리한 여건을 조성하여 사람과 매개종의 접촉을 차단시킴(물의 유속 변경, 저지대 매몰 등)
- **환경위생의 개선** : 쓰레기통의 뚜껑설치, 청결, 해충 침입 방지를 위한 스크린 설치

② 트랩 이용 : 쥐틀, 파리통, 바퀴트랩, 파리를 잡는 끈끈이, 유문등, 살문등 등 설치

③ 열 이용 : 온도를 높여 건조하게 하거나 고온으로 곤충 사멸

④ 방사선 이용 : 식품 가공 시 방사선을 이용하여 해충방제

(2) 화학적 방법

① 살충제 이용 : 일반적으로 사용하는 방법

② 발육억제제 이용
- 발육관련 호르몬작용을 방해하여 발육억제 및 저해
- 디프루벤즈론, 하이드로프렌, 카노프렌, 메소프렌, 피리프록시휀 등

③ 불임제 이용 : 생식세포의 핵을 공격하여 불임유발

④ 유인제 이용
- **성페로몬** : 교미를 목적으로 동종 간에 상대성을 유인
- **집합페로몬** : 군서성 곤충이 동료를 유인

Tip 트랩을 이용한 방제방법
- 미끼먹이로 유인 : 쥐틀, 파리통, 바퀴트랩
- 끈끈이줄 : 접착물질
- 유문등 : 빛, 광선이용
- 살문등 : 빛에 유인되는 날벌레에 고압전류 감전
- 유인물질의 합성 : 성페로몬은 교미 시 상대성을 유인, 집합페로몬은 군서성 곤충을 집합하는 작용

2 생물학적 · 통합적 방법

(1) 생물학적 방법

① 불임수컷의 방산 : 수컷을 불임시켜 대상지역에 방사

② 천적 이용

- 모기유충 천적 : 물고기, 잠자리약충, 딱정벌레유충 등
- 모기나 파리 천적 : 조류, 잠자리, 거미 등

③ 병원성 미생물 이용 : 모기유충에 기생하는 선충, 원충, 곰팡이, 세균 등

(2) 통합적 방법

① 매개종 발생을 효과적으로 억제할 수 있는 경제성을 고려한 모든 기술과 관리의 이용을 말한다.

② 두 가지 이상의 방제방법이 있어야 하며, 한 가지 방법의 사용이 또 하나의 방법을 적용시킬 수 있는 여건을 만들어야 하며, 두 가지 이상의 방제방법을 동시에 적용했을 때 서로 방해요인으로 작용해서는 안 된다.

In addition

해충의 방제방법

손으로 살포하는 가장 원시적인 방법에서부터, 근대과학의 정수를 집적시킨 초단파 · 초음파 · 감압 · 광선 · 온습도 등의 이용에 의한 물리적 방제법, 살충제 · 훈증제 · 기피제 · 유인제 · 불임제 등에 의한 화학적 방제법, 기생곤충 · 포식곤충 · 기생균 · 곤충바이러스 등의 이용에 의한 생물학적 방제법, 작물의 경작기 변경 등에 의한 경종적 방제법 등 많은 방법이 있고, 유효한 농약의 개발과 그 살포기구의 연구도 매우 진보되고 있다. 그러나 농약은 가끔 인축에도 해가 있고, 천적을 함께 죽이는 등의 문제점도 많으므로, 최근에는 생물적 방제와 그 밖의 모든 유효한 방제법의 병용을 가미한 종합방제법(integrated control)의 연구가 진행되고 있다.

3 과목 위생곤충학 [필기]

SANITARIAN

정답 및 해설 534p

01 다음 중 몸 안에 기생하는 기생성 곤충은?

① 이　② 벼룩
③ 이파리　④ 쇠파리
⑤ 반날개빈대

02 다음 중 독침모를 가진 자교성 곤충은?

① 전갈　② 개미
③ 거미　④ 지네
⑤ 독나방

03 다음 중 뎅기열을 발병시키는 매개체 곤충은?

① 이　② 모기
③ 진드기　④ 쥐벼룩
⑤ 바퀴벌레

04 곤충에 의한 생물학적 전파 중 발육증식형에 속하는 것은?

① 뇌염　② 흑사병
③ 말라리아　④ 발진티푸스
⑤ 유행성 재귀열

05 곤충에 의한 생물학적 전파 중 경란형에 속하는 것은?

① 황열
② 수면병
③ 사상충증
④ 발진티푸스
⑤ 쯔쯔가무시병

06 다음 중 곤충의 분류체계를 바르게 열거한 것은?

① 문 → 강 → 목 → 과 → 속
② 문 → 목 → 강 → 속 → 과
③ 강 → 문 → 목 → 과 → 속
④ 강 → 문 → 속 → 과 → 목
⑤ 과 → 목 → 문 → 속 → 강

07 다음 중 거미강에 속하는 것은?

① 벼룩　② 바퀴
③ 지네　④ 전갈
⑤ 가재

08 다음 중 분류학상 곤충강에 해당하는 것은?

① 바퀴　　　　② 지네
③ 거미　　　　④ 노래기
⑤ 물벼룩

09 다음 중 파리목의 환봉아목에 해당하는 것은?

① 등에　　　　② 모기
③ 깔따구　　　④ 나방파리
⑤ 체체파리

10 모기는 곤충의 분류상 어디에 속하는가?

① 이목　　　　② 벌목
③ 벼룩목　　　④ 파리목
⑤ 나비목

11 다음 중 노린재목에 속하는 곤충은?

① 등에　　　　② 매미
③ 개미　　　　④ 말벌
⑤ 깔따구

12 다음 중 스펀지형 구기를 가진 위생곤충은?

① 벌　　　　　② 바퀴
③ 모기　　　　④ 나방
⑤ 집파리

13 다음 중 곤충이 섭취한 먹이의 역행을 방지하는 기관은?

① 인두　　　　② 전위
③ 회장　　　　④ 맹낭
⑤ 소낭

14 암컷이 정자를 일시 보관하는 빈대의 기관은?

① 기관낭　　　② 파악기
③ 수정낭　　　④ 저정낭
⑤ 베레제기관

15 다음 중 번데기가 성충이 되는 것을 뜻하는 용어는?

① 부화　　　　② 영기
③ 우화　　　　④ 변태
⑤ 탈피

16 다음 중 뉴슨스(nuisance) 곤충에 해당하는 것은?

① 벼룩　　　　② 빈대
③ 깔따구　　　④ 쇠파리
⑤ 폭탄번지벌레

17 다음에서 설명하는 바퀴는?

> 광택성 적갈색으로 전흉배판은 가장자리
> 에 황색 무늬가 윤상으로 있고 가운데는
> 거의 흑색이다.

① 먹바퀴　　　　② 집바퀴
③ 경도바퀴　　　④ 이질바퀴
⑤ 독일바퀴

18 다음 중 바퀴의 구기 종류로 옳은 것은?

① 저작형　　　　② 흡수형
③ 흡관형　　　　④ 스펀지형
⑤ 저작흡수형

19 다음 중 바퀴를 크기대로 나열한 것은?

① 먹바퀴 > 이질바퀴 > 집바퀴 > 독일바퀴
② 먹바퀴 > 이질바퀴 > 독일바퀴 > 집바퀴
③ 이질바퀴 > 먹바퀴 > 집바퀴 > 독일바퀴
④ 이질바퀴 > 집바퀴 > 먹바퀴 > 독일바퀴
⑤ 집바퀴 > 먹바퀴 > 독일바퀴 > 이질바퀴

20 다음 중 이(louse)에 대한 설명으로 틀린 것은?

① 유충과 성충의 서식지가 같다.
② 고온과 고습에 부적당하며 빛을 싫어한다.
③ 엄격한 숙주선택을 하며, 불완전변태를 한다.

④ 이가 매개하는 전염병은 여름에 많이 발생한다.
⑤ 사람에게 기생하는 종으로는 몸이, 머릿니, 사면발이가 있다.

21 다음 중 모기가 매개하는 질병은?

① 라임병　　　　② 발진열
③ 사상충증　　　④ 샤가스병
⑤ 발진티푸스

22 다음 중 암모기가 흡혈하는 목적으로 옳은 것은?

① 산란　　　　　② 질병전파
③ 습관성 흡혈　　④ 영양분 공급
⑤ 성충의 먹이

23 다음 중 수질오염도 측정 지표생물로 이용되는 것은?

① 벼룩　　　　　② 등에
③ 깔따구　　　　④ 진드기
⑤ 노린재

24 구기가 퇴화하였으며, 알레르기의 원인이 되는 위생곤충은?

① 모기　　　　　② 벼룩
③ 등에　　　　　④ 깔따구
⑤ 진드기

25 아기집파리라고도 하며 유충의 각 체절에 육질돌기가 있는 파리는?

① 집파리
② 침파리
③ 딸집파리
④ 큰집파리
⑤ 체체파리

26 다음 중 빈대에 대한 설명으로 틀린 것은?

① 불완전변태를 한다.
② 야간에 흡혈활동을 한다.
③ 각 영기마다 흡혈이 필요하다.
④ 먹이를 먹은 후에는 갈색을 띤다.
⑤ 베레제기관이 있어 정자를 일시적으로 보관한다.

27 다음 중 벼룩이 매개하는 감염병은?

① 발진열
② 재귀열
③ 참호열
④ 콜레라
⑤ 장티푸스

28 독나방 유충이 발생하는 장소를 확인하기 위해 조사해야 하는 장소는?

① 하수구
② 실개천
③ 정화조
④ 지하실
⑤ 정원숲

29 전단으로 돌출한 악체부라고 불리는 구기를 가지고 있는 위생곤충은?

① 바퀴
② 등에
③ 빈대
④ 벼룩
⑤ 진드기

30 다음 중 참진드기가 매개하는 감염병은?

① 참호열
② 흑사병
③ 말라리아
④ 쯔쯔가무시병
⑤ 록키산홍반열

31 다음 중 가장 대표적인 들쥐는?

① 생쥐
② 곰쥐
③ 시궁쥐
④ 등줄쥐
⑤ 울도생쥐

32 다음 중 쥐가 매개하는 감염병과 가장 관련이 없는 것은?

① 콜레라
② 페스트
③ 샤가스병
④ 살모넬라증
⑤ 쯔쯔가무시병

33 다음 중 급성 살서제에 대한 설명으로 틀린 것은?

① 단일투여제이다.
② 항응혈성 살서제이다.
③ 사전미끼가 필요하다.
④ 섭취 후 1~2시간 내에 증상이 나타난다.
⑤ 미끼먹이에 대한 기피성이 생길 수 있다.

34 다음 중 만성살서제로 널리 사용되는 것은?

① 안투   ② 와파린
③ 아비산   ④ 레드스킬
⑤ 비스치오세미

35 다음 중 구서활동에 가장 좋은 계절은?

① 봄   ② 여름
③ 가을   ④ 겨울
⑤ 연중

36 다음 중 살충력이 강하고 잔류효과가 길어 환경을 오염시키는 살충제는?

① HCH   ② DDT
③ DDVP   ④ Sumithion
⑤ Parathion

37 다음 중 인체독성 위험도가 가장 높은 살충제는?

① 카바릴   ② 크마포스
③ 파라티온   ④ 알디카브
⑤ 다이아지논

38 다음 중 카바메이트계 살충제는?

① 헨티온   ② 마리티온
③ 프로폭서   ④ 아레스린
⑤ 싸이호르스린

39 잔류성이 없어 항공기 내의 공간살포용으로 적합한 살충제는?

① 무기 살충제
② 유기인계 살충제
③ 유기염소계 살충제
④ 카바메이트계 살충제
⑤ 피레스로이드계 살충제

40 다음 중 위생곤충에 대한 기피제(repellent)로 사용되는 것은?

① 템포스   ② 카바릴
③ 피레스린   ④ 셀폭사이드
⑤ 벤질벤조에이트

41 다음 중 효력증강제와 혼용해서 사용하는 살충제는?

① 무기 살충제
② 유기인계 살충제
③ 유기염소계 살충제
④ 카바메이트계 살충제
⑤ 피레스로이드계 살충제

42 다음 중 마이크로캡슐의 특징이 아닌 것은?

① 안정성이 높다.
② 살포 후 냄새가 없다.
③ 유기용매를 함유하고 있다.
④ 잔류기간을 연장시킬 수 있다.
⑤ 입자의 크기와 피막두께가 살충효과를 좌우한다.

43 다음 중 살충제의 위험도에 따라 바르게 나열한 것은?

① 유제 > 용제 > 수화제 > 분제 > 입제
② 유제 > 용제 > 입제 > 수화제 > 분제
③ 용제 > 유제 > 수화제 > 분제 > 입제
④ 용제 > 유제 > 수화제 > 입제 > 분제
⑤ 수화제 > 용제 > 유제 > 분제 > 입제

44 4mg/kg의 경구 독성을 가진 살충제의 독성 등급은?

① 맹독성　　　　② 고독성
③ 중독성　　　　④ 저독성
⑤ 경미독성

45 곤충의 저항성 중 대다수의 해충을 치사시킬 수 있는 농도에서 대다수가 생존할 수 있는 능력을 무엇이라 하는가?

① 내성
② 저항성
③ 생태적 저항성
④ 교차적 저항성
⑤ 생리적 저항성

46 입자크기가 50~100μm로 공간살포와 잔류분무 효과를 동시에 낼 수 있는 방법은?

① 훈증법　　　　② 훈연법
③ 독먹이법　　　④ 미스트법
⑤ 분제 · 입제 살포법

47 다음 중 가열연막에 대한 설명으로 틀린 것은?

① 바람이 없을 때 살포한다.
② 새벽 해뜨기 직진에 살포하는 것이 좋다.
③ 분사구는 30~40도 각도로 하향 살포한다.
④ 살충제 용제를 석유 또는 경유로 희석한다.
⑤ 0.1~40μm로 미립화되어 에어콤프레셔의 힘으로 배출된다.

48 모기유충 등 수서해충 방제 시 적합한 노즐 형태는?

① 부채형　　　② 직선형

③ 원추형　　　④ 방사형

⑤ 원추–직선조절형

49 다음 중 액체 전자모기향의 살충작용은?

① 훈증법　　　② 독먹이법

③ 미스트법　　④ 공간살포법

⑤ 잔류분무법

50 다음 중 화학적 방법에 의한 곤충방제 시 사용할 수 있는 것은?

① 천적　　　　② 트랩

③ 방사선　　　④ 집합페로몬

⑤ 병원성 미생물

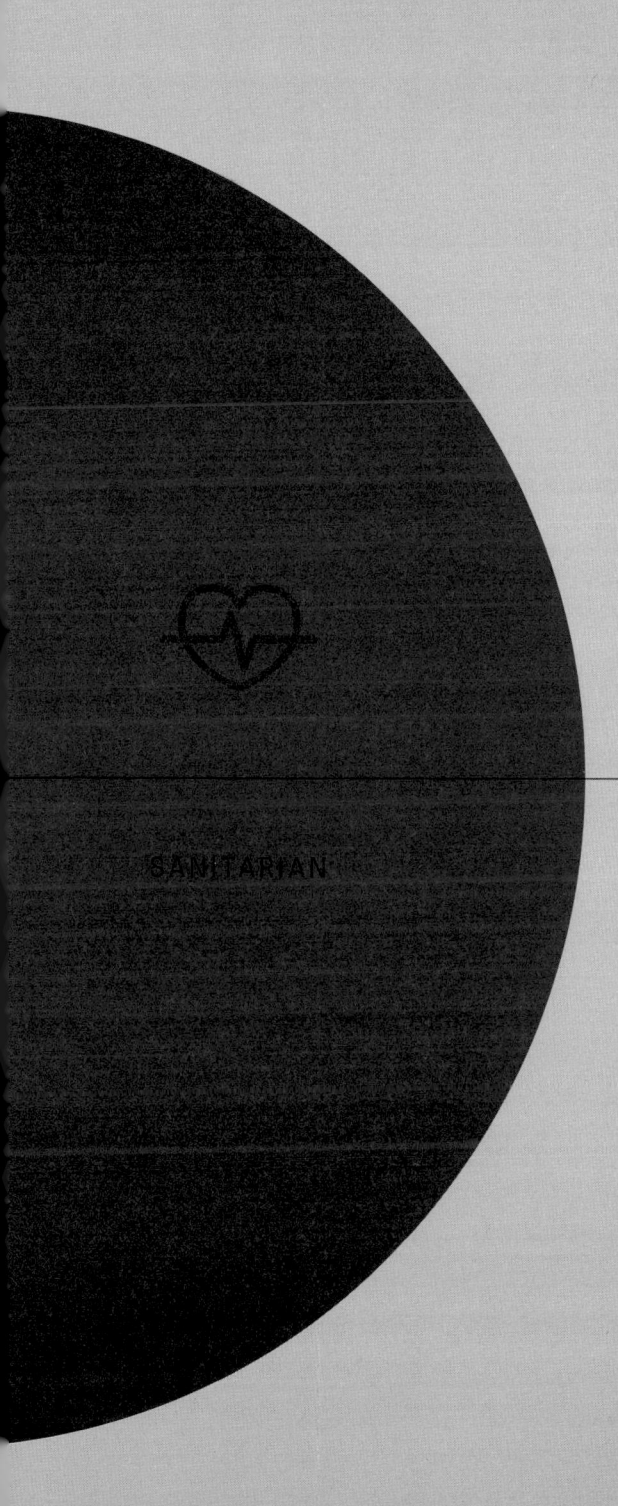

SANITARIAN

4과목

공중보건학
[필기]

1장 공중보건학 일반

1 공중보건학

(1) 보건과 공중보건

① 보건
- 보건이란 개인 및 가족의 건강을 유지 · 증진시키고 질병이 발생하였을 경우 질병을 진료하여 건강을 회복시키는 기능을 하는 것이다.
- 보건은 개인과 가족을 중심 대상으로 하며 단순히 개인 차원에서의 몸과 마음의 이상상태를 의미하는 건강보다는 넓은 의미의 개념이다.

② 공중보건
- 여러 가지의 조직적인 지역사회의 활동을 통하여 인간의 질병을 예방, 생명을 연장시키고, 신체적 · 정신적 효율을 증진시키기 위한 것을 의미하며 지역사회 이상을 대상으로 한다.
- W. Holland의 정의 : 공중보건이란 지역사회에 영향을 미치는 주요 건강문제를 해결하기 위한 지방자치단체 · 국가 · 국제 수준의 각종 자원을 역동화하는 과정이다.

> **Tip** 세계보건기구(WHO)의 건강의 정의
> - 건강이란 신체적 · 정신적 건강과 사회적 안녕의 완전상태를 의미하며 단지 질병이 없거나 허약하지 않은 상태를 뜻하는 것이 아니다.
> - 사회적 안녕(Social Well-bing) : 복잡한 사회환경 속에서 개인의 기능과 역할을 충실히 수행하여 사회에 도움이 되는 역할을 하고 있는 상태를 말한다.

(2) 공중보건학의 정의

① C.E.A Winslow의 정의 : 공중보건학이란 환경위생관리 · 감염병관리 · 개인위생에 대한 보건교육을 실시하고, 질병의 조기진단과 예방적 치료를 위한 의료를 실시하며, 누구나 건강유지에 필요한 생활수준의 확보가 되도록 하는 사회조직과 간호조직의 발전을 이루면서, 조직적인 지역사회의 노력을 통하여 질병을 예방하고 수명을 연장시키며, 신체적 · 정신적 효율을 증진시키는 기술이며 과학이다.

② 공중보건학은 공중보건에 대한 이론적 근거를 제시해 주는 역할을 한다.

(3) 공중보건의 목적

① 질병을 예방하고 수명을 연장한다.

② 신체적 · 정신적으로 효율성을 증진시켜 궁극적으로 국민건강을 유지 · 증진시킨다.

(4) 공중보건의 대상

① 국민 개개인을 대상으로 하는 사업이 아니라 지역사회 주민 또는 국민 전체 나아가서 인류를 대상으로 한다(즉, 최소단위가 지역사회임).

② 기존 전통의학 내지 예방의학보다 적극적이며 포괄적인 방법으로 실시한다.

(5) 공중보건의 내용(범위)

① **환경보건 분야** : 환경위생, 식품위생, 환경보전과 환경오염, 산업보건 등

② **보건관리 분야** : 보건행정, 보건영양, 인구보건, 모자보건, 가족보건, 노인보건, 학교보건, 보건교육, 정신보건, 보건통계, 보건정보관리, 각종 사고와 중독관리 등

③ **질병관리 분야** : 역학, 감염병관리, 성인병관리, 기생충질병관리 등

④ **사회보건 · 복지와 연계된 분야** : 기초생활보장, 국민연금, 산업재해, 노령보험과 수발보험 등

In addition

유사학문의 비교

- **전통의학** : 치료와 진료에 치중하여 왔던 고유의 의학으로, 개개인을 대상으로 질병의 원인과 치료에 국한하는 좁은 의미의 과학이다.
- **공중보건학** : 지역사회 · 국가 · 인류를 전제로 하여 질병예방, 수명연장, 육체적 · 정신적 건강과 능률향상을 내용으로 하는 적극적 연구방법이다.
- **예방의학** : 개인과 가정을 전제로 하여 질병예방 · 수명연장 · 육체적 · 정신적 건강과 능률향상을 내용으로 하며, 질병예방과 건강증진을 목적으로 하는 소극적 연구방법이다.
- **건설의학** : 현재의 건강상태를 최대한으로 증진시키는 데 역점을 두는 의학으로 적극적이고 생산적인 건강관리법을 연구 · 개발하는 기술이자 과학이다.

---

2 세계 보건역사

(1) 고대(고대기, 기원전~500년)

① **특징** : 종교의 역할이 고대 서양인의 건강에 큰 영향을 끼쳤으며, 생활하수와 사람의 배설물을 비교적 위생적인 방법으로 처리

② **그리스**

- 질병의 발생과 질병으로부터의 회복현상을 하나의 자연적인 과정으로 인식함
- 건강하지 못한 상태를 사람과 환경의 조화가 깨진 상황으로 인식함
- 상하수도 및 각종 보건시설 관리자(아스티노마)가 있었음

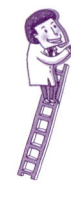

- 히포크라테스 : 최초로 환경요인과 질병의 관련성 제기, 풍토병과 유행병에 관한 이론적인 근거를 제공, 장기설과 4액체설(혈액, 점액, 황담즙, 흑담즙) 주장

③ 로마

- 상하수도시설, 건강관련시설, 위생공학 및 보건행정 등을 발전시킴
- 목욕탕시설과 목욕요법을 발전시킴
- 보건의료사업의 조직화가 어느 정도 이루어짐(기초적인 의료서비스 조직인 병원이 나타나는 시기)
- **로마에서 유행한 3대 감염병** : 발진티푸스, 흑사병(페스트), 천연두(두창)
- 프론티우스 : 수도위생 서술, 최초의 보건행정 관련 문헌 남김
- 갈렌 : 히포크라테스의 장기설을 계승 발전시킴, 위생학이라는 용어를 처음 사용, 광산작업장 질병문제 · 광부의 직업상 위험에 대해 기술함

 감염병 발생설의 변천 과정
종교설 → 점성설 → 장기설 → 접촉감염설 → 미생물 병인설

(2) 중세(중세기, 500~1500년)

① 특징

- 공중보건의 암흑기(페스트, 디프테리아, 홍역 등의 전염병 유행)
- 질병을 종교적인 차원으로 관리
- 질병을 악령 및 마법과 연관지어 생각함

② 위생적 생활방식

- 수도관에 의한 상수의 공급
- 위생변소 · 난방시설 · 환기장치 등(상류계층)

③ 검역제도와 환자격리

- 페스트 유행 시 전파방지 검역제도 실시
- 검역이라는 용어 통용

④ **보건관리** : 검역제도의 실시, 병원의 발달, 의료부조 등

(3) 절대주의시대(중상주의시대, 1500~1750년)

① 특징

- 공중보건의 기반 마련
- 현미경 발견으로 병원성세균의 규명 시작
- 기초적인 의학기술 발전시기

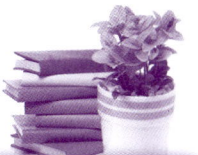

- 보건의료의 통계적 기법 응용
- 산업보건이 발전되기 시작

② 보건관리
- 의료기술과 의료지식의 효율적인 활용이 이루어지게 된 시기
- 감염성질환관리, 보건의료관리, 환경위생관리, 상수의 공급관리
- 국민보건, 국민건강, 국민복지 등이 국가적 배려와 관심을 받게 됨

(4) 계몽주의시대(계몽기, 1750~1830년)

① 특징
- 보건 및 질병문제를 개인에 국한하지 않고 대중의 사회현상으로 인식
- 일반 공중에 대한 보건교육과 계몽
- 국가나 관련기관이 국민보건교육과 국민보건계몽활동의 필요성 강조

② 주요인물
- 베르누이 : 두창의 예방효과, 두창의 진단 판정에 통계적 방법 적용
- 제너 : 천연두 예방접종약 개발(예방접종의 대중화 가능)
- 피터 프랑크 : 국민의 건강이 국가의 책임이라는 개념 도입

(5) 환경위생시대(전기확립기, 1830~1874년)

① 특징
- 산업혁명으로 인한 도시화·공업화 가속으로 도시환경 악화
- 도시환경 위생에 관심
- 영국 : 사회보장제도의 구축과 공중보건의 기초가 되는 구빈법(1834)

② 유행질병
- 콜레라, 장티푸스, 이질, 디프테리아 및 성홍열
- 증기선의 발명으로 인구이동 활발(감염병의 증가요인)

(6) 세균학설시대(후기확립기, 1875~1950년)

① 특징
- 병원성세균의 대부분 규명되어 감염성질환 감소 시작
- 환자로부터 원인균 분리

② 보건관리
- 독일 : 비스마르크의 근로자 질병보호법 제정(1883)
- 영국 : 공중보건법 제정(1875)

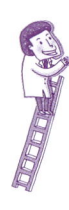

(7) 탈미생물학시대(발전기, 20세기 이후)

① 특징
- 환경문제의 부각
- 국제보건기구 설립
- 지역사회보건의 탄생
- 보건 전문교육기관의 설립 등
- 항생제와 백신의 개발 : 사망률 감소에 따른 인구의 급격한 증가

② 주요인물
- 윈슬로우 : 공중보건학의 정의
- 플레밍 : 페니실린과 그 치료가치 발견

③ 모자보건사업 : 모자의 질병예방, 모자의 영양개선, 모성보호사업 추진

④ 보건관련국제기구 탄생
- 국제위생국 : 미국에서 1902년에 설립
- 국제연맹 : 국제연맹 산하에 보건기관을 설립, 말라리아 · 암 · 나병의 연구 등에 재정지원과 의약품의 국제적 표준 등을 만드는 데 공헌
- 세계보건기구(WHO) : UN의 하부기구로 1948년 창설(매년 4월 7일을 세계보건의 날로 제정)

⑤ 지역사회보건
- 지역주민의 보건활동에 대한 지속적인 참여와 증가
- 최초의 보건대학원 : 메사추세스대학교

⑥ 국민보건의료
- 영국 : 1912년 의료보험제도 법제화, 중앙정부에 보건성 설치, 국민보건서비스(NHS) 제도 도입
- 미국 : 민간주도의 임의 의료보험제도 도입, 공공의료제도 정착
- 독일 : 비스마르크의 사회보험제도 도입 · 시행(산업재해, 일반질병, 폐질, 노령보험 등)

(8) 현대(완숙기)

① 복합병인시대
- 질병은 여러 요인에 의하여 발생한다는 이론
- 병인은 사회적 · 환경적 현상과 개개인의 정신의학적인 요인 고려

② 생의학적 모델시대 : 병리현상을 정상적인 상태로 회복시켜 놓는 것이라는 사고방식

③ 보건제도
- 영국 : 국민보건서비스(NHS) 시행(1948)

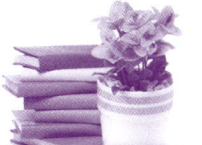

• 미국 : Medicare, Medicaid, Nursing Home, HMO(건강유지기구)

 보건역사의 구분단계
과거에는 서양의 보건행정사를 고대기(기원전~500), 중세기(500~1500), 여명기(1500~18050), 확립기(1850~1900), 발전기(1900 이후)의 주로 5단계로 나누었으나 최근에는 고대기, 중세기, 절대주의시대(중상주의시대, 계몽주의시대), 환경위생시대, 세균학설시대, 탈미생물학시대, 현대의 8단계로 구체화하고 있다.

3 우리나라 보건역사

(1) 삼국시대(기원전 18~676년)

고구려	• **시의제도** : 왕실의 치료를 담당하는 제도(최초의 공식적인 의료인) • **진대법** : 백성구휼, 질병에 대한 획기적 구제정책 • **고구려노사방** : 명의들의 약 처방을 모아 놓은 책
백제	• **약부** : 궁중 내부에서 의약품 취급 • **의박사** : 의학교육을 담당 • **채약사** : 약초의 채취를 담당 • **주금사** : 주술로 질병을 다룸 • **백제신집방** : 의학서
신라	• **승의** : 의술을 담당한 승려 • **약전** : 의료행정 담당기관 • **공봉의사** : 왕실 의료에 종사하는 의원 • **내공봉의사** : 왕실의 진료를 담당 • **신라법사방** : 의서

(2) 통일신라시대(676~935년)

특징	• 보건의료제도가 어느 정도 갖추어짐 • 의학교육의 체계화 시작
보건의료	박사가 의원에게 교육 실시

(3) 고려시대(918~1392년)

의료기관	• **태의감** : 의약행정 총괄기관 • **제위보** : 서민들의 구료사업과 빈민구제 및 질병치료사업 담당 • **상약국** : 궁중의 의약을 맡음 • **기타** : 혜민국, 동서대비원

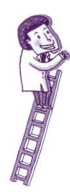

의학서적	• 향약고방, 제중입효방, 어의촬요방, 향약구급방, 향약간이방 • **향약구급방** : 질병에 관한 기술, 전문과별 질병, 식중독에 대한 기록 등
과거제도	• **광종** : 제조 · 명경의과 시험제도 • **인종** : 의과 과거시험

(4) 조선시대(1392~1910년)

의료제도	• **전형서** : 예조에 속하며 의약을 담당하는 기관 • **내의원** : 왕실의료 담당 • **전의감** : 왕실의 의약과 일반 의료행정과 의원을 선발하는 과거시험을 관할 • **혜민서** : 일반 의약과 일반 서민의 치료 담당 • **활인서** : 일종의 빈민구제기구, 감염병과 기타 서민들의 질병을 치료 • **제생원** : 혜민서와 함께 향약의 수집과 제공 및 병자의 치료 담당 • **광혜원** : 최초의 서양식 병원
의학서적	• **세종 때** : 향약집성방, 의방유취, 신주무원록, 향약채취월령(향약재 생산과 이용에 관한 의료지식을 보급하는 데 매우 큰 역할) • **태종 때** : 의녀제도, 허준의 동의보감 • **조선 후기** : 이제마의 동의수세보원, 사상의학
의원선발	과거시험에 잡과
의녀제도	중앙의 관비를 대상으로 선발 · 교육시켜 의녀라 부름
약령시, 온천요법	• **약령시** : 지방관청에 의하여 관리, 전국적으로 주기적으로 열린 한약재를 전문적 으로 다루던 장 • **온천요법** : 온천이용 치료
서양의학 유입	• **이익** : 성호사설에서 '서국의' 소개 • **박지원** : 열하일기에서 '서양수로방'을 제시 • **정약용** : 여유당전서와 마과회통에서 신증종두기법 소개 • **지석영** : 종두법 도입 • **김옥균** : 치도약론과 유길준의 서유견문에서 환경위생사업 강조 • **박영효** : 보건의료제도의 전반적인 개혁주장 • **선교사의 활동** : 의료기관 설립(광혜원) • **갑오개혁** : 정부기관 내부에 위생국 설치(1895)

(5) 외세개입시대

일본압제시대 (1910년)	• 경찰국에 위생과 설치 • 질병의 치료보다는 감염성 질환자의 감시와 격리에 주의 • 향약의 말살정책, 한국인에 대한 마약사용의 방조와 성병 유행의 조장
미군정 과도정부시대 (1945년)	• 1945년 위생국 설치 • 의학교 병원의 감독에 관한 법령, 마약취제령, 해공항공 검역규칙 등

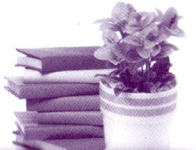

(6) 대한민국정부수립 이후 보건행정사

조직체계	• 1948년 보건후생부를 폐지하고 사회부로 개편 • 1949년 사회부의 보건국을 보건부로 독립 승격 • 1955년 사회부와 보건부를 통합하여 보건사회부로 개칭 • 1994년 보건복지부로 개편 • 2008년 보건복지가족부로 개편 • 2010년 보건복지부로 개칭
보건행정	• 각종 보건의료관련 법률의 제정 공포 • 보건의료제도의 확립 시작

4 보건의료

(1) 보건의료의 의의

① 질병의 진단과 치료 · 건강증진 · 질병에 대한 여러 가지 대책, 재활, 건전한 생활환경 조성 등에 관한 것을 행하는 모든 활동을 의미한다.

② 보건의료의 의미는 시대적 상황과 환경에 따라 다를 수 있다.

(2) 보건의료의 특징

① 보건의료서비스 필요의 불확실성과 불규칙성

② 보건의료서비스 실시성과의 불확실성

③ 소비자의 보건의료에 관한 무지

④ 보건의료서비스 공급자의 독과점성

⑤ 우량재적 성격

⑥ 공공이익과 외부효과성

⑦ 공공재성

⑧ 비영리성

⑨ 소비재이자 투자재의 동시적 특성

⑩ 노동집약성

⑪ 보건의료교육의 중요성

⑫ 정부 및 관련 행정기관의 규제와 조장

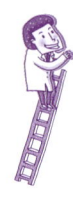

(3) 포괄적 보건의료의 체계

1차 보건의료	예방적 보건의료사업	• 건강유지 · 증진, 질병의 예방과 질병에 대한 예방접종, 위생관리 등에 관한 보건의료 • 예방접종사업, 식수위생관리사업, 영양개선사업 등의 일상적 치료사업
2차 보건의료	치료 및 환자관리사업	• 질병이 발생하거나 각종 사고로 인하여 건강에 문제가 있는 경우에 실시되고 요구되는 보건의료 • 응급처치를 요하는 질병이나 급성질환의 관리사업 등 병원 입원치료를 받아야 하는 환자관리사업
3차 보건의료	재활 및 만성질환사업	• 만성적인 질병의 치료와 관리, 질병 후 재활에 대한 보건의료, 질병 후 사회복귀 등에 관한 보건의료 • 재활을 요하는 환자, 노인의 간호 등 장기요양이나 만성질환자의 관리사업

5 보건지표(보건지수)

(1) 보건지표의 의의

① 보건지표란 일정한 지역 또는 일정한 인구단위에 속하는 사람들의 건강수준이나 건강특성을 나타내는 수치를 말한다.

② 보건지표를 통하여 보건문제와 현재의 보건에 관한 상황을 객관적으로 확인할 수 있는 기준이 된다.

③ 보건지표는 국가 보건의료정책 수립과 집행의 과정에서 기본적으로 이용되고 있다.

 Tip 보건수준의 평가지표

• **3대 보건지표** : 영아사망률, 평균수명, 비례사망지수(PMI)
• **영아사망률** : 지역사회의 보건수준을 가장 잘 반영하는 대표적인 보건수준 평가지표로 영아사망률이 높을수록 그 지역의 보건수준이 낮다고 볼 수 있다.

(2) 보건지표의 분류

3대 보건지표	• **영아사망률** : 영아 생후 1년 미만의 사망자수의 비율 • **비례사망지수(PMI)** : 연간 전체 사망자수 중 50세 이상의 사망자수에 대한 구성비로서 일반적으로 선진국일수록 수치가 높음 • (50세 이상의 사망자수 / 총사망자수) × 100 • **평균수명** : 0세의 평균여명

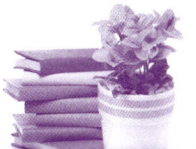

한국보건사회 연구원의 보건지표	• **국민건강지표** : 수명과 사망지표, 질병 · 상해 및 사망, 보건의식행태, 보건관리, 영 양, 신체발달에 관한 지표 • **보건의료자원지표** : 의료시설, 보건의료인력, 의료이용에 관한 지표 • **식품 및 의약지표** : 식품, 의약품에 관한 지표 • **사회보장지표** : 건강보험, 산재보험에 관한 지표 • **공공부조지표** : 의료급여
개발도상국의 보건지표 (Omran)	• 조사망률 • 10대 사인 • 질병군별 사망비율 • 영아사망률, 신생아사망률 • 출생에서부터 1～5세까지의 추정여명 • 의사 1인당 인구 • 인구 1,000명당 병상수 • 병원 분만비율 • 위생상수도 공급인구의 비율

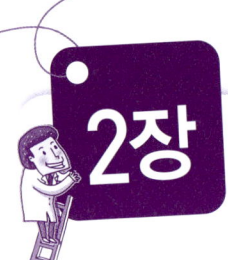

2장 보건행정

1 보건행정 일반

(1) 보건행정의 의의

① 일반적 정의
- 업무과정에서 과학적인 관리방식으로 능률을 추구
- 인간관계를 형태론적으로 파악
- 보건사업 수행에 법률적 관계를 조정
- 보건사업 목적을 달성하기 위한 노력과정

② Smilie의 정의 : 공공기관 또는 사적기관이 사회보건복지를 위하여 공중보건의 원리와 기법을 응용하는 과정

(2) 보건행정의 이념과 특성

① 보건행정의 이념 : 공익성, 책임성, 효과성, 합리성, 능률성
② 보건행정의 특성
- 공공성, 사회성, 봉사성
- 교육성, 주민 협력의 필요성
- 강행법규성
- 자연과학적 기술성과 사회과학적 관리성이 동시에 존재함

(3) 보건행정의 범위

① WHO가 정한 범위
- 보건관련 통계의 수집과 분석 및 보존
- 보건교육, 환경위생, 감염병 관리, 모자보건, 의료, 보건간호

② 미국보건협회에 의한 범위
- 보건관련 통계의 수집과 분석 및 보존
- 보건교육, 환경위생, 개인보건사업, 보건시설의 운영, 여러 사업과 자원 간의 조성, 감독과 통제

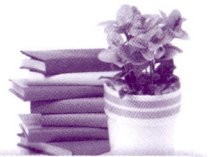

2 **보건행정이론**

(1) 보건행정의 과정

보건행정은 기획, 조직, 인사, 지휘, 조정, 보고, 예산 등의 과정을 거친다.

(2) 보건행정의 통제기법

① 체계분석
- 목적과 지침을 해석하고 정보를 수집 · 분석하여 정책결정자가 여러 가지 해결 대안 중 최적방안을 체계적으로 조사 · 연구하는 방법
- 정책결정과 정책수립의 질을 향상시키는 데 도움

② 계획예산제도(PPBS : Planning Programming Budgeting System) : 사업목표달성을 위해 정부의 장기적인 계획수립(planning)과 단기적인 예산편성(budgeting)을 유기적으로 결합시킴으로써 자원배분에 관한 의사결정을 합리적으로 행하고자 하는 예산제도(계획 – 사업 – 예산 – 체계)

③ 작전연구(OR : Operations Research) : 제2차 세계대전 당시 군사작전상의 문제 해결을 위해 고안된 것으로 일정하게 주어진 환경하에서 체제 · 사업 · 집행 · 운영의 일부 또는 전부를 조사 · 연구하여 경영의 능률을 향상시키는 방법을 추구하는 방법

④ 계획평가기법(PERT : Program Evalution Review Technique) : 미래에 수행하고자 하는 사업 또는 현재 수행하고 있는 사업을 평가하고 분석하며 사업을 수정하고 보완하는 일련의 기법

(3) 보건행정조직의 원칙

① **조징의 원칙** : 조직의 공동목표를 달성히기 위한 행동 통일의 수단이 되는 원칙
② **목표의 원칙** : 상부조직이 갖는 장기적인 목표와 하부조직이 갖는 단기적인 목표의 명확성 유지
③ **명령통일(획일성)의 원칙** : 명령은 통일성이 있어야 한다는 원칙
④ **분업의 원칙** : 업무의 전문화 · 기능화 · 동질화의 원칙
⑤ **계층화의 원칙** : 업무를 효율적으로 수행하기 위하여 체제가 계층화되어야 한다는 원칙
⑥ **책임과 권한의 일치 원칙** : 권한과 책임은 일치해야 한다는 원칙
⑦ **통솔범위의 원칙** : 업무의 성격, 감독자의 자질, 근무장소의 분산 정도 등을 고려하여 통솔의 범위를 정해야 한다는 원칙

(4) 보건의료체계와 보건의료전달체계

① 보건의료체계

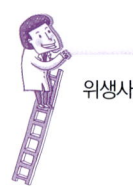
- 보건의료서비스가 행하여지는 기본적인 틀 내지는 시스템을 말한다.
- **구성요소** : 보건의료자원, 보건의료조직, 보건의료서비스전달체계

② **보건의료전달체계**
- 자원을 최대한으로 활용하여 양질의 의료를 제공하며, 의료보장대상자들에게 형평성이 있고 효율적으로 의료서비스를 전달해주는 체계
- **유형** : 자유방임형, 사회보장형, 사회주의형 등
- **우리나라 의료전달체계의 특징**
  - 사회보장형을 가미한 자유방임형
  - 공공의료부문이 취약(보건의료기관 간 기능 미분화)
  - 보건의료의 지역화 개념의 미성숙
  - 한의학과 양의학의 병존
  - 의료와 약의 기능 중복
  - 질병의 예방측면보다는 치료측면이 중시됨

3 우리나라 보건행정조직

(1) 보건행정조직 일반

① **중앙의 보건행정조직**
- 대통령 → 국무총리 → 보건복지부 → 식품의약품안전처
- **보건에 관한 기술행정** : 보건복지부에서 관장
- **보건에 관한 일반행정** : 행정안전부가 지휘 · 감독

② **우리나라 보건행정조직의 특징**
- 민간의료부문의 비대화
- 공공보건의료의 취약
- 보건행정관리의 이원적 구조
- 보건의료공급체계의 다원성
- 보건의료와 보건행정의 다중성
- 의료기관 상호 간 및 보건의료체계 간의 기능적 단절성

....

중앙 보건행정기관의 기능
- 항만의 검역, 마약의 단속, 전염병에 대한 외국과 정보교환
- 종합적인 보건행정계획 수립, 전국 보건통계 작성, 각종 보건단체의 감독

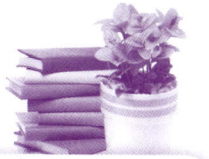

- 각종 시험, 검사, 연구기관의 종합적인 운영 및 보건요원의 교육과 훈련
- 재정상 지방에서 할 수 없는 질병의 예방 및 환자의 치료를 위한 시설의 설치나 지방행정의 예산보존 등

(2) 식품의약품안전처 등

① 식품의약품안전처
- 보건복지부 소속 행정기관
- 식품, 의약품, 의료기기, 화장품, 의약부외품, 위생용품, 마약 등에 관한 사무관장
- 식품의약품안전처의 소속기관으로 지방식품의약품안전청을 둠(서울, 부산, 경인, 대구, 광주, 대전)

② 주요 부속기관 : 국립질병관리본부(전 국립보건원), 국립의료원, 국립결핵병원, 국립나병원, 국립정신병원, 국립재활원, 국립망향의 동산관리소

③ 보건환경연구소
- 서울, 각 광역시 및 각 도에 1개소씩 설치
- 감염병 질환 등의 진단, 방역에 필요한 검사 및 평가에 관한 사항
- 의약품 등의 품질검사 및 그 평가에 관한 사항
- 영양의 개선과 식품위생에 관한 사항
- 보건위생의 개선을 위한 검사 및 그 평가에 관한 사항
- 환경보전을 위한 검사 및 그 평가에 관한 사항
- 관할지역 내 보건소의 검사업무에 대한 기술적인 지도에 관한 사항
- 관할지역 내 보건검사요원의 훈련에 관한 사항
- 기타 공중보건의 향상을 위하여 필요한 검사 및 연구에 관한 사항

④ 보건의료관련 단체 : 대한가족보건복지협회, 대한보선협회, 내한병원협회, 대한의사협회, 대한산업보건협회, 대한약사회, 대한간호협회, 한국한센복지협회, 대한불임시술협회, 대한적십자사 등

(3) 지역 공공보건의료조직

① 보건의료원 : 보건소 중에서 의료법상 병원의 요건을 갖춘 의료기관

② 보건소
- 각 시 · 군 · 구에 1개씩 설치
- 보건소장은 의사의 면허를 가진 자 중에서 시장 · 군수 · 구청장이 임용
- 업무
  - 국민건강증진, 보건교육, 구강보건 및 영양개선사업
  - 감염병의 예방 · 관리 및 진료

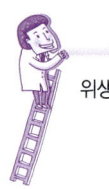

- 모자보건 및 가족계획사업
- 노인보건사업
- 공중위생 및 식품위생
- 의료인 및 의료기관에 대한 지도 등에 관한 사항
- 의료기사 · 의무기록사 · 안경사에 대한 지도 등에 관한 사항
- 응급의료에 관한 사항
- 농어촌 등 보건의료를 위한 특별조치법에 의한 공중보건의사 · 보건진료원 및 보건진료소에 대한 지도 등에 관한 사항
- 약사에 관한 사항과 마약 · 향정신성 의약품의 관리에 관한 사항
- 정신보건에 관한 사항
- 가정 · 사회복지시설 등을 방문하여 행하는 보건의료사업
- 지역주민의 진료, 건강진단 및 만성퇴행성 질환 등의 관리에 관한 사항
- 보건에 관한 실험 또는 검사에 관한 사항
- 장애인의 재활사업 등 기타 보건복지부령이 정하는 사회복지사업
- 기타 지역주민의 보건의료 향상 · 증진 및 이를 위한 연구 등에 관한 사업

③ 보건지소
- 지방자치단체의 조례로 각 읍 · 면마다 1개소씩 설치
- 보건지소장은 지방의무직, 전문직 공무원, 공중보건의사 중에서 임명
- 질병예방서비스 및 보건의료사고방식을 주민에게 계도하는 업무

④ 보건진료소
- 의사가 없는 보건의료 취약지역의 각 리 · 동에 1개소씩 설치
- 현지 보건진료원을 진료소 소장으로 임명
- 주민에게 간단한 진료 제공 및 질병의 예방업무

4 국제 보건행정조직

(1) 세계보건기구(WHO)의 의의

① 설립
- 보건 · 위생 분야의 국제적인 협력을 위하여 1948년 설립한 UN 전문기관
- 총본부는 스위스 제네바

② 기능
- 국제적인 검역에 관한 대책

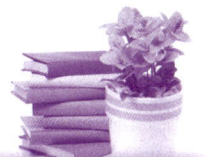

- 국제회의 개최(보건문제에 관한 협의, 보건에 관한 규제 및 권고안 제정)
- 식품, 약물 및 생물학적 제재에 대한 국제적 표준화
- 비정치 단체로서 과학자 및 전문가들 간의 협력과 의과학 발전에 기여
- 보건에 관한 조사연구사업
- 공중보건과 보건의료 및 사회보장에 관한 역할
- 의료봉사활동(정부의 요청에 의하여 의료봉사를 지원)
- 모자보건 · 정신보건의 향상 활동
- 감염병, 지방병 그 외의 질병 퇴치운동
- 진단기준의 설정
- 각종 재해의 예방
- 보건요원의 교육 및 훈련
- 영양, 주택, 위생, 오락, 경제적 상태, 작업조건 및 그 밖의 여러 가지 환경위생의 개선으로 생활조건을 향상
③ **주요 사업** : 말라리아 근절사업, 결핵관리사업, 성병과 에이즈관리사업, 모자보건사업, 영양개선사업, 환경위생사업, 보건교육개선사업, 신종 감염병 관리사업 등

(2) 세계보건기구(WHO)의 조직

① **세계보건총회(WHA)**
- WHO의 정책결정 및 주요사항 의결기구(매년 회의 개최)
- 집행이사회의 이사국 지명, 사무총장 위촉

② **집행이사회(집행기구)**
- 세계보건총회에서 결정한 사항과 각종 정책을 집행
- 세계보건총회에서 위임한 사항을 집행

③ **본부 사무국(행정기구)**
- WHO 사무총장과 WHO 활동에 필요한 기술요원 및 행정요원으로 구성
- 사무총장은 이사회의 지명을 받은 후 세계보건총회의 의결을 거쳐 임명

④ **지역사무소**
- 동지중해지역사무소(이집트의 알렉산드리아)
- 동남아시아지역사무소(인도의 뉴델리) → 북한이 소속됨
- 서태평양지역사무소(필리핀의 마닐라) → 우리나라가 소속됨
- 미주지역사무소(미국의 워싱턴)
- 유럽지역사무소(덴마크의 코펜하겐)
- 아프리카지역사무소(콩고의 브라자빌)

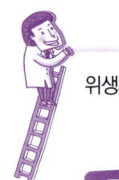
5 사회보장

(1) 사회보장 일반

① 정의

- 베버리지(W.H. Beveridge)의 정의 : 사회보장이란 실업 · 질병 · 재해에 의하여 수입이 중단된 경우에 대처하기 위하여 또는 노령에 의한 퇴직이나 본인 이외의 가족의 사망에 의한 부양의 상실에 대비하기 위하여 또는 출생 · 사망 · 결혼 등과 관련된 특별한 지출을 감당하기 위하여 소득을 보장하는 제도를 말한다.
- 광의의 정의 : 사회보험, 공적부조, 가족수당, 공중위생, 사회복지서비스, 주택, 교육, 환경, 보건, 지역개발, 인구, 노동정책 등
- 협의의 정의 : 사회보험, 공적부조, 사회복지서비스 등

② 보장체계

- **사회보장** : 의료보장, 소득보장, 사회적 약자 보장 등
- **의료보장** : 건강보험, 의료급여, 산업재해보상보험 등

③ 사회보장제도의 순기능과 역기능

순기능	역기능
• 최저생활의 보장 기능	• 국가재정의 적자원인
• 소득재분배 기능	• 국민저축 의욕 감소요인
• 경기회복 기능	• 인플레이션 초래
• 정치적 안정을 초래하는 기능 등	• 실업률 증가요인 등

(2) 사회보장체계

① 사회보험

- 국가가 사회정책을 수행하기 위하여 보험의 원리와 방식을 도입하여 만든 사회경제제도의 일종으로 소득보장(연금, 실업보험 등)을 의미한다.
- 4대 사회보험제도 : 국민연금, 건강보험, 고용보험, 산재보험

② 공적부조

- 자력으로 생계를 유지할 수 없는 사람들의 생활을 그들이 자력으로 생활할 수 있도록 국가가 정부의 예산으로 보호해 주는 일종의 구빈형태의 제도로, 필요성이 입증된 사람들에 한하여 지급한다.
- 정부의 예산을 통하여 재원을 확보하며, 납세자의 부담에 의해서 빈민의 생활을 보장한다.
- 종류 : 생활보호, 의료급여

③ 사회서비스

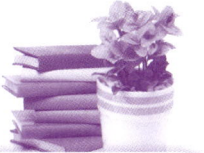

- 일정한 지역 내에 있는 모든 주민 또는 국민을 대상으로 국가나 지역사회가 직접 제공하는 서비스이다.
- **사회복지서비스** : 노령연금, 장애자연금 등 해당자 모두에게 실시
- **보건의료서비스** : 환경위생사업, 위생적인 급수사업, 감염병관리사업 등 불특정 다수인에 실시

6 의료보장

(1) 의료보장 일반

① 의의 : 질병으로 인한 수입의 중단과 질병치료를 위한 치료비 지출이 생활의 위협이 되기 때문에 이에 대처하기 위하여 보장하는 제도

② 역할 : 경제보장으로서의 소득보장, 의료비보장, 소득재분배, 복지국가 실현

③ 종류
- **국민건강보험** : 공적의료보험
- **의료급여** : 의료보호
- **산업재해보상보험** : 요양급여, 휴업급여, 장애급여, 유족급여, 장의비, 상병보상연금 등

(2) 의료보험(건강보험)의 이론

① 목적 : 질병, 부상, 분만 등의 경우 일시에 과중한 경제적 부담을 경감시켜 줌

② 종류
- 강제보험과 임의보험
- 영리보험과 비영리보험

③ 의료보험급여의 형태
- **현금급여형** : 환불제로 피보험자가 자유의사에 따라 의료기관을 이용하고 진료비를 지불한 후 그 영수증을 보험자에게 제출하면 미리 약정된 비율에 따라 보험급여액을 보험자로부터 상환받는 유형
- **현물급여형** : 제3자 급여형 또는 의료서비스 급여형으로 보험자가 요양기관에서 진료를 받는 그 자체를 급여내용으로 하는 유형
- **직접형** : 미국의 HMO(건강관리의료단체)로 보험자가 요양기관을 직접 소유함으로써 또는 의료기관이 보험자가 됨으로써 의료공급과 보험관리를 함께 하는 유형

④ 의료급여의 종류
- **의료적 급여** : 분만급여, 요양급여
- **부가급여** : 상병수당, 장제비 등

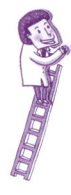
⑤ 본인일부부담의 형태

- **정률부담제** : 진료비의 일정비율을 환자가 부담
- **일정금액공제제** : 일정액에 도달할 때까지 본인이 전액 부담하고 그 이상에 대해서는 전액 보험급여
- **정액부담제** : 본인이 특정 부분에 대해 일정액을 부담
- **급여상한제** : 상한을 정하여 이 한도 내에서 보험급여를 해 주는 제도
- **혼합제** : 일정금액공제제와 정액부담제를 같이 병용하여 본인부담액을 결정하는 제도

 의료보험재정의 원칙
- 수지상등의 원칙
- 비용분담의 원칙
- 공평성의 원칙
- 보험료불가침의 원칙

(3) 의료보험단체의 관리방식

① 조합제

- 보험료 부과의 기초가 되는 소득의 형태나 소득 파악률 등이 상이한 집단별로 국민을 분류하여 각기 다르게 의료보험조합을 구성하여 관리·운영하는 방식
- 장점 : 보험료 부담의 형평성, 조합운영 참여, 효율적인 보험재정관리, 분쟁 극소화
- 단점 : 관리운영비 증가, 피보험자의 자격 관리 어려움, 조합 간의 보험재정 상태의 차이 발생

② 통합제

- 전 국민을 하나의 의료보험조직체로 관리·운영하는 방식
- 장점 : 위험분산 기능이 큼, 관리·운영비용 절감, 보험급여 수준의 형평성, 피보험자의 자격관리 용이
- 단점 : 보험료부담 형평성이 어려움, 자영업자의 소득파악이 어려움, 의료보험분쟁의 가능성이 높음

7 국민건강보험

(1) 국민건강보험 일반

① 특징

- 최초 500인 이상 사업장 실시(1977) → 전국민 적용(1989) → 국민건강보험 통합(2000)
- 법률에 의한 강제가입 : 사회보장체제의 강화, 원활한 건강보험 운영

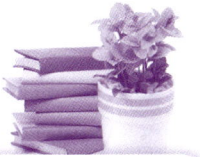

- **보험료의 형평성** : 소득수준 등 보험료부담능력에 따라 차등적 부과
- **부과방식** : 근로소득자와 자영업자로 이원화
- **보험요양기관의 강제지정** : 모든 의료기관을 건강보험 요양기관으로 강제지정(국민의 보건 의료 접근 용이)
- **제3자 지불방식** : 진료의 수가를 행위별로 산출하여 계산하고, 제3자 지불방식으로 운영

② 건강보험료

직장가입자	• 근로자, 사용자, 공무원, 교직원
	• 가입자의 보수월액에 보험료율을 곱하여 보험료를 산정한 후, 경감률 등을 적용하여 가입자 단위로 부과
	
	$$건강보험료 = (보수월액 \times 보험료율) \times 50\%$$
	
	• 보험료 부담
	  − **일반직장인** : 피보험자 50%, 사용자 50%
	  − **공무원** : 피보험자 50%, 정부 50%
	  − **사립학교 교직원** : 피보험자 50%, 학교경영자 30%, 정부 20%

지역가입자	• 직장가입자를 제외한 도시 및 농어촌지역주민 • 가입자의 소득, 재산(전월세, 자동차 포함), 생활수준 및 경제활동참가율을 참작하여 정한 부과요소별 점수를 합산한 보험료부과점수에 점수당 금액을 곱하여 보험료 산정 후 경감률 등을 적용하여 세대 단위로 부과 $$건강보험료 = 보험료 부과점수 \times 점수당 금액$$

③ 법정보험급여

- **요양급여** : 질병 또는 부상에 대하여 진찰·검사, 약제 또는 치료재료의 지급, 입원, 재활, 의료시설에의 수용 및 간호, 이송 등
- **분만급여** : 요양기관에서 분만 의료서비스를 받는 그 자체
- **요양비** : 요양기관 이외의 의료기관, 약국 등에서 요양을 받은 경우에 요양급여에 상당하는 금액을 지급하는 것
- **분만비** : 요양기관 이외의 장소에서 분만한 경우 국민건강보험공단으로부터 받는 일정한 금액의 현금

④ 부가보험급여

- **분만수당** : 피보험자의 배우자가 출산을 하였을 경우 산후조리비용의 일부를 보조하는 현금
- **본인일부부담 보상금** : 본인일부부담금이 일정액을 초과할 경우 국민건강보험공단에서 본인일부부담금 중에서 그 일부를 분담해 주는 현금
- **장제비** : 피보험자나 피부양자가 사망하였을 경우 장례비의 일부를 보조하는 현금

(2) 건강보험진료체계

① 건강보험 적용 진료체계

- 1단계 의료기관 : 의원급 및 보건기관
- 2단계 의료기관 : 병원급 및 종합병원, 전문종합병원

② 건강보험의 적용대상이 되지 않는 경우

- 의료급여법, 자동차보험법, 산재보험법 등에 의해서 진료보호가 되는 경우
- 고의 또는 중대한 과실로 인한 범죄행위로 상해를 입은 경우와 자해인 경우와 가해자가 있는 상해의 경우
- 1단계 의료기관의 진료를 거치지 않고 2단계 의료기관에서 직접 진료를 받는 경우
- 의치, 의수족, 보청기 등
- 심미적 성형수술
- 국민건강보험공단이나 요양기관의 지시를 따르지 않는 경우
- 3개월 이상 보험료를 체납할 경우
- 건강보험증을 소지하지 않은 경우
- 선택진료를 받을 경우
- 고가의료기술 및 특수의료장비
- 기타 보건복지부장관이 정한 경우

(3) 진료비 지불방법

구분	의의	장점	단점
인두제	일정 지역의 주민 수에 일정 금액을 곱하여 이에 상응하는 보수를 지급받는 방식	국민 총 의료비 억제효과, 행정 단순화, 의사수입 안정	환자 선택권 제한, 후송의뢰 증가, 불친절하고 형식적인 서비스
행위별 수가제	제공된 의료서비스의 단위당 가격에 서비스의 양을 곱한 만큼 보상하는 방식으로 한국, 미국, 일본 등 자유경쟁 시장주의 국가에서 이용	신뢰도·책임감 보장, 의료인의 자율성 보장, 의료수준 높음, 의학발전 촉진	과잉진료, 고급의료에 치중, 행정 복잡화, 인기·비인기 진료 과목 발생
봉급제	의료인의 능력에 의한 지급방식으로, 서비스 양이나 제공받는 사람의 수에 상관없이 일정기간에 따라 보상을 받음	수입 안정, 의사 간 불필요한 경쟁 억제	진료와 수입 간 직접적 연계가 없으므로 환자에 대한 관심 저하, 관료주의화되기 쉬움
포괄 수가제	진료의 종류나 양에 관계없이 미리 정해진 정액의 진료비만 지불	의료비 상승 통제, 과잉진료 억제, 경영과 진료의 효율화	병원 입장에서 의료비 경감을 위한 서비스 제공 최소화, 질적 수준 저하

총액 계약제	보험자 측과 의사단체 간의 협의로 총액을 미리 정해 놓는 제도	총 의료비 억제, 진료비 과잉청구 억제	교섭 실패 시 의료공급의 혼란 초래, 첨단의료시설 도입에 대한 동기 저하

 진료비 지불체계
- 제1자(피보험자 = 보험가입자)
- 제2자(의료기관)
- 제3자(보험자 = 보험관리공단)

8 우리나라 의료급여제도 및 의약분업제도

(1) 의료급여제도

① **의의** : 국민보건 향상과 사회복지 증진에 이바지하고자 국민기초생활보장 수급자 등 생활이 어려운 국민을 위해 국가가 치료비의 전액 또는 일부를 지원해 주는 제도이다.

② **수급권자**
- 국민기초생활보장법에 의한 기초생활보장수급자
- 재해구조법에 의한 이재민
- 의사상자 예우에 관한 법률에 의하여 규정된 의상자와 의사자 및 그 유족
- 독립유공자, 국가유공자 중 보건복지부장관이 필요하다고 인정한 자와 그 가족 및 유족
- 무형문화재에 속하는 사와 그 가족
- 북한이탈주민으로서 보건복지부장관이 인정하는 자
- 광주민주화운동 관련자와 그 가족
- 기타 생활유지능력이 없거나 생활이 어려운 자로서 대통령령으로 정한 자

③ **수급권자의 분류**
- 1종 급여대상자 : 외래진료비 및 입원진료비 모두 전액 의료급여기금에서 부담
- 2종 급여대상자 : 외래진료는 전액을 의료급여기금에서 부담하고 입원진료인 경우 대도시는 40%, 기타 지역에서는 20%만 본인이 부담하고 그 이외는 의료급여기금에서 부담

④ **의료급여의 내용**
- 진찰 및 검사
- 약제와 치료재료의 지급

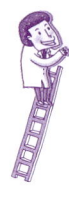

- 처치, 수술 및 그 밖의 치료
- 예방과 재활
- 입원 및 간호
- 이송과 그 밖의 의료목적 달성을 위한 조치

(2) 의약분업제도

① 의의
- 의사는 진료와 처방을 약사는 약의 조제만 하게 하여 의사와 약사의 업무한계를 명확하게 하고자 하는 체계로, 의약의 합리화와 약품의 남용을 방지하기 위한 제도이다.
- 약사가 전문의약품에 해당하는 약을 조제하려면 의사의 처방전이 있어야 한다.

② 의약분업에서 제외되거나 일시적으로 예외가 되는 경우
- 의료취약지역인 경우
- 응급환자 및 정신질환자에게 투약하는 경우
- 입원환자, 제1급감염병환자, 제2급감염병환자, 사회복지시설 입소자 등에게 투약하는 경우
- 일반의약품, 일부 주사제, 희귀약품 등인 경우
- 상이등급 1~3급 해당자, 고엽제장애자, 파킨슨병환자, 나병환자, 결핵환자 등에게 투약하는 경우
- 장기이식환자, 에이즈환자 등에게 투약하는 경우
- 군인, 수용소에 수용된 자 등에게 투약하는 경우
- 국가보안상 처방전을 공개할 수 없는 경우

③ 의약분업의 장단점

장점	단점
• 의약품의 오용과 남용을 어느 정도 막을 수 있음 • 의사는 진료에만 전념 • 전체 의료비 절감 • 환자에게 의약서비스 수준 향상 • 약사에 의한 약의 과잉투여를 막을 수 있음	• 환자의 개인정보 누설 • 의료기관, 약국의 이중 방문에 따른 불편함 • 처방료와 조제료의 이중부담

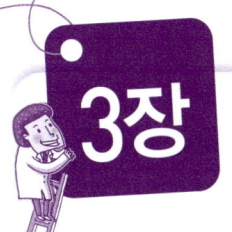

3장 역학

1 역학 일반

(1) 역학의 의의와 목적

① **역학의 정의** : 역학이란 인구집단을 대상으로 인구의 변화와 인간의 건강생활을 방해하는 여러 요인의 집단적 현상을 관찰·분석하여 질병발생의 원인을 규명하고 건강관리의 방향을 제시해 주는 것을 말한다.

② **역학의 목적**
- 질병의 발생원인과 질병 전파기전의 규명
- 연구대상 인구집단의 건강수준이나 질병양상 파악
- 질병예방대책 수립 및 보건의료에 대한 각종 정책적·행정적인 뒷받침
- 인간집단의 질병에 대한 자연사 기술
- 연구조사의 결과를 응용하여 질병을 진단하고 치료하는 임상연구에 응용

(2) 역학의 역할

① **기술론적인 역할**
- 질병의 자연사에 대하여 기술하는 역할
- 건강수준과 질병양상을 기술하는 역할

② **질병의 원인규명 역할**
- 질병의 발생원인, 질병유행의 원인 등을 연구·조사하여 파악하는 역할
- 질병의 원인적 연관성을 규명하는 역할
- 질병이 발생한 경우에 제일 먼저 수행하는 역학적 활동

③ **임상의학에 기여하는 역할**
- 환자의 치료에 이용되는 약 및 수술효과의 측정
- 진단검사 방법의 정확성을 판정해 주는 감수성 및 특이성의 측정
- 각종 생물학적인 변이의 분포 파악
- 정상치와 비정상치의 구분 등에 기여

④ **연구전략개발의 역할**
- 사람의 건강에는 영향을 미치지 않으면서도 어떤 특정요인의 존재나 부존재가 건강에 미치는 결과를 명확하게 증명해 주는 역할
- **역학연구의 방법** : 환자대조군 연구, 코호트 연구, 단면 연구, 확률할당배정법, 위약투여

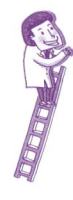

법, 현지실험, 임상실험 등
⑤ 보건사업의 평가역할
- 보건사업이 필요한 정도를 측정하여 평가하는 역할
- 새로 시작될 사업계획 및 사업설계에 대한 평가역할
- 사업의 진행과정과 그 효과성에 대한 평가역할
- 실제로 그 사업에 의하여 나타나는 효과성에 대한 평가역할

(3) 역학의 활용

① 보건상태에 관한 현황 파악
② 보건정책 · 기획 · 계획수립에 기본적인 자료제공
③ 질병 및 유행발생의 예방 및 관리방안 수립
④ 국가 및 지역사회 보건행정에 활용
⑤ 보건 분야 연구자에게 기초자료를 제공
⑥ 새로운 질병의 진단, 치료, 예후에 대한 정보제공
⑦ 의학 및 보건의료 분야의 연구방법에 대한 교육과 정보제공

 Tip

역학의 이용

질병의 발생률, 사망률, 평균 이환기간 등의 자연사, 역학적인 각종 자료와 기록물 등은 질병발생 분포와 경향을 파악하고 원인을 관찰, 조사, 분석해 예방대책을 수립할 수 있게 하고 질병감시역할 및 유행질병의 발생을 감시하는 역할을 한다.

---

2 질병발생의 요인과 모형

(1) 거미줄(원인망) 모형

① 의의 : 질병의 원인은 선행되는 여러 가지 요인에 의하여 발생된다는 이론으로, 질병발생의 원인은 거미줄과 같이 복잡한 것들에 의하여 나타난다고 본다.
② 맥마흔 모형
- 질병의 발생은 하나의 독립된 원인에 의해서 이루어지지 않으며, 선행된 요인 및 여러 간 접요인 등 복합요인에 의하여 거미줄처럼 얽혀서 이루어진다는 모형
- 비감염성 질환과 만성질환의 발생 연구에 적합

(2) 삼각형 모형

① 의의 : 질병발생의 원인을 병인, 숙주, 환경 등의 3대 요인으로 보고 이들의 상호작용에 의 해 발생된다고 보는 모형

② 특징 : 감염병 발생의 설명에는 적합하나 선천성 질환이나 비감염성 질환 발생의 설명에 한계가 있다.

③ 3대 요인

병인	사회 · 환경적 요인, 생물학적 요인(세균, 바이러스, 곰팡이, 기생충 등), 물리적 · 화학적 요인(계절, 기상, 대기, 수질 등), 영양 요인, 정신적 요인
숙주	신체적 특성, 정신적 특성, 인적 · 사회적 특성
환경	물리적 환경(계절, 기후 등), 생물학적 환경(병원소, 매개곤충 등), 사회 · 경제적 환경(인구밀도, 직업, 사회관습 등)

(3) 수레바퀴 모형

① 의의 : 인간숙주를 둘러싸고 있는 생물학적 환경, 물리 · 화학적 환경, 사회적 환경, 인간숙주의 내적요인인 유전적 요인의 상호작용에 의해서 질병이 발생된다고 보는 이론

② 특징
- 질병의 유형에 따라서 다르게 설명될 수도 있음
- 유전적 요인을 강조한 모형임
- 유전적 요인, 숙주요인, 환경요인을 분리하여 기술하고 강조함

3 역학조사방법

(1) 기술역학

① 의의
- 인구집단을 대상으로 하여 인간집단에서 발생되는 질병의 분포, 경향 등을 그 인간집단의 특성에 따라 기술하여 조사 · 연구하는 것이다.
- 역학조사방법 중에서 가장 먼저 실시되는 1단계 역학이다.

② 기술내용
- **인적 특성** : 연령, 성별, 결혼, 직업 등
- **지역적 특성** : 국가나 지역사회
- **시간적 특성** : 질병유행의 주기적 · 계절적 변화

③ 기술역학 가설설정방법(Mill의 법칙)
- 동류성의 법칙
- 공통성의 법칙
- 차이성의 법칙

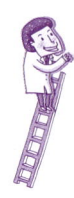

• 동시변화성의 원칙

(2) 분석역학

① 의의

- 기술역학에서 관찰을 통하여 얻어진 결과를 토대로 질병발생과 질병발생의 요인 혹은 속성과의 인과관계를 밝혀내는 것이다.
- 역학조사방법의 2단계로 단면조사 연구, 환자−대조군 연구, 코호트 연구 등이 있다.

② 단면조사 연구

- 일정한 인구집단을 대상으로 하여 특정한 시점 또는 기간 내에 어떤 질병 또는 상태의 유무를 조사하고 그 인구집단 개개인의 구성요원이 갖고 있는 각종 속성과 연구하려는 질병이 상관관계가 있는지 여부를 규명하는 연구방법이다.
- 장점 : 비용이 저렴하고 일반화하기 쉬우며, 비교적 단시간 내에 결과를 얻을 수 있다. 동시에 여러 종류의 질병과 발생요인과의 관련성을 조사할 수 있다.
- 단점 : 복합적 요인 중 원인요인만을 찾아내기 어려우며, 빈도가 낮은 질병이나 이환기간이 짧은 급성감염병에 대해서는 적절하지 못하다.

③ 환자−대조군 연구

- 어떤 질병에 이환된 집단을 대상으로 하여 환자군을 선택하고 이환되어 있지 않은 건강한 대조군을 선정하여 가설된 위험요인을 과거에 갖고 있었는지 또는 위험요인에 폭로되었는지의 여부를 비교 · 검토함으로써 위험요인과 질병발생과의 인과관계를 규명하는 연구방법이다.
- 장점 : 시간 · 경비 · 노력이 절약되고 단시간 내에 수행이 가능하며, 표본수가 적더라도 가능하다. 또한 희귀한 질병이나 잠복기간이 긴 질병에 응용할 수 있으며 기존 자료의 활용이 가능하다.
- 단점 : 연구결과에 대한 정확도와 신뢰도가 낮고, 모집단이 없는 경우 정확한 위험요인의 측정이 불가능하며 적합한 대조군 선정이 어렵다.

④ 코호트 연구

- 코호트란 동일한 특성을 가진 인구집단을 말하는데 이는 질병의 원인과 관련되어 있다고 생각되는 어떤 요소를 가진 인구집단과 갖지 않은 인구집단을 계속해서 관찰하여 두 군에서 질병의 발생률을 서로 비교 · 분석하는 연구방법이다.
- 장점 : 모집단으로부터 확률표본 추출된 집단에 대하여 연구하며, 위험요인에의 폭로 후에 발생하는 질병의 자연사를 파악할 수 있다.
- 단점 : 추출되는 표본의 규모가 커야 하는 한계를 가지며, 희귀병에는 활용하는 데 제한이 있고 경비 · 노력 · 시간이 많이 소요된다.

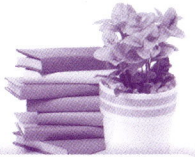

(3) 실험역학

① 의의

- 질병발생의 원인을 실험적으로 규명하기 위해 가설적인 요인을 적용시키거나 제거한 후 그 결과로서 질병이 나타나는지의 여부를 관찰하는 연구방법이다.
- 실험역학방법에는 임상실험과 지역사회실험이 있다.

② 임상실험 : 역학에서 2차 예방효과의 측정 등을 위해 이용하는 연구방법으로 백신의 효과측정, 새로운 치료약품이나 처치방법의 효과 등을 규명하기 위하여 입원환자를 대상으로 하는 실험이다.

③ 지역사회 실험 : 어떤 인구를 대표하는 집단을 대상으로 질병의 요인을 제거하거나 또는 생활태도를 변화시킴으로써 대상 질병의 발생이 감소되는지를 규명하려는 1차 예방사업의 효과를 측정하는 실험이다.

(4) 이론역학

① 의의

- 감염병의 발생모델과 유행현상을 수리적으로 분석하여 이론적으로 유행법칙이나 현상을 수식화하고 실제로 나타난 결과와 비교해 봄으로써 그 모델의 타당성을 검증하거나 그 모델 내에서의 여러 요인들 간의 상호관계를 수리적으로 규명해 내는 연구방법이다.
- 이론역학이란 수리역학 또는 계량역학이라고도 한다.

② 응용

- 잠복기의 추정
- 생명표 작성
- 일정한 질병의 가족력 규명
- 용량-반응 관계의 모형
- 질병유행 모형 구축

(5) 응용역학

① 의의

- 보건서비스를 포함하는 지역사회서비스의 운영에 관한 계통적 연구이다.
- 옴란(Omran)이 개발한 연구이론으로, 작전역학 또는 실용역학이라고도 한다.

② 내용

- 사업의 운영과정에 관해 연구하는 영역
- 보건사업의 결과와 처음에 목표로 하였던 것을 비교·평가하는 영역
- 투입된 예산과 결과를 관련시켜 연구하는 영역

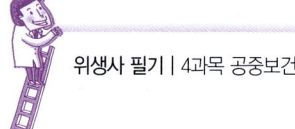

• 사업의 수용이나 거부에 영향을 미치는 요인을 규명하는 영역
• 지역사회 보건문제 해결을 위한 여러 가지 접근방법을 비교·평가하는 영역

4 질병발생의 측정과 위험도

(1) 질병의 측정

① 발병률(Attack Rate)
• 한정된 기간에 한해서만 어떤 질병에 걸릴 위험에 놓여 있을 때 전체기간 중 주어진 집단 내에 발생한 총 환자수의 비율이다.
• 한정된 집단의 특정 질병의 유행조사에 유용하다.

② 발생률(Incidence Rate)
• 일정기간에 새로 발생한 환자수를 단위인구로 표현한 것을 말한다.
• 질병에 걸릴 확률 혹은 위험도를 직접 추정 가능하게 한다.
• 코호트조사 연구에 필수적으로 이용되며, 질병의 위험도 추정과 발생기전을 규명하는 데 이용한다.

$$\text{발생률(\%)} = \frac{\text{일정기간 발생된 질병의 환자나 유병 상태의 수}}{\text{일정기간 질병발생위험도에 폭로된 인구수}} \times 100$$

③ 유병률(Prevalence Rate)
• 어떤 일정시점 혹은 일정기간 동안에 전체인구 중 존재하는 환자의 비율을 말한다.
• 조사 당시 존재하던 인구 중 환자의 비례적 비율을 중요시하며, 분모는 면역되었거나 면역 가능성을 지닌 모든 인구를 포함한다.
• 병상수, 전문의수, 약품생산의 수요추정 등에 활용한다.

$$\bullet \text{유병률(\%)} = \frac{\text{역학조사시점에서 어떤 질병을 앓고 있는 환자수}}{\text{역학조사시점의 질병대상인구 집단의 총인구수}} \times 100$$
$$\bullet \text{유병률(PR)} = \text{질병발생률(IR)} \times \text{평균이환기간(D)}$$

(2) 질병발생의 위험도 측정

① 비교위험도(상대위험도) : 위험요인에 폭로된 경우와 폭로되지 않은 경우를 질병발생의 정도로 비교하여 측정한 척도

> 비교위험도 = 위험요인에 폭로된 군에서의 질병발생률 / 위험요인에 폭로되지 않은 군에서의 질병발
> 생률

② 귀속위험도(기여위험도) : 질병요인에 의한 희생자가 얼마나 되는가를 나타내는 척도

> 귀속위험도 = 위험요인에 폭로된 군에서의 질병발생률 − 위험요인에 폭로되지 않은 군에서의 질병발
> 생률

(3) 역학연구 결과의 정확도

① 민감도 : 연구조사의 결과가 알고자 하는 실제 현상을 어느 정도 정확하게 측정하였느냐를 수치로 나타낸 것

> 민감도(%) = (검사 양성자수 / 총 환자수) × 100

② 특이도 : 측정치가 그 질병이 아닌 것을 아니라고 판단해 주는 정도를 계산된 수치로 나타낸 것

> 특이도(%) = (검사 음성자수 / 총 비환자수) × 100

③ 예측도
- 양성예측도 : 어떤 질병이라고 예측되는 사람들 중에서 실제 그 질병을 가진 사람들의 비율

> 양성예측도(%) = (검사 양성자수 / 총 검사 양성자수) × 100

- 음성예측도 : 어떤 질병이 아니라고 예측되는 사람들 중에서 실제로 그 질병을 갖지 않은 사람들의 비율

> 음성예측도(%) = (검사 음성비환자수 / 총 검사 음성자수) × 100

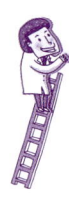

5 역학의 4대 현상

(1) 생물학적 현상

연령, 성별, 인종, 직업에 따라 유행 현상이 다르다.

(2) 시간적 현상

① 추세(장기) 변화
- 질병유행 주기 : 수십 년 이상의 주기로 유행
- 이질 · 장티푸스(30~40년), 디프테리아(20~24년), 성홍열(10년 전후), 독감(30년)

② 순환(주기) 변화
- 질병유행 주기 : 수년의 주기로 반복 유행
- 백일해(2~4년), 홍역(2~3년), 유행성일본뇌염(3~4년)

③ 계절적 변화
- 질병유행 주기 : 1년을 주기로 반복 유행
- 여름(소화기계 감염병), 겨울(호흡기계 감염병)에 유행

④ 불규칙 변화
- 외래감염병이 국내 침입 시 돌발적으로 유행
- 콜레라, 페스트 등

⑤ 단기 변화 : 시간별, 날짜별, 주 단위로 변화는 유행

(3) 지역적 현상

① 유행성(Epidemic) : 특정 질병이 평상시 기대했던 수준 이상으로 발생하는 양상
② 토착성 · 풍토성(Endemic) : 인구집단에서 현존하는 일상적인 양상 예 간흡충, 폐흡충, 사상충증
③ 전세계성 · 범발성(Pandemic) : 여러 국가와 지역에서 동시에 발생하는 양상 예 코로나19, 신종플루
④ 산발성(Sporadic) : 시간이나 지역에 따른 질병의 경향을 예측할 수 없는 양상 예 렙토스피라증

(4) 사회적 현상

① 경제, 인구이동, 문화, 교통에 따라 나타남
② 빈민층 : 결핵, 부유층 : 당뇨병

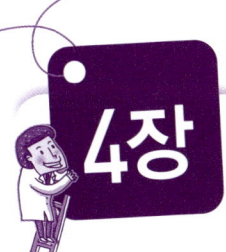

4장 감염병 관리

1 감염병 일반

(1) 감염병의 정의

① 병원체(감염원)에 감염된 숙주나 감염원이 새로운 숙주에게로 전이되어 새로운 숙주가 그 질환에 감염되는 질병이다.

② 세균, 스피로헤타, 리케차, 바이러스, 진균, 기생충과 같은 여러 병원체에 의해 감염되어 발병하는 질환이다.

(2) 감염병의 감염유형

① **현성 감염** : 감염된 후 임상증상이 뚜렷하게 나타나는 감염형태

② **불현성 감염** : 감염된 후 임상증상은 나타나지 않으나 미생물학적 및 면역학적인 방법에 의해서 알 수 있는 감염형태

③ **오염** : 병원성 미생물이나 기타 미생물체가 단순히 식품이나 음료수 등 비활성 물체에 존재하는 형태

④ **교차오염** : 어떤 감염병을 앓고 있는 상태에서 또 다른 감염병에 감염된 형태

⑤ **속발성 감염** : 하나의 병원체에 감염되어 있는 상태에서 또 다른 병원체에 감염된 형태

> **Tip**
> 감염병 유행의 3대 요소
> • **감염원** : 감염원으로서 질적 양적으로 충분한 병원체가 존재할 것
> • **감염경로** : 감염원에 충분한 접촉기회가 있을 것
> • **감수성 있는 숙주** : 그 병원체에 감수성 있는 사람이 많을 것

2 감염병의 발생과정

(1) 병원체의 존재

① 바이러스
  • $0.01 \sim 0.3 \mu m$ 정도의 크기, 숙주의 세포 내에서 기생
  • 홍역, 폴리오, 유행성간염, 일본뇌염, 공수병, 유행성이하선염, 에이즈 등

② 박테리아(세균성 질환의 원인균)

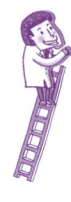

- 적절한 온도와 적절한 습도하에서 생장
- 장티푸스, 콜레라, 결핵, 디프테리아, 백일해, 나병 등

③ 리케차

- 기생체의 세포 내에 기생하는 점이 바이러스와 유사함
- 발진티푸스, 발진열 등

④ 기생충

- 동물성 기생체로 단세포와 다세포가 있음
- 말라리아, 아메바성 이질, 회충, 십이장충, 유구조충, 무구조충, 간디스토마, 폐디스토마 등

⑤ 진균(곰팡이균) 또는 사상균 : 무좀 및 피부질환의 원인균

(2) 병원소에 병원체 존재

① 인간 병원소

- **환자** : 병원체에 감염되어 뚜렷한 임상증상을 나타내는 사람
- **무증상 감염자** : 임상적으로 증상이 없거나 미약한 증상이 나타나는 환자
- **보균자** : 자각적 · 타각적으로 인지할 수 있는 임상증상은 없으며, 체내에 병원체를 보유하고 있기 때문에 병원균을 배출하는 병원균 보유자

② 동물 병원소

- 감염된 동물에게서 다시 인간에게로 전염되어 질병을 일으킬 수 있는 감염원으로 작용
- **쥐 → 사람** : 양충병(쯔쯔가무시병), 발진열, 페스트, 렙토스피라증
- **소 → 사람** : 탄저병, 결핵, 브루셀라증, 살모넬라증, 보툴리즘, 광우병
- **개 → 사람** : 광견병, 톡소프라즈마증, 일본주혈흡충증
- **돼지 → 사람** : 일본뇌염, 탄저병, 렙토스피라증, 살모넬라증
- **양 → 사람** : Q열, 탄저병, 보툴리즘
- **닭 · 오리 → 사람** : 조류독감

③ 토양 병원소 : 진균류, 파상풍균류 등

(3) 병원소로부터 병원체의 탈출

① 호흡기계로부터의 탈출

- 호흡, 대화, 기침, 재채기를 통해 탈출
- 폐결핵, 폐렴, 백일해, 홍역, 수두, 천연두 등

② 소화기계로부터의 탈출

- 분변탈출, 토사물에 의해 탈출, 기생충의 병원체가 체외로 배출
- 이질, 콜레라, 장티푸스, 파라티푸스, 소아마비, 소대장질환 등

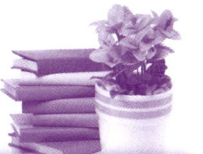

③ 비뇨생식기계로부터의 탈출 : 혈행성 감염병원균이 소변이나 각종 분비물을 통해 탈출

④ 인체의 개방병소

- 인체 표면의 상처를 통해 전염
- 피부병, 옴 등의 병원체가 병변 부위에서 직접 탈출

⑤ 기계적 탈출

- 흡혈성 곤충에 의한 탈출
- 침 · 주사기에 의한 탈출

(4) 병원체의 전파

① 공기 전파

- 감염병원균이 공기 중에 떠다니다가 코, 입 등을 통해 인체로 감염
- **호흡기계 감염병** : 인플루엔자, 백일해, 홍역, 디프테리아, 성홍열, 수두, 풍진 등

② 물(수인성) 전파

- 수인성 전파 감염병은 주로 소화기계 감염병
- 장티푸스, 콜레라균, 이질균 등

③ 식품매개 전파

- 오염된 식품의 섭취로 전파
- 이질, 장티푸스, 파라티푸스 등

④ 유제품으로 인한 전파

- **소의 감염병** : 우형결핵, 브루셀라증
- **사람이 소에 감염시키는 감염병** : 연쇄구균감염
- **소에서 짠 우유에 직접 오염되는 감염병** : 장티푸스, 이질

⑤ 절지동물에 의한 전파

- 장티푸스, 파라티푸스, 이질, 살모넬라증, 결핵, 흑사병, 회충 및 편충 같은 기생충 등
- **생물학적 전파**

증식형	• 곤충 체내에서 증식만 하고 사람을 물 때 전파 • **페스트** : 물버룩 • **뇌염, 황열, 뎅기열** : 모기 • **발진티푸스, 재귀열** : 이 • **발진열** : 벼룩
발육형	• 곤충의 체내에서 발육만 하여 전파 • **사상충증** : 모기 • **로아사상충** : 흡혈성 참파리

발육증식형	• 곤충 체내에서 증식과 발육을 함께 하여 전파 • 말라리아 : 모기 • 수면병 : 체체파리
배설형	• 곤충 체내에서 증식한 후 배설되어 숙주의 피부 상처나 호흡기계 등으로 전파 • 발진티푸스 : 이 • 발진열, 페스트 : 벼룩
경란형	• 병원체가 난소 내에서 증식하고 생존하면서 그 안에서 부화된 후 다음 세대에 자동적으로 감염되어 전파 • 록키산홍반열, 재귀열, 양충병(쯔쯔가무시병) 등

⑥ 병원체의 새로운 숙주로의 침입
- 새로운 숙주에 병원체 침입으로 감염병 발생
- 오염된 음식물 섭취, 비말물질이나 비말핵으로 인한 침입, 직접접촉, 동물의 교상, 감염병 매개곤충의 자상, 오염된 혈액의 수혈이나 주사기, 구충에 의한 감염, 유충의 경피침입 등

3 감염병 관리방법

(1) 감염병 전파의 예방

① 병원소 격리 : 감염된 사람이나 동물을 격리시켜 다른 숙주에게 전파되지 못하도록 하는 활동
② 병원소 제거 : 여러 가지 병원소를 제거하여 감염병 전파를 예방하는 것으로 가장 정확하고 바람직한 방법
③ 감염력 억제 : 감염된 사람을 조기에 치료하는 등 감염력을 없게 하여 감염병의 전파를 예방하는 방법
④ 환경위생관리 : 소독처리와 멸균조치

(2) 숙주의 면역증강

① 일반예방접종
- 단기간 내에 방어면역 형성을 위해 시행하는 기초접종과 기초접종 후 형성된 방어면역을 장기간 유지하기 위해 기초접종 후 일정기간이 지난 다음 추가로 시행하는 추가접종이 있다.
- 예방접종 시 예방접종약은 저온으로 운반 또는 보관하여야 한다.

② 정기예방접종
- 대상 : 디프테리아, 백일해, 파상풍, 결핵, 폴리오, 홍역, B형간염, 유행성이하선염, 풍진, 수두, 일본뇌염, 기타 보건복지부장관이 감염병 예방을 위하여 필요하다고 인정하여 지정

하는 감염병
- 정기예방접종을 시행하는 자 : 시장 · 군수 · 구청장

4 급성감염병

(1) 소화기계 감염병

① 세균성이질
- **의의** : 시겔라균(Shigella)에 감염된 상태를 의미하며, 대장과 소장을 침범하는 급성 감염성질환으로 제2급감염병이다.
- **병원체** : 이질균인 Shigella Species
- **병원소** : 환자
- **전염원** : 오염된 음식물 등
- **잠복기** : 2~7일
- **전파** : 분변으로 탈출하여 위생해충이나 손을 통해 경구로 전파
- **증세** : 발열, 경련, 구토, 후중증
- **예방대책** : 예방접종은 실시하지 않음

② 콜레라
- **의의** : 콜레라균(Vibrio Cholerae)의 감염으로 급성 설사가 유발되어 중증의 탈수가 빠르게 진행되며, 이로 인해 사망에 이를 수도 있는 감염성 질환이다.
- **병원체** : Vibrio Cholerae, 그람음성, 활동성
- **변원소** : 환자
- **전염원** : 분변 및 토사물에 의한 오염된 물, 오염음식물, 식기 등
- **잠복기** : 평균 1~3일(소화기계 감염병 중 가장 짧음)
- **증세** : 심한 위장장애, 전신증상, 구토 · 설사 · 탈수 · 허탈 등
- **예방대책** : 격리, 환자치료, 환경적 소독 필요

③ 장티푸스
- **의의** : 살모넬라 타이피균(Salmonella Typhi)에 감염되어 발생하며 발열과 복통 등의 신체 전반에 걸친 증상이 나타나는 질환이다.
- **병원체** : Salmonella Typhi, 그람음성 간균, 아포가 없음
- **병원소** : 환자와 보균자
- **전염원** : 오염음식물 등
- **잠복기** : 10~14일

- 증세 : 장염, 발열, 두통 등
- 예방대책 : 위생관리, 음식물을 익히거나 끓여 먹을 것, 예방접종

④ 파라티푸스
- 의의 : 파라티푸스균(Salmonella Paratyphi) A, B, C에 감염되어 발생하며 전신의 감염증 또는 위장염의 형태로 나타나는 감염성 질환이다.
- 병원체 : 살모넬라A, 살모넬라B, 살모넬라C
- 병원소 : 환자
- 전염원 : 환자, 보균자의 분변
- 전파 : 배설물을 통해 직접 및 간접적으로 전파
- 잠복기 : 1~2주일
- 증세 : 장염, 위장염

⑤ 폴리오
- 의의 : 폴리오 바이러스(Polio Virus)에 의한 감염병으로 척수성 소아마비이다.
- 병원체 : Polio Virus(Ⅰ형, Ⅱ형, Ⅲ형으로 구분하되 특히 Ⅰ형은 마비형 소아마비와 가장 관련성이 큼)
- 병원소 : 환자 및 불현성 감염자
- 전파 : 인두 분비물과 분변에 의해 직접전파, 비말 전파
- 잠복기 : 7~12일
- 증세 : 중추신경계 손상, 소아에게 주로 영구적 마비
- 예방대책 : 예방접종

⑥ 유행성 간염
- 의의 : 간세포의 변성과 염증성변화가 생기는 질병으로, 15~50일의 잠복기 후 빠르게 전신권태감, 식욕부진, 오심, 구토를 호소하며, 발열, 황달, 간종대, 비종 및 간기능이상을 나타낸다.
- 병원체 : 간염 바이러스 A형, B형, C형
- 병원소 : 환자
- 전염원 : 오염된 음식물 및 오염된 물
- 전파 : 분변을 탈출하여 음식물 오염으로 경구침입 또는 수혈을 통해 전파
- 잠복기 : 15~40일
- 예방대책 : 수동면역에 감마글로블린 주사가 효과적임

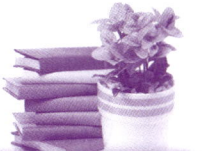

In addition

소화기계 감염병의 예방대책

- 감염원의 조기발견과 격리, 치료, 소독
- 급식취급자의 손청결, 조리실 및 식기청결
- 병원균 매개체 구제
- 날음식 섭식 금지
- 환경위생 향상(상하수도 위생, 변소의 개량 등)

(2) 호흡기계 감염병

① 인플루엔자(독감)
- 의의 : 인플루엔자 바이러스에 의한 급성 호흡기 질환으로, 상부 호흡기계(코, 목)나 하부 호흡기계(폐)를 침범하여 갑작스런 고열, 두통, 근육통, 전신 쇠약감과 같은 전반적인 신체 증상을 동반한다.
- 병원체 : 인플루엔자 바이러스(면역학적으로 A형, B형, C형으로 나누며, 주로 A형이 유행)
- 병원소 : 환자
- 전파 : 비말감염, 인두분비물 등
- 잠복기 : 24~72시간
- 증세 : 발열, 재채기, 콧물, 코막힘, 눈의 충혈, 인후 건조, 기침, 가슴통증, 오한, 근육통, 팔다리 통증, 전신쇠약감 등
- 예방대책 : 예방접종, 사람이 많은 곳 회피

② 백일해
- 의의 : 보르데텔리 백일해균(Bordctclla Pertussis)에 의한 감염으로 발생하는 호흡기 질환으로, '흡'하는 소리, 발작, 구토 등의 증상이 동반된 14일 이상의 특징적인 기침 양상을 보인다.
- 병원체 : Bordetella Pertussis, 운동성 없는 그람음성균
- 병원소 : 환자
- 잠복기 : 보통 7일
- 전파 : 직접전파 또는 간접전파
- 예방대책 : 예방접종이 가장 효과적

③ 홍역
- 의의 : 홍역 바이러스에 의한 감염으로 발생하며 전염성이 강하여 감수성 있는 접촉자의 90% 이상이 발병한다.
- 병원체 : Measles Virus

- **병원소** : 홍역환자
- **잠복기** : 8~13일 정도
- **전파** : 공기전파 및 간접접촉전파
- **증세** : 발열과 전신발진, 합병증으로 이염 · 폐렴
- **예방대책** : MMR 백신 예방접종

④ 디프테리아

- **의의** : 디프테리아균(Corynebacterium diphtheriae)의 외독소에 의한 급성 감염 질환으로, 주로 겨울철에 유행하며 사람이 유일한 디프테리아균의 숙주로 환자나 보균자와 직접 접촉하여 감염된다.
- **병원체** : Corynedacterium Diphtheriae, 그람음성, 아포 없음
- **병원소** : 환자 및 보균자
- **전염원** : 환자와 보균자의 코 · 인두점막 · 피부에서 배출되는 배설물과 분비물
- **잠복기** : 2~5일
- **증세** : 인후, 코, 각 장기 등의 상피조직에 국소염증과 장애 유발, 체외 독소를 분비하고 신경조직에도 장애를 일으킴
- **예방대책** : 환자의 격리치료, 일반소독 실시, 예방접종

⑤ 성홍열

- **의의** : A군 사슬알균 중 외독소를 생성하는 균주에 의한 상기도 감염증(인후염) 발생 시 인후통(목의 통증), 발열 및 전신에 퍼지는 닭살 모양의 발진을 보이는 급성 감염성 질환이다.
- **병원체** : β용혈을 일으키는 Group A 용혈구균
- **병원소** : 환자나 보균자
- **잠복기** : 2~5일
- **전파** : 비말에 의한 직접전파가 가장 많음
- **증세** : 발열, 인후염, 편도선염, 경부임파선 통증, 맥박 증가, 합병증으로 중이염 · 유양돌기염 · 임파절염 · 뇌막염 등
- **예방대책** : 환경위생 및 개인위생 철저, 어린이 장난감 및 완구소독

⑥ 수두

- **의의** : 수두-대상포진 바이러스(varicella-zoster virus)에 의한 급성 바이러스성 질환으로 급성 미열로 시작되어 신체 전반이 가렵고 발진성 수포(물집)가 생긴다.
- **병원체** : V-Z Virus
- **병원소** : 감염환자
- **전파** : 직접접촉, 비말전염 등

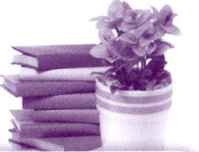

- 잠복기 : 13~17일
- 증세 : 발열, 발진 등
- 예방대책 : 예방접종

⑦ 풍진
- 의의 : 풍진 바이러스에 의한 감염으로 발생하며 귀 뒤, 목 뒤의 림프절 비대와 통증으로 시작되고 이어 얼굴과 몸에 발진(연분홍색의 홍반성 구진)이 나타난다.
- 병원체 : Rubella Virus
- 병원소 : 환자
- 잠복기 : 18일 정도
- 전파 : 환자와 접촉하거나 비말전파, 오염된 물건에 의한 간접전파
- 증세 : 발열, 발진 등
- 예방대책 : 피하예방접종

(3) 일반동물 매개 감염병

① 브루셀라증(파상품)
- 의의 : Brucella속의 세균에 의한 인간 및 동물의 감염증으로 인수공통감염병의 하나이고, 가축에서는 법정전염병으로 지정되어 있다.
- 병원체 : 양에서 분리되는 Melitensis, 돼지에서 분리되는 Suis, 소에서 분리되는 Abortus 등
- 병원소 : 말, 소, 돼지, 산양, 개 등
- 전파 : 동물의 젖
- 잠복기 : 10일 정도
- 증세 : 발열, 파상열, 오한, 발한, 권태, 쇠약증상, 임파절염, 관절통, 요통 등(인수공통감염병)
- 예방대책 : 동물에 백신주사, 유산 동물의 배설물이나 새끼 소각

② 렙토스피라증
- 의의 : 북극과 남극 외의 어느 지역에서나 발생할 수 있는 감염증이다. 농림업, 어업, 축산업, 광업 종사자 및 수의사 등 관련 업종 종사자의 직업병이며, 업무상 밖에서 활동하는 사람들에게 흔히 발생한다.
- 병원체 : Leptospira Icterohaemorrhagiae
- 병원소 : 들쥐
- 전파 : 감염된 들쥐의 배설물로 배출된 병원체에 오염된 물과 토양으로 경피감염
- 잠복기 : 7~10일

4과목 공중보건학 [필기]

- 증세 : 초기에는 발열 · 두통 · 오한 등이 나타나고, 후기에는 용혈성 황달 · 결막충혈 · 간 장장애 등이 나타난다.
- 예방대책 : 피부보호, 작업 후 손발을 깨끗이 씻음

③ 공수병(광견병)

- 의의 : 사람이 광견병 바이러스(Rabies Virus)를 가지고 있는 동물에게 물려서 생기는 질병으로 급성 뇌척수염의 형태로 나타난다.
- 병원체 : Rabies Virus
- 병원소 : 공수병에 전염된 개, 고양이, 여우 등 포유동물
- 잠복기 : 1~3개월
- 증세 : 사망률이 높은 급성뇌염의 일종
- 예방대책 : 동물에 대한 검역실시, 집에서 키우는 개의 경우 예방접종

④ 탄저병

- 의의 : 탄저균(Bacillus anthracis) 감염에 의해 발생하는 급성 감염 질환이다. 탄저균 에 노출된 부위에 따라 증상이 다를 수 있으며, 균은 대부분 피부를 통해 침범하고 드물게 흡입이나 입을 통하여 들어와 호흡기 또는 소화관을 침범하기도 한다.
- 병원체 : Racillus Anthracis
- 병원소 : 소, 말, 양, 산양 등
- 전파 : 가축은 오염된 풀 · 사료 등에 의한 경구감염이고, 사람은 오염된 모발 · 수피 같은 원료와 제품에서 직접 전파
- 잠복기 : 4일 정도
- 증세 : 인수공통감염병으로 급성패혈증을 일으킴

(4) 절지동물 매개 감염병

① 말라리아

- 의의 : 말라리아를 일으키는 말라리아 원충은 얼룩날개 모기류(Anopheles Species) 에 속하는 암컷 모기에 의해서 전파되는데, 우리나라에서는 중국 얼룩날개 모기 (Anopheles Sinensis) 암컷이 말라리아 원충을 전파시킨다. 면역은 형성되지 않으며 학질 또는 초학으로도 불리운다.
- 병원체(우리나라) : P. Vivax
- 병원소 : 환자 및 보균자
- 잠복기 : 양성 3일열 말라리아는 인체의 간장조직에 3년 잠복하기도 함
- 전파 : 모기가 환자를 흡혈하면 모기의 체내에서 유성생식을 하여 다시 인체로 감염
- 예방대책 : 모기구제와 환자의 절대안정

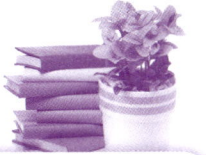

② 유행성 일본뇌염
- 의의 : 일본뇌염 바이러스(Japanese Encephalitis Virus)에 감염된 작은빨간집모기 (Culex Tritaeniorhynchus, 뇌염모기)가 사람을 무는 과정에서 인체에 감염되어 발생하는 급성 바이러스성 감염병이다.
- 병원체 : 일본뇌염 Virus
- 병원소 : 들새, 돼지
- 잠복기간 : 5~15일
- 증세 : 뇌에 염증을 일으킴
- 예방대책 : 모기에 물리지 않도록 하며, 3~15세인 아이들에게 예방접종

③ 페스트(흑사병)
- 의의 : 페스트균(Yersinia Pestis)에 의해 발생하는 급성 열성 감염병으로, 숙주동물인 쥐에 기생하는 벼룩에 의해 사람에게 전파된다.
- 병원체 : Pasteurella Pestis, 그람음성균
- 병원소 : 야생설치류, 집쥐, 환자
- 잠복기 : 선페스트의 경우 2~6일 정도, 폐페스트의 경우 3~4일 정도
- 전파 : 쥐벼룩에 의해 쥐로 전파, 쥐벼룩이 흡혈할 때 쥐의 위로부터 페스트균을 토출하여 전파
- 증세 : 임파선종 또는 폐렴을 일으키는 급성 감염병으로 패혈증을 일으킴
- 예방대책 : 예방접종

④ 발진티푸스
- 의의 : 발진티푸스 리케치아(Rickettsia Prowazeki)에 감염되어 발생하는 급성 열성 질환으로, 한랭지역의 이(louse)가 많이 서식하는 비위생적인 환경에 거주하는 사람들 사이에서 발생한다.
- 병원체 : Rickettsia Prowazeki
- 병원소 : 환자 또는 보균자
- 전파 : 이가 환자를 흡혈하면 이의 장관 내에서 증식하여 배설물로 탈출하여 다른 사람으로 침입 전파
- 잠복기 : 7~14일
- 증세 : 발열, 근통, 신경증상, 발진 등 급성감염병
- 예방대책 : 격리, 소독, 이의 구제, 예방접종

⑤ 유행성출혈열
- 의의 : 신증후근출혈열이라고도 하는 유행성출혈열은 Hantaan Virus, Seoul Virus 등에 의한 급성 열성 질환으로 늦가을(10~11월)과 늦봄(5~6월) 건조기에 주로 발병한다.

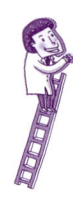

- **병원체** : Hantan Virus
- **병원소** : 야산에 서식하는 들쥐
- **전파** : 들쥐의 배설물과 들쥐 몸체에서 기생하는 좀진드기가 전파
- **증세** : 각혈, 위장출혈, 혈뇨, 단백뇨 등
- **예방대책** : 들쥐 구제, 예방접종

⑥ 발진열

- **의의** : 고열과 두통을 특징으로 하는 급성 감염성 질환으로, 병원체는 발진열리케차로 쥐를 보유자, 쥐벼룩 등을 매개자로 하여 자연계에 순환하고 있다. 이 벼룩은 사람을 흡혈하지 않지만 우연히 쥐의 오염분 등이 사람의 피부에 닿거나 흡입할 때 감염된다.
- **병원체** : Rickettsia Typhi
- **병원소** : 집쥐, 들쥐
- **전파** : 벼룩이 쥐를 흡혈하고 난 후 사람을 흡혈하면 감염
- **잠복기** : 6~15일
- **증세** : 발열과 발진
- **예방대책** : 환자의 격리, 환자와 접촉한 사람의 격리, 쥐의 구제

⑦ 양충병(쯔쯔가무시병)

- **의의** : 오리엔티아 쯔쯔가무시균에 의해 발생하는 감염성 질환이다. 진드기의 유충이 피부에 붙어 피를 빨아먹은 부위에 가피(딱지)가 동반된 궤양이 나타나는 것이 특징이다.
- **병원체** : 리케차 쯔쯔가무시
- **병원소** : 좀진드기 유충
- **전파** : 벌목작업, 제초작업 중 감염된 좀진드기가 사람을 물어 전파
- **잠복기** : 6~21일
- **증세** : 발열, 발한, 두통, 결막충혈, 림프절 종대(커진 상태, 비대)의 증상이 나타난다. 발열이 시작되고 1주일 정도 지나면 암적색의 반점상 구진이 몸통에서 나타나 사지로 퍼져 나가며 수일 내에 사라진다. 감염자의 대부분은 피부에 특징적인 가피(딱지)가 생긴다. 구역, 구토, 설사 등의 위장관계 증상이 동반될 수 있다.
- **예방대책** : 노출된 피부에 구산제를 바름, 옷 · 이불 등을 소독

5 만성감염병

(1) 헬리코박터균 감염증

① **의의** : 위점막과 점액 사이에 기생하는 나선모양 헬리코박터파이로리균에 의한 감염 질환

이다.

② **병원체** : 헬리코박터파이로리균

③ **활동** : 위벽에서 생활하며 강한 독성물질 배출

④ **전파** : 음식물로 감염, 호흡이나 신체접촉에 의한 감염, 소·돼지·양 등을 통한 감염, 오염된 환경을 통함 감염

⑤ **증세** : 설사, 변비, 메스꺼움, 구토 등 만성적인 소화기 장애 유발(위궤양, 위염, 십이지장궤양 등)

⑥ **대책** : 위생적 조리, 주위 환경 청결

(2) B형간염

① **의의** : B형간염 바이러스(Hepatitis B Virus, HBV)에 감염된 경우 이로 인한 우리 몸의 면역반응으로 인해 간에 염증이 생기는 질환을 의미한다.

② **병원체** : 간염 B바이러스라 불리는 DNA 바이러스

③ **병원소** : 보균자 및 환자

④ **전파** : 환자의 혈액·타액·정액·질 분비물 등이 오염된 주사기와 의료기기, 성 접촉 등을 통해 전파, 수혈과 상처를 통한 감염, 모성에서 태아로의 수직감염

⑤ **잠복기** : 2~3개월

⑥ **증세** : 식욕부진, 복부 불편, 오심과 구토, 심한 피로감 등

(3) 성전파 질환

① 매독

• **의의** : 스피로헤타(spirochete)과에 속하는 세균인 트레포네마 팔리듐균(Treponema Pallidum)에 의해 발생하는 성병이다.

• **병원체** : 나선균인 매독균

• **병원소** : 환자

• **전파** : 매독 감염자와의 성적 접촉

• **잠복기간** : 3주 정도

• **증세** : 성기의 구진과 무통성하감 → 피부발진 → 매독

② 임질

• **의의** : 성행위를 통해 감염되며, 남성과 여성의 비뇨생식기에 염증을 일으키는 감염증이다.

• **병원체** : 그람음성 쌍구균인 임균

• **병원소** : 환자

• **전파** : 대부분 성적 접촉

• **잠복기** : 2~7일

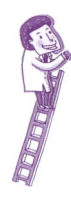
- 증세 : 초기에는 배뇨곤란과 요도에서 고름이 나옴, 여성의 경우는 요도염과 자궁경관염 증상
③ 연성하감
- 의의 : 그람 음성균인 Hemophilus Ducreyi에 의한 성병으로, AIDS 바이러스 감염의 중요한 보조 인자로 알려져 있다. 뿐만 아니라 페니스와 질 입구에 매우 고통이 심한 괴양을 만드는 질병으로 알려져 있다.
- 병원체 : Haemophilus Ducreyi
- 병원소 : 연성하감에 감염된 사람
- 전파 : 성기에서 흘러나온 고름 및 분비물, 직접접촉에 의한 감염, 성접촉에 의한 감염
- 잠복기 : 보통 3~5일
- 증세 : 국소림프절의 염증성 종대, 감염부위의 화농과 함께 괴사성 궤양

(4) 후천성면역결핍증

① 의의 : 병원체인 바이러스(Human Immunodeficiency Virus, HIV)에 의해 외부의 이물질 침입에 대항하는 체내의 항체생산기능에 일시적 혹은 영구적으로 이상이 생기는 병
② 병원체 : HIV, 인간면역결핍 바이러스
③ 병원소 : 환자, 기타 야생동물
④ 전파 : 성적 접촉에 의한 경우, HIV에 감염된 혈액을 수혈받는 경우, 감염된 혈액에 오염된 주사기를 사용하는 경우, 감염된 모성으로부터의 태아 · 영아의 경우 등
⑤ 잠복기 : 6개월 ~ 7년으로 추정
⑥ 증세 : 식욕부진, 체중감소, 발열, 피로감, 만성적 설사 등

(5) 결핵

① 의의 : 결핵균에 의한 만성 감염증이다.
② 병원체 : 그람양성 간균
③ 전파 : 공기매개 전파
④ 잠복기 : 약 1~3개월

 결핵의 발생률

가장 많이 발생하는 결핵은 폐결핵이며, 남녀별 발생률은 약 1.6대 1로 여성보다는 남성에게서 다소 높은 편이다.

---

(6) 한센병(나병)

① 의의 : 나균에 의해 감염되는 만성전염병이다.

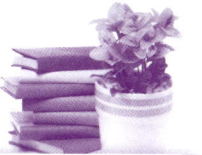

② **병원체** : 그람음성 간균인 나균

③ **병원소** : 환자

④ **잠복기** : 3년 이상

⑤ **증세** : 코, 발가락, 손가락 등이 문드러지는 후유증이 큰 감염병

(7) 트라코마

① **의의** : 만성으로 이행하기 쉬운 결막염의 일종이다.

② **병원체** : 클라미디아 트라코마(Chlamydia tra-chomatis)

③ **전파** : 감염자로부터 직접 전파, 개달물에 의한 간접 전파

④ **잠복기간** : 5~12일 정도

⑤ **증세** : 충혈, 낭모비대증, 각막염증, 안검의 변형과 각막의 자극증상

 개달물(介達物)
물, 음식물, 우유, 공기, 토양 등을 제외한 완구, 침구, 의복, 서적, 주사기 등

6 법정감염병과 정기예방접종 감염병

(1) 법정감염병

① **제1급감염병** : 생물테러감염병 또는 치명률이 높거나 집단 발생의 우려가 커서 발생 또는 유행 즉시 신고하여야 하고, 음압격리와 같은 높은 수준의 격리가 필요한 감염병

> 에볼라바이러스병, 마버그열, 라싸열, 크리미안콩고출혈열, 남아메리카출혈열, 리프트밸리열, 두창, 페스트, 탄저, 보툴리눔독소증, 야토병, 신종감염병증후군, 중증급성호흡기증후군(SARS), 중동호흡기증후군(MERS), 동물인플루엔자 인체감염증, 신종인플루엔자, 디프테리아

② **제2급감염병** : 전파가능성을 고려하여 발생 또는 유행 시 24시간 이내에 신고하여야 하고, 격리가 필요한 감염병

> 결핵, 수두, 홍역, 콜레라, 장티푸스, 파라티푸스, 세균성이질, 장출혈성대장균감염증, A형간염, 백일해, 유행성이하선염, 풍진, 폴리오, 수막구균 감염증, b형헤모필루스인플루엔자, 폐렴구균 감염증, 한센병, 성홍열, 반코마이신내성황색포도알균(VRSA) 감염증, 카바페넴내성장내세균목(CRE) 감염증, E형간염

③ **제3급감염병** : 발생을 계속 감시할 필요가 있어 발생 또는 유행 시 24시간 이내에 신고하여야 하는 감염병

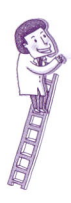

파상풍, B형간염, 일본뇌염, C형간염, 말라리아, 레지오넬라증, 비브리오패혈증, 발진티푸스, 발진열, 쯔쯔가무시증, 렙토스피라증, 브루셀라증, 공수병, 신증후군출혈열, 후천성면역결핍증(AIDS), 크로이츠펠트-야콥병(CJD) 및 변종크로이츠펠트-야콥병(vCJD), 황열, 뎅기열, 큐(Q)열, 웨스트나일열, 라임병, 진드기매개뇌염, 유비저, 치쿤구니야열, 중증열성혈소판감소증후군(SFTS), 지카바이러스 감염증, 매독

④ **제4급감염병** : 제1급감염병부터 제3급감염병까지의 감염병 외에 유행 여부를 조사하기 위하여 표본감시 활동이 필요한 감염병

인플루엔자, 회충증, 편충증, 요충증, 간흡충증, 폐흡충증, 장흡충증, 수족구병, 임질, 클라미디아감염증, 연성하감, 성기단순포진, 첨규콘딜롬, 반코마이신내성장알균(VRE) 감염증, 메티실린내성황색포도알균(MRSA) 감염증, 다제내성녹농균(MRPA) 감염증, 다제내성아시네토박터바우마니균(MRAB) 감염증, 장관감염증, 급성호흡기감염증, 해외유입기생충감염증, 엔테로바이러스감염증, 사람유두종바이러스감염증

⑤ **기생충감염병** : 기생충에 감염되어 발생하는 감염병 중 질병관리청장이 고시하는 감염병

회충증, 편충증, 요충증, 간흡충증, 폐흡충증, 해외유입기생충감염증

⑥ **세계보건기구 감시대상 감염병** : 세계보건기구가 국제공중보건의 비상사태에 대비하기 위하여 감시대상으로 정한 질환으로서 질병관리청장이 고시하는 감염병

두창, 폴리오, 신종인플루엔자, 중증급성호흡기증후군(SARS), 콜레라, 폐렴형 페스트, 황열, 바이러스성출혈열, 웨스트나일열

⑦ **생물테러감염병** : 고의 또는 테러 등을 목적으로 이용된 병원체에 의하여 발생된 감염병 중 질병관리청장이 고시하는 감염병

탄저, 보툴리눔독소증, 페스트, 마버그열, 에볼라열, 라싸열, 두창, 야토병

⑧ **성매개감염병** : 성 접촉을 통하여 전파되는 감염병 중 질병관리청장이 고시하는 감염병

매독, 임질, 클라미디아, 연성하감, 성기단순포진, 첨규콘딜롬, 사람유두종바이러스 감염증

⑨ **인수공통감염병** : 동물과 사람 간에 서로 전파되는 병원체에 의하여 발생되는 감염병 중 질병관리청장이 고시하는 감염병

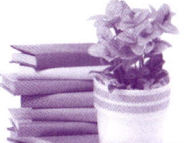

> 장출혈성대장균감염증, 일본뇌염, 브루셀라증, 탄저, 공수병, 동물인플루엔자 인체감염증, 중증급성호흡기증후군(SARS), 변종크로이츠펠트-야콥병(vCJD), 큐열, 결핵, 중증열성혈소판감소증후군(SFTS)

⑩ **의료관련감염병** : 환자나 임산부 등이 의료행위를 적용받는 과정에서 발생한 감염병으로서 감시활동이 필요하여 질병관리청장이 고시하는 감염병

> 반코마이신내성황색포도알균(VRSA) 감염증, 반코마이신내성장알균(VRE) 감염증, 메티실린내성황색포도알균(MRSA) 감염증, 다제내성녹농균(MRPA) 감염증, 다제내성아시네토박터바우마니균(MRAB) 감염증, 카바페넴대성장내세균속균종(CRE) 감염증

(2) 정기예방접종 감염병

특별자치도지사 또는 시장·군수·구청장은 다음의 질병에 대하여 관할 보건소를 통하여 정기예방접종을 실시하여야 한다.

> 디프테리아, 폴리오, 백일해, 홍역, 파상풍, 결핵, B형간염, 유행성이하선염, 풍진, 수두, 일본뇌염, b형헤모필루스인플루엔자, 폐렴구균, 인플루엔자, A형간염, 사람유두종바이러스 감염증, 그룹 A형 로타바이러스 감염증, 그 밖에 질병관리청장이 감염병의 예방을 위하여 필요하다고 인정하여 지정하는 감염병(장티푸스, 신증후군출혈열)

7 생물테러

(1) 개요

① **정의** : 바이러스, 세균, 곰팡이, 독소 등을 사용하여 살상을 하거나 사람, 동물 혹은 식물에 질병을 일으키는 것을 목적으로 하는 행위
② **생물무기의 특징**
- 저렴한 비용

> **비용대비 효과** : 폭탄 > 핵무기 > 화학무기 > 생물무기

- 생산의 용이성
- 은닉·운반·살포의 용이성
- 테러 방지 및 발생 시 대처의 어려움

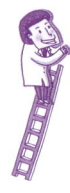

③ 생물테러의 분류

병원체 살포 방법에 따른 분류	• 공기 살포 • 식수 및 식품을 매개체로 이용하는 살포 • 가축 및 야생동물을 이용한 테러
공격 형태에 따른 분류	• 전략적 차원의 공격 형태 • 전술적 차원의 공격 형태 • 테러리스트적 접근

(2) 생물테러 의심환자 발생 시 조치

① 역학조사
- 환자 사례조사 : 발병일, 증상적 특성, 감염원 조사
- 접촉자 및 공동 폭로자 조사
- 검체채취 : 환자, 접촉자, 환경 검체

② 방역조치
- 환자관리 : 격리 및 치료
- 접촉자 및 공동 폭로자 관리 : 제독, 예방적 항생제 투여
- 환경관리 : 환경제독
- 교육 · 홍보 : 생물테러 증상 특성 및 예방법 등

(3) 생물테러감염병의 종류

① 탄저
- 아포를 형성하는 비운동성의 그람양성 간균인 탄저균 이용
- 아포 형태로 자연계에 존재하면서 건조, 열, 자외선, 감마선, 기타 많은 제독제에 저항력이 있음
- 생물테러에 가장 많이 사용됨
- 사람 간 전파는 거의 일어나지 않음

② 보툴리눔독소증
- 보툴리누스균이 생산하는 독소 이용
- 신경마비 질환
- 사람 간 전파는 일어나지 않음

③ 페스트
- 페스트균 이용
- 급성 발열성 인수공통질환
- 사람 간 전파도 일어날 수 있으며, 감염성 비말을 통하여 전파가 가능한 질환

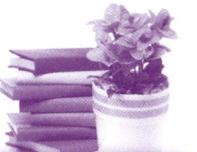

④ 두창
- 두창 바이러스 이용
- 급성 발진성 질환
- 1980년 WHO의 근절 선언

⑤ 야토병
- 야토균 이용
- 인수공통질환으로 매개체나 동물 병원소 접촉이 주요 원인

⑥ 에볼라열
- 에볼라 바이러스 이용
- 급성 발열성 출혈 질환

⑦ 마버그열
- 마버그 바이러스 이용
- 급성 발열성 출혈 질환

⑧ 라싸열
- 라싸 바이러스 이용
- 급성 발열설 출혈 질환

(4) 생물테러 위기경보 단계별 대응조치

단계	판단기준	대응조치
관심 (Blue)	• 우리나라 대상 테러위협 첩보 입수 • 우리 국민이 참가하는 국제 행사에 테러위협 인지 • 국제테러단체의 활동 증가로 국제테러 빈발	• 테러 징후 감시활동 • 상황전파 • 비상연락망 점검 상시유지 • 보건기관 대상 생물테러 대비 · 대응교육 · 훈련 실시
주의 (Yellow)	• 감시체계 운영결과 이상 징후 발생 • 국제테러조직의 공개 테러위협 및 징후 포착 • 외국에서 발생한 테러로 우리 국민의 간접피해 발생 • 국가 중요행사 개최 7일 전(D-7)	• 생물테러 대책반 구성 · 운영 • 비축물자 보관 · 배송체계 점검 • 생물테러 병원체 안전관리 강화 • 실험실 진단체계 점검
경계 (Orange)	• 국내 생물테러감염병 환자 확진(테러여부 미확인) • 생물테러 병원체 및 독소 다중탐지키트9 검사 결과 양성 판정 • 국내에서 생물테러 병원체의 도난 사건 발생 • 국제테러조직의 우리나라 테러위협, 국내 잠입 및 활동 징후 포착 • 국가 중요행사 개최 3일 전(D-3)	• 생물테러대책반 지속 운영 • 일일보고체계 가동 • 국가지정입원치료병상 운영 점검 • 생물테러위험시설 안전 관리 강화

4과목 공중보건학 [필기]

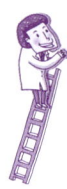
심각 (Red)	• 우리나라 대상 명백하고 중대한 테러첩보 입수 • 국내 테러로 인한 생물테러감염병 확진환자 발생 • 백색가루 등 환경검체 실험실 양성 판정 • 국내 생물테러 사건 발생 및 테러기도 사건 적발 • 국가 중요행사 관련 테러첩보 입수	• 생물테러대응지원본부 구성 · 운영 • 공항만 검역강화 • 생물테러병원체 및 특수연구시설 관리 강화 • 물자 및 병상동원 등

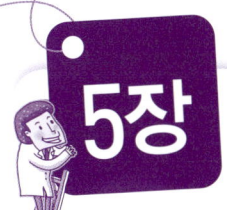

5장 인구와 보건

1 인구론 일반

(1) 인구론

① 개념
- **인구** : 인간집단의 계수로서 일정한 기간, 정치적 · 경제적 · 사회문화적으로 구획된 일정한 지역 내에 거주하는 주민을 말한다.
- **인구학** : 지역사회 인간의 정태적 특성이나 동태적 특성을 연구하는 학문이다.
- **인구현상** : 인간의 생리적 활동결과 발생하는 출생 · 사망, 사회적 활동결과로 발생하는 인구이동 등의 종합 현상을 말한다.
- **인구변화의 3요소** : 출생, 사망, 이동

② 멜더스의 인구론
- **이론 전제** : 식량은 인간의 생존에 필수불가결한 것이며, 양성 간의 성욕은 인간 재생산에 필요한 것이며, 앞으로도 계속 현 상태를 유지할 것이다.
- **이론 가정** : 식량은 산술급수적으로 증가하지만, 인구는 기하급수적으로 증가한다.
- **이론 내용** : 인구 수는 각 사회의 사회 · 경제적 조건에 의해 결정되는 것이다.
  - **규제원리** : 인구는 반드시 생존자료에 의해 규제된다.
  - **증식원리** : 특별한 방해요인이 없는 한 생존자료가 증가하면 인구도 증가한다.
  - **파동원리** : 증식과 규제의 상호작용에 의하여 균형과 불균형의 파동을 반복한다.

> **In addition**
>
> **멜더스 인구론의 공헌점과 비판점**
> - **공헌점** : 인구와 사회 · 경제구조의 상관관계를 밝혀냈다.
> - **비판점** : 개발도상국 모두에 적용될 수 없다. 인구변천 속도가 각 나라마다 각 단계마다 다르다.

③ 신 멜더스주의
- 성에 대한 욕구를 인간의 고유 본능으로 보았다.
- 도덕적 금욕만으로는 인구성장의 억제에 한계가 있으므로 피임에 의한 인구억제가 필요하다고 주장하였다.

④ **적정인구론** : E. Cannan이 주장한 이론으로, 일정한 사회 · 경제적 여건하에서 국민 개개인이 최대의 생산성을 유지하여 최고의 질적 삶을 유지할 수 있는 인구규모를 말한다.

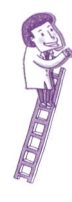
⑤ **안정인구론** : 성별·연령별 사망률과 출산율이 일정하게 지속되어서, 인구규모는 변동되나 인구구조는 변하지 않고 일정한 형태가 지속되는 인구규모를 말한다.

⑥ **정지인구론** : 인구규모가 변동되지 않고 일정한 수준을 유지하게 되는 경우로, 출생률과 사망률이 같아 인구의 자연증가율이 0이 되는 인구규모를 말한다.

(2) 동태론적 인구론 : 출생, 사망, 이동

① 출생

- **출생 및 출산**
  - **출생력** : 출생에 관련된 모든 현상을 종합한 것으로, 전체 자녀수와 일치하는 개념
  - **출산력** : 가임연령에 있는 모든 여성들이 출산하는 능력
  - **모아비지수(CWR)** = (0~4세 인구수 / 가임연령 여성인구수) × 1,000
  - **조출생률(CBR)** : 특정 인구집단의 출산수준을 나타내는 기본적인 지표로서 특정 1년간의 총출생아수를 당해 연도의 총인구수로 나눈 수치를 1,000분비로 나타낸 것이다.

> 조출생률 = (특정 1년간의 총출생아수 / 당해 연도의 총인구수) × 1,000

  - **일반출생률(GFR)** = (1년간 총출생아수 / 가임연령 여성인구수) × 1,000
  - **특수출생률(SFR)** = (당해 연도의 특수연령층 여성에 의한 출생아수 / 당해 연도 7월 1일 특수연령층 여성의 수) × 1,000

 출생력과 출산력
- 출생력은 태아가 살아서 나오는 경우의 개념이며, 출산력은 태아가 죽어서 나오는 경우와 살아서 나오는 경우를 합한 개념이다.
- 일반적으로 출생력은 출산력을 포함한 출생에 관한 모든 현상을 종합적으로 표현하는 포괄적인 개념이다.

- **출산에 관한 지표**
  - **차별출산력** : 인종, 종교, 지역, 직업, 교육수준, 소득수준 등에 따라 출산력이 달라지는 것
  - **차별출산율** : 사회 경제적인 배경에 따른 출산력 비율
  - **합계출산율** : 1명의 여자가 특정 연도의 연령별 출산율에 따라 출산한다면 일생 동안에 총 몇 명의 아이를 낳는가를 나타내는 지수
- **재생산율**
  - **총재생산율** : 한 여성이 일생 동안 여아를 몇 명 낳는지를 나타내는 지수
  - **순재생산율** : 여성의 연령에 따라 사망하는 비율을 고려한 생산지수
- **혼인율**

$$\text{혼인율} = (\text{연간 총혼인건수} / \text{총인구수}) \times 1,000$$

② 사망
- **보통(조)사망률(CDR)** : 연간사망자수를 그 연도의 중앙(연앙)인구수로 나눈 다음 1,000을 곱하여 계산한 값이다.

$$\text{조사망률} = (\text{1년간 총사망자수} / \text{연앙인구수}) \times 1,000$$

 연앙인구
출생률과 사망률을 산출할 때 보통 그 해의 중간인 7월 1일을 기준으로 하는데, 이때의 인구수를 연앙인구라고 한다.

- **특수사망률(SDR)** : 전체인구 대신에 어떤 특성을 가진 소집단 즉 성별, 연령별, 사망원인별 등의 사망률을 특별하게 나타내도록 하는 것을 말한다.

  - 연령별 사망률(ASDR) = (어떤 연령군의 1년간 사망자수 / 어떤 연령군의 연앙인구수) × 1,000
  - 사인별 사망률(CSDR) = (어떤 사인에 의한 1년간 사망자수 / 당해 연도의 연앙인구수) × 1,000

- **표준화사망률(SMR)** : 주거지, 직업, 소득, 연령, 성별 등에 의한 사망률의 차이를 없애기 위하여 표준인구 10만 명당 사망자수로 표준화하여 계산하는 것을 말한다.
- 영아사망률(IDR) = (생후 1년 미만의 영아사망자수 / 당해 연도의 출생아수) × 1,000
- 신생아사망률(NDR) = (생후 28일 미만의 신생아사망자수 / 당해 연도의 출생아수) × 1,000
- 주산기사망률(PDR) = (임신 28주 이후의 태아사망자수와 생후 7일 이내의 신생아사망자수 / 당해 연도의 출산아수) × 1,000
- 초생아사망률(ENMR) = (생후 7일 미만의 사망수 / 당해 연도의 출생아수) × 1,000
- 영아후기사망률(PNDR) = (생후 28일 이후 1년 미만의 사망수 / 당해 연도의 출생아수) × 1,000
- 모성사망률(MDR) = (어떤 연도의 임신 · 분만 · 산욕의 합병증에 의한 사망수 / 어떤 연도의 출생아수 또는 출산아수) × 1,000
- 비례사망비(PMR) = (같은 기간 동안 특정 원인으로 사망한 인구수 / 어느 기간 동안의 총사망자수) × 1,000
- 비례사망지수(PMI) = (1년 동안의 50세 이상 사망자수/ 1년 동안의 총사망자수) × 100
- 사산율(SBR) = (연간 사산아수 / 연간 출생아수) × 1,000

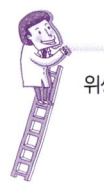
③ 인구이동
- 국내이동 : 취업, 결혼, 취학 등의 이유로 국내 지역 간의 인구이동
- 국제이동 : 이민, 난민, 망명 등의 이유로 국가 간의 인구이동

④ 인구증감
- 사회적 인구증감
  - 인구증가 = 자연증가 + 사회증가
  - 사회증가 = 전입인구 − 전출인구
  - 인구증가율 = [(자연적 인구증가수 + 사회적 인구증가수) / 현재인구수] × 1,000
  - 연간인구증가율 = [(연말인구수 − 연초인구수) / 연초인구수] × 1,000
- 자연적 인구증감
  - **자연증가율** : 출생률 − 사망률
  - **재생산율** : 여자가 일생 동안 낳는 여자아이의 평균수
  - **총재생산율** : 어머니의 사망률을 고려하지 않는 재생산율
  - **순재생산율** : 어머니의 사망률을 고려한 재생산율

 Tip 순재생산율과 인구증감
- 순재생산율 > 1이면 인구증가
- 순재생산율 < 1이면 인구감소
- 순재생산율 = 1이면 인구증감이 없음

---

⑤ 인구증감 모형
- 톰슨과 노테스타인(Thompson & Notestein)의 인구성장 및 감소 모형
  - 고잠재적 성장단계 : 다산다사형
  - 과도기적 성장단계 : 다산소사형
  - 인구감소단계 : 소산소사형
- 블래커(C.P. Blacker)의 인구성장 및 감소 모형
  - 제1단계(고위정지기) : 출생률과 사망률이 동시에 높은 인구변동 정지단계
  - 제2단계(초기확장기) : 사망률은 감소하고 출생률이 높은 인구증가단계
  - 제3단계(후기확장기) : 사망률은 최저단계이고 출생률도 감소하기 시작하는 인구증가 둔화단계
  - 제4단계(저위정지기) : 사망률과 출생률이 동시 최저수준인 인구증가 정지단계
  - 제5단계(감퇴기) : 출생률이 사망률보다 낮은 인구감소단계

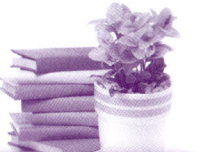

(3) 정태론적 인구론

① 의의
- 인구에 관하여 일정시점에서 조사하고 분석하는 이론
- **분석요소** : 인구규모(= 인구크기), 인구구조, 인구분포 등

② 인구구조
- 성비구조
- 연령구조
  - 아동부양비 = (15세 미만 연소인구수 / 15~64세의 인구수) × 100
  - 노인부양비 = (65세 이상 노인인구수 / 15~64세의 인구수) × 100
  - 부양비 = (비생산층인구 ÷ 생산층인구) × 100
  - 노령화지수 = (노년인구 ÷ 유년인구) × 100 = (65세 이상 인구 ÷ 0~14세 인구) × 100
- **인구구조의 유형**
  - **피라미드형** : 개발도상국형, 높은 사망률과 높은 출생률, 다산다사형
  - **종형** : 선진국형, 인구정지형, 낮은 출생률과 낮은 사망률, 소산소사형
  - **항아리형** : 출생률이 사망률보다 낮아 인구가 감소되는 유형
  - **별형** : 도시형, 유입형으로 젊은 연령인구가 많이 유입
  - **호로형** : 농촌형, 유출형, 생산연령인구 낮음

③ 인구분포
- 국가 및 지역의 특성을 나타내는 지표
- 지리적 및 지역적으로 인구의 분산 정도를 나타냄

(4) 생명표

① 일정기간 동시에 출생한 인구집단에 대한 생존현상과 사망현상을 나타낸 것
② 사람의 생명현상을 시계열적으로 관찰하는 기법
③ 생존자수, 사망자수, 생존율, 사망률, 평균여명 등의 요소 필요

(5) 인구통계

의의	• 인구현상을 통계적 방법으로 파악 · 분석하는 것 • 인구통계단위 요인은 출생, 사망, 유입, 유출로 인한 변동
동태적 통계	• 일정기간 인구변동상태(출생, 사망, 혼인, 이동 등) • 인구증감, 출산, 사망, 결혼 및 이혼, 인구이동 등에 관한 통계
정태적 통계	• 어느 일정시점에서의 인구상태 • 성별, 연령별, 인구밀도, 농촌 및 도시별 인구, 인종별, 교육 정도별, 직업 및 직종별, 결혼 상태별 통계 등

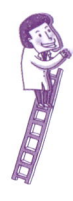

2 가족계획

(1) 가족계획 일반

① 의의 : 가족계획이란 행복한 가정생활을 위해 부부의 생활능력에 따라 자녀의 수나 출산 간격을 계획적으로 조절하는 일이라고 할 수 있다.

② 연혁
  - 멜더스 인구론 : 금욕과 만혼 주장
  - 밀(J. Mill) : 산아제한 필요성 강조
  - 플레이스 : 조혼을 인정하되 임신예방과 임신수태조절 주장, 피임 계몽
  - 가족계획 관련 기구 : 국제가족계획위원회(영국, 1946), 대한가족협회 발족(우리나라, 1961)

③ 우리나라의 가족계획 연혁
  - **1961년** : 가족계획사업 시작 후 5.16으로 중지됨
  - **1962년** : 보건사회부 주관으로 가족계획사업 시행
  - **1963년** : 국가시책으로 거국적인 가족계획사업 추진

(2) 피임방법

일시적 방법	• 기초 체온법 • 콘돔 사용 • 자궁 내 장치법 • 질외사정법 • 다이아프램(질격막)	• 월경주기 이용법(오기노법) • 질 세척법 • 경구피임약 • 살정자법
영구적 방법	• 정관절제술	• 난관결찰술

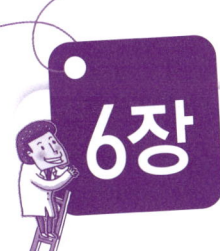

6장 보건교육 및 학교보건

1 보건교육

(1) 보건교육 일반

① 보건교육의 정의
- 그라우드(Grout)의 정의 : 우리들이 알고 있는 건강에 관한 지식을 교육과정을 통하여 개인 또는 집단의 건강한 행동양상으로 바꾸어 놓는 것을 말한다.
- 미국 보건교육 용어제정위원회의 정의 : 개인 또는 집단의 건강에 관여하는 지식 · 태도 및 행위에 영향을 미칠 목적으로 학습경험을 베풀어 주는 과정이다.

② 보건교육의 목적 : WHO의 공중보건교육전문위원회가 정한 보건교육의 목적
- 건강인식의 제고
- 활발한 보건사업
- 건강생활 장려

③ 보건교육의 유형
- 전문 보건교육
- 학교 보건교육
- 지역사회 보건교육
- 가정 보건교육

④ 보건교육의 대상
- 환자에 대한 보건교육
- 주민에 대한 보건교육

(2) 보건교육의 방법

개인접촉방법	• 가장 효과적인 방법 • 노인층, 저소득층에 적합 • 개발도상국에서 꼭 필요한 방법 • 인원, 경비, 시간 소모가 많음 • 가정방문, 건강상담, 진찰, 전화, 편지, 면접 등
	• **강연회** : 일방적인 의사전달방법 • **집단토론(Group Discussion)** : 10~20명으로 구성되어 각자의 의견을 종합하는 가장 효과적인 방법 • **심포지엄(Symposium)** : 학술대회처럼 여러 사람의 전문가가 강연하며, 청중도 전문지식이 필요함

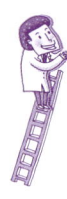

집단접촉방법	• **패널토의**(Panel Discussion) : 사회자의 진행 아래 몇 사람의 전문가가 청중 앞에서 자유롭게 토론하는 방식 • **버즈세션**(Buzz Session) : 여러 개의 분단으로 나뉜 소그룹의 토의 후 대표자가 통합하는 분단토의법(6–6법) • **롤플레잉**(Role Playing) : 청중 앞에서 실연하는 역할극으로, 시청각 교육방법 중 가장 효율적임 • **워크숍**(Work Shop) : 2~3일 정도의 일정으로 특정 직종이 사람들이 모여 토의, 연구, 발표, 의논하는 방법 • **브레인스토밍**(Brainstorming) : 자유로운 분위기에서 여러 사람이 생각나는 대로 마구 아이디어를 쏟아내는 것
대중접촉방법	• 단시간에 효과적인 방법 • 신문, TV, 라디오, 유인물, 벽보 등을 이용한 보건교육

(3) 보건교육의 평가

평가요소	• 보건교육활동에 대한 평가 • 보건교육자재에 대한 평가 • 보건교육결과에 대한 평가
평가유형	• 계획평가 • 과정평가 • 결과평가

2 학교보건

(1) 학교보건 일반

① 학교보건의 의의 및 목적
- 학생과 교직원의 건강을 보호 · 증진하여 학교교육의 능률성을 높임
- 학생들로 하여금 건강한 심신유지
- 학교 졸업 후 사회생활을 원만하고 건강하게 함

② 학교보건의 범위
- 학교보건 의료서비스
- 학교환경위생
- 학교보건교육
- 학교급식관리
- 학교정신보건

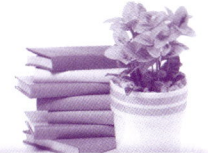

- 사고예방과 응급처치
- 지역사회보건과 연계사업

③ 학교급식
- 체위 및 영양의 개선
- 식습관의 개선
- 건강관리

(2) 학교보건관리

① 학교장의 보건관리
- 학생과 교직원의 보건관리에 필요한 경우 휴업할 수 있음
- 체위향상, 영양관리, 질병의 치료 및 예방, 약물남용의 예방 등을 위한 지도
- 질병에 감염되었거나 감염될 우려가 있는 학생 및 교직원에 대한 질병의 치료 및 예방에 필요한 조치
- 정기적인 보건사업 및 구강보건관리
- 초등학교장은 학생이 새로 입학한 날로부터 90일 이내에 예방접종 완료 여부 검사

② 학교의사, 학교약사 및 보건교사
- 학교에는 학생과 교직원의 건강관리를 지원하는 의료인과 약사를 둘 수 있다.
- 학교에 보건교육과 학생들의 건강관리를 담당하는 보건교사를 두어야 한다.
- 36학급 이상의 학교에는 2명 이상의 보건교사를 두어야 한다.

③ 교육환경보호구역
- 교육감은 학교경계 또는 학교설립예정지 경계로부터 직선거리 200m의 범위 안의 지역을 교육환경보호구역으로 설정·고시하여야 한다.
- **절대보호구역** : 학교 출입문으로부터 직선거리로 50m까지인 지역(학교설립예정지의 경우 학교경계로부터 직선거리 50m까지인 지역)
- **상대보호구역** : 학교경계 등으로부터 직선거리로 200m까지인 지역 중 절대보호구역을 제외한 지역

(3) 학생건강관련 검사

① 신체발달 상황 : 키, 몸무게
② 신체능력
③ 건강조사 : 병력, 식생활 및 건강생활 상태
④ 정신건강 상태 검사
⑤ 건강검진 : 척추, 눈·귀, 콧병·목병·피부병, 구강, 허리둘레, 병리검사(소변, 혈액, 결핵, 혈압)

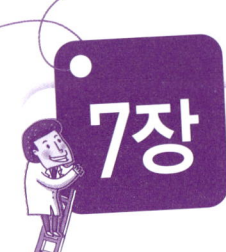

7장 보건통계

1 보건통계 일반

(1) 보건통계의 의의 및 역할

① 의의 : 보건통계란 출생, 사망, 질병과 인구변동 등에 대한 특성을 연구하는 일과 생명, 건강, 질병, 의료 등 보건에 관련된 여러 가지 현상과 대상물을 측정·계측하고 이를 정리·분석하여 그 특성을 밝히는 통계를 말한다.

② 역할
- 지역사회 주민 및 국민의 보건수준과 보건상태를 나타내주는 지표
- 각종 보건사업에 이용되며 보건사업의 필요성을 나타냄
- 보건사업에 대한 공공지원 촉구
- 보건사업에 필요한 기초자료 제공
- 보건에 관한 법률의 개정이나 제정을 촉구
- 보건에 관한 제도 보완 및 개편 방향을 제시함
- 보건사업의 우선순위를 정하는 데 도움이 됨
- 보건사업의 행정활동에 지침이 됨
- 보건사업의 성패를 결정하는 자료가 됨

(2) 보건통계 이론

① 개념
- 통계관련 용어
  - 모집단 : 연구대상이 되는 집단의 모든 구성원소들의 집합으로 원래의 통계집단을 의미함
  - 표본 : 모집단에서 조사대상으로 추출된 일부분으로 모집단의 부분집합을 의미함
  - 표본크기 : 표본을 구성하고 있는 통계집단의 단위수를 의미함
  - 모수 : 모집단의 특성을 수치로 나타낸 것을 의미함(모평균, 모분산)
  - 통계량 : 표본의 특성을 수치로 나타낸 것을 의미함(표본평균, 표본분산 등)
- 도수분포 관련 용어
  - 변량 : 어떤 집단의 특성을 수량화한 것
  - 계급 : 변량을 측정하여 얻은 자료값의 범위를 몇 개의 등구간으로 나누었을 때 이 구간을 말함
  - 계급값 : 계급의 중앙값으로 각 계급을 대표하는 값

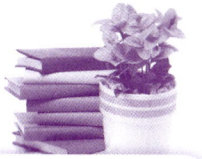

　－ 도수 : 각 계급에 속하는 자료의 수
- **보건통계자료원의 출처** : 국세조세자료, 출생·사망·결혼·이혼 등의 법적 신고자료, 법정감염병 신고 및 조사자료, 병원·보건소·학교·사업체 등의 의무기록과 신체검사자료, 각종 연구자의 연구결과 및 실태조사자료

② **표본추출방법**
- **단순무작위추출법** : 모집단을 구성하고 있는 각 구성요소가 표본으로 선택될 확률을 동등하게 부여하여 표본을 선정하는 방법
- **층화확률추출법** : 모집단을 일정한 기준에 따라 2개 이상의 동질적인 층으로 구분하고 각 층별로 단순무작위추출방법을 적용하는 방법
- **집락추출법** : 모집단을 이질적인 구성요소를 포함하는 여러 개의 집락으로 구분한 다음 이 집락을 표본추출단위로 하여 무작위로 몇 개의 집락을 표본으로 추출하고 이들 표본으로 추출된 집락에 대하여 그 구성단위 중에서 무작위로 표본을 선정하는 방법
- **계통확률추출법** : 모집단을 구성하고 있는 구성요소들이 자연적인 순서 또는 일정한 질서에 따라 배열된 목록에서 매 K번째 요소를 추출하여 표본을 선정하는 방법

③ **대푯값**
- **평균의 관계** : 평방평균 ≥ 산술평균 ≥ 기하평균 ≥ 조화평균

산술평균	• 가장 널리 사용되고 있는 대표값으로, 모든 관측값을 더한 다음 그 자료의 총개수인 n으로 나눈 값이다. • 산술평균(X) $= \dfrac{(x_1 + x_2 + \cdots + x_n)}{n}$
기하평균	• 변화율이나 비율의 평균을 구할 때 이용하는 수치로서 모든 측정값을 곱하여 측정값의 수만큼 제곱근을 구한 것이다. • 기하평균(G) $= \sqrt[n]{x_1 \times x_2 \times \cdots \times x_n}$
조화평균	• 각 변량들의 역수를 산술평균한 역수값으로, 시간에 따라 변하는 변량, 속도, 상품의 시세 등의 단위당 평균을 산출하는 데 이용된다. • 조화평균(H) $= \dfrac{k}{\Sigma\left(\dfrac{1}{x_1}\right)}$
평방평균	• 변량에 대한 분산과 표준편차 등에 사용되는 추상적 대푯값으로, 측정값들의 제곱을 평균하여 그 제곱근으로 계산되는 대푯값이다. • 평방평균(Q) $= \sqrt{\dfrac{x_1^1 + x_2^2 + \cdots + x_n^2}{n}}$ $= \sqrt{\dfrac{\sum\limits_{i=1}^{n} x_i^2}{n}}$

- **중앙치(값)** : n개의 관측값을 내림차례순으로 정렬했을 때의 자료를 순서통계량이라고 한

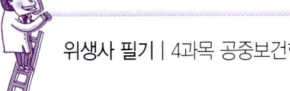
다. 이렇게 내림차순으로 정렬된 순서통계량 중에서 배열상 50%에 위치한 관측값이다.

$$\bullet\, n\text{이 홀수일 때} : \frac{n+1}{2} \qquad\qquad \bullet\, n\text{이 짝수일 때} : \frac{\frac{n}{2}+\left(\frac{n}{2}+1\right)}{2}$$

- **최빈치(값)** : 주어진 자료에서 가장 자주 나타나고 있는 관측값을 말한다. 도수분포표에서는 도수가 가장 많은 계급의 계급값이 최빈값이 된다.
- **사분위수**
  - 변량 X의 n개의 측정값을 작은 것부터 크기순으로 배열하였을 때 전체 측정값을 4등분하는 위치에 오는 값을 말한다.
  - 제1사분위수(Q_1) : 누적 상대도수가 25%에 해당하는 값으로 자료의 개수가 n일 때 $n/4$번째의 값으로 제25백분위수라고도 한다.
  - 제3사분위수(Q_3) : 누적 상대도수가 75%에 해당하는 값으로 자료의 개수가 n일 때 $3n/4$번째의 값으로 제75백분위수라고도 한다.

④ 산포도
- **의의** : 대푯값 하나만으로는 자료에 대한 분포를 설명할 수 없으므로 자료가 대푯값으로부터 얼마나 흩어져 분포하고 있는가를 나타내는 분산도가 필요하게 된다. 즉, 자료가 평균으로부터 밀집되어 있는 정도를 측정하는 것이 산포도이다.
- **절대적인 분포의 산포도** : 범위, 평균편차, 사분위편차, 표준오차 등을 들 수 있다.
  - **범위** : 관측값들 중에서 최댓값과 최솟값 간의 차이로 계산된다. 범위는 최댓값과 최솟값으로만 계산되기 때문에 관측값들 중에 극단적으로 큰 값이나 작은 값이 존재할 경우 그것에 따라 크게 영향을 받아 분산의 정도를 제대로 표현하지 못하는 결점을 갖고 있다.
  - **평균편차** : 편차란 관측값들이 평균값으로부터 떨어져 있는 거리를 말하는 것으로, 평균편차는 관측값과 산술평균의 차이들의 평균이다. 이는 수집된 자료의 어떤 값도 무시하지 않으면서 평균값의 영향을 제거시킨 상태에서 자료들이 분포되어 있는 정도를 측정하는 방법이다.
  - **분산** : 표본의 각 관측값에서 표본평균을 뺀 것을 편차라고 하는데 편차는 각 관측값이 평균으로부터 얼마나 떨어져 분포해 있는가를 나타낸다. 편차는 양숫값 혹은 음숫값으로 나타날 수 있으며 분산을 계산할 때 부호의 영향을 없애기 위해 각 편차값을 제곱하여 모두 더한 다음 관측값의 총개수인 n으로 나눈 값을 분산(S^2)이라고 한다.
  - **표준편차** : 분산의 양의 제곱근이다. 즉 도수분포에서 각 측정값이 평균으로부터 벗어난 정도를 의미한다.

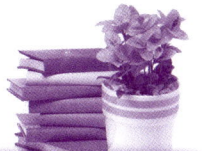

- **표준오차** : 표본분포의 개념에서 나오는 것으로 표본평균의 표준편차이다.
- **사분위편차** : 사분위간 범위에 대한 평균이다. 사분위간 범위란 상사분위수(QU)에서 하사분위수(QL)를 차감한 것이다.
- **상대적인 분포의 산포도** : 변이계수, 사분위 편차계수, 평균편차 계수 등을 들 수 있다.
  - **변이계수** : 표준편차를 평균값으로 나눈 값으로, 표준편차의 산술평균에 대한 상대적 크기를 나타내는 척도이다.
  - **사분위편차계수** : 사분편차를 중위수로 나눈 몫을 말한다.
  - **평균편차계수** : 평균편차를 중위수 또는 산술평균으로 나눈 몫을 말한다.

⑤ 비대칭도
  - **왜도** : 분포의 비대칭도 즉, 분포가 기울어진 방향과 정도를 나타내는 양이다. 도수분포표가 최빈값을 기준으로 왼쪽보다 오른쪽으로 길게 뻗어 있으면 우측왜도 또는 양의 왜도라고 하고, 최빈값을 기준으로 오른쪽보다 왼쪽으로 길게 뻗어 있으면 좌측왜도 또는 음의 왜도라 한다.
  - **첨도** : 분포도가 얼마나 중심에 집중되어 있는가를 나타내는 것으로, 분포의 중심이 얼마나 뾰족한가를 측정한다.

⑥ 표준오차와 표본오차
  - **표준오차** : 각 표본들의 평균이 전체 평균과 얼마나 떨어져 있는가를 알려주는 것으로 표본들과 실제 모집단과의 차이를 말한다.
  - **표본오차** : 결과를 추정하고자 하는 연구대상 집단 전체의 특성과 표본에서 나오는 결과 사이의 차이를 말한다.

⑦ 신뢰도와 신뢰구간
  - **신뢰도** : 신뢰도(신뢰수준)이란 모집단 평균 μ가 포함될 확률을 말한다. 신뢰도는 추정의 정확성과 관련이 있는 것으로서 신뢰도가 95%라는 의미는 표본을 100번 뽑아 그 평균을 구했을 경우 95번 정도는 신뢰구간 내에 모집단 평균이 포함된다는 것을 의미한다.

신뢰도($1-\alpha$)	$Z\alpha/2$
90%	1.64
95%	1.96
99%	2.57

  - **신뢰구간** : 표준오차를 고려하여 모집단 평균 μ가 포함될 확률구간을 말한다.

⑧ **정규분포** : 가우스 함수를 갖는 분포로 평균치를 중심으로 좌우대칭의 종형을 보인다. 대표적인 연속 확률분포이자 가장 많이 사용되는 분포로, 여러 가지 다른 분포에 대하여 근사값을 제공하므로 중요하다.

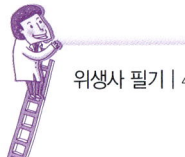

⑨ 상관계수
- 피어슨 상관계수를 간단히 지칭한 것으로 대상변수들의 측정에 사용된 척도가 등간·비율 척도일 때 하나의 변수가 다른 변수와 어느 정도 밀접한 관련성을 갖고 변화하는지를 알아보기 위하여 사용된다.
- 상관계수는 두 변수 X, Y 사이의 상관성을 나타내주는 지표로 기본적으로 두 변수 간의 공분산이다[COV(X, Y)].
- 상관계수는 변수 X와 Y 사이의 선형관계를 나타내는 지표로서 $-1 < r < 1$ 사이의 값을 가지게 된다.
- 상관계수의 값이 0에 가까울수록 상관관계가 약한 것을 의미하고 ± 1에 가까울수록 상관관계가 강한 것을 의미한다.
- 상관계수의 해석
  - 상관계수 > 0 이면 양의 상관관계
  - 상관계수 = 0 이면 독립적
  - 상관계수 < 0 이면 음의 상관관계
⑩ 회귀분석
- 독립변수와 종속변수 사이에 어떤 관계식이 성립하는지를 파악하기 위하여 사용되는 통계분석의 기법이다.
- 종속변수의 예측뿐만 아니라 가설이나 이론으로 알려진 가설적 함수관계의 타당성을 검정하기 위해서도 이용된다.

In addition

결정계수
- 표본자료로부터 추정된 회귀선이 관찰값에 얼마나 적합한지를 측정할 수 있는 척도를 말한다.
- 결정계수는 $0 \leq R^2 \leq 1$의 값을 갖는다.
- 결정계수의 값이 1에 가까우면 X와 Y의 상관관계가 높아지고, 결정계수의 값이 0에 가까우면 X와 Y의 상관관계가 낮아진다.

2 보건통계의 실제

(1) 출산 및 출생통계

조출생률(CBR)	조출생률 = (연간 출생아수 / 인구수) × 1,000
일반출산율(GFR)	일반출산율 = (연간 출생아수 / 가임여성의 인구수) × 1,000

합계출산율	한 여성이 일생 동안 낳는 자녀수의 비(사산한 경우 포함, %로 표시)
총재생산율(GRR)	한 여성이 일생 동안 낳는 자녀수의 비(사산한 경우 제외)
순재생산율(NRR)	가임여성의 사망을 고려하여 일생 동안 자녀를 낳는 수의 비 • **순재생산율이 1 이상** : 인구증가 • 순재생산율이 1 이하 : 인구감소 • 순재생산율이 1 : 인구증감 없음
합계출산력(TFR)	한 쌍의 부부가 일생 동안 낳는 자녀의 수 • 합계출산력이 2.1 이상 : 인구증가 • 합계출산력이 2.1 이하 : 인구감소
유배우출산율	유배우출산율 = (연간 출생아수 / 가임연령의 유배우 여성인구수) × 1,000
연령별출산율	연령별출산율 = (어떤 연도의 X세 여성의 출생아수 / 어떤 연도의 X세 여성인구수) × 1,000

(2) 사망통계

조사망률	조사망률 = (연간 사망자수 / 당해 연도의 인구) × 1,000
사인별사망률	• 질병별 사인구별 : 성인병 · 감염병 · 직업병 등, 순환기계 질환 · 호흡기계 질환 · 내분비계 질환 등 • 사고별 사인구별 : 교통사고, 자살, 익사사고 등
영아사망률	영아사망률 = (1년간의 생후 1년 미만의 사망자수 / 당해 연도의 출생아수) × 1,000
보정영아사망률	보정영아사망률 = (어떤 기간 내 출생한 자 중 1년 미만의 사망자수 / 동일한 기간의 출생아수) × 1,000
신생아사망률	신생아사망률 = (1년간의 생후 28일 미만의 사망자수 / 당해 연도의 출생아수) × 1,000
주산기사망률	주산기사망률 = [(임신 28주 이후 사산아수 + 초생아(출생 1주 이내) 사망수) / 출생아수(28주 이상)] × 1,000
모성사망률	모성사망률 = (연간 모성사망수 / 연간 출생아수) × 1,000
후기신생아사망률	후기신생아사망률 = (연간 생후 28일부터 1년 미만의 사망자수 / 연간 출생아수) × 1,000
출생사망비	출생사망비 = 연간 출생자수 : 연간 사망자수
사망성비	사망성비 = 남자사망자수 : 여자사망자수

(3) 질병통계

발생률	발생률 = (일정기간 동안 환자발생수 / 인구수) × 1,000

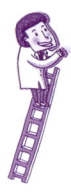

유병률	유병률 = (일정시점에서의 환자수 / 인구수) × 1,000
발병률	발병률 = (연간 새로운 환자수 / 위험에 폭로된 인구수) × 1,000
치명률	치명률 = (일정기간 동안 어떤 질병에 의한 사망자수 / 그 질병의 발병자수) × 100
이환율	이환율 = (일정기간의 환자수 / 일정기간의 인구수) × 1,000
감수성지수	감수성지수 = (발병자수 / 환자와 접촉한 인구수) × 100

In addition

알파-인덱스(α-Index)

• 생후 1년 미만의 사망수(유아사망수)를 생후 28일 미만의 사망수(신생아사망수)로 나눈 값이다(즉, 알파-인덱스 = 영아사망수 / 신생아사망수).

• 유아사망의 원인이 선천적인 원인만이라면 값은 1에 가까우며, 알파지수는 1보다 작을 수 없다.

• 알파지수가 1일 경우 그 해 사망한 영아는 모두 생후 28일 미만에 사망했음을 뜻한다.

• 알파지수가 작아질수록 신생아 사망원인에 대한 예방대책 수립이 시급하다.

• 더욱 세밀한 평가를 위해 알파지수를 계산하고 그 값이 1.0에 가까울 때 보건수준이 가장 높은 것으로 평가하고 있다.

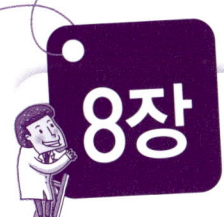

8장 보건영양 및 만성질환

1 보건영양

(1) 영양소 3대 작용

① **열량공급** : 인체의 에너지원인 열량을 공급한다.

② **생리기능** : 인체의 생리기능을 조절한다.

③ **조직구성** : 인체의 조직을 구성한다(수분 65%, 단백질 16%, 지방 14%, 무기질 5%).

> **Tip** 영양소
> • 열량소 : 탄수화물(4kcal), 단백질(4kcal), 지방(9kcal)
> • 조절소 : 무기질, 비타민

(2) 결핍증

① 비타민 결핍증

구분	종류	결핍증
지용성	비타민 A(레티놀)	안구건조증, 야맹증
	비타민 D(칼시페롤)	구루병, 골연화증
	비타민 E(토코페롤)	불임증, 노화, 유산
	비타민 K	혈액응고 지연, 출혈병
수용성	비타민 B_1	각기병, 식욕저하
	비타민 B_2	구순구각염, 설염
	비타민 B_6	피부염
	비타민 B_{12}	악성빈혈
	니아신	펠라그라, 피부염, 신경장애
	비타민 C	괴혈병

② 무기질 결핍증

종류	기능	결핍증
칼슘(Ca)	골격과 치아 형성, 혈액 응고	골격약화, 구루병, 골다공증
나트륨(Na)	수분평형 조절, 신경조절	근육경련, 식욕감퇴

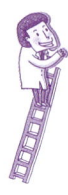

칼륨(K)	산·염기평형, 체내 나트륨 배출	근무력증, 마비
인(P)	뼈와 치아 형성, 산·염기 평형	골격통증, 식욕감퇴
철분(Fe)	혈색소의 구성, 산소운반	빈혈
아연(Ze)	면역기능, 효소 및 호르몬의 구성분	기형유발, 성장장애
구리(Cu)	면역기능, 조혈촉진	빈혈, 골격이상, 부종
요오드(I)	갑상샘호르몬의 구성성분	크레틴병, 갑상샘종 (과인증 : 바세도우씨병)
불소(F)	충치의 예방, 골격과 치아 기능의 유지	충치

(3) 기초대사량

① 생명을 유지하기 위해 필요한 최소 에너지

② 식후 12~18시간 경과 후 잠에서 깬 상태에서 일어나기 전에 측정한 양

③ 기초대사량의 변화

- 근육량이 많으면 기초대사량이 증가함
- 남자가 여자보다 기초대사량이 높음
- 여름보다 겨울이 기초대사량이 높음
- 임산부가 일반여성보다 기초대사량이 높음
- 수면 중 기초대사량이 10% 정도 감소함
- 체온이 1℃ 상승하면 기초대사율은 12.6% 상승함

Tip 성인의 기초대사량 계산법
- 남성 : 체중(kg) × 24시간 × 1.0kcal
- 여성 : 체중(kg) × 24시간 × 0.9kcal

---

(4) 신체지수

Kaup 지수	$\dfrac{체중(kg)}{신장(cm)^2} \times 10^4$	영유아기~학령기 전반, 22 이상 비만
Rohrer 지수	$\dfrac{체중(kg)}{신장(cm)^3} \times 10^7$	학령기 이후 아동, 160 이상 비만
Vervaek 지수	$\dfrac{체중(kg) + 흉위(cm)}{신장(cm)} \times 10^2$	92 이상 비만
Broca 지수	표준체중 = [신장(cm) − 100] × 0.9	성인기

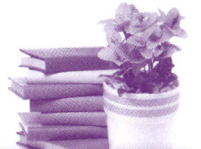

BMI(Body Mass Index; 체질량지수)	$\dfrac{체중(kg)}{신장(m)^2}$	성인기, 30 이상 비만(WHO), 25 이상 비만(대한비만학회)
비만도	$\dfrac{(실제체중 - 표준체중)}{표준체중} \times 10^2$	20% 이상 비만
복부비만	허리둘레 남성 90cm 이상, 여성 85cm 이상	

2 정신보건

(1) 정신보건의 목적

① 정신질환의 예방
② 정신질환의 치료
③ 정신질환자의 재활·복지·권리보장
④ 정신건강 친화적인 환경 조성
⑤ 국민의 정신건강증진
⑥ 정신질환자의 인간다운 삶 영위

(2) 정신보건사업의 원칙

① 환자의 가정과 가까운 곳에서 치료
② 진료의 지속성
③ 여러 전문인력 간의 팀적 접근
④ 포괄적인 서비스
⑤ 지역주민이 정신보건을 잘 이해하도록 교육

(3) 정신장애의 원인

① 내부적 원인 : 유전, 체질, 나이, 성별
② 외부적 원인 : 스트레스

(4) 정신장애 예방활동

① 1차 예방
  • 정신질환이 발병하지 않도록 미연에 예방하는 활동
  • 스트레스원을 피하거나 보다 적응적으로 대처함
  • 스트레스를 더 이상 야기하지 않도록 하며, 기능을 향상시킴
② 2차 예방 : 조기발견, 조기치료하여 악화나 만성화를 막는 예방활동

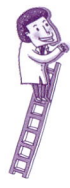

③ 3차 예방
- 질병의 중증도를 감소시키고 재발을 방지함
- 사회복귀 후 재발을 막는 예방활동

3 만성질환

(1) 특징

① 질병의 시작에서 발생까지 오랜 기간이 걸린다.

② 사람 간에 전파되지 않는 비감염성 질환이다.

③ 증상이 호전되고 악화되는 과정을 반복한다.

④ 여러 위험인자들이 복합적으로 작용하여 발생한다.

⑤ 유병률이 발생률보다 높고, 젊은층보다 노년층의 유병률이 높다.

⑥ 개인적이고 산발적으로 발생한다.

⑦ 발생 원인과 시기가 불분명하다.

In addition

만성질환의 위험인자
- 교정 가능한 위험인자 : 부적절한 식이, 생활습관, 신체활동 부족, 스트레스 등
- 교정 불가능한 위험인자 : 유전적 소인, 연령, 성별 등

(2) 예방대책

① 적절한 체중관리

② 식단관리

③ 정기 건강검진

④ 금연

(3) 만성질환 관리

① 고혈압
- 정상 : 수축기 혈압 120mmHg 미만, 이완기 혈압 80mmHg 미만
- 1차성 고혈압(본태성, 원발성 고혈압) : 원인 불분명, 90% 이상의 환자가 해당
- 2차성 고혈압(속발성 고혈압) : 주로 신장질환, 동맥경화증에 의함, 5~10%의 환자가 해당
- 원인 : 유전, 노화, 비만, 과다한 소금 섭취, 술, 담배, 운동부족, 스트레스 등

② 당뇨병

- **정상** : 공복혈당 100mg/dL 미만, 경구당부하 2시간 후 혈당 140mg/dL 미만
- **공복혈당장애** : 공복혈당 100~125mg/dL
- **내당능장애** : 경구당부하 2시간 후 혈당 140~199mg/dL
- **당뇨병** : 공복혈당 126mg/dL 이상, 경구당부하 2시간 후 혈당 200mg/dL 이상

In addition

당뇨병의 분류

제1형 당뇨	• 소아 당뇨병, 인슐린 의존성 당뇨병 • 우리나라 당뇨병의 3% 미만을 차지 • 췌장 베타세포 파괴에 의한 인슐린 결핍으로 발생한 당뇨병으로 인슐린을 투여해야 함 • 다음, 다뇨, 체중감소, 케톤증이 나타남
제2형 당뇨	• 성인 당뇨병, 인슐린 비의존성 당뇨병 • 우리나라 당뇨병의 대부분을 차지 • 인슐린 저항성과 점진적인 인슐린 분비 결함으로 발생 • 40대 이후 복부비만자에게서 많이 발생하며, 식습관과 생활습관 교정으로 합병증을 예방할 수 있음
임신성 당뇨	당뇨병이 없던 사람이 임신 20주 이후에 당뇨병이 처음 발견되는 경우로, 대부분은 출산 후 정상화됨

③ 동맥경화증

- 동맥의 탄력성이 감소하고, 동맥벽 내면에 기름기가 끼고 이상 조직이 증식하여 동맥벽의 폭이 좁아지는 현상
- 뇌동맥 경화에 의한 뇌경색, 관상동맥 경화에 의한 심근경색

④ 뇌졸중(중풍)

- **뇌경색** : 뇌혈관이 막히고 그 앞의 뇌조직이 괴사하게 되는 질환
- **뇌출혈** : 뇌혈관의 약해진 부위가 파열되어 출혈이 일어나는 질환
- **원인** : 고혈압, 당뇨병, 동맥경화증, 고지혈증, 심장질환, 흡연, 과음 등

⑤ 대사증후군

- 동맥경화, 고혈압, 비만, 당뇨병, 고지혈증 등 위험한 성인병들이 한 사람에게서 동시다발적으로 나타나는 현상
- 다음 중 3개 이상이면 대사증후군에 해당됨

  – **허리둘레** : 남자 90cm 이상, 여자 85cm 이상
  – **혈압** : 130/85mmHg 이상

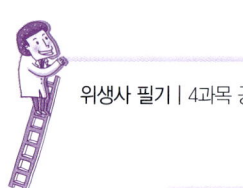
– 공복혈당 : 100mg/dL 이상 또는 당뇨병 과거력, 약물복용
– 중성지방(TG) : 150mg/dL 이상
– HDL-콜레스테롤 : 남자 40mg/dL 미만, 여자 50mg/dL 미만

⑥ 악성 종양(악성 신생물, 암)

- 신체 조직의 자율적인 과잉 성장에 의해 비정상적으로 자라난 덩어리로 주위 조직에 침윤 및 확산·전이, 악액질 수반
- 원인 : 식생활습관, 흡연, 음주, 감염, 자외선, 방사선 등

In addition

국가암검진

종류	검진대상	검진주기
위암	만 40세 이상 남녀	2년
간암	만 40세 이상 남녀 중 간암발생고위험군	6개월
대장암	만 50세 이상 남녀	1년
유방암	만 40세 이상 남녀	2년
자궁경부암	만 20세 이상 남녀	2년
폐암	만 54세 이상 만 74세 이하의 남녀 중 폐암발생고위험군	2년

4과목

공중보건학 [필기] SANITARIAN

정답 및 해설 538p

01 세계보건기구(WHO)에서 정의한 '사회적 안녕'이 의미하는 측면은?

① 신체적 측면
② 정신적 측면
③ 건강상 측면
④ 생활적 측면
⑤ 심신적 측면

02 다음 중 나쁜 공기에 의해 감염병이 발생한다는 감염병발생설은?

① 장기설
② 종교설
③ 점성설
④ 접촉 감염설
⑤ 미생물 병인설

03 다음 중 조선시대에 감염병 환자의 치료를 담당했던 기관은?

① 약전
② 태의감
③ 제위보
④ 활인서
⑤ 전의감

04 다음 중 일제강점기 때 경찰국에 설치되었던 보건행정조직은?

① 후생과
② 부녀과
③ 위생과
④ 노동과
⑤ 간호사업과

05 다음 중 3차 보건의료사업에 해당하는 것은?

① 예방접종사업
② 환자관리사업
③ 영양개선사업
④ 만성질환사업
⑤ 식수위생관리사업

06 보건행정조직의 원칙 중 조직의 공동목표를 달성하기 위한 행동통일의 수단이 되는 원칙은?

① 조정의 원칙
② 목표의 원칙
③ 명령통일의 원칙
④ 통솔범위의 원칙
⑤ 책임과 권한의 일치 원치

07 보건소 중 병원의 요건을 갖춘 기관은?

① 보건지소
② 보건의료원
③ 보건진료소
④ 마을건강원
⑤ 건강생활지원센터

08 우리나라가 속해 있는 세계보건기구(WHO)의 지역사무소는?

① 태평양지역
② 서태평양지역
③ 환태평양지역
④ 극동아시아지역
⑤ 동남아시아지역

09 다음 중 사회보험에 해당하는 것은?

① 의료급여
② 노령연금
③ 국민건강보험
④ 노인복지서비스
⑤ 국민기초생활보장

10 다음 중 우리나라 국민건강보험의 특징으로 틀린 것은?

① 제3자 지불방식
② 부과방식의 일원화
③ 보험료의 차등적 부과
④ 법률에 의한 강제가입
⑤ 보험요양기관의 강제지정

11 다음 중 질병발생의 3대 요인에 해당하는 것은?

① 병인, 숙주, 환경
② 병인, 숙주, 유전
③ 숙주, 환경, 감염
④ 숙주, 환경, 유전
⑤ 환경, 유전, 감염

12 옴란(Omran)이 개발한 지역사회서비스의 운영에 관한 계통적 연구는?

① 이론역학
② 기술역학
③ 작전역학
④ 분석역학
⑤ 실험역학

13 다음 중 분석역학의 역할로 옳은 것은?

① 감염병 유행을 예측한다.
② 질병의 자연사를 기술한다.
③ 지역사회의 질병양상을 기술한다.
④ 환자의 시간적, 지역적 특성을 조사한다.
⑤ 질병발생의 원인에 대한 가설을 검정한다.

14 희귀질병이나 잠복기가 긴 질병의 원인을 비교적 짧은 기간에 밝히는 데 적합한 역학조사방법은?

① 임상실험
② 코호트 연구
③ 단면조사 연구
④ 지역사회 실험
⑤ 환자–대조군 연구

15 다음 중 코호트 연구에 대한 설명으로 틀린 것은?

① 경비와 노력 · 시간이 많이 소요된다.
② 희귀병에 활용하는 데 제한이 있다.
③ 추출되는 표본의 규모가 크지 않아도 된다.
④ 모집단으로부터 확률표본 추출된 집단에 대하여 연구한다.
⑤ 위험요인에의 폭로 후에 발생하는 질병의 자연사를 파악할 수 있다.

16 인간집단에서 발생하는 질병의 자연사를 역학적인 변수에 따라 사실 그대로 정리하고 요약하는 역학은?

① 기술역학　　　② 분석역학
③ 실험역학　　　④ 이론역학
⑤ 응용역학

17 역학연구에서 질병의 발생과 유행을 수학, 통계학적으로 규명하는 역학조사방법은?

① 기술역학　　　② 분석역학
③ 실험역학　　　④ 이론역학
⑤ 응용역학

18 다음 중 어떤 일정시점 혹은 일정기간 동안에 전체인구 중 존재하는 환자의 비율을 의미하는 것은?

① 발병률　　　② 발생률
③ 유병률　　　④ 비교위험도
⑤ 귀속위험도

19 어떤 질병 대유행이 10년을 주기로 반복된다면 어떤 변화인가?

① 추세 변화　　　② 순환 변화
③ 계절적 변화　　　④ 불규칙 변화
⑤ 단기 변화

20 홍역, 백일해는 질병발생의 시간적 현상 중 무엇에 해당하는가?

① 추세 변화　　　② 순환 변화
③ 계절적 변화　　　④ 불규칙 변화
⑤ 단기 변화

21 다음 중 발진티푸스 감염병의 병원체는?

① 사상균　　　② 기생충
③ 리케차　　　④ 바이러스
⑤ 박테리아

22 다음 중 공기로 전파되는 감염병이 아닌 것은?

① 홍역　　　② 수두
③ 장티푸스　　　④ 디프테리아
⑤ 인플루엔자

23 다음 중 인수공통감염병에 해당하는 것은?

① 풍진　　　② 홍역
③ 결핵　　　④ 폴리오
⑤ 백일해

24 동남아시아에서 많이 발병하며, 심한 설사와 위장장애를 일으키는 제2급감염병은?

① 두창
② 콜레라
③ 페스트
④ 말라리아
⑤ 쯔쯔가무시증

25 다음 중 수동면역에 감마글로블린 주사가 효과적인 감염병은?

① 폴리오
② 장티푸스
③ 파라티푸스
④ 세균성 이질
⑤ 유행성 간염

26 다음 중 병원소로부터 병원체의 기계적 탈출과 관련이 있는 것은?

① 기침
② 분변
③ 토사물
④ 주사기
⑤ 피부의 상처

27 발열과 전신에 홍반성 발진이 생기며, MMR 백신을 접종하는 감염병은?

① 홍역
② 수두
③ 백일해
④ 디프테리아
⑤ 인풀루엔자

28 다음 중 톡소이드(Toxoid) 접종으로 얻어지는 면역은?

① 감염면역
② 자연능동면역
③ 인공능동면역
④ 자연수동면역
⑤ 인공수동면역

29 다음 중 질병관리청장이 고시하는 생물테러 감염병이 아닌 것은?

① 탄저
② 두창
③ 야토병
④ 브루셀라증
⑤ 보툴리눔독소증

30 다음 중 테러에 사용되는 생물무기의 특징이 아닌 것은?

① 은닉하기 쉽다.
② 운반이 어렵다.
③ 비용이 저렴하다.
④ 생산이 용이하다.
⑤ 테러 발생 시 대처가 어렵다.

31 다음 중 인구동태의 대상이 아닌 것은?

① 출생
② 사망
③ 혼인
④ 이민
⑤ 인구구조

32 한 여성이 일생 동안 낳을 것으로 예상되는 평균 출생아 수를 나타내는 지표는?

① 차별출산율　② 합계출산율
③ 총재생산율　④ 순재생산율
⑤ 모성생산율

33 C.P. Blacker의 인구성장 단계 중 출생률과 사망률이 동시에 높은 인구변동 단계는?

① 고위정지기　② 초기확장기
③ 후기확장기　④ 저위정지기
⑤ 감퇴기

34 주로 후진국에 나타나며 출생률과 사망률이 모두 높은 인구구조 유형은?

① 종형　② 별형
③ 호로형　④ 항아리형
⑤ 피라미드형

35 다음 중 영구적인 피임 방법으로 옳은 것은?

① 살정자법
② 오기노법
③ 다이아프램
④ 난관결찰술
⑤ 자궁 내 장치법

36 보건교육방법 중 여러 개의 분단으로 나누어 토론하고 전체회의에서 종합하는 토의방법은?

① 워크숍　② 심포지엄
③ 버즈세션　④ 롤플레잉
⑤ 브레인스토밍

37 코로나 19와 같은 급성감염병 유행 시 국민에게 신속하게 할 수 있는 보건교육 방법은?

① 강연회　② 워크숍
③ 세미나　④ 가정방문
⑤ TV 방송

38 학교에서 보건교육과 학생들의 건강관리를 담당하는 인력은?

① 간호사　② 위생사
③ 보건교사　④ 학교약사
⑤ 체육교사

39 다음 중 교육환경 보호에 관한 법률 상 교육환경보호구역을 설정·고시하여 하는 자는?

① 학교장
② 교육감
③ 교육부장관
④ 보건복지장관
⑤ 시장·군수·구청장

40 교육환경보호구역 중 절대보호구역은 학교 출입문으로부터 직선거리로 얼마까지인가?

① 50m ② 100m

③ 150m ④ 200m

⑤ 300m

41 보건통계에서 대푯값에 해당하는 것은?

① 분산 ② 최빈치

③ 상관계수 ④ 표준편차

⑤ 정규분포

42 다음 중 변이계수에 대한 설명으로 옳은 것은?

① 변수의 최댓값과 최솟값의 합

② 표준편차와 평균값을 합한 값

③ 표준편차와 평균값을 곱한 값

④ 변수의 최댓값과 최솟값의 차이

⑤ 표준편차를 평균값으로 나눈 값

43 다음 중 치명률을 구하는 공식으로 옳은 것은?

① (사망자수 ÷ 발병자수) × 100

② (일정기간 동안 환자발생수 ÷ 인구수) × 1,000

③ (일정시점에서의 환자수 ÷ 인구수) × 1,000

④ (새로운 환자수 ÷ 위험에 폭로된 인구수) × 1,000

⑤ (일정기간의 환자수 ÷ 일정기간의 인구수) × 1,000

44 다음 중 영아사망률을 계산할 때 분자가 되는 것은?

① 생후 1주일 이내 사망자수

② 생후 1개월 이내 사망자수

③ 생후 3개월 이내 사망자수

④ 생후 6개월 이내 사망자수

⑤ 생후 1년 이내 사망자수

45 보건수준이 가장 높을 때의 알파-인덱스(α-Index) 값은?

① 0.1 미만일 때

② 0.1 이하일 때

③ 1.0 미만일 때

④ 1.0 이하일 때

⑤ 1.0에 가장 가까울 때

46 부족 시 야맹증, 안구건조증을 유발하는 비타민은?

① 비타민 A ② 비타민 B_1

③ 비타민 B_{12} ④ 비타민 D

⑤ 비타민 K

47 다음 중 갑상샘호르몬의 구성 성분인 무기질은?

① 인(P) ② 불소(F)

③ 구리(Cu) ④ 아연(Ze)

⑤ 요오드(I)

48 다음 중 정신장애의 3차 예방활동에 해당하는 것은?

① 조기발견을 한다.
② 스트레스원을 피한다.
③ 조기치료하여 만성화를 막는다.
④ 사회복귀 후 재발을 막는 활동을 한다.
⑤ 정신병이 발병하지 않도록 미연에 예방한다.

49 다음 중 만성질환의 역학적 특성으로 틀린 것은?

① 비감염성 질환이다.
② 유병률이 발생률보다 높다.
③ 발생 원인과 시기가 불분명하다.
④ 젊은층보다 노년층의 유병률이 높다.
⑤ 질병의 시작에서 발생까지 걸리는 시간이 짧다.

50 신장질환이나 동맥경화증 등에 의해 2차적으로 발생하는 고혈압은?

① 이완기 고혈압
② 수축기 고혈압
③ 속발성 고혈압
④ 본태성 고혈압
⑤ 원발성 고혈압

위생사 [필기+실기]

핵심요약+적중문제

5과목

식품위생학
[필기]

SANITARIAN

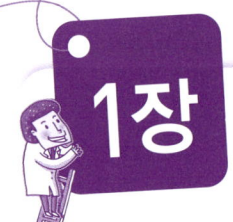

1장 식품위생 일반

1 식품위생 일반

(1) 식품위생의 의의

① **식품위생과 식품위생학의 정의**
- **식품위생** : 식품, 첨가물, 기구 및 용기와 포장을 대상으로 하는 음식물에 관한 모든 위생을 말한다.(의약으로 섭취하는 것은 제외)
- **WHO의 정의** : 식품의 제조, 생산, 제조로부터 유통과정과 인간이 섭취하는 과정까지의 모든 단계에 걸쳐 식품의 안전성, 건전성 및 완전무결성을 확보하기 위한 모든 수단을 말한다.
- **식품위생학** : 인간의 건강을 추구하는 학문으로 식품으로 인해 일어날 수 있는 여러 가지 건강 장해요인을 제거하며, 인간이 건강한 식생활을 할 수 있도록 하는 수단·기술·생명과학을 말한다.

② **식품위생의 목적** : 식품으로 인한 위생상 위해의 방지와 식품영양의 질적 향상을 도모함으로써 국민보건의 증진에 이바지한다.

③ **식품위생관리 영역**
- 식품을 통한 병원미생물의 감염관리
- 식중독
- 식품을 통한 기생충 질환의 감염
- 식품오염 피해
- 식품보존방법의 부적합
- 식품위생의 행정활동
- 부정식품 단속 및 유통관리
- 식품 검역 등

(2) 식품위생과 건강

① **식품으로 인한 질환**
- **식중독** : 유해한 물질이 음식물과 함께 섭취됨으로써 일어나는 건강장해 또는 질환
- **경구감염병** : 균에 오염된 식품을 섭취하거나 손·식기·완구·곤충 등에 의하여 균이 인체로 침입하여 감염을 일으키는 감염병
- **인수공통감염병** : 동물의 고기를 사람이 섭취함으로써 사람과 동물이 같은 병원균에 의하

여 유발되는 질병
- **기생충 질환** : 인체의 소화기 계통에 기생하는 기생충에 의한 질환 또는 그 기생충의 감염 상태

② 안정성 확보를 위한 식품위생관리
- 식품의 변질방지
- 감염성 질환의 감염방지
- 식품의 각 과정에서의 관리 철저
- 식품첨가물의 관리
- 불량식품에 대한 지도 · 감독 철저

식품위생관리의 3대 요건
- **식품의 안정성** : 식품에는 인체에 유해한 물질이 들어있어서는 안 된다는 것
- **식품의 무결성 또는 완전성** : 식품은 영양소를 골고루 함유하고 있어야 한다는 것
- **식품의 건전성** : 식품은 통상적으로 식용할 수 있는 원료를 이용해야 한다는 것

(3) 식품의 위생적 취급

① 일반적 사항
- 식품취급장소를 청결하게 유지할 것
- 부패 · 변질되기 쉬운 것은 냉동 · 냉장시설에 보관 · 관리할 것
- 식품의 보관 · 운반 · 진열시에는 보존 및 관리기준에 적합하도록 함
- 식품 등의 제조 · 가공 또는 포장에 직접 종사하는 자는 위생모를 착용할 것
- 식품 등의 제조 · 가공 · 조리에 사용되는 기계 · 기구 및 음식기는 사용 후 세척 · 살균을 철저히 할 것
- 칼, 도마, 행주 등은 미생물 권장규격에 적합하도록 관리할 것
- 식품저장고에는 해충구제 및 방지하고 동물사육을 금함
- 채소를 씻을 때에는 흐르는 물에 5회 이상 씻을 것
- 식품에 이물질이 들어가지 않도록 밀봉을 잘 할 것
- 유지식품을 보존할 때는 일광을 차단하고 저온으로 보존할 것

② 식품취급자의 개인위생
- 조리 전 손을 깨끗이 씻고 손을 소독함(손 소독 시 역성비누 사용)
- 손톱을 짧게 자름
- 화농성환자, 소화기계 감염병환자 등의 조리를 금함
- 위생복, 위생모, 마스크 등을 착용함

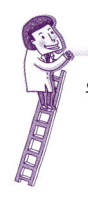

• 손에 반지 끼는 것을 금함

In addition

식품의 위해요소

내인성	식품 자체에 함유되어 있는 유해 · 유독물질	자연독	• 동물성 : 복어독, 패류독, 시구아테라독 등 • 식물성 : 버섯독, 시안배당체, 식물성 알칼로이드 등
		생리작용 성분	식이성 알레르겐, 항비타민 물질, 항효소성 물질 등
외인성	식품 자체에 함유되어 있지 않으나 외부로부터 오염 · 혼입된 것	생물학적	식중독균, 경구감염병, 곰팡이독, 기생충
		화학적	방사성 물질, 유해첨가물, 잔류농약, 포장재 · 용기 용출물
유기성	식품의 제조 · 가공 · 저장 · 운반 등의 과정 중에 유해물질이 생성되거나 섭취 후 체내에서 생성되는 유해물질	아크릴아마이드, 벤조피렌, 나이트로사민, 지질과 산화물	

2 식품의 보존방법

(1) 물리적 보존방법

① 온도조절에 의한 보존법(저온저장법)
- 저온에 식품을 보존함으로써 식품 성분들의 화학반응이나 유해한 미생물의 증식을 억제하여 일정기간 동안 식품의 질을 유지시키는 방법
- 식품에 따른 보존 : 동물성 식품의 보존은 0~5℃, 식품성 식품의 보존은 0~10℃가 적당함
- 냉장냉동법 : 0~10℃의 저온에서 보존하는 것을 냉장, 0℃ 이하의 온도에서 동결시켜 보존하는 것을 냉동이라 함

냉동실	영하 18℃ 이하로 육류의 냉동보관, 건조한 김 보관
냉장실	• 단온도(0~3℃) : 육류, 어류 등 • 중간온도(5℃ 이하) : 유지가공식품 등 • 하단온도(7~10℃) : 과일, 채소류

 냉동의 목적
- 자기소화를 지연시킴
- 변질을 지연시킴
- 미생물의 증식 억제
- 식품의 신선도를 단기간 유지시킴

② 가열에 의한 보존법(자비법)
- 일정시간 식품을 가열하여 미생물을 사멸하고 효소를 불활성화하여 식품의 부패나 변질을 방지하는 방법
- 일반세균은 70℃에서 30분 정도 가열하면 죽으나, 포자형성세균은 120℃에서 20분 정도 가열하여야 함
- 저온살균법 : 61~65℃에서 30분간 가열한 다음 급랭시키는 방법으로, 우유, 과즙, 주류 등에 이용

③ 건조시켜 보존하는 방법(건조법)
- 식품의 수분을 제거하여 미생물의 증식과 활동을 억제하는 방법
- 육류, 어류, 우유, 계란 등은 수분을 20% 이하로 보존하여야 함

④ 자외선살균법 : 자외선을 이용하여 살균하여 보존하는 방법으로 음료수 살균에 이용

⑤ 기체조절방법(CA저장법) : 저장고나 포장용기 내의 기체 조성을 인위적으로 조절하여 미생물의 증식, 호흡작용, 생리적 작용, 미생물 성장작용 등을 억제하는 방법

In addition

올바른 냉장고 사용법
- 냉장고는 벽에서 10cm 이상 떨어지게 설치하는 것이 좋음
- 냉장고에 식품 저장 시 전체 용량의 80% 정도만 저장하는 것이 좋음
- 냉장고의 문을 자주 열지 말 것
- 냉장고 내부는 항상 깨끗이 청소할 것
- 냉장고 내부에 온도계를 비치할 것(냉장고 중앙에 위치)

(2) 화학적 보존방법

① 염장법과 염수법
- 식염 중 염소인의 방부효과를 이용하여 보관하는 방법
- 염장법은 염분도를 10~15%, 염수법은 염분도를 20% 정도 유지시켜 보존함
- 햄, 베이컨 등 육류식품의 기호성을 높이는 가공방법으로 이용

② 당장법
- 당을 첨가하여 식품을 보존하는 방법
- 50% 정도의 농도는 효모, 곰팡이 등의 생장을 억제함

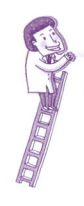

• 과일류, 젤리, 잼, 가당연유에 이용

③ 산저장법(초절임법)

• pH가 낮은 초산이나 젖산을 이용하여 세균이나 곰팡이 등의 미생물 발육을 억제해 부패를 막는 방법

• 과일이나 야채의 저장에 주로 이용

④ 식품보존료 사용법

• 방부제 첨가법 : 데히드로초산(DHA), 안식향산나트륨, 프로피온산나트륨, 프로피온산칼슘

• 산화방지제 첨가법 : 디부틸히드록시톨루엔(BHT), 부틸히드록시아니졸(BHA), 몰식자산프로필, DL$-\alpha$-토코페롤

⑤ 훈연법

• 태운 물질이 불완전연소될 때 생성되는 페놀류, 알데히드류, 포름산, 아세트산 등은 인체에 유해한 미생물의 성장을 억제

• 육류와 어류 등 동물성 식품의 보존에 이용

⑥ 천연물 이용법

• 후추, 마늘, 고추, 겨자 등의 향신료 : 항균작용이 강하여 식품보존에 이용됨

• 클로브, 로즈마리, 타임 등 : 항균작용, 산화방지작용이 강하여 지방질 식품의 보존에 이용됨

⑦ 미생물 처리법 : 미생물을 이용하여 처리하는 방법으로 간장, 된장, 고추장, 김치, 요구르트, 치즈 등에 이용

3 식품의 변질

(1) 식품변질의 의의

식품을 자연상태로 방치했을 때 미생물, 햇볕, 산소, 효소, 수분의 변화 등에 의하여 식품성분에 변화가 생겨 영양가가 파괴되거나, 맛 등에 손상을 가져오는 것을 말한다.

(2) 식품변질의 유형

① 부패

• 식품 중에 단백질, 지방질, 탄수화물 등의 성분이 자체 효소나 미생물의 작용에 의하여 본래의 식품 가치를 잃어버리는 현상

• 미생물의 번식으로 단백질이 분해되어 아미노산, 아민, 암모니아, 악취 등을 발생하는 현상

• 육류, 달걀, 어패류 등 단백질이 많은 식품에 발생

② 변패
- 탄수화물, 지방이 미생물에 의해 변질되는 현상
- 질소를 함유하지 않은 성분인 지방질이나 탄수화물이 공기·물·광선·열·효소 등의 물리적·화학적인 요인 또는 미생물학적인 요인에 의하여 변화되는 현상

③ 산패
- 지방의 산화로 알데히드, 케톤, 에스터, 알코올 등이 생성되는 현상으로 미생물에 의한 것이 아니고 산소에 의해 변질되는 것임
- 산패는 식품에 함유된 유기물의 변질현상으로 유기물의 산화가 산패의 발생조건

④ 발효
- 탄수화물이 산소가 없는 상태에서 분해되는 것을 말함
- 각종 식품을 발효시켜 사람에게 유용하게 이용되는데 콩의 단백질 분해를 이용하여 된장, 간장을 만듦

(3) 부패의 판정방법

화학적 방법	• **동물성 식품의 부패판정** : pH, 휘발성 염기질소, 트리메틸아민, 히스타민 등의 부패산물 변화를 측정하여 실시 • **어류의 부패판정** : 염기질소의 양이 20~30mg이면 초기 부패로 판정함
물리적 방법	식품의 경도, 탄성, 점성 등의 물리적 특성으로 판정
미생물학적 방법	• 식품 중에 생균수를 측정하여 신선도 판정 • 식품 1g당 생균수가 100,000,000(10^8)이면 부패된 것으로 판정
관능검사 방법	부패판정의 기본이 되는 검사로 냄새, 맛, 외관, 색깔, 조직의 변화상태 등으로 판정

4 기구의 소독

(1) 소독의 의의

소독	병원성 미생물의 생활력을 파괴 또는 멸균시켜 감염 및 증식력을 없애는 것
멸균	강한 살균력을 작용시켜 모든 미생물의 영양은 물론 포자까지도 멸살·파괴시키는 것
살균	모든 미생물에 공통으로 사용됨

(2) 물리적 소독방법

① **일광소독법** : 햇빛에 1~2시간, 의류 및 침구 소독에 이용

② **자외선살균법**

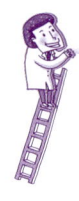

- 물, 공기의 소독에 유용하며 무균실, 수술실 및 제약실 등의 구조물 소독에 적합
- 균에 내성을 주지 않으며 취급이 용이함
- **살균력이 강한 파장** : 2,400~2,800Å

③ 방사선멸균법

- 일종의 저온살균법
- 살균 · 살충 · 생육억제 · 품질개량 등의 목적으로 이용됨
- 침투성이 강하여 포장 또는 용기 중에 밀봉된 식품을 그대로 조사할 수 있음
- **살균력이 강한 순서** : 감마선 > 베타선 > 알파선

④ 열처리법

- **화염멸균법** : 물품을 직접 불꽃 속에 접촉시켜 표면에 부착된 미생물 멸균
- **건열멸균법** : 160~170℃의 건열멸균기로 1~2시간 처리하여 미생물 사멸

⑤ 습열멸균법

- **자비멸균법** : 식기 및 도마, 주사기, 의류, 도자기 등을 100℃의 끓는 물에 15~20분간 처리, 아포형성균, 간염바이러스균은 사멸시키지 못함
- **고압증기멸균법** : 121℃, 15Lb, 20분간 실시, 아포형성균 멸균
- **간헐멸균법** : 1일 1회씩 100℃의 증기로 30분씩 3일간 실시, 포자를 완전멸균

⑥ 저온소독법 : 63~65℃, 30분간 처리

⑦ 초고온순간멸균법 : 130~135℃, 2~3초간 처리시키는 방법으로 청량음료 살균에 많이 이용함

(3) 화학적 소독방법

① 소독약의 조건

- 살균력이 클 것(석탄산계수가 높을 것)
- 침투력이 강하고 인체에 무해하며 안정성이 있을 것
- 용해성이 높을 것
- 부식성과 표백성이 없을 것
- 가격이 저렴하고 구입이 쉬울 것
- 사용방법이 간단할 것

② 소독약의 살균력 측정

- 소독약의 살균력을 비교하기 위해 석탄산계수가 이용됨
- 석탄산계수 = 소독약의 희석배수 / 석탄산의 희석배수
- 석탄산계수는 살균력의 지표로 소독약의 소독력을 평가하는 데 사용되며 석탄산계수가 높을수록 살균력이 좋다.

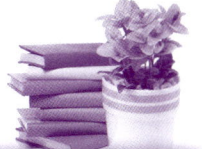

- 석탄산계수의 시험균은 장티푸스균과 포도상구균을 이용하는데 20℃에서 5분 내에 죽지 않고 10분 내에 죽이는 희석배수를 말한다.

③ 소독약의 종류

- 3~5%의 석탄산수 : 기차, 선박, 실내벽, 실험대 등에 이용
- 2.5~3.5% **과산화수소** : 상처 소독, 구내염, 인두염, 입안 소독 등
- 70~75% 알코올 : 건강한 피부에 사용
- 3% 크레졸 : 배설물 소독
- 0.01~0.1% 역성비누(양성비누) : 손 소독
- 0.1% 승홍 : 손 소독
- 생석회(CaO) : 변소 등의 소독

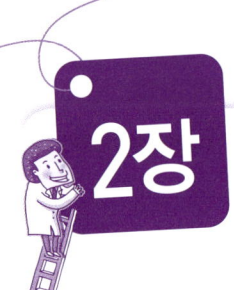

2장 식품과 미생물

1 세균류

(1) 의의

① 토양에 세균, 방선균, 사상균, 원충, 효모 등이 있음
② 세균이 90% 이상 차지하고, pH 6~8인 중성에서 번식이 활발함
③ 다만, 곰팡이는 산성에서 잘 번식함

(2) 분류

Bacillus속	• 그람양성의 간균, 호기성이며 가장 보편적임 • 내열성 아포를 형성하며 전분 분해력이 강함 • 자연계에 가장 널리 분포하여 식품오염의 주역 • Bacillus natto는 청국장 제조에 이용되는 미생물임
Clostridium속	• 혐기성이며 아포형성 간균임 • 식품의 부패 시 악취가 심한 것은 이 균에 의한 것임
Pseudomonas속	• 그람음성, 무아포성, 편모를 가진 간균, 저온에서 번식, 증식속도 빠름 • 어류, 육류, 우유, 달걀, 야채 등의 부패세균 • 단백질, 유지의 분해력이 강함 • 방부제에 대한 저항성이 강함
Escherichia속	• 그람음성, 무아포성 간균 • 유당과 가스를 생성하는 호기성균
Serratia속	• 붉은 색소를 형성하는 그람음성, 무아포성 • 식품을 적변화시키는 부패현상
Lactic acid bacteria속	유용한 유산균
Vibrio속	• 그람음성의 무아포성, 혐기성 간균 • 비브리오 패혈증 유발
Proteus속	• 그람음성 간균 • 장내세균, 히스타민을 축적하여 알레르기를 일으킴 • 동물성 식품의 대표적 부패균, 단백질 분해력이 강한 호기성 부패균

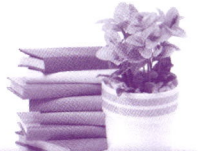

2 진균류

(1) 곰팡이

① 호기성균이며, pH 4의 산성에서 번식이 양호하며 원인식품은 주로 곡류임

② 간장이나 과즙 등의 부패미생물로 널리 알려짐

③ 수분 10%의 건조식품이 외부에 노출되었을 때 잘 번식함

④ 저온에서 발육하고 낮은 온도에서 저항이 큼

⑤ 곰팡이의 종류

Mucor속 (솜털곰팡이)	• 식품 변패에 관여하는 곰팡이속 • 전분의 당화, 치즈의 숙성 등에 이용
Rhizopus속 (거미줄 곰팡이)	• 빵, 곡류, 과일에 주로 번식하며 알코올 발효공업에 이용 • 딸기, 귤, 채소 등에 잘 증식하는 변패의 원인균이며, 원예작물의 부패에 관여하는 곰팡이
Aspergillus속 (누룩곰팡이)	• 식품 중에 볼 수 있는 가장 보편적인 균으로 간장, 된장, 양조공업에서 널리 이용 • Aspergillus oryzae : 누룩[麴]을 만드는 황록색의 균종 • Aspergillus niger : 과일이나 채소의 흑변현상을 일으킴, 곰팡이 종류 중 가장 대표적이고 보편적인 균종 • Aspergillus flavus : 곡류 등에 번식하며 인체나 가축에 유해한 발암물질 생성 • Aspergillus flavus, Aspergillus parasicus : 아플라톡시아(aflatoxia)를 생성하여 간암 유발
Penicillium속 (푸른곰팡이)	• 페니실린, 항생물질 제조에 사용 • 유지제조, 치즈숙성 등에 사용

(2) 효모

① 통기혐기성균이며 단세포의 형태로 토양, 물, 식품 등에 생식

② 체적온도는 25~30℃로 알코올 발효기능이 우수하여 주류제조에 많이 이용됨

③ 양조주, 된장, 간장, 빵, 약용효모의 응용미생물 자원임

④ 치즈, 버터, 우유제품 등의 변패를 일으킴

3 식품의 오염지표 미생물

(1) 세균

① 일반세균 : 식품의 세균 오염 정도를 나타내는 위생지표로 이용됨

② 담수세균 : 저온 저장되는 식품의 부패에 관여하는 그람음성 간균이 대부분임

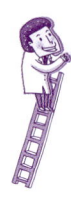

③ 해수세균 : 호염성, 내염성인 것이 많으며 연안지역에 많음

(2) 대장균

① 일반대장균

- 분변오염의 지표미생물로 그람음성, 무아포, 간균으로 주모성의 편모를 가짐
- 유당을 분해하여 산과 가스를 생성하는 호기성 또는 통기혐기성균

② 병원성대장균

- 열에 비교적 약함
- 장관병원성, 장관조직 침입성, 장관출혈성 등

(3) 장구균

① 그람양성균으로 분변오염과 관계가 깊고 저온에서 대장균보다 오래 삶
② 냉동식품, 건조식품, 가열식품 등의 오염지표균으로 이용

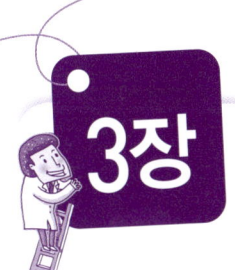

3장 식중독

1 식중독 일반

(1) 식중독의 개념

① 의의 : 병원미생물이나 유해한 화학물질이 오염된 식품을 경구적으로 섭취함으로써 생리적 이상이 발생되는 질환으로 구토, 복통, 설사 등의 급성 위장염 증상을 나타낸다. 비교적 단시간내(24시간)에 발생하며, 집단적으로 발생하고 환자에 의한 2차 감염이 드물다.

② 발생양상

- 계절별 발생양상 : 5~9월에 급격한 증가
- 직업별 발생양상 : 무직, 어민, 농민, 학생, 일반노동자, 공무원 순으로 발생
- 원인식품별 발생양상 : 어패류가 가장 많음
- 연령별 발생양상 : 20대가 가장 많음
- 성별 발생양상 : 여자보다 남자가 많이 발생
- 음식 섭취장소별 발생양상 : 가정 > 집단급식소 > 일반음식점

(2) 식중독의 유형

자연독 식중독	• **동물성** : 복어독, 조개독, 굴독 등 • **식물성** : 버섯, 감자, 청매 등
세균성 식중독	• **감염형** : 살모넬라균, 장염 비브리오, O−157 등 • **독소형** : 포도상구균, 보툴리누스균, 웰치균, 장구균, 병원성독소형대장균군 등
곰팡이 식중독	맥각독, 푸사륨곰팡이독소, 황변미독소 등
화학물질에 의한 식중독	• 고의 · 오용 · 남용으로 첨가되는 식중독 • 부주의로 잔류 · 흡입되는 식중독 • 제조, 가공, 저장 중에 생성되는 식중독 • 조리기구, 식품포장 등에서 용출되는 식중독

2 세균성 식중독

(1) 세균성 식중독 일반

① 의의

- 사람에게 유해한 각종 세균성 미생물이 인체에 침입하여 식중독을 일으킨다.

- 식중독 중 발생률이 가장 높으며 주로 고온다습한 6~9월에 발생빈도가 가장 높다.
- 면역이 생기지 않으며 2차 감염이 없다.
- 잠복기간이 짧으며 원인식품에 기인하므로 세균의 대량섭취에 의해 발병한다.
- 감염형 식중독은 대부분 급성위장염 증상이 많으며, 세균 자체에 의한 것으로 세균의 양이 발병에 영향을 주게 된다.
- 예방을 위해서는 70℃ 이상의 열을 가해 식품을 잘 익히며 식품위생에 신경 써야 한다.

② 경구감염병과의 비교
- 세균성 식중독은 음식섭취로 전파되는데 비해 경구감염병은 전파경로가 다양하다.
- 세균성 식중독은 경구감염병에 비해 잠복기가 비교적 짧다.
- 세균성 식중독은 전염성이 거의 없는데 반해 경구감염병은 전염성이 크다.

(2) 감염형 식중독

① 대장균 식중독
- 대장균 지수는 식품위생검사에서 분변오염의 지표로 활용
- 일반대장균과 병원성대장균이 있음
- 원인식품 : 햄, 치즈, 소시지, 분유 등

② 살모넬라(Salmonella typhimurium, enteritidis) 식중독
- 그람음성, 무포자 간균, 주모균
- 생육의 최적온도는 37℃이고 pH는 7~8 정도
- 원인식품 : 감염된 동물, 어육제품, 샐러드, 마요네즈, 유제품 등
- 예방 : 60℃에서 20분간 가열

③ 장염비브리오(Vibrio parahaemolyticus) 식중독
- 그람음성, 간균, 단모균, 무포자
- 원인균은 3~4%의 식염농도에서 잘 자라는 호염성세균
- 원인식품 : 어패류, 생선 등
- 예방 : 어패류를 담수로 씻거나 가열 후 섭취할 것

(3) 독소형 식중독

① 포도상구균(Staphylococcus aureus) 식중독
- 그람양성, 구균, 무아포성, 무편모로 비운동성
- 원인균 : 균이 생성하는 장독소인 엔테로톡신(enterotoxin)
- 원인식품 : 우유 및 유제품 등
- 예방 : 화농성환자의 조리금지, 식품의 오염방지, 저온저장 등

② 보툴리누스균(Clostridium botulinum) 식중독
- 그람양성, 간균, 주모균, 아포형성, 혐기성 등
- 원인균 : 신경독소인 neurotoxin을 분비
- 원인식품 : 햄, 소시지, 각종 통조림 식품

③ 웰치균(Clostridium perfringens) 식중독
- 그람양성의 간균, 아포형성, 혐기성
- 웰치균은 12종류의 독소를 생성
- 원인균 : A형, B형, C형, D형, E형, F형 등 6가지 유형이 있는데 사람에게 식중독을 일으키는 것은 대부분 A형임
- 원인식품 : 면류, 감주, 동·식물성 가열조리식품 등
- 예방 : 분변의 오염방지, 저온저장 후 가열금지

④ 장구균(Enterococcus faecalis) 식중독
- 장구균은 포도상구균으로 분류됨
- 사람과 동물의 장에 항상 존재하는 균
- 원인식품 : 치즈, 소시지 등

(4) 기타 식중독

① 아리조나균(Salmonella Arizona) 식중독
- 살모넬라균과 비슷하며 파충류나 가금류에서 검출
- 닭, 칠면조의 고기와 이들의 알에서 주로 존재

② 여시니아균(Yersinia enterocolitica) 식중독
- 저온(4~5℃)에서 증식 가능
- 동물의 분변에 직·간접적으로 오염된 우물, 약수물이나 돈육에 존재

③ 캠필로박터균(Campylobacter jejuni) 식중독
- 임신한 소와 양의 유산을 일으키는 세균
- 비브리오속으로 분류

④ 알레르기성(Morganella morganii) 식중독
- 활동성이 강한 호기성 세균, 통성혐기성 세균, 그람음성 간균
- 단백질을 분해하는 능력이 강함
- 어류, 육류 식품에 증식하여 히스타민을 생성시켜 알레르기성 질환 발생

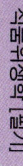

3 자연독 식중독

(1) 식물성 식중독

① 버섯에 의한 식중독

- 무스카린(Muscarine) : 독성이 매우 강하며 붉은 광대버섯에 가장 많음
- 팔린(Phaline) 및 아마니타톡신(Amanitatoxin) : 알광대 버섯의 독성분으로 독성이 강하나 비교적 열에 약함
- 기타 : 무스카리딘(Muscaridine), 콜린(Choline), 뉴린(Neurine) 등

② 감자에 의한 식중독

- 독소 : 솔라닌(Solanine)
- 상한 감자나 푸른 싹이 돋은 감자
- 복통, 위장장애, 현기증, 의식장애

③ 청매에 의한 식중독

- 독소 : 아미그달린(Amygdalin)
- 잘 익지 않은 살구, 복숭아, 아몬드 등에 함유된 시안화합물
- 아미그달린은 에민신에 의해 시안산으로 분해되며 이때 독성을 생성

④ 목화씨에 의한 식중독

- 독소 : 고시풀
- 고시풀이 함유된 사료를 먹인 동물에게는 부종, 소화장애 등의 증상

⑤ 기타 식물성 식중독

- 독미나리 : 시큐톡신(Cicutoxin)
- 피마자 : 리신(Ricin), 리시닌(Ricinine), 알레르겐(Allergen)
- 독보리(독맥) : 테믈린(Temuline)

(2) 동물성 식중독

① 복어에 의한 식중독

- 동물성 자연독의 대표적인 식중독
- 독소 : 테트로도톡신(Tetrodotoxin)
- 증상 : 지각이상, 운동장애, 호흡곤란, 혈행장애, 위장장애, 두통 등
- 복어독이 있는 부분 : 생식기(난소) > 창자 > 간 > 피부

② 조개에 의한 식중독

- 특정지역에서 일정한 계절에만 발생
- 모시조개, 바지락, 굴 : 베네루핀(Venerupin)

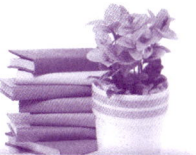

• 대합조개, 섭조개, 홍합 : 삭시톡신(Saxitoxin)

4 곰팡이균에 의한 식중독

(1) 곰팡이균 식중독의 의의

① 곰팡이가 생산하는 2차 대사 산물인 곰팡이균이 사람과 가축에 흡입됨으로써 나타나는 질환을 말한다.

② 곰팡이균에 의해 발생하는 독의 대부분은 저분자 화합물이고 항원을 가지지 않는다.

③ 동물과 사람 사이에서는 전파되지 않는다.

④ 계절과 관계가 깊고, 습한 여름에 많이 발생한다.

⑤ 항생물질은 치료나 예방의 효과가 거의 없다.

(2) 곰팡이 독의 유형

신경독	• 뇌와 중추신경계에 장애 유발 • 시트레오비리딘(Citreoviridin), 파툴린(Patulin), 말토리진(Maltoryzine) 등
간장독	• 간경변, 간종양, 간세포 장애 유발 • 아플라톡신(Aflatoxin), 스테리그마토시스틴(Sterigmatocystin), 루테오스카이린(Luteoskyrin), 이슬란디톡신(Islanditoxin) 등
신장독	• 신장에 급·만성의 각종 질병 유발 • 시트리닌(Citrinin), 오크라톡신(Ochratoxin) 등

(3) 곰팡이 독의 종류

① 아플라톡신(Aflatoxin)

• 사람, 가축, 어류 등에게 급·만성 생리적 장애를 유발시키는 독소

• 인체에 각종 암을 유발시키는 독성물질

• 탄수화물이 풍부한 쌀, 보리, 옥수수 등의 곡류가 주요 오염원

• 간장, 된장을 담글 때 발생 가능한 독성분

② 맥각독

• 보리, 꽃가루, 식물 씨방 등에 기생하는 맥각균(Claviceps purpurea)

• 에르고톡신(Ergotoxin), 에르고타민(Ergotamine) 등의 맥각독을 생성함

• 소화장애, 교감신경 마비, 정신장애 등을 유발시킴

③ 황변미독

• 시트리닌(Citrinin) : 신장독을 유발하는 독소

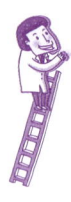

- 이슬란디톡신(Islanditoxin) : 간장독으로서 간암, 간경변증을 유발하는 독소
- 시트레오비리딘(Citreoviridin) : 신경독소

④ 붉은곰팡이독
- 페니실리움(Fusarium) 이슬란디쿰(Islandicum) : 곡류를 주로 오염시키며 곡식을 적홍색·황색으로 변하게 함
- 루브라톡신(Rubratoxin) : 오염된 옥수수나 사료를 소, 양, 말 등이 먹으면 중독증상을 보임
- 시트리닌(Citrinin), 시트레오비리딘(Citreoviridin) : 신경 및 신장에 장애를 일으키는 독소
- 파툴린(Patulin) : 쌀, 밀, 콩 등의 식품에서 발견되는 독소

5 화학물질에 의한 식중독

(1) 남용으로 인한 식중독

① 감미료
- 시클라메이트(cyclamate) : 무색의 결정성 가루로 물에 잘 녹음, 단맛은 설탕의 40~50배 정도, 발암성 물질로 1970년대부터 사용이 금지됨
- 둘신(dulcin) : 백색의 결정체로 찬물에 잘 녹지 않고 단맛은 설탕의 250배 정도, 만성 중독을 일으키므로 1966년부터 사용이 금지됨
- 파라니트로올소톨루이딘(p-nitro-o-toluidine) : 단맛은 설탕의 200배 정도, 강한 독성으로 살인당이나 원폭당으로도 불림
- 에틸렌글리콜(ethylene glycol) : 무색·무취의 점성액체로서 글리세린과 유사한 성질로 처음에는 자동차엔진의 냉각용수인 부동액으로 사용하고 후에는 단맛이 있어 감미료로 사용

② 착색료
- 아우라민(auramine) : 독성이 강한 황색의 염기성 색소로, 단무지, 과자, 각종 면류, 카레 등에 사용되었음
- 파라니트로아닐린(p-nitroaniline) : 맛과 냄새가 없고 물에 녹지 않음, 중독되면 혈액독과 신경독으로 인해 두통, 혼수상태, 동공확대 등의 증상이 나타남
- 로다민-B(rhodamine-B) : 과자나 어묵 등의 착색에 이용되는 분홍색 색소, 사람이 섭취하면 전신이 착색되고 소변의 색이 변하게 됨

③ 보존료
- **붕산** : 살균ㆍ소독제제이며 의약품으로 사용되는 것으로 방부효과가 있어 마가린, 베이컨 등에 사용되었으나 지금은 사용이 금지됨
- **포름알데히드(HCHO)** : 단백질에 의한 변성작용으로 인해 살균작용과 방부작용이 있으며, 물에 쉽게 녹는 무색의 기체로 중독 시 구토, 현기증, 호흡곤란 증세를 유발
- **승홍** : 살균작용과 방부작용이 있으며 농도가 짙은 승홍수는 독극물에 속함, 사람의 피부와 접촉하면 피부에 알레르기를 일으키고 세포의 대사기능을 억제하며 신장의 사구체ㆍ세뇨관에 변성을 일으킴

④ 표백제
- **롱갈리트(Rongalite)** : 포르말린에 아황산나트륨을 혼합하여 만드는데 밀가루, 물엿의 표백제로 이용되어 중독문제를 유발, 현재는 사용이 금지됨
- **삼염화질소** : 자극성이 있는 황색의 휘발성 액체로 독성이 있음, 과거 밀가루 표백과 숙성에 사용되었으나 현재는 사용이 금지됨
- **형광염료** : 과거 각종 가공품, 우동, 어육 연제품 등을 희게 하기 위해 사용하였으나 현재는 사용이 금지됨

⑤ 메탄올
- 알코올 발효 시 생성되는 물질
- 포도주와 사과주 등의 과실주, 정제가 불충분한 청주, 증류주에 함유됨
- 체외로 배출되는 데 소요시간이 길며, 인체 내에서 독성을 유발하는 포름산을 생성시킴

(2) 오용으로 인한 식중독

① 중금속화합물
- **비소** : 구토, 설사, 변이 회색으로 변화, 전신경련, 심장마비 등
- **납** : 통조림 캔 등으로부터 유발, 사지마비, 빈혈, 배뇨장애 등
- **수은** : 미나마타병 유발, 세포의 대사기능 억제
- **구리** : 조리용 기구와 식기 등에서 용출, 구강의 불쾌감ㆍ메스꺼움ㆍ구토ㆍ경련ㆍ현기증 등
- **안티몬** : 구토, 설사, 경련 등의 급성증상과 화농, 체중감소, 빈혈 등의 만성증상
- **아연** : 식품의 도금기구 및 도금용기에서 용출, 구토, 위통, 설사, 식은땀, 호흡곤란, 혼수상태, 경련, 허탈 등
- **카드뮴** : 이타이이타이병 유발

② **식품의 기구ㆍ용기ㆍ포장 재료의 유해물질** : 구리, 아연, 납, 이들의 합금으로 된 용기에서 유해금속물질이 용출되어 중독증상 유발

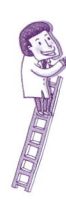

③ 식품제조과정에서 유입되는 유해물질
- 비소중독
- 다염화비페닐

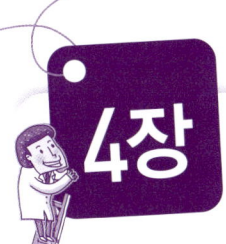

4장 식품과 질병

1 경구감염병

(1) 경구감염병의 의의

① 의의
- 병원체가 음식물, 손, 기구, 위생동물 등을 거쳐서 경구적(입)으로 체내에 침입하여 일으키는 질병으로, 병원체와 고유 숙주 사이에 감염 고리(infection cycle)가 성립한다.
- 2차 감염률이 드물지만 있다.

② 종류
- **세균성 경구감염병** : 장티푸스, 파라티푸스, 콜레라, 세균성이질, 파상열
- **바이러스성 경구감염병** : 폴리오(소아마비), A형간염(유행성간염) 등
- **리케치아성 경구감염병** : Q열
- **원충류 경구감염병** : 아메바성이질 등

③ 예방대책
- 환자 · 보균자의 조기발견 및 격리치료
- 환경위생 철저
- 병균을 매개하는 파리, 바퀴벌레, 쥐 등을 구제

(2) 세균성 경구감염병

① 장티푸스(Salmonella typhi)
- 가장 오래된 급성소화기계 감염병의 하나
- **원인균** : 그람음성, 간균, 편모가 있어 활발한 운동을 함
- **병원소** : 사람(환자, 보균자)
- **잠복기** : 1~3주
- **증세** : 불쾌감, 발열, 두통, 식욕상실 등
- **전파** : 환자나 보균자의 분변에 오염된 물이나 음식물을 섭취할 때 감염

② 파라티푸스(Salmonella paratyphi A, B, C)
- 파라티푸스균에 의해 일어나는 소화기계통의 급성전염병
- **병원소** : 사람(환자, 보균자)
- **잠복기** : 1~3주
- **전파** : 환자나 보균자의 분변에 오염된 물이나 음식물을 섭취할 때 감염

③ 콜레라(Vibrio cholerae)
- 병원소 : 사람(감염자), 해수
- 잠복기 : 수시간~5일
- 증세 : 청색증 유발, 쌀뜨물 같은 묽은 설사, 심한 구토, 탈수증, 체온하강 등

④ 세균성이질(Shigella dysenteriae)
- 원인균 : 그람음성, 간균, 호기성, 운동성 없음, 아포와 협막을 만들지 않음
- 병원소 : 사람(감염자)
- 잠복기 : 보통 4일
- 증세 : 발열, 오심, 구토, 복통, 위경련, 설사, 혈변 등

(3) 바이러스성 경구감염병

① 폴리오(소아마비)
- 병원체 : 폴리오 바이러스(Polio virus)
- 원인균 : 항원성에 따라 Ⅰ형, Ⅱ형, Ⅲ형이 있음
- 병원소 : 사람(주로 불현성 감염자)
- 잠복기 : 7~12일
- 증세 : 중추신경과 운동세포 침범
- 예방방법 : 예방접종

② A형간염(유행성간염)
- 병원체 : A형 바이러스(Hepatitis A virus)
- 병원소 : 사람, 침팬지
- 잠복기 : 30~35일
- 증세 : 돌발성 발열, 불쾌감, 황달 등

(4) 기타 경구감염병

① 아메바성이질
- 병원체 : 이질아메바(Entamoeba histolytica)
- 병원소 : 환자 또는 무증상보균자
- 잠복기 : 5일~수개월
- 증세 : 복통 및 설사, 피와 점액이 섞인 심한 설사

② Q열 : 병원체는 리케치아의 일종으로 개, 고양이 등의 애완동물이나 소, 산양 등의 가축에서 사람에게 감염되어 폐렴이나 간 장애를 일으키는 인수공통감염병의 하나이다. 1935년에 호주에서 집단 발생하였는데 당시는 원인을 알 수 없어서 query(의문부호)의 머리문자에서 Q열이라고 명명하였다.

2 인수공통감염병

(1) 인수공통감염병의 개념

① 의의 : 인간과 척추동물 사이에 전파되는 병원체에 의하여 발생되는 질병

② 종류

- 세균성 감염병 : 탄저병, 돈단독, 결핵, 야토병, 브루셀라(파상열), 장출혈성 대장균감염증 등
- 바이러스성 감염병 : 일본뇌염, 광견병(공수병), 조류인플루엔자(AI), 중증급성호흡기증후군(SARS), 앵무병, New castle병 등
- 리케치아성 감염병 : Q열
- 원충성 감염병 : 톡소플라스마병(Toxoplasma)
- Prion(단백질 일종) : 변종 크로이츠펠트-야콥병

③ 예방대책

- 이환동물의 조기발견 및 격리치료
- 우유의 살균처리, 동물의 예방접종
- 수입되는 유제품, 고기, 가축의 검역 철저

(2) 주요 인축공통감염병

결핵 (Tuberchlosis)	결핵균(Mycobacterium tuberculosis)에 오염된 우유, 유제품에 의해 감염됨
탄저병 (Anthrax)	탄저균(Bacillus anthracis)에 오염된 목초나 사료에 의해 감염되며, 폐렴증상, 임파선염, 패혈증을 유발함
파상열 (Brucella)	브루셀라증, 감염된 동물의 유즙, 유제품, 고기를 거쳐 감염되며, 소·염소·양·돼지에게 유산을 유발, 사람에게는 열을 발생시킴 • Brucella melitensis : 양, 염소 • Brucella abortus : 소 • Brucella suis : 돼지
야토병	야토균(Francisella tularensis), 산토끼의 박피로 감염되며, 오한과 발열을 유발함
돈단독	돈단독균(Erysipelothrix rhusiopathiae), 가축의 고기, 장기를 다룰 때 피부의 창상으로 균이 침입하여 감염되며, 종창·관절염·패혈증을 유발함
리스테리아병 (Listeriosis)	리스테리아균(Listeria monocytogenes), 가축, 가금류에 의해 감염되며, 패혈증, 내척수막염, 임산부는 자궁내막염 등을 유발함. 5℃ 이하에서도 증식하는 냉온성 세균으로 아이스크림과 냉동 돼지고기에서도 발견됨

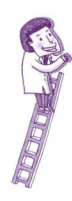

3 기생충 질환

(1) 채소류로부터 감염되는 기생충 질환

회충	• 경구침입, 유충이 심장, 폐포, 기관지를 통과하여 소장에 정착 • 장내 군거생활
요충	• 경구침입, 맹장, 충수돌기에 기생 • 집단생활하는 곳에 많이 발생, 항문 주위에 산란
구충	• 십이지장충 또는 아메리카구충이라고도 함 • 피부감염(경피감염), 소장에서 성충이 되어 기생
편충	• 맹장 또는 대장에 기생 • 채소의 충분한 세척, 분뇨의 처리와 곤충 규제
동양모양선충	• 양, 산양, 소 등 초식동물에 기생 • 성충은 소장 상부에 기생 • 오염된 흙과 접촉하는 것을 피하고, 채소의 충분한 세척

(2) 어패류로부터 감염되는 기생충 질환

간디스토마 (간흡충)	• 제1중간숙주 : 쇠우렁이 • 제2중간숙주 : 담수어(붕어, 잉어, 모래무지 등)
폐디스토마 (폐흡충)	• 제1중간숙주 : 다슬기 • 제2중간숙주 : 가재, 게, 참게
광절열두조충 (간촌충)	• 제1중간숙주 : 물벼룩 • 제2중간숙주 : 담수어(송어, 연어, 숭어)
아니사키스충 (고래회충)	• 제1중간숙주 : 갑각류(크릴새우) • 제2중간숙주 : 바다생선(고등어, 갈치, 오징어 등) • 최종숙주 : 해양 포유류(고래, 물개 등)
요코카와흡충	• 제1중간숙주 : 다슬기 • 제2중간숙주 : 담수어(붕어, 은어 등)
유구악구충	• 제1중간숙주 : 물벼룩 • 제2중간숙주 : 미꾸라지, 가물치, 뱀장어 • 최종숙주 : 개, 고양이 등

(3) 육류로부터 감염되는 기생충 질환

유구조충 (갈고리촌충)	• 중간숙주 : 돼지 • 두부의 형태가 갈고리 모양을 하고 있음

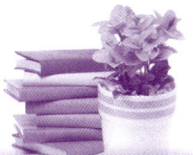

무구조충 (민촌충)	• 중간숙주 : 소 • 두부에 4개의 흡반이 있음
선모충	• 중간숙주 : 돼지 • 피낭이 들어 있는 돼지고기를 먹으면 소장에서 혈관으로 들어가 심장, 폐를 거쳐 혈액을 통해서 근육에 피포 기생

(4) 기타 기생충 질환

람블편모충	• 십이지장, 담낭에 기생 • 오염된 물이나 음식물을 통해 감염되며, 설사나 복통을 일으킴
이질아메바 (아메바성이질)	• 분변탈출, 경구침입 • 대장에 증식하지만 간, 뇌, 폐, 신장 등에도 농양을 형성함
톡소플라즈마 (견회충증)	• 중간숙주 : 포유동물(고양이, 돼지, 원숭이, 쥐, 토끼 등)과 조류(참새, 병아리 등) • 고양이의 분변에 오염된 음식물이나 돼지고기 생식에 의해 감염

In addition

기생충 질환 예방대책
- 손은 항상 깨끗이 씻는다.
- 야채류는 흐르는 물에 5회 이상 충분히 세척한다.
- 육류는 충분히 가열 · 조리하여 섭취한다.
- 분변을 완전히 처리하여 기생충란을 사멸 또는 배제시킨다.
- 정기적으로 변을 검사하여 조기에 구충한다. 이 경우 구충은 집단적으로 하는 것이 효과적이다.
- 감염성 충란 또는 유충으로 오염된 조리기구를 통한 다른 식품의 오염에 유의한다.

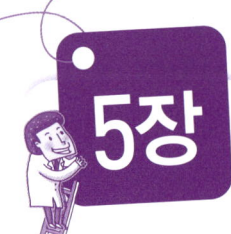

5장 식품첨가물

1 방부제(보존료)

(1) 의의

① 식품에 미생물이 번식하여 부패, 변질 등이 일어나는 것을 방지하는 화합물이다.

② 미생물의 수를 감소시켜 부패를 막는 살균료와 미생물의 증식을 억제함으로써 부패되는 시기를 지연시키는 보존료 등이 있다.

③ 주로 pH가 낮은 산성상태에서 효과가 증대된다.

(2) 종류

① 데히드로초산(DHA), 데히드로초산나트륨 : 치즈, 버터, 마아가린

② 소르빈산, 소르빈산칼륨 : 식육제품, 된장, 고추장, 케찹

③ 안식향산나트륨 : 과실 · 채소류 음료, 혼합음료

④ 프로피온산칼슘, 프로피온산나트륨 : 빵, 생과자

⑤ 파라옥시안식향산부틸, 파라옥시안식향산에틸, 파라옥시안식향산프로필, 파라옥시안식향산이소부틸, 파라옥시안식향산이소프로필 : 간장, 청량음료

2 산화방지제

(1) 의의

① 공기 중의 산소에 의한 식품의 변색, 퇴색을 방지할 목적으로 사용하는 첨가물이다.

② 수용성 : 색소의 산화방지에 이용

③ 지용성 : 유지 또는 유지를 함유하는 식품의 산화방지에 이용

(2) 종류

① 디부틸히드록시톨루엔(BHT), 부틸히드록시아니졸(BHA)

② 몰식자산프로필

③ 에리소르빈산, 에리소르빈산나트륨

④ L-아스코르빈산(비타민C), L-아스코르빈산나트륨, 아스코르빌 팔미테아트

⑤ DL-α-토코페롤(비타민E)

⑥ EDTA 칼슘2나트륨, EDTA 2나트륨

3 밀가루(소맥분) 개량제

(1) 의의

① 제분된 밀가루의 표백 및 숙성기간을 단축시키고 제빵효과 및 저해물질을 파괴시키며 살균 등을 하기 위해 사용하는 첨가물이다.

② 제빵효과의 저해물질을 파괴시켜 최종적으로 분질을 개량하는 목적으로만 사용해야 하며, 밀가루기준으로 적정량을 사용하는 것이 바람직하다.

(2) 종류

현재 사용이 허가되고 있는 것은 과산화벤조일(0.06g/kg 이하로 사용), 묽은 과산화벤조일(0.3g/kg 이하로 사용), 과황산암모늄(0.3g/kg 이하로 사용), 브롬산칼륨(브롬산으로서 0.03g/kg 이하에서 사용), 이산화염소(보통 0.03g/kg에서 사용) 등이다.

4 유화제(계면활성제)

(1) 의의

① 잘 혼합되지 않는 두 종류의 액체를 혼합하기 위해 유화상태를 지속하는 물질을 말한다.

② 체내에서는 지방과 물을 섞는 역할을 하고 거대한 지방구를 보다 작고 균질한 크기의 지방구로 세절시킨다.

③ 장내에서 담즙산은 지방의 표면장력을 낮추는 유화제 역할을 하며, 지방의 유화는 지방의 표면적을 증가시켜 지방분해효소의 작용을 촉진한다.

(2) 종류

글리세린 지방산 에스테르, 소르비탄 지방산 에스테르, 자당 지방산 에스테르, 프로필렌 글리콜지방산 에스테르, 대두인지질(대두레시틴), 폴리소르베이트20 등이다.

5 기타 첨가물

감미료	• 당질을 제외한 감미를 가지고 있는 화학적 제품 • 사카린나트륨, 글리실리친산2나트륨, 글리실리친산3나트륨, D−소르비톨, 아스파탐
강화제	• 식품에 영양소를 강화할 목적으로 사용되는 첨가물 • 비타민류, 필수아미노산, 칼슘 등 무기염류

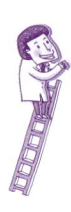

발색제	• 식품 중에 존재하는 유색물질과 결합하여 그 색을 안정화하거나 선명하게 또는 발색되게 하는 물질 • 아질산나트륨, 질산나트륨, 질산칼륨, 황산제1철(건조), 황산제1철(결정)
방충제	• 곡류의 저장 중에 해충의 침해를 방지하기 위해 사용함 • 피페로닐 부톡시드
산미료	• 식품을 가공 · 조리할 때 식품에 적합한 산미를 더하고 미각에 청량감과 상쾌한 자극을 주기 위해 사용되는 첨가물 • 초산, 빙초산, 구연산, 주석산, 푸말산, 사과산, 이산화탄소 등
살균제	• 미생물을 단시간 내에 사멸시키기 위해 사용하는 첨가물 • 차아염소산나트륨, 표백분, 고도표백분, 이염화이소시안나트륨
소포제	• 식품 제조과정 중에 많은 거품이 발생하여 지장을 주는 경우에 거품을 없애기 위하여 사용되는 첨가물 • 규소수지(실리콘수지)
용제	• 식품첨가물 사용 시 식품에 균일하게 혼합하기 위해 사용함 • 글리세린, 프로필렌글리콜
이형제	• 빵의 제조과정에서 빵 반죽을 빵틀로부터 분리할 때나 구울 때 달라붙지 않게 하고 모양을 그대로 유지하게 하기 위해 사용하는 것 • 유동파라핀
조미료	• 식품 본래의 맛을 돋구거나 기호에 맞게 조절하며 미각을 좋게 하는 첨가물 • 핵산계, 아미노산계, 유기산계
증점제	• 식품의 점착성, 유화안전성을 증가시키고 가공할 때 가열이나 보존 중의 경시변화에 관하여 점도를 유지하고 형체를 보존하는 데 도움을 주는 첨가물 • 폴리아크릴산나트륨, 알긴산나트륨, 메틸셀룰로오스
착색제	• 인공적으로 착색을 시켜 천연색을 보완, 미화하여 식품의 매력을 높이는 데 도움을 주는 첨가물 • 식용 타르색소, 알루미늄레이크, β-카로틴, 황산동
착향제	휘발성을 이용하여 후각을 자극함으로써 특유한 방향을 느끼게 하여 식욕을 증진시키는 첨가물
추출제	• 천연식품 등에서 유지를 추출하기 위해 사용하는 것으로 최종 제품 완성 전에 제거함 • n-핵산(식용유지를 제조할 때 유지를 추출하는 데 사용)
팽창제	• 빵이나 카스테라 등을 만들기 위해 밀가루를 부풀게 하여 조직을 향상시키고 적당한 형체를 갖추게 하기 위하여 사용되는 첨가물 • 명반, 소명반, 암모늄 명반, 염화암모늄 등
표백제	• 기존 색소를 파괴하여 그 식품이 완성되었을 때의 색을 아름답게 하기 위하여 사용하는 첨가물 • 메타 중 아황산칼륨, 무수아황산, 아황산나트륨(결정), 아황산나트륨(무수), 산성 아황산나트륨, 차아황산나트륨

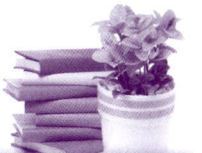

품질개량제	• 결착성을 높여서 씹을 때의 식감과 맛의 조화, 풍미를 향상시키기 위해 햄, 소시지 등의 식육연제품에 사용함 • 복합인산염
피막제	• 과채류의 선도를 장시간 유지하기 위해 표면에 피막을 만들어 호흡작용을 제한하고, 수분의 증발을 방지하기 위해 사용되는 첨가물 • 물포린지방산염, 초산비닐수지

In addition

식품첨가물의 안정성 평가

구분	내용
급성 독성시험	• 실험 대상 동물에게 실험 물질을 1회만 투여하여 단기간에 독성의 영향 및 급성 중독증상 등을 관찰하는 시험방법이다. • LD_{50}이란 실험 대상 동물 50%가 사망할 때의 투여량을 말한다. • LD_{50}의 수치가 낮을수록 독성이 강하다.
아급성 독성시험	실험 대상 동물 수명의 10분의 1정도의 기간에 걸쳐 치사량 이하의 여러 용량으로 연속 경구 투여하여 사망률 및 중독 증상을 관찰하는 시험방법이다.
만성 독성시험	• 식품첨가물의 독성 평가를 위해 가장 많이 사용되고 있다. • 시험 물질을 장기간 투여했을 때 일어나는 장애나 중독을 알아보는 시험이다. • 만성 중독시험을 식품첨가물이 실험 대상 동물에게 어떠한 영향도 주지 않는 최대의 투여량인 최대무작용량을 구하는 데 목적이 있다. • **최대무작용량**(MNEL; Maximum No Effect Level) : 최대무해용량(NOAEL)으로 실험동물에 시험물질을 장기간 투여했을 때 어떤 중독증상도 나타나지 않는 최대 용량 • **일일 섭취허용량**(ADI; Acceptable Daily Intake) : 사람이 일생 동안 매일 섭취하더라도 아무런 독성이 나타나지 않을 것으로 예상되는 1일 섭취허용량 $$ADI = 최대무작용량 \times 안전계수(1/100) \times 평균체중$$

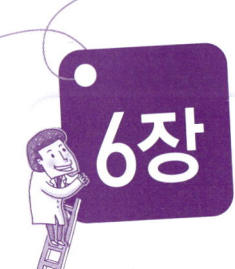

6장 GMO, HACCP, 방사선조사식품

1 GMO

(1) 유전자변형식품(GMO; Genetically Modified Organism)

① 생산량 증대나 유통 또는 가공을 위해 유전자를 조작 또는 재조합한 농산물이다.

② 교배를 통해 개량하는 육종과는 다르다.

③ 유용한 유전자를 취하여 그 유전자를 갖고 있지 않은 생물체에 삽입하여 유용한 성질을 나타나게 한 것이다.

④ 최초의 GMO는 토마토이며, 현재 GMO 농산물로는 콩, 옥수수, 면화, 유채 등이 있다.

⑤ 국내규정에 3% 이상 혼입이 되었을 경우 GMO 표시 대상물이다.

(2) 유전자변형생물체(LMO; Living Modified Organism)

① GMO보다 광의의 개념이다.

② 생물다양성협약(CBD) 회의에서 명명한 카르타헤나 의정서에서는 의도적으로 현대의 생명공학기술을 이용하여 얻어진 새로운 유전물질의 조합을 포함하고 있는 모든 살아있는 생물체로 정의한다.

 Tip

유전자총(입자총)

금 또는 텅스텐 등 금속미립자에 유용한 유전자를 코팅하고 고압가스의 힘으로 식물의 잎 절편 또는 세포 덩어리에 투입하여 유용 유전자가 물리적으로 식물 세포의 염색체에 접촉하도록 함으로써 직접 식물세포 내로 도입하는 방법이다.

---

2 HACCP

(1) 식품안전관리인증기준(HACCP; Hazard Analysis and Critical Control Point)

식품의 원재료 생산에서부터 제조 · 가공 · 보존 · 유통단계를 거쳐 최종 소비자가 섭취하기 전까지의 각 단계에서 발생할 우려가 있는 위해요소를 규명하고, 이를 중점적으로 관리하기 위한 중요관리점을 결정하여 자주적이며 체계적이고 효율적인 관리로 식품의 안전성을 확보하기 위한 과학적인 위생관리 체계를 말한다.

① **위해요소(Hazard)** : 인체의 건강을 해칠 우려가 있는 생물학적, 화학적 또는 물리적 인자나 조건

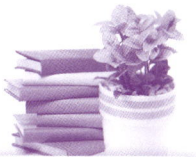

② **위해요소분석(Hazard Analysis)** : 식품·축산물 안전에 영향을 줄 수 있는 위해요소와 이를 유발할 수 있는 조건이 존재하는지의 여부를 판별하기 위하여 필요한 정보를 수집하고 평가하는 일련의 과정

③ **중요관리점(Critical Control Point)** : HACCP을 적용하여 식품의 위해요소를 예방·제어하거나 허용 수준 이하로 감소시켜 당해 식품의 안전성을 확보할 수 있는 중요한 단계·과정 또는 공정

④ **한계기준(Critical Limit)** : 중요관리점에서의 위해요소 관리가 허용 범위 이내로 충분히 이루어지고 있는지 여부를 판단할 수 있는 기준이나 기준치

⑤ **모니터링(Monitoring)** : 중요관리점에 설정된 한계기준을 적절히 관리하고 있는지 여부를 확인하기 위하여 수행하는 일련의 계획된 관찰이나 측정 행위

⑥ **개선조치(Corrective Action)** : 모니터링 결과 중요관리점의 한계기준을 이탈할 경우에 취하는 일련의 조치

⑦ **검증(Verification)** : HACCP 관리계획의 유효성과 실행 여부를 정기적으로 평가하는 일련의 활동

(2) HACCP 7원칙 12절차

① **HACCP팀 구성** : 업소 내에서 HACCP Plan 개발을 주도적으로 담당할 해썹팀을 구성

② **제품설명서 작성** : 제품명, 제품유형, 성상, 작성연월일, 성분 등 제품에 대한 전반적인 취급 내용이 기술되어 있는 설명서를 작성

③ **용도 확인** : 예측 가능한 사용방법과 범위, 그리고 제품에 포함될 잠재성을 가진 위해물질에 민감한 대상 소비자(어린이, 노인, 면역관련 환자 등)를 파악

④ **공정흐름도 작성** : 업소에서 직접 관리하는 원료의 입고에서부터 완제품의 출하까지 모든 공정단계들을 파악하여 공정흐름도 및 평면도를 작성

⑤ **공정흐름도 현장확인** : 작성된 공정흐름도 및 평면도가 현장과 일치하는지를 검정하는 것

⑥ **위해요소분석(원칙 1)** : 원료, 제조공정 등에 대하여 위해요소분석 실시 및 예방책을 명확히 함

⑦ **중요관리점(CCP) 결정(원칙 2)** : 중요관리점의 설정(안정성 확보단계, 공정결정, 동시통제)

⑧ **CCP 한계기준 설정(원칙 3)** : 위해허용한도의 설정

⑨ **CCP 모니터링체계 확립(원칙 4)** : CCP를 모니터링하는 방법을 수립하고 공정을 관리하기 위해 모니터링 결과를 이용하는 절차를 세움

⑩ **개선조치방법 수립(원칙 5)** : 모니터링 결과 설정된 한계기준에서 이탈되는 경우 시정조치 사항을 만듦

⑪ **검증절차 및 방법 수립(원칙 6)** : HACCP이 제대로 이행되고 있다는 사실을 검증할 수 있는 절차를 수립

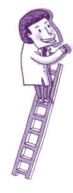
⑫ 문서화, 기록유지방법 설정(원칙 7) : 기록의 유지관리체계 수립

3 방사선조사 식품

(1) 방사선조사 식품

① 발아의 억제, 숙도 지연, 보존성 향상, 식중독균의 살균과 같은 유익한 현상을 일으키기 위해 어떤 종류의 방사선 에너지를 처리한다.

② 식품에 사용된 방사선은 열로 변하거나 통과해 잔류하지 않는다.

③ 한 번 조사처리한 식품은 다시 조사해서는 안 된다.

(2) 방사선조사의 장 · 단점

① 장점

- 검역관리에 매우 효과적임
- 대량처리가 가능하고, 냉살균이 가능함
- 침투성이 강해 밀봉된 식품에도 사용 가능
- 식품에 조사한 방사선이 열로 변하는 것을 사용한 저온살균법

② 단점 : 안정성 문제

(3) 조사하는 방사선

① 동위원소에서 방사되는 전리방사선을 식품에 조사하여 미생물을 살균한다.

② Co-60의 감마선(γ)을 이용한다.

③ 식품의 방사능 오염에 문제되는 핵종 : Cs-137, Sr-90, I-131

④ 살균력 · 투과력이 강한 순서 : γ선 > β선 > α선

⑤ 전리도가 강한 순서 : α선 > β선 > γ선

⑥ 방사선을 쬐는 동안 에너지를 흡수하는 정도를 나타내는 단위는 그레이(Gy)로, 국내는 10kGy(10,000Gy)까지 규정

In addition

방사성 물질 반감기

- **Xe-133** : 9시간
- **I-131** : 8일, 갑상샘 장애
- **Co-60** : 5.3년
- **Cs-137** : 30년, 생식세포 장애
- **Pu-239** : 24,300년

- **Rn-222** : 3.8일
- **Cs-134** : 2년
- **Sr-90** : 30년, 뼈에 침착하여 골수암이나 백혈병 유발
- **Ra-226** : 1,600년
- **U-238** : 45억년

5과목 식품위생학 [필기] SANITARIAN

정답 및 해설 543p

01 다음은 세계보건기구(WHO)에서 정의한 식품위생에 대한 설명이다. 빈칸에 들어갈 말로 옳은 것은?

> 식품위생이란 식품의 제조, 생산, 제조로부터 유통과정과 인간이 섭취하는 과정까지의 모든 단계에 걸쳐 식품의 (㉠), (㉡), 및 (㉢)을/를 확보하기 위한 모든 수단을 말한다.

① 위생성, 안전성, 보건성
② 위생성, 건전성, 안전성
③ 위생성, 보건성, 완전무결성
④ 안전성, 보건성, 완전무결성
⑤ 안전성, 건전성, 완전무결성

02 다음 중 화학적 보존방법은?

① CA저장법
② 탈수건조법
③ 냉동 · 냉장법
④ 자외선살균법
⑤ 수소이온농도(pH) 조절법

03 다음 중 저온살균법으로 적절한 것은?

① 45℃에서 30분간 가열하였다.
② 45℃에서 45분간 가열하였다.
③ 63℃에서 30분간 가열하였다.
④ 63℃에서 45분간 가열하였다.
⑤ 75℃에서 15분간 가열하였다.

04 다음 중 탄수화물, 지방이 미생물에 의해 변질되는 현상은?

① 부패
② 변패
③ 산패
④ 갈변
⑤ 발효

05 다음 중 식품의 유기성 위해물질은?

① 복어독
② 잔류농약
③ 벤조피렌
④ 식중녹균
⑤ 시구아테라독

06 부패의 판정방법 중 관능검사 항목에 해당되지 않는 것은?

① 색깔의 변화상태
② 냄새의 발생유무
③ 조직의 변화상태
④ 히스타민의 생성유무
⑤ 불쾌한 맛의 발생유무

07 식품 1g당 세균수가 얼마이면 부패로 판정하는가?

① 10^2 ② 10^4
③ 10^6 ④ 10^8
⑤ 10^{12}

08 다음 중 자외선살균에 대한 설명으로 틀린 것은?

① 취급이 용이하다.
② 균에 내성을 주지 않는다.
③ 물, 공기 소독에 유용하다.
④ 살균력이 강한 파장은 2,400~2,800Å이다.
⑤ 무균실, 수술실 및 제약실 등의 구조물 소독에 취약하다.

09 다음 중 비가열 살균법에 해당하는 것은?

① 자비소독법
② 화염멸균법
③ 건열멸균법
④ 방사선 살균법
⑤ 고압증기멸균법

10 다음 중 화학적 소독에 해당하는 것은?

① 소독약 ② 일광소독
③ 습열멸균 ④ 자외선멸균
⑤ 방사선멸균

11 다음 중 바실러스(Bacillus)속에 대한 설명으로 틀린 것은?

① 호기성 간균이다.
② 그람음성 구균이다.
③ 내열성 아포를 형성한다.
④ 전분 분해력이 강하다.
⑤ 식품 오염의 주역이다.

12 다음의 식품미생물 중 세균에 해당하는 것은?

① Mucor속
② Rhizopus속
③ Aspergillus속
④ Penicillium속
⑤ Clostridium속

13 다음 중 저온성 수중 세균으로 어패류의 부패와 관계있는 세균은?

① Proteus속
② Serratia속
③ Clostridium속
④ Escherichia속
⑤ Pseudomonas속

14 다음 중 간장, 된장 등에 사용되는 누룩을 만드는 곰팡이는?

① Aspergillus niger
② Aspergillus oryzae
③ Aspergillus flavus

④ Penicillium citrinium

⑤ Penicillium expansum

15 다음 중 알코올 발효기능이 우수하여 주류제조에 많이 이용되는 것은?

① Mucor속

② Rhizopus속

③ Aspergillus속

④ Penicillium속

⑤ Saccharomyces속

16 다음 중 독소형 식중독균이 아닌 것은?

① 웰치균

② 장구균

③ 살모넬라균

④ 포도상구균

⑤ 보툴리누스균

17 다음 중 3~5%의 식염에서 잘 발육하는 식중독균은?

① Enterococcus faecalis

② Clostridium botulinum

③ Staphylococcus aureus

④ Salmonella typhimurium

⑤ Vibrio parahaemolyticus

18 다음 중 통조림 부패와 가장 관계가 깊은 세균은?

① Staphylococcus aureus

② Clostridium botulinum

③ Vibrio parahaemolyticus

④ Enterococcus faecalis

⑤ Yersinia enterocolitica

19 다음 중 알레르기성 식중독을 일으키는 병원균은?

① Morganella morganii

② Campylobacter jejuni

③ Salmonella Arizona

④ Clostridium perfringens

⑤ Salmonella typhimurium

20 다음에서 설명하는 식중독균은?

- 원인균 : 균이 생성하는 장독소인 엔테로톡신(enterotoxin)
- 원인식품 : 우유 및 유제품 등
- 예방 : 화농성환자의 조리금지, 식품의 오염방지, 저온저장 등

① Campylobacter jejuni

② Salmonella enteritidis

③ Yersinia enterocolitica

④ Staphylococcus aureus

⑤ Vibrio parahaemolyticus

21 곰팡이 독소 중 신장독을 일으키는 것은?

① 파튤린(Patulin)

② 시트리닌(Citrinin)

③ 말토리진(Maltoryzine)

④ 루테오스카이린(Luteoskyrin)

⑤ 스테리그마토시스틴(Sterigmatocystin)

22 다음 중 복어독의 원인 독소는?

① 솔라닌(Solanine)

② 삭시톡신(Saxitoxin)

③ 무스카린(Muscarine)

④ 베네루핀(Venerupin)

⑤ 테트로도톡신(Tetrodotoxin)

23 다음 중 식품과 그 독소가 잘못 연결된 것은?

① 감자 – 테믈린(Temuline)

② 굴 – 베네루핀(Venerupin)

③ 홍합 – 삭시톡신(Saxitoxin)

④ 버섯 – 무스카린(Muscarine)

⑤ 독미나리 – 시큐톡신(Cicutoxin)

24 황변미 중독으로 인한 독소로 신경장애를 일으키는 것은?

① 아플라톡신(Aflatoxin)

② 에르고톡신(Ergotoxin)

③ 오크라톡신(Ochratoxin)

④ 이슬란디톡신(Islanditoxin)

⑤ 시트레오비리딘(Citreoviridin)

25 다음 중 유해성 착색료에 해당하는 것은?

① 붕산

② 롱갈리트

③ 아우라민

④ 포름알데히드

⑤ 시클라메이트

26 다음 중 바이러스성 경구감염병에 해당하는 것은?

① 폴리오   ② 파상열

③ 콜레라   ④ 장티푸스

⑤ 파라티푸스

27 다음의 증세를 보이는 경구감염병은?

> 청색증 유발, 쌀뜨물 같은 묽은 설사, 심한 구토, 탈수증, 체온하강 등

① 콜레라   ② 성홍열

③ A형간염   ④ 디프테리아

⑤ 파라티푸스

28 다음 중 Shigella dysenteriae를 원인균으로 하는 경구감염병은?

① 콜레라   ② 장티푸스

③ 파라티푸스   ④ 세균성이질

⑤ 유행성간염

29 다음 중 동물에게는 유산을 유발하고 사람에게는 열을 발생시키는 인수공통감염병은?

① Q열   ② 파상열
③ 야토병   ④ 돈단독
⑤ 리스테리아병

30 다음 중 탄저병(Anthrax)의 병원체에 해당하는 것은?

① Brucella suis
② Bacillus anthracis
③ Francisella tularensis
④ Erysipelothrix rhusiopathiae
⑤ Mycobacterium tuberculosis

31 다음 중 감염경로가 나머지와 다른 기생충은?

① 회충   ② 구충
③ 편충   ④ 동양모양선충
⑤ 광절열두조충

32 다음 중 덜 익힌 돼지고기를 섭취할 때 감염될 수 있는 기생충은?

① 선모충, 무구조충
② 선모충, 유구조충
③ 무구조충, 유구조충
④ 유구조충, 십이지장충
⑤ 무구조충, 톡소플라즈마

33 다음 중 간디스토마의 제1중간숙주와 제2중간숙주가 바르게 짝지어진 것은?

	제1중간숙주	제2중간숙주
①	물벼룩	붕어
②	다슬기	가재
③	다슬기	붕어
④	쇠우렁이	가재
⑤	쇠우렁이	붕어

34 다음 중 오징어, 고등어 등의 해산어류를 생식으로 섭취했을 때 감염될 수 있는 기생충은?

① 무구조충
② 유구조충
③ 유극악구충
④ 아니사키스충
⑤ 요코카와흡충

35 다음 중 십이지장이나 담낭에 기생하는 기생충은?

① 선모충
② 람블편모충
③ 광절열두조충
④ 톡소플라즈마
⑤ 동양모양선충

36 다음 중 미생물의 증식에 의해 일어나는 식품의 부패나 변질을 방지하기 위해 사용하는 식품첨가물은?

① 감미료　　② 보존료
③ 강화제　　④ 품질개량제
⑤ 산화방지제

37 다음 중 된장, 고추장, 케찹 등에 사용되는 방부제는?

① 소르빈산
② 안식향산나트륨
③ 프로피온산칼슘
④ 데히드로초산(DHA)
⑤ 파라옥시안식향산부틸

38 다음 중 산화방지제가 아닌 것은?

① 에리소르빈산
② 몰식자산프로필
③ 아스코르빌팔미테아트
④ 글리세린지방산에스테르
⑤ 디부틸히드록시톨루엔(BHT)

39 다음 설명에 해당하는 식품첨가물은?

> 빵의 제조과정에서 빵 반죽을 빵틀로부터 분리할 때나 구울 때 달라붙지 않게 하고 모양을 그대로 유지하게 하기 위해 사용하는 첨가물이다.

① 소명반
② 유동파라핀
③ 복합인산염
④ 소르빈산칼륨
⑤ 물포린지방산염

40 다음 중 육류발색제로 사용되는 식품첨가물은?

① 복합인산염
② 아황산칼륨
③ 염화암모늄
④ 아질산나트륨
⑤ 사카린나트륨

41 다음 중 식품의 기호성 향상을 위해 사용하는 식품첨가물은?

① 감미료　　② 유화제
③ 추출제　　④ 소포제
⑤ 증점제

42 식품첨가물로 사용되는 차아염소산나트륨의 작용은?

① 추출 작용　　② 산화 작용
③ 살균 작용　　④ 유화 작용
⑤ 발색 작용

43 다음 중 과일의 피막제로 사용하는 식품첨가물은?

① 글리세린
② 실리콘수지
③ 초산비닐수지
④ 아황산나트륨
⑤ 프로필렌글리콜

44 식품의 안전성을 평가하기 위해 최대무작용량을 결정하는 독성시험은?

① 최기형성시험
② 유전 독성시험
③ 급성 독성시험
④ 만성 독성시험
⑤ 아급성 독성시험

45 LD_{50}에 대한 다음 설명 중 옳은 것은?

① 만성 독성시험이다.
② 1일 섭취허용량(ADI)이다.
③ 수치가 높을수록 독성이 강하다.
④ 실험 대상 동물 50%가 사망할 때의 투여량이다.
⑤ 실험 대상 동물 50%가 중독효과를 나타내는 용량이다.

46 국내규정 상 GMO(유전자변형식품)가 몇 % 이상 혼입되었을 경우 GMO 표시 대상물인가?

① 3%　　　② 5%
③ 7%　　　④ 10%
⑤ 15%

47 다음에서 정의하고 있는 HACCP 용어는?

> HACCP을 적용하여 식품의 위해요소를 예방 · 제어하거나 허용 수준 이하로 감소시켜 당해 식품의 안전성을 확보할 수 있는 중요한 단계 · 과정 또는 공정

① 위해요소　　　② 모니터링
③ 개선조치　　　④ 한계기준
⑤ 중요관리점

48 다음 중 HACCP(식품안전관리인증기준)의 7원칙에 해당하지 않는 것은?

① 위해요소분석
② 공정흐름도 작성
③ 중요관리점(CCP) 결정
④ CCP 모니터링체계 확립
⑤ 문서화, 기록유지방법 설정

49 다음 중 식품의 살균처리에 사용되는 방사선 동위원소는?

① I−131　　　② Sr−90
③ Co−60　　　④ Cs−137
⑤ Rn−222

50 다음의 방사성물질 중 반감기가 가장 짧은 것은?

① I−131　　　② Sr−90
③ Co−60　　　④ Cs−134
⑤ Rn−222

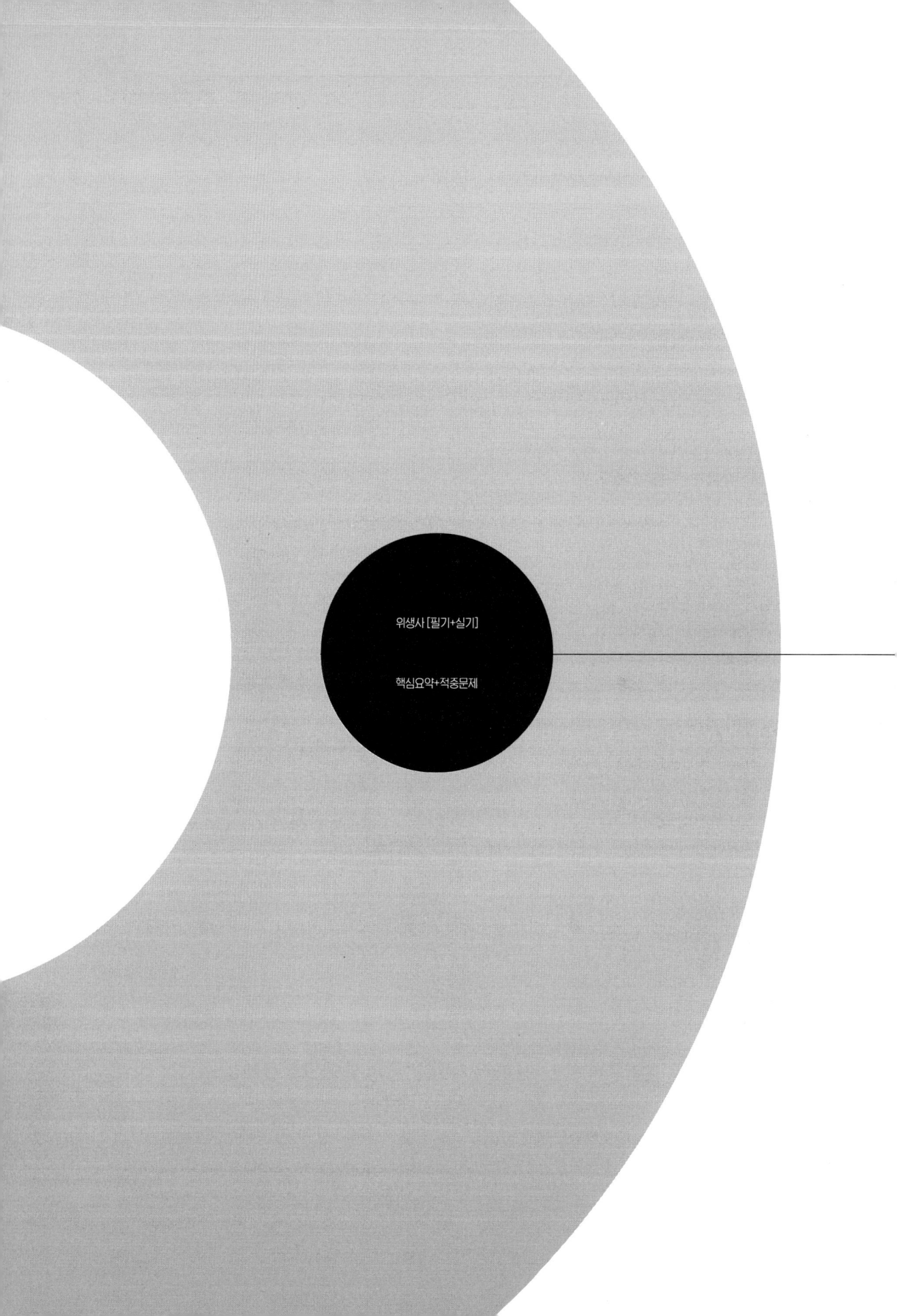

위생사 [필기+실기]

핵심요약+적중문제

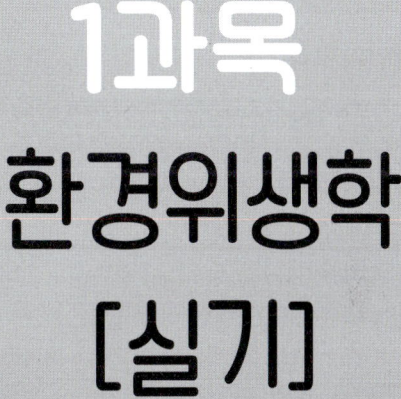

1과목

환경위생학

[실기]

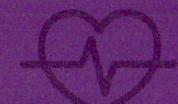

SANITARIAN

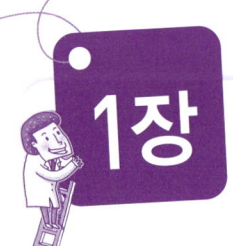

1장 환경측정

1 공기

(1) 공기의 구성요소

질소(78%), 산소(20%), 아르곤(0.9%), 탄산가스(0.3%), 기타

(2) 대기의 수직구조

① 대류권
- 지표면으로부터 약 11km고도까지에 걸쳐 위치하며 고도가 상승할수록 평균 6.5℃ 정도로 기온이 하강하여 대류권 상층부(계절별·위도별 차이는 있으나 평균 11km 고도)에서 약 −56℃(217K)의 기온을 나타낸다.
- 고도가 상승할수록 기온이 낮아지고 불안정한 대기층을 이루어 대류운동이 활발하게 일어나며, 기상현상이 나타나는 기층이다.

② 성층권
- 대류권 상층부로부터 약 50km 고도까지는 기온이 계속 상승하여 약 50km 고도에서 0℃(273K)의 기온을 나타내는 안정한 대기층으로 주로 분자 확산에 의해 기체의 이동이 이루어지는 층이다.
- 성층권 내에서 25~30km 부근에 오존이 밀집되어 있는 층을 오존층이라 한다.

③ 중간권
- 약 50~80km 고도에 위치하며, 대기권 전체에서 평소 기온이 가장 낮은 곳이다.
- 대류권에서처럼 대류현상이 일어나고, 높이 올라갈수록 기온이 내려가는 특징을 보인다.

④ 열권
- 대기권에서 가장 높은 부분을 차지하는 층으로, 지표면으로부터 85~500km의 고도에 있다.
- 태양에너지를 직접 흡수하기 때문에 높이 올라갈수록 기온이 급격히 높아져서 낮에는 약 1700℃나 되는 높은 온도에 이르며, 공기가 희박하므로 소량의 태양에너지가 와도 입자 하나하나가 받는 에너지가 많으므로 밤과 낮의 기온차가 현저하게 나타난다.

Tip 대기권의 구성과 특징

대기권은 높이에 따른 변화를 기준으로 대류권, 성층권, 중간권, 열권으로 나뉘며, 대류권에서는 기상현상, 성층권은 오존층에 의한 자외선의 흡수, 중간권은 대기권 중 가장 낮은 온도, 열권은 오로라 등의 특징이 나타난다.

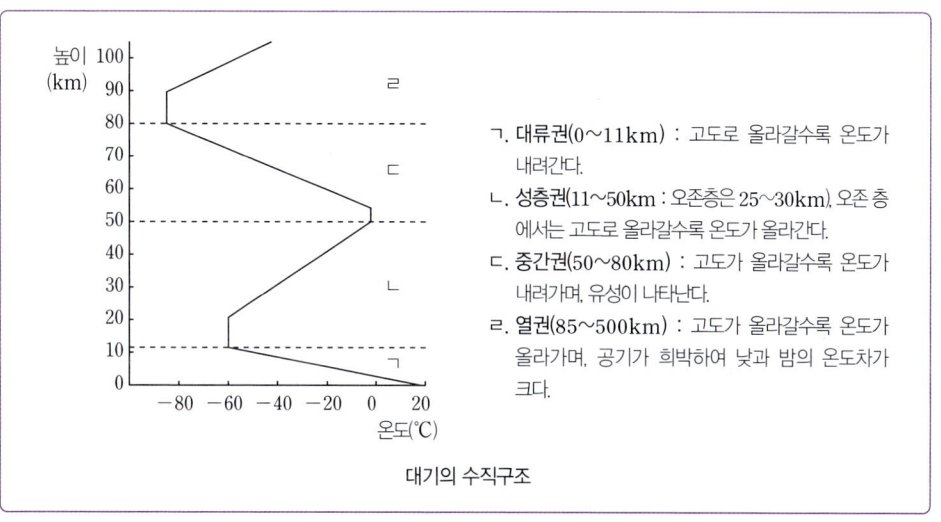

ㄱ. **대류권**(0~11km) : 고도로 올라갈수록 온도가 내려간다.

ㄴ. **성층권**(11~50km : 오존층은 25~30km), 오존 층에서는 고도로 올라갈수록 온도가 올라간다.

ㄷ. **중간권**(50~80km) : 고도가 올라갈수록 온도가 내려가며, 유성이 나타난다.

ㄹ. **열권**(85~500km) : 고도가 올라갈수록 온도가 올라가며, 공기가 희박하여 낮과 밤의 온도차가 크다.

대기의 수직구조

2 온열환경

(1) 기온

① 실외의 기온은 보통 지면으로부터 1.5m 높이의 백엽상에서 측정한 건구온도를 말한다.

② 실외의 기온측정은 복사열을 피하기 위해 백엽상을 이용하며 수은 온도계를 사용한다. 단, 이상 저온의 경우 알코올 온도계, 측정장소에 접근이 어려울 때에는 전기 온도계를 사용한다.

• **기온측정시간** : 수은 온도계는 2분, 알코올 온도계는 3분간 측정

• **적정온도** : 실내(18±2℃), 침실(15±1℃), 병실(21±2℃)

③ 일교차란 하루 중 최저온도(일출 30분 전)와 최고온도(오후 2시경)의 차이를 말한다.

• **온도차 크기** : 내륙 > 해안, 계곡분지 > 산림

• **측정기기**

백엽상	• 지면으로부터 1.5m에서 측정 • 일정한 장소의 기온 측정에 용이함 • 아스만 통풍 온습도계를 사용함
아스만 통풍 온습도계	• 기온과 기습을 동시에 측정 가능함 • 건구는 보통의 온도계이며, 습구는 온도계의 둥근 부분을 젖은 헝겊으로 싼 온도계를 말함
자기 온도계	• 바이메탈을 이용함 • 유동적으로 변화하는 온도를 자동으로 기록함

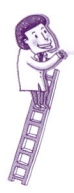

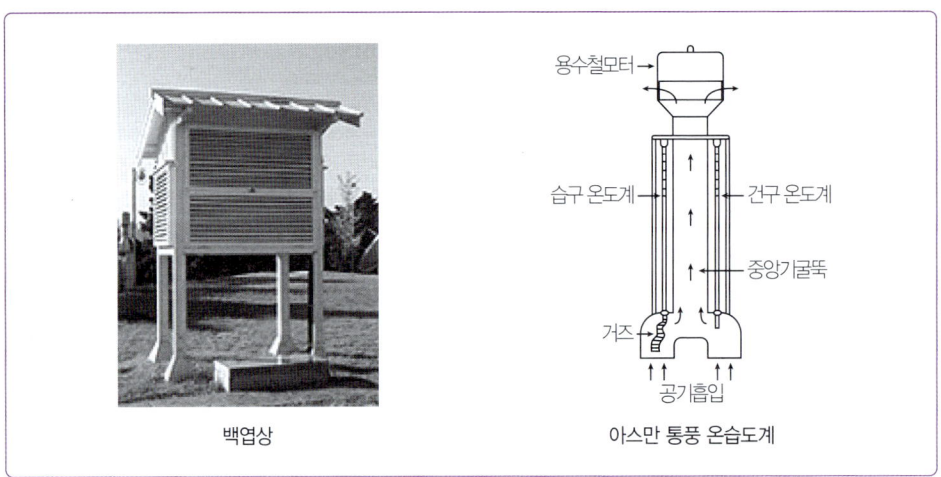

| 백엽상 | 아스만 통풍 온습도계 |

(2) 습도(기습)

① 공기 중에 포함되어 있는 수증기 양의 정도를 말한다.

② 측정기기

아스만 통풍 온습도계	습구의 거즈에 물을 떨어뜨려 적시고 흔들어 물을 뺀 다음 금속 덮개를 씌우고 팬이 4~5분 회전한 후 습구 눈금의 저하가 멈췄을 때 건구와 습구를 읽음
자기 습도계	모발의 신축을 이용한 습도계로서 습도를 자동적으로 기록함

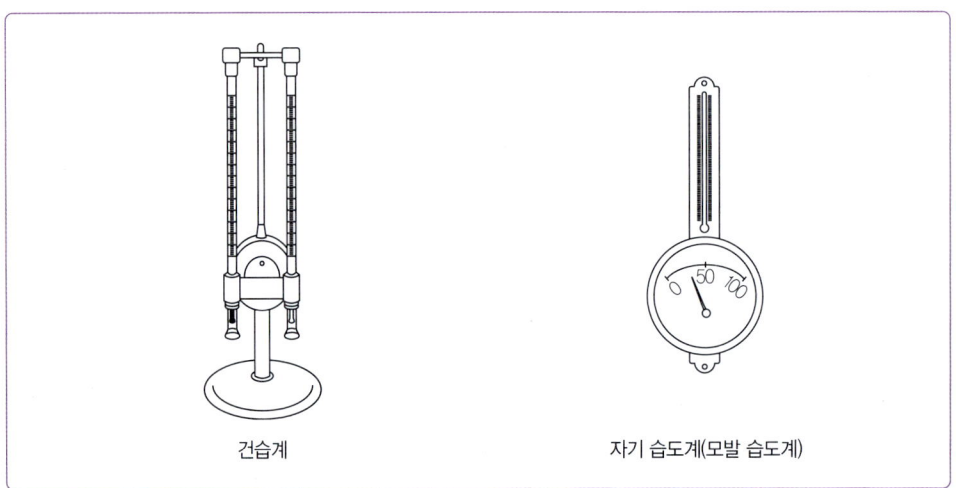

| 건습계 | 자기 습도계(모발 습도계) |

(3) 기류

① 공기의 흐름으로 기압의 차와 기온의 차이에 의해 형성된다.

② 기류의 구분 : 무풍(0.1m/sec), 불감기류(0.2~0.5m/sec), 쾌적기류(1m/sec)로 분류함

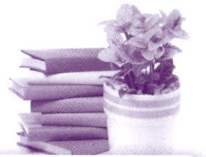

③ 측정기기

회전형 풍속계	• 기상관측용 풍속계로 바람에 의해 회전하는 회전수나 속도로 풍속을 구함 • 로빈슨형과 프로펠러형
풍차 풍속계	풍차의 회전수에 의해 측정하는 것으로 실외기류 측정, 작은 풍속에 주로 이용됨
카타 온도계	• 풍속이 약하고 풍향이 일정하지 않은 실내기류 측정에 이용됨 • 최상눈금 100°F, 최하눈금 95°F • 알코올이 100°F에서 95°F선까지 강하한 시간을 잰다.

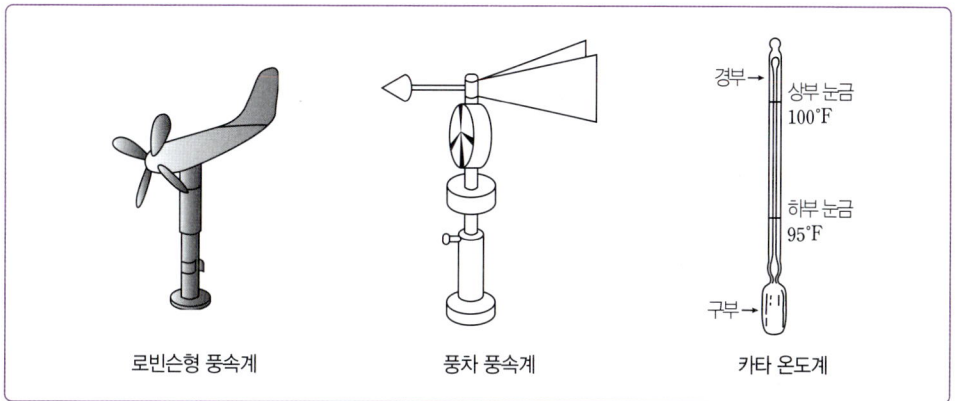

로빈슨형 풍속계   풍차 풍속계   카타 온도계

(4) 복사열

① 물체에서 방출하는 전자기파를 직접 물체가 흡수하여 열로 변했을 때의 에너지를 말한다.

② 대류나 전도현상을 거치지 않고 열이 직접 전달되었기 때문에 열의 전달이 순간적으로 일어난다.

③ 복사열은 발열체로부터 제곱에 비례하여 온도가 감소한다.

④ **측정기기** : 흑구 온도계(구분에 검게 칠한 동판으로 되어 있으며, 목적하는 위치에서 15~20분 간 방치한 후 눈금을 읽음)

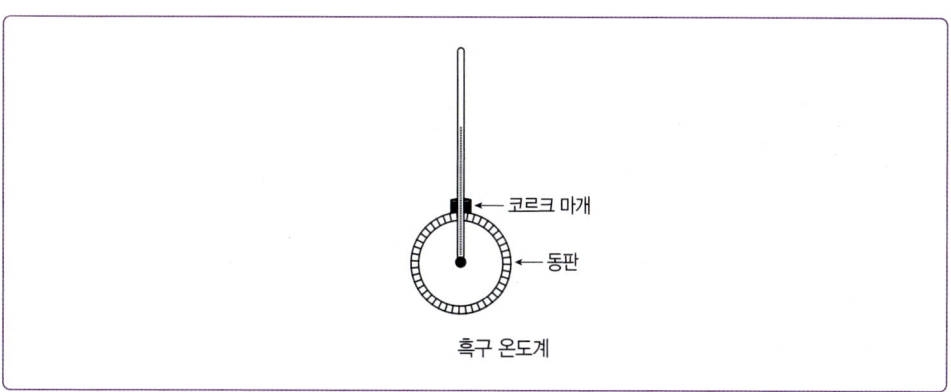

흑구 온도계

3 온열지수

(1) 쾌감대

① 기온, 습도, 풍속, 주위의 복사온도 등 4요소에서 2~4요소를 취할 때 그 조합에 따른 같은 체감 중에서 가장 쾌적하게 느껴지는 범위를 말한다.

② 쾌감대는 계절, 작업의 종류, 복장, 성별, 연령 등에 따라 다르고 개인에 따라 다르다.

- **쾌감온도와 쾌감습도** : 쾌감온도 $18 \pm 2℃$, 쾌감습도 $40~70\%$
- **계절별 쾌감온도** : 여름철 $64~79℉$ ($21.7℃$), 겨울철 $60~74℉$($19℃$)

(2) 감각온도

① 체감온도 또는 실효온도라고도 하며, 피복, 계절, 성별, 연령별, 기타 조건에 따라 변한다.

② 감각온도의 조건인자 : 온도, 습도(포화습도), 기류(무풍)

(3) 불쾌지수(DI : Discomfort Index)

① 의의 : 기온이나 습도, 풍속, 일사량 등이 인체에 주는 불쾌의 정도를 수량화한 지수로, 미국의 보스에 의해 고안되었다.

> 불쾌지수 = (건구온도 + 습구온도)℃ × 0.72 + 40.6
> 불쾌지수 = (건구온도 + 습구온도)℉ × 0.4 + 15

② 불쾌감을 느끼는 정도

불쾌지수	불쾌감 정도
70~75	10%의 사람이 불쾌감을 느낌
75~80	50% 정도의 사람이 불쾌감을 느낌
80 이상	대부분의 사람이 불쾌감을 느낌
85 이상	견딜 수 없는 상태임

(4) 온열평가지수(WBGT : Wet Bulb Globe Temperature)

① 열중증 예방지수의 대표적인 것으로 습구흑구온도지수라고도 한다.

② 열대지방에서의 고온장애를 예방하기 위해 고안된 것으로, 기온, 습도, 기류, 복사열 등을 고려하여 만든다.

태양이 있는 실외	$WBGT = 0.7NWB + 0.2GT + 0.1DB$
실내 또는 태양이 없는 실외	$WBGT = 0.7NWB + 0.3GT$

*NWB : 자연습구온도, GT : 흑구온도(복사온도), DB : 건구온도

(5) 기압

① 지표면상에서 대기의 무게를 나타내는 단위로서, 일반적으로 대기압이라 한다. 0℃의 수은
주 0.76m(760mmHg = 1.033kg/cm^2)에 상당하는 표준 상태에서의 압력을 1로 한 기
압(대기압)의 단위로서 단위 기호는 atm을 사용한다.

② 일반적으로 수은 기압계로 mmHg를 측정하고 mb로 환산하여 표시한다.

③ 1기압(단위)

101325파스칼(Pa)	1013.25헥토파스칼(hPa)	101.325킬로파스칼(kPa)
0.101325메가파스칼(MPa)	1013250dyne/cm^2	1013.25밀리바(mb)
1.01325바(bar)	1.033227kgf/cm^2	14.696프사이(psi)
760mmHg	29.92126inchHg	10332.2676mmH$_2$O
406.782188inchH$_2$O		

④ 측정기구 : 수은 기압계, 아네로이드 기압계, 자기 기압계

(6) 일광

① 자외선

· 범위 : 파장 2,000∼4,000Å(200∼400nm)

· 종류

UV−A **(320∼400nm)**	· 오존층에 흡수되지 않는다. · 파장영역이 0.32∼0.40μm에 해당하는 자외선으로, UV−B에 비하여 에너지량이 적지만 피부를 그을릴 수 있다. · 피부를 벌겋게 만들 뿐 아니라 피부 면역 체계에 작용하여 피부 노화에 따른 장기적 피부 손상을 일으킬 수 있다.
UV−B **(280∼320nm)**	· 대부분은 오존층에 흡수되지만, 일부는 지표면에 극소량 도달한다. · 파장영역이 0.28∼0.32μm에 해당하는 자외선이다. · 동물체의 피부를 태우고 피부 조직을 뚫고 들어가며 때로는 피부암을 일으키는데, 피부암 발생의 원인은 대부분 태양광선의 노출 및 UV−B와 관련이 있다. · 피부에서 프로비타민 D를 활성화시켜 인체에 필수적인 비타민 D로 전환시킨다.
UV−C **(100∼280nm)**	· 오존층에 완전히 흡수된다. · 파장영역이 0.20∼0.29μm에 해당하는 자외선으로, 염색체 변이를 일으키고 단세포 유기물을 죽이며, 눈의 각막을 해치는 등 생명체에 해로운 영향을 미친다. · 알려진 이 범위의 자외선은 성층권의 오존에 의해 거의 모두 흡수된다.

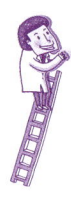

② 가시광선

- 범위 : 파장 4,000~7,800Å(대체로 380~780nm)
- 가시광선 내에서는 파장에 따른 성질의 변화가 각각의 색깔로 나타나며 빨간색으로부터 보라색으로 갈수록 파장이 짧아진다.

③ 적외선(온실효과를 유발하는 열선)

- 범위 : 파장 7,800~30,000Å(780~3,000nm)
- 가시광선이나 자외선에 비해 강한 열작용을 가지고 있는 것이 특징이며, 이 때문에 열선이라고도 한다. 태양이나 발열체로부터 공간으로 전달되는 복사열은 주로 적외선에 의한 것이다.

(7) 조도 등

① 조도 : 단위면적에 투사하는 광속의 밀도를 말하며, 단위는 룩스(Lux)이다.

② 광도 : 초당 특정방향으로 방사되는 빛의 강도이며, 단위는 칸델라(cd)이다.

③ 휘도 : 표면의 단위면적당 특정방향으로 방출되는 광도에 관한 개념으로 발광체의 표면밝기를 나타내며, 단위는 칸델라(cd)이다.

④ 광속 : 광원에 의해 초당 방출되는 빛의 전체 양을 말하며, 단위는 루멘(lm)이다.

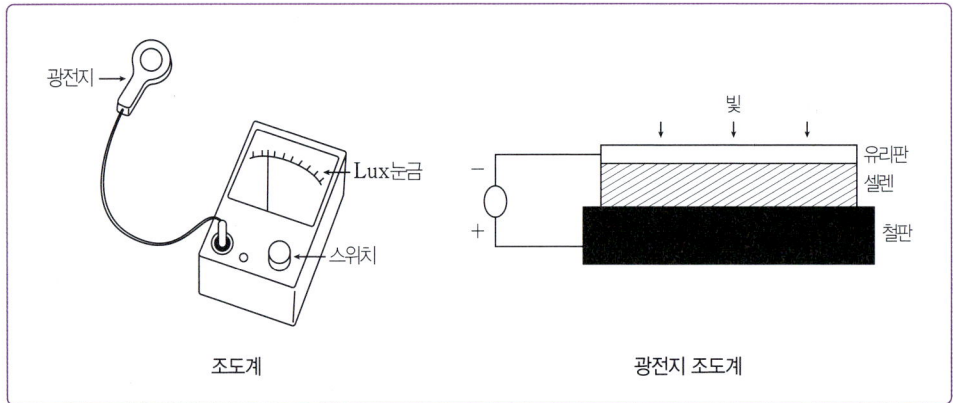

조도계   광전지 조도계

(8) 환기

① 오염된 실내의 공기를 외부의 신선한 공기와 바꾸어 인체에 유해한 작용을 방지하는 역할을 한다.

② 환기에는 실내외 온도차 또는 풍력에 의한 자연환기, 환풍기를 사용해 실내에 신선한 공기를 받아들이는 기계환기가 있다.

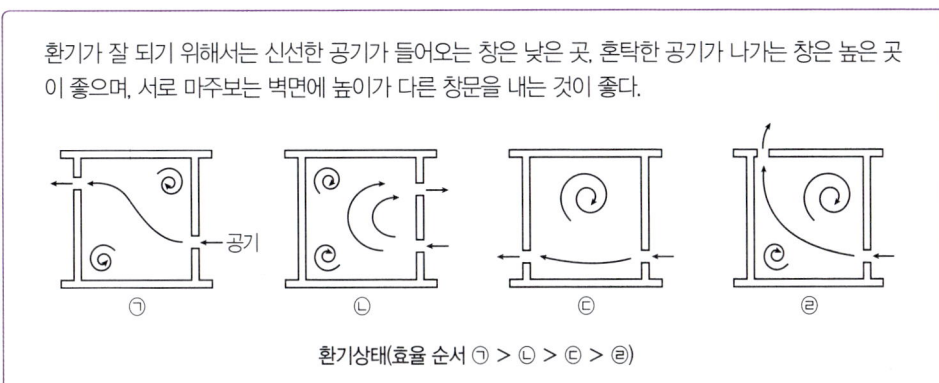

환기가 잘 되기 위해서는 신선한 공기가 들어오는 창은 낮은 곳, 혼탁한 공기가 나가는 창은 높은 곳이 좋으며, 서로 마주보는 벽면에 높이가 다른 창문을 내는 것이 좋다.

ㄱ   ㄴ   ㄷ   ㄹ

환기상태(효율 순서 ㄱ > ㄴ > ㄷ > ㄹ)

(9) 주택의 조명

① **창호의 방향** : 남향

② **창호의 위치** : 세로로 된 높은 창이 좋음

③ **창호의 바닥면적** : 바닥면적의 1/5~1/7 이상

④ **창호의 각도** : 개각(가시각)은 4~5°, 입사각(양각)은 27~28° 이상이 좋음

⑤ **거실의 안쪽길이** : 바닥에서 창틀 윗부분의 1.5배 이하가 좋음

⑥ **일조시간** : 6시간 정도가 양호

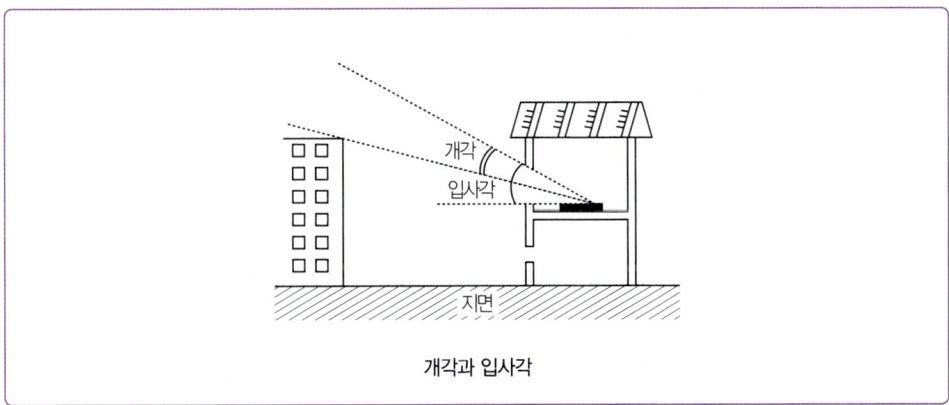

개각과 입사각

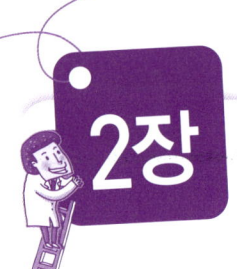

2장 대기오염

1 대기오염물질

(1) 1차 오염물질

① 각종 오염물질 발생원으로부터 직접 대기로 방출되는 오염물질

② 아침과 저녁, 밤에는 대기 중의 농도가 증가하고 낮에는 감소(오전 9시경 증가, 12시경 감소, 오후 6시경 다시 증가)한다.

③ CO, CO_2, H_2, HC, H_2S, HCl, NH_3, Pb, Zn, Hg, SiO_2. 중금속산화물 등

(2) 2차 오염물질

① 오염물질 발생원에서 배출된 1차 오염물질 간 또는 1차 오염물질과 대기 중의 다른 물질이 반응하여 생성된 물질

② 2차 오염물질은 외부의 광합성도, 반응물질의 농도, 지형, 습도 등에 영향을 받는다.

③ 태양광선(자외선)이 있는 낮에 대기 중의 농도는 증가(12시경 증가, 오후 2시경이 가장 높고 오후 4시경 감소)한다.

④ O_3, PAN, NOCl, H_2O_2, PBN 등

2 광화학반응

(1) 의의

① 물질이 빛을 흡수하고 그 빛에 의해 일어나는 화학적 반응을 말한다.

② 열에 의한 화학반응과 마찬가지로 합성, 분해, 중합, 이성질체화 반응이 일어나며, 광화학 스모그는 자동차 등으로부터 대기 중에 배출되는 탄화수소와 질소산화물이 태양광선을 받아 반응한 결과로 생긴다.

③ 광화학반응 생성물질

$$NOx,\ HC(올레핀계\ 탄화수소),\ 유기물 \xrightarrow{\text{자외선}} O_3,\ PAN,\ H_2O_2,\ NOCl,\ HCHO,\ PBN,\ 아크롤레인\ 등$$

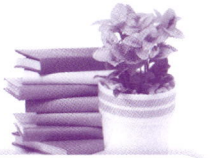

(2) 이산화질소(NO_2)의 광분해 사이클

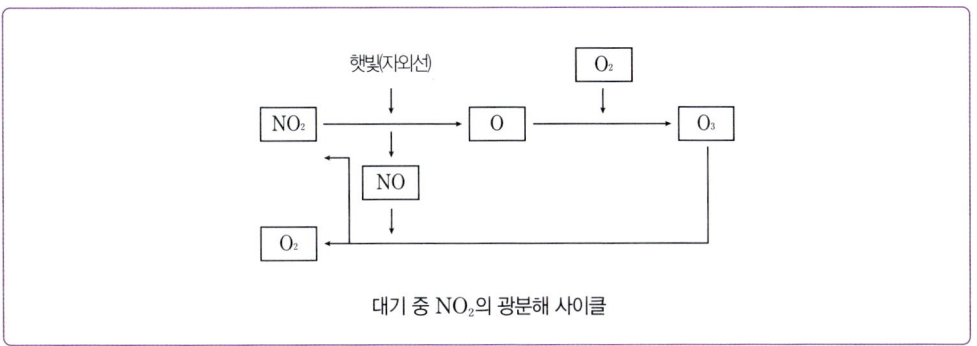

대기 중 NO_2의 광분해 사이클

3 오염물질의 확산

(1) 오염물질의 이동요인

인간의 활동, 지리적 조건, 기상조건(바람)

(2) 바람

① 공기의 수평방향 움직임을 바람이라 하고, 수직방향 움직임을 대류라고 한다.

② 풍향은 바람이 불어오는 방향을 말하고, 풍속은 바람의 속도를 말한다.

③ 바람을 불게 하는 원동력 : 기압경도력, 전향력(코리올리의 힘), 마찰력, 중력

④ 바람의 종류

  • **해륙풍** : 해안지방에서 바다와 육지의 기온차로 인해 낮과 밤에 방향이 바뀌어 부는 바람으로, 해풍은 낮에 바다에서 육지로 부는 바람을 말하고, 육풍은 밤에 육지에서 바다로 부는 바람을 말한다.

  • **산곡풍** : 산악지대에서 볼 수 있는 국지풍의 일종으로, 곡풍은 낮에 산 아래 저지대에서 산 정상으로 부는 바람을 말하고, 산풍은 밤에 산 정상에서 산 아래 저지대로 부는 바람을 말한다.

  • **전원풍** : 열섬효과로 인해 도시의 중심부에서 발생한 상승기류가 교외에서 도시로 부는 바람을 말한다.

  • **높새바람(푄풍)** : 습윤한 바람이라도 일단 산을 넘으면 온도가 상승하고 고온 건조해지는 현상으로 우리나라에서는 영동지방의 습윤한 바람이 태백산맥을 넘어 영서지방으로 부는 북동풍을 말한다.

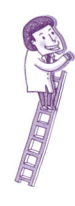

(3) 기온역전

① 정상적인 경우 지표상의 온도는 지표면이 가장 높고 상공으로 올라갈수록 낮아지고, 기류의 이동은 온도가 높은 곳에서 낮은 곳으로 이루어진다. 때문에 지표면에서 발생한 대기오염물질은 기류의 이동으로 대기권으로 확산되는데 지역적 특성이나 밤과 낮의 특성 등이 어우러져 가끔 어느 지역에서는 기온이 역전되는 현상이 발생하게 된다.

② 지표면의 기온이 지표면 상층부보다 낮은 경우를 말하며, 주로 분지지역에서 잘 나타난다.

③ 기온역전현상이 발생하면 대기오염물질의 확산이 잘 이루어지지 못하므로 대기오염의 피해가 가중된다.

④ 기온역전의 종류

복사역전	• 접지역전이라고도 하는 것으로 복사냉각이 심하게 일어나는 경우에 발생 • 지표면의 공기가 상공의 공기에 비해 더 기온이 낮아져 발생하는 역전
침강역전	• 고기압 중심부분에서 기층이 서서히 침강하면서 기온이 상승되는 경우에 발생 • 대기오염물질이 수직으로 확산되는 것을 방해함

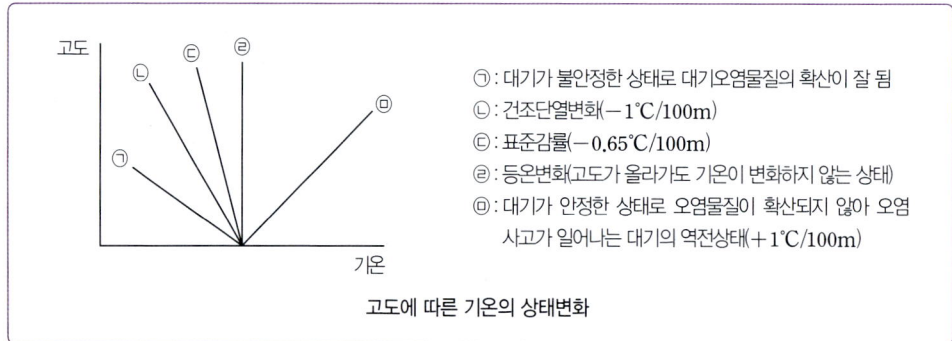

- ㉠ : 대기가 불안정한 상태로 대기오염물질의 확산이 잘 됨
- ㉡ : 건조단열변화($-1℃/100m$)
- ㉢ : 표준감률($-0.65℃/100m$)
- ㉣ : 등온변화(고도가 올라가도 기온이 변화하지 않는 상태)
- ㉤ : 대기가 안정한 상태로 오염물질이 확산되지 않아 오염사고가 일어나는 대기의 역전상태($+1℃/100m$)

고도에 따른 기온의 상태변화

(4) 대기안정도와 플룸(Plume)

① 굴뚝에서 연속적으로 배출되는 연기의 행렬(모양)을 말한다.

② 플룸의 유형

유형	모양	특징
환상형 (파상형)		• 대기의 상태는 절대 불안정 • 맑은 날 오후나 풍속이 매우 강할 때 발생함 • 풍하측 지면에 심한 오염(지표농도 최대)
원추형		• 대기의 상태는 중립 • 가우시안 분포 형성

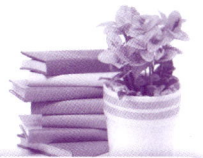

부채형		• 대기의 상태는 안정적임 • 역전층 내에서 잘 발생함 • 오염농도의 추정이 곤란함
상승형 (지붕형)		• 처마형이라고도 함 • 하층 방향으로 혼합이 안 되는 경우에 발생
훈증형 (끌림형)		• 대기의 상태는 하층이 불안정 • 오염물질이 지면에까지 영향을 줌 • 지표부근의 오염이 심함
함정형 (구속형)		침강역전과 복사역전이 있는 경우 양 역전층 사이에서 발생

4 온실효과

(1) 의의

① 대기 중의 수증기와 이산화탄소 등이 온실의 유리처럼 작용하여 지구 표면의 온도를 높게 유지하는 효과를 말한다.

② 대기는 태양에서 복사되는 단파장을 거의 통과시켜 지표면까지 도달하게 하지만 지표면에서 방출되는 복사는 파장이 길기 때문에 대기 중의 수증기ㆍ이산화탄소ㆍ오존 등에 대부분 흡수되거나, 다시 지표면으로 방출된다. 이 결과 지표면과 하층대기는 온도의 상승이 있게 된다.

(2) 온실가스 유발물질

이산화탄소, 메탄, 아산화질소, 수소불화탄소, 과불화탄소, 육불화황, 프레온가스(CFC)

(3) 온실효과의 피해

① 해수면의 상승 : 지구의 기온이 상승하면 남극이나 북극 등에 있는 얼음이나 만년설이 녹아 해수면이 상승하게 된다.

② 생태계의 구조 변화 : 식물은 빠른 기후 변화에 적응하기 어려울 것이고, 그에 따라 식물 종이 변하면 식물을 먹이로 하는 동물도 변하여 생태계의 평형이 깨지게 된다.

③ 기후 변화 : 온실효과에 의해 기후가 급변하여 가뭄과 홍수의 빈발, 태풍의 위력 강화 등이 예상된다. 온실가스가 증가하여 온실효과가 더욱 진전되면 대륙의 내륙지방은 더욱 건조해지고, 해안지대는 더욱 많은 비가 오게 된다. 또한 추운 계절은 짧아지고 따뜻한 계절은 길어진다.

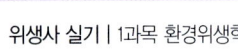

5 열섬현상

(1) 열섬현상의 의의

① 도시의 중심부가 시골(전원지역)보다 기온이 높게 나타나 고온지역(열섬)이 형성되는 것을 말한다.

② 도시지역 내의 인공 열이나 대기오염 등으로 인해 열방출량은 많으나 외부로 확산이 잘 안되기 때문에 도시지역의 온도가 시골(전원지역)보다 2~5℃ 정도 높게 나타난다.

③ 하늘이 맑고 바람이 약할 때 주로 발생하며, 낮보다는 밤에 주로 발생하고, 계절적으로는 기온차가 심한 여름에서 초가을 사이에 많이 발생한다.

(2) 열섬현상의 인자

① 도시는 시골(전원지역)에 비해 건축물, 포장도로가 많아 열 보전능력이 크고, CO_2가 많으며 연료소비에 따른 인공열이 많다.

② 도시는 시골에 비해 물 증발에 의한 열 소비가 적고 바람이 적다.

6 대기오염 방지기술

(1) 먼지

① 모래보다 작은 입자의 고체물질을 말하는 것으로, 공중에 부유하며, 바람에 의해 운반되어 지표면에 퇴적된다.

② 입자의 크기는 집진장치의 성능 및 설계의 중요변수로 작용하는데 입경이 작은 먼지는 집진이 어렵고 설비비용이 많이 든다.

(2) 집진장치

① 대기오염 방지시설 중 먼지를 포함하는 가스 중의 입자를 분리·포집하는 장치로서 집진원리에 따라 중력·원심력·세정 집진장치 등으로 나뉜다.

② 집진장치 설치 시 배출가스의 특성과 요구되는 집진율, 입경 및 입경 분포, 입자의 밀도 및 비중 등의 여러 가지 설계요인들을 검토한 후 가장 적합한 집진장치를 선정해야 한다.

③ 집진장치의 종류
- **중력집진장치** : 함진 기체를 침강실이라고 하는 공실 속에 이끌고 기체의 속도를 급격하게 저하시켜 기류 속의 분진을 중력작용으로 침강, 포집하는 장치
- **관성력집진장치** : 함진 가스 기류에 충돌이나 반전 등의 급격한 방향 전환을 향해 매진 입자에서 생기는 관성력과 원심력으로 가스와 입자를 분리하여 집진하는 장치

- **원심력집진장치** : 함진 가스에 선회 운동을 주어 원심력으로 분진을 벽면에 충돌시켜 포집하는 장치로, 접선유입식 사이클론, 축류식 사이클론, 멀티 사이클론, 블로다운식 사이클론이 있음

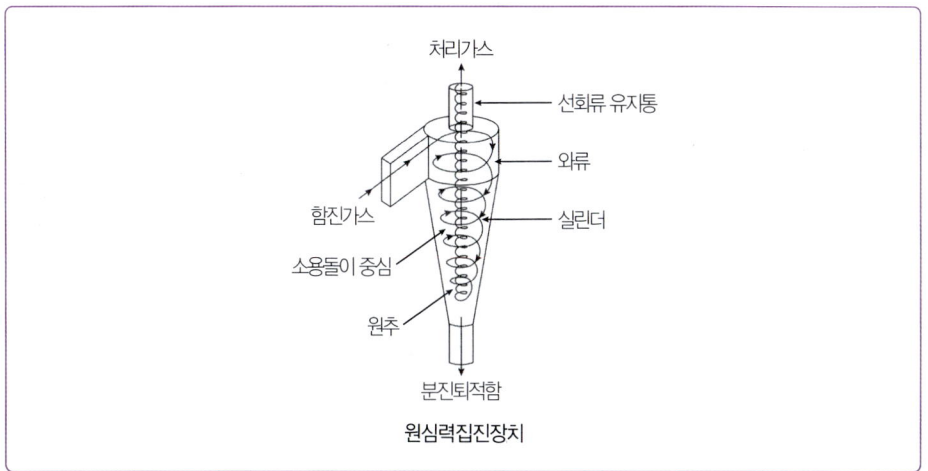

원심력집진장치

- **여과집진장치** : 여과재 속에 함진 가스를 통하게 하여 입자를 분리·포집하는 장치로서, 내면 여과식과 표면 여과식이 있음
- **전기집진장치** : 중성입자를 음이온화 시켜 플러스인 집진극 위에 부착시켜 제거하는 방법
- **세정집진장치** : 습식집진장치의 일종으로, 공기와 가스 속의 분진에 물을 분사해 닦아 흐르게 하는 장치를 말한다. 물방울, 수막, 기포 등을 다량으로 형성하여 분진 입자의 확산, 충돌, 응집작용으로 집진율을 향상시킨다. 유수식, 가압수식, 회전식 등이 있음
- **음파집진장치** : 음파를 이용해 함진 가스 속에 부유하는 매진 입자를 공진시키고, 상호 충돌로 응집조대화하여 사이클론 능의 집진장지로 포집하는 장지로, 십신 입자가 인화성, 폭발성의 성질을 갖고 있으며 전기적 중성 입자를 포함하는 경우에 적용함

 집진장치의 사용

입자가 크고 많은 먼지의 집진에는 중력·관성력·원심력집진장치를 사용하며, 1마이크로미터 전후의 미세한 입자의 먼지에는 고성능 전기·여과·세정집진장치를 사용한다.

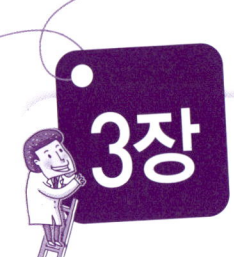

3장 수질오염

1 호수 · 저수지 등의 수질관리

(1) 성층현상

① 저수지나 호수에서 물이 수심에 따른 온도변화로 인해 발생되는 물의 밀도차에 의해서 여러 개의 층으로 분리되는 현상을 말한다.

② 순환대(표수층), 변천대(수온약층), 정체대(심수층)로 이루어지며, 기온이 상승함에 따라 물의 수직운동이 없어 열밀도층 구분이 사라지고 성층현상이 심화된다.

순환대 (표수층)	공기 중의 산소가 재포기 또는 광합성 작용으로 DO농도가 높아 호기성 상태 유지
변천대 (수온약층)	• 표수층과 심수층의 중간지역으로 수온변화가 큼 • 통상 수심 1m당 1℃ 이상의 수온차를 나타냄
정체대 (심수층)	• DO가 부족하거나 전혀 없는 혐기성 상태 • 유기물 침강 또는 죽은 조류의 분해작용

③ 주로 온도변화가 적은 여름철과 겨울철에 많이 발생하며, 특히 여름철이 뚜렷하다.

④ 저수지에서 수질이 가장 좋은 곳은 보통 수심의 윗부분이다.

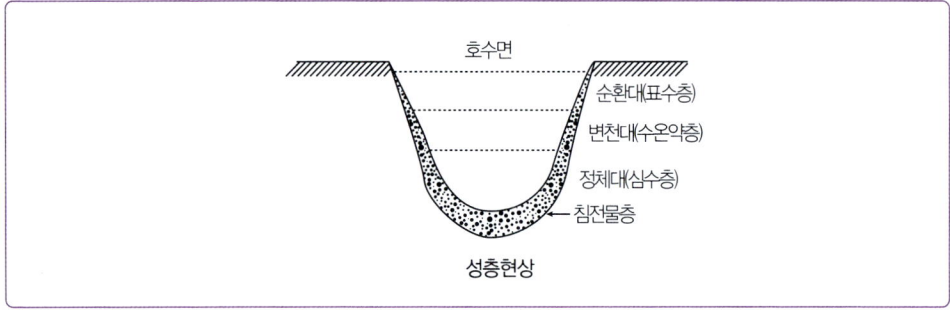

(2) 전도현상

① 성층화된 수밀도층은 봄이 되면 얼음이 녹으면서 표수층의 수온이 높아지며, 수면의 온도가 4℃에 이르면 표수층의 밀도가 심수층의 밀도보다 커져 무거운 표층수가 심층수로 이동하게 된다. 이처럼 수체의 수직적인 혼합이 일어나는 현상을 말한다.

② 봄 · 가을철에 주로 발생하며, 전도현상으로 인해 심층의 영양염류가 풍부한 물이 표수층으로 이동됨에 따라 표수층의 녹조현상을 야기한다.

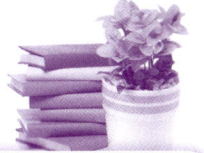

③ 호소의 자정작용은 있으되 하부오염물질의 상승으로 호소수질이 나빠져 물이 급수원에 이용될 경우 상수취수에 악영향을 끼친다.

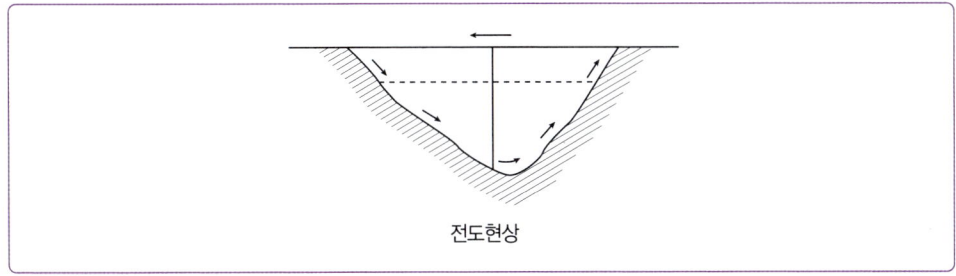

전도현상

2 하 · 폐수처리방법

(1) 물리적 처리방법

① 스크린 : 스크린(망)에서 수중에 함유되어 있는 크고 가벼운 부유물질 제거(비닐, 종이, 나뭇잎 등)

② 침사지 : 비중이 큰 물질 즉 자갈, 모래, 금속부품 등을 제거

③ 침전지 : 중력을 이용하여 큰 부유물질을 침전시킴(스토크스의 법칙이 적용됨)

(2) 화학적 처리방법

① 화학적 침전에 의한 미세한 현탁물질 및 COD 제거, 생물학적 처리를 위한 pH 조절, CN의 산화처리, 6가 크롬의 환원처리, N 및 P의 제거, 소독, 경도 제거 등의 처리를 말함

② 응집 : 화학약품을 첨가하여 전기저 중하에 의해 반발력을 감소시키고 입자를 충돌시켜 입자끼리 뭉치게 하여 침전시키는 방법

(3) 생물학적 처리방법

① 미생물을 이용하여 제거하는 방법으로 도시하수의 2차처리, 유기물을 많이 함유한 폐수처리, 슬러지 처리 등에 이용된다.

② 미생물 분류 : 증식온도에 따라 저온균, 중온균, 고온균으로 구분되고 산소존재 여부에 따라 호기성균, 혐기성균, 임의성균으로 구분한다.

③ 호기성 분해 : 활성오니법, 살수여상법, 산화지법, 회전원판법

④ 혐기성 분해 : 혐기성 소화, 임호프탱크, 부패조

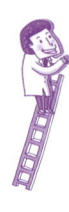

3 분뇨처리방법(정화조의 구조)

(1) 부패조

① 단독으로 하거나 다른 처리방법과 조합해서 오수를 처리하는 탱크로, 부유물은 스컴이 되고 고형물은 침전되어 슬러지가 된다.

② 오수 중에 포함되어 있는 부유물을 침전, 분리한 다음 침전된 오물은 탱크의 바닥에 모아 놓았다가 혐기성 분해시킨다.

(2) 예비여과조

① 오수정화장치에서 부패작용에 의해 액화한 오수에서 부유 고형물을 제거하기 위한 여과탱크이다.

② 돌을 쌓아 올린 쇄석층으로, 밑으로부터 흘러 들어온 오수를 돌틈에 통과시켜 부유물을 제거한다.

(3) 산화조

① 부패조에서 나온 오수를 여과재 속에 통과시켜 정화작용을 하는 탱크를 말한다.

② 여과재는 부순돌(쇄석) 등을 이용해 공기의 유통을 좋게 한다.

(4) 소독조

① 분뇨 정화조 또는 하수처리장 최종 처리 단계에서 사용하는 탱크로 처리수에 염소를 섞어 살균작용을 한다.

② 탱크 상부에 설치되어 있는 약액 탱크에서 차아염소산 소다 등의 수용액을 처리수에 떨어뜨리고 살균 소독하여 유출구를 통해 하수나 하천으로 방류한다.

 정화조의 구조와 정화처리순서
오수유입 → 부패조 → 예비여과조 → 산화조 → 소독조 → 방류

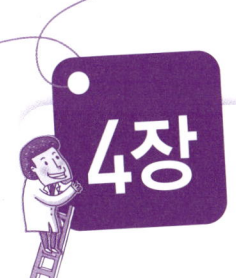

4장 폐기물·소음 및 진동

1 폐기물

(1) 의의

① 폐기물이란 쓰레기·연소재·오니·폐유·폐산·폐알칼리·동물의 사체 등으로서 사람의 생활이나 사업활동에 필요하지 않게 된 물질을 말한다.

② 폐기물처리시설은 중간처리와 최종처리로 구분한다.

③ 폐기물처리는 발생원 → 쓰레기통 → 수거(손수레) → 적환장 → 차량 → 최종처리(매립) 순으로 이루어진다.

(2) 매립방법

① 위생매립이란 쓰레기를 2.4m 정도의 일정한 높이로 쌓아 다진 후 그 위에 15~30cm 두께로 흙을 덮는 매립방법으로 지하수 및 토양오염 방지를 위하여 쓰레기 썩는 물을 모아서 처리하는 시설과 쓰레기가 썩을 때 생기는 메탄가스 등 각종 매립가스를 모아서 처리하는 가스처리시설 등 환경오염 방지시설을 갖추어 매립 후 토지활용이 가능하도록 하는 방법이다.

② 위생매립에 따라 쓰레기 처리비용이 현저하게 증가하여 재정수요가 늘어날 수 있으나 매립 후 토지 이용이 가능함으로써 투자비용이 상대적으로 절감될 수 있다.

③ 매립장소는 인가에서 멀어야 하고 수질오염이 없는 곳에 설치한다.

④ 폐기물 매립 시 미관상 폐기물 날림을 막고 위생해충의 발생이나 침출수 유출을 방지하기 위해 복토를 해야 한다.

⑤ 매립방식

도랑식	도랑을 파서 폐기물을 묻은 후 다시 흙을 덮는 방법
경사식	약 30° 정도의 경사면에 폐기물을 쌓은 후 흙을 덮는 방법
지역식	저지대 매립법으로 다른 장소로부터 흙을 가져와서 묻는 방법

⑥ 복토의 두께

일일복토	하루의 작업이 끝난 후 복토하는 것으로 15cm 정도로 함
중간복토	1주일 이상 작업을 중단한 후 복토하는 것으로 30cm 정도로 함
최종복토	매립이 끝난 후 복토하는 것으로 식생대층의 최종복토는 60cm 정도로 함

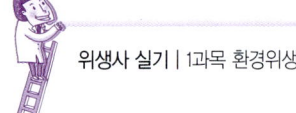
2 소음 및 진동

(1) 소음

① 일반적으로 장애를 일으키는 소리, 음색이 불쾌한 소리, 음성 등의 청취를 방해하는 소리 등 인간이 원하지 않는 소리나 바람직하지 않은 소리, 인간의 쾌적한 생활 환경을 해치는 소리를 소음이라고 한다.

② 소음의 측정단위는 dB이며, 일반적으로 50dB를 전후로 그 이상의 음이 발생하면 소음으로 간주한다.

③ 소음계는 일반지역의 경우 가능한 한 측정점 반경 3.5m 이내에 담, 건물, 기타 반사성 구조물 등의 장애물이 없는 지점의 지면 위 1.2~1.5m에서 측정한다.

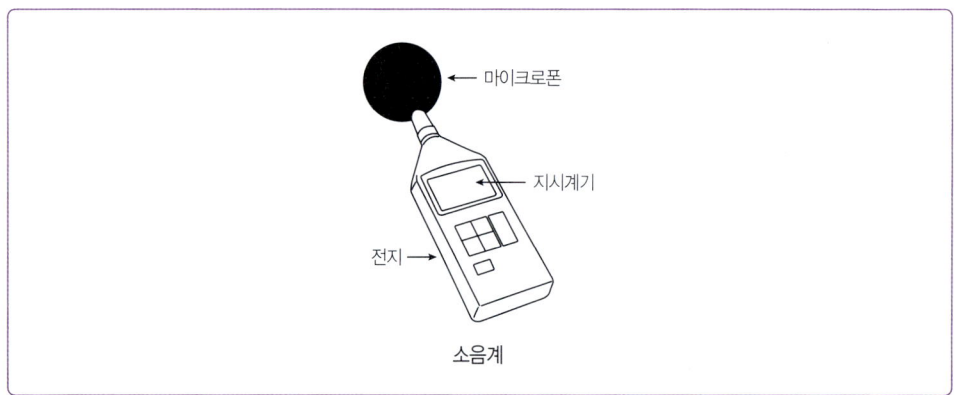

소음계

In addition

청감보정회로

사람이 느끼는 청감에 유사한 모양으로 측정신호를 변환시키는 장치를 소음계 내에 설치한 것으로서 음의 강도 범위를 A. B. C의 3특성의 구분에 따라 구성하고 주파수. 리스펀스를 규정된 값으로 하는 회로이다. 종래는 이 구분에 따라 측정하도록 규정되어 있었으나 그 후의 연구결과 음의 크기에 관계없이 A 특성에 의한 평가 방법만으로 측정하는 것이 인간의 청각에 잘 대응하므로 소음레벨로서는 보통 A 특성을 사용하여 측정하며, 이 값을 dB(A)라고 표시한다.

---

(2) 진동

① 진동장해는 국소적인 진동과 전신적인 진동이 있는데 통상 국소적인 진동에 의한 피해가 큰 편이다.

② 국소적인 진동장해는 신체 일부분을 통해 전달되는 진동으로, 수공구를 사용하면서 손으로 전달되는 진동으로 인한 레이노드증후군이 대표적이다.

③ 전신적인 진동장해는 신체 여러 부위에 전반적으로 전달되는 진동으로, 교통기관의 승무원,

분쇄기공 등에서 일어나며 소화기 질환을 동반하는 경우가 대부분이다.

In addition

레이노드증후군

혈액 내 산소부족으로 손가락 끝부분의 조직이 손상돼 색조변화, 통증, 조직괴사 등을 가져오는 질환으로, 겨울철에 더욱 심해진다. 주로 손을 자주 사용하는 사람이나 외상경력이 있는 사람, 루푸스 등의 질환을 가지고 있는 사람들에게서 많이 나타나지만 원인을 모르는 경우도 많다. 추운 날씨에는 장갑을 착용해 손을 따뜻하게 하고, 피임약 등의 혈관수축제는 피하며, 금연을 하는 등의 요법으로 증상을 완화할 수 있다.

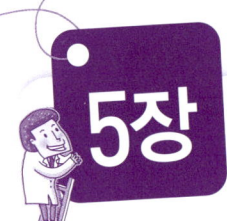

5장 대기오염 공정시험방법

1 공정시험방법

(1) 가스크로마토그래피법

① 시료를 운반하는 이동 무리에 캐리어 가스라고 부르는 비활성 기체를 사용한 크로마토그래피분석법을 말한다.

② 혼합 가스 시료를 캐리어 가스로 분리관 내를 통과시킨 다음 시료의 흡착성 또는 용해성 차로 각 성분을 분리하여 검출기를 순차적으로 통과시켜, 기록계로 얻은 선도의 각 피크 위치(시간)로 정성분석을 하고 면적을 측정하여 정량분석을 한다.

③ 검출의 감도 및 정량의 정도가 높고, 신속하게 넓은 범위의 기체 분석이 가능하므로 정량 및 정량분석에 흔히 사용되고 있다.

④ **장치의 기본구성** : 운반가스 → 압력조절부 → 시료도입부 → 분리관 검출기

(2) 흡광광도법

① 빛이 시료액을 통과할 때 흡수되는 양을 측정함으로써 미지물질을 정량하는 방법으로, 람바트베어의 광흡수의 법칙이 기본이 되고 있으며, 광전장치로서 필터광도계나 분광광도계가 사용된다.

② 시료 및 표준액을 적당한 조건에서 반응시켜 제각기 흡광도를 측정해 시료농도를 구하거나 반응시료액의 흡광도 변화를 측정해 농도를 구한다.

③ **장치의 기본구성** : 광원부 → 파장선택부 → 시료부 → 측광부

(3) 원자흡광광도법

① 시료 용액을 고온에서 분해하여 원자를 증기화하고 기저상태의 원자가 이 원자 증기층을 투과하는 특유 파장의 빛을 흡수하는 현상을 이용하여 광전측광과 같은 개개의 특유 파장에 대한 흡광도를 측정하여 시료 중의 원소 농도를 정량하는 방법이다.

② **원리** : 시료 → 증기화 → 기저상태의 원자 → 전후 빛의 강도 측정

2 항목별 시험방법

(1) 먼지

① 먼지 측정 시 가스의 겉보기 유속은 0.5m/sec 이하가 되도록 한다.

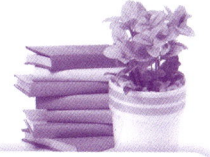

② 시료채취 시 흡인노즐을 측정점까지 끼워 넣고 흡인을 시작할 때 배출가스가 흐르는 방향으로 돌려 편차를 10° 이하로 한다.

③ 가스의 유속과 측정점의 배출가스 유속이 일치하도록 등속흡인한다.

④ **시료채취 장치의 구성** : 먼지포집부 → 흡수병 → 진공펌프 → 미스트 제거 → 가스미터

(2) 비산먼지

① **하이볼륨에어샘플러법** : 대기 중에 비산 또는 부유하는 먼지를 여과지 위에 포집하여 중량농도 또는 부유 매진의 성분을 분석하는 방법

② **불투명도법** : 일정한 배출구를 거치지 않고 외부로 배출되는 입자상 물질에 대한 불투명도 값을 측정하는 방법

 시료채취에 적당하지 않은 경우
- 바람이 거의 없을 때
- 대상 발생원의 조업이 중단되었을 때
- 비나 눈이 올 때
- 바람이 너무 강하게 불 때

(3) 암모니아

① **시료채취관** : 부식이 되지 않는 경질유리관, 스테인레스관, 석영관, 불소수지관 등 사용

② **여과재의 종류** : 유리섬유여과지, 유리여과지

③ **건조재의 종류** : 입상실리카켈, 염화칼슘

④ **바이패스 흡수병을 사용하는 이유** : 배관 속을 치환하기 위함

⑤ **분석방법** : 인도페놀법, 중화적정법

(4) 염화수소

① **시료채취의 위치** : 가스의 유속이 변화하지 않는 곳, 먼지 등이 쌓이지 않은 곳, 수분이 적은 곳

② **시료채취관** : 부식되지 않는 유리관, 석영관, 불소수지관 등 사용

③ **여과재의 종류** : 무수알칼리 유리여과지, 유리필터, 유리여과지 등 사용

④ **분석방법** : 티오시안 제이수은법, 질산은법, 이온크로마토그래피법, 이온전극법

(5) 황산화물

① **시료채취관** : 부식되지 않는 유리관, 석영관, 스테인레스강관 등 사용

② **흡수액** : 3% 과산화수소

③ **분석방법** : 침전적정법, 중화적정법

④ **자동측정기에 의한 측정방법** : 용액전도율법, 적외선흡수법, 자외선흡수법, 불꽃광도법, 정

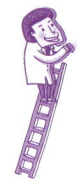

전위전해법

(6) 일산화탄소

① **적용범위** : 화학반응 공정 등에서 배출되는 굴뚝 배출가스 중의 일산화탄소 분석
② **분석방법** : 비분산적외선분석법, 정전위전해법, 가스크로마토그래피법

(7) 질소산화물

① **분석방법** : 아연환원나프틸에틸렌디아민법, 페놀디술폰산법
② **자동측정기기에 의한 연속측정방법** : 화학발광법, 적외선흡수법, 자외선흡수법, 정전위전해법

(8) 카드뮴화합물

① **분석방법** : 원자흡광광도법, 흡광광도법
② **굴뚝 배출가스 온도와 여과지의 사용관계**

굴뚝 배출가스 온도	여과지
120℃ 이하	셀룰로오스섬유제 여과지
500℃ 이하	유리섬유제 여과지
1,000℃ 이하	석영섬유제 여과지

(9) 매연

① **분석방법** : 연소에 의해 발생되는 매연의 농도 측정에는 일반적으로 링겔만 농도표를 사용하는데, 이는 매연 중의 미연소 탄소분을 주성분으로 하는 흑연의 농도를 측정한다. 관측자의 전방 16m에 표를 수직으로 세우고 굴뚝과 관측자의 거리를 40m로 하여 굴뚝 입구에서 30~40cm 위치의 매연이 태양광선을 차단하는 정도와 이 표를 비교한다.
② **링겔만 매연농도** : 매연의 정도에 따라 색이 진하거나 연하게 나타나며 0~5도까지의 6종류로 구분함(매연농도 측정표)
③ **법적 기준** : 2도 이하

3 시료채취방법

(1) 시료채취 관련 일반적 사항

① **시료채취지점의 결정** : 지역의 발생원 분포, 기상조건 및 지리적 · 사회적 조건을 고려함
② **시료채취위치의 선정방법**
  • 그 지역의 오염도를 대표할 수 있다고 생각되는 곳

- 장애물이 있는 경우 채취위치로부터 장애물까지의 거리가 그 장애물 높이의 2배 이상 또는 채취점과 장애물 상단을 연결하는 직선이 수평을 이루는 각도가 30°이하가 되는 곳에 선정
- 주위에 건물 등이 밀집되어 있는 경우 건물 외벽으로부터 최소 1.5m 이상 떨어진 곳을 선정
- 시료채취의 높이는 그 부근의 평균 오염도를 나타낼 수 있는 곳으로 선정(가스상의 물질은 1.5~10m, 입자상의 물질은 3.0~10m)

③ 시료채취 시 주의사항
- 시료채취 시 물질(가스 또는 입자상)의 손실이 없도록 할 것
- 채취관은 항상 깨끗이 할 것
- 채취시간은 오염물질의 영향을 고려하여 결정할 것
- 측정하려는 성분과 이외의 성분에 대한 물리적 · 화학적 성질을 조사하여 방해물질이 적은 것을 선택할 것

(2) 가스상 물질의 시료채취

① **직접채취법** : 시료를 측정기에 직접 도입하여 분석하는 방법으로 채취관 – 분석장치 – 흡입펌프로 구성된다.

② **용기포집법** : 시료를 일정한 용기에 포집한 다음 분석에 이용하는 방법으로 채취관 – 용기 또는 채취관 – 유량조절기 – 흡입펌프 – 용기로 구성된다. 용기는 일반적으로 진공병 또는 공기주머니(Bag)를 사용한다.

③ **용매포집법** : 채취관 → 여과재 → 포집부 → 흡인펌프 → 유량계(가스미터)

④ **고체흡착법** : 활성탄, 실리카겔과 같은 고체분말 표면에 가스가 흡착되는 것을 이용하는 방법

⑤ **저온응축법** : 공기로부터 탄화수소를 분리 · 포집하는 방법으로 탄산가스 및 수분제거관 → 냉각농축관 → 흡인펌프 → 유량계

⑥ **포집여지에 의한 방법** : 여과지 홀더 → 흡인펌프 → 유량계

In addition

채취관의 사용
- 채취관은 일반적으로 4불화에틸렌수지(Teflon), 경질유리, 스테인레스강제 등으로 된 것을 사용한다.
- 채취관의 길이는 5m 이내로 되도록 짧은 것이 좋으며, 그 끝은 빗물이나 곤충 및 기타 이물질이 들어가지 않도록 되어 있는 구조이어야 한다.
- 채취관을 장기간 사용하여 내면이 오염되거나 측정성분에 영향을 줄 염려가 있을 때는 채취관을 교환하거나 잘 씻어 사용한다.

(3) 입자상 물질의 시료채취

① 하이볼륨에어샘플러
- 대기 중의 부유 미립자의 중량 농도 및 성분 분석용 측정기로 흡인 속도가 $500\ell/min$ 정도로, 비교적 빠르며 필터로 포집하여 전후의 중량차에서 농도를 구한다.
- 입자상 물질의 전체 질량농도를 측정하거나 금속성분의 분석에 이용한다.
- **장치의 구성** : 공기흡인부, 여과지 홀더, 유량측정부, 보호상자
- **포집입경의 크기** : $0.1 \sim 100 \mu m$

② 로볼륨에어샘플러
- 분진이 포함된 공기를 고성능 여과지를 통해 장시간 연속해서 작은 용량을 흡인하고, 여과지 중량 증가분으로부터 부유 분진량을 구한다.
- **장치의 구성** : 흡인펌프, 분립장치, 여과지 홀더, 유량측정부

③ 입자상 물질 채취 시 주의사항
- 채취관 벽에 분진이 부착 또는 퇴적하지 않도록 할 것
- 채취관을 수평으로 연결할 경우에는 되도록 관의 길이를 짧게 하고 곡률 변경은 크게 할 것
- 가스의 흡착, 유기성분의 증발, 기화 또는 변화하지 않도록 주의할 것

4 환경대기 중의 오염물질 측정방법

(1) 아황산가스 측정방법

① 환경대기 중의 아황산가스 농도 측정
② 측정방법
- **파수동측정법** : 파라로자닐린법, 산정량 수동법
- **반자동측정법** : 산정량 반자동법
- **자동연속측정법** : 용액전도율법, 불꽃광도법, 자외선형광법(주시험법)

(2) 비산먼지 측정방법

① 환경대기 중의 비산먼지 측정
② **측정방법** : 하이볼륨에어샘플러법, 로볼륨에어샘플러법, 광산란법, 광투과법, 베타선흡수법

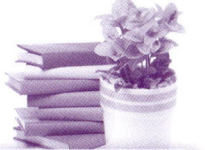

5 악취측정방법

(1) 관능시험법

① **직접관능법** : 건강한 사람의 후각을 이용하여 악취의 강도를 측정하는 방법으로 악취도는 2도 이하가 적합(악취판정표는 0~5도까지의 6단계)

	악취도	악취의 강도
0	무취	상대적인 무취, 평상시 후각으로 취기를 전혀 감지하지 못함
1	감지취기	무슨 냄새인지는 알 수 없으나 약간의 취기를 감지함
2	보통취기	무슨 냄새인지 구분할 수 있는 정도
3	강한취기	쉽게 감지할 수 있는 정도의 취기를 감지함
4	극심한 취기	아주 강한 취기를 감지함
5	참기 어려운 취기	견디기 어려운 강렬한 냄새로서 호흡이 정지될 것 같이 느껴지는 정도의 취기를 감지함

② **공기희석관능법** : 측정대상지역에서 채취한 공기시료를 시험실로 운반한 후 무취공기로 희석배수를 단계적으로 증가시키면서 냄새를 느낄 수 없을 때의 희석배수를 구하는 방법으로, 부지경계선에서의 측정방법과 발생원(배출구)에서의 측정방법이 있음

시료채취자 도착즉시 조사사항	• 공장의 입지여건과 배치상태 및 조업상태 • 현장전체의 악취 분포상태 • 기상상태
시료채취가 불가한 경우	• 대상업소의 조업상태가 정상이 아닌 경우 • 비 또는 눈이 오거나 기온이 영하 50℃ 이하인 경우 • 풍속이 5m/sec 이상인 경우
시료채취시간	48시간 이내에 시험

(2) 기기분석법

① 지정악취물질에 대해 별도의 규제기준을 정하여 분석기기를 이용해 측정하는 방법

② **측정방법**
- 암모니아시험방법
- 메틸메르캅탄, 황화수소, 황화메틸 및 이황화메틸시험방법

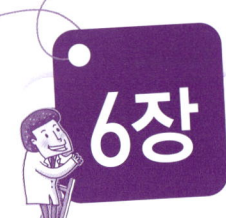

6장 수질오염 공정시험방법

1 유량측정방법

(1) 관내의 유량측정방법

공장폐수 및 하수유량에 대해 관내 압력이 존재하는 관수로의 흐름을 측정하는 방법이다.

자기식 · 유량측정기	• 페러데이의 법칙을 이용하여 자기장의 직각에서 전도체를 이동시킬 때 유발되는 전압은 전도체의 속도에 비례한다는 원리를 이용한 것 • 수두손실이 적고 고형물이 많은 하 · 폐수에 이용할 수 있는 장점이 있다.
피토관	유체 흐름의 총압과 정압의 차이를 측정하고 그것에서 유속을 구하는 장치이다.
노즐	정수압이 유속으로 변화하는 원리를 이용한 것으로 약간의 고형 부유물질이 포함된 하 · 폐수에도 이용이 가능하다.
오리피스	• 오리피스의 바로 앞과 직후에서의 유체의 압력차를 검출함으로써 유량을 구한다. • 수조의 측벽 또는 바닥에 구멍을 뚫어서 물을 유출시킬 때 그 유출구를 말하며 유량측정 및 조절에 주 목적이 있다.
벤튜리미터	• 관내 일부 단면을 잘쭉한 허리를 갖는 축소된 단면으로 만들어 유량을 측정할 수 있는 장치로 벤츄리의 원리를 이용한다. • 관의 단면적이 급격히 줄어들었다가 중앙부에서 최소단면적이 되고 다시 관의 단면적이 완만하게 확대되는 구조이다. • 압력손실은 적으나 면적을 많이 차지하는 단점이 있다.

(2) 용기에 의한 측정방법

무색경질 유리병이나 폴리에틸렌병을 사용하여 측정

2 시험방법

(1) 용존산소량(DO)

① 용존산소란 물속에 녹아 있는 산소를 말하는 것으로 온도가 높을수록 DO의 포화농도는 감소하며, 20℃에서 DO의 포화농도는 9.17ppm이다.

② **임계점과 변곡점** : 임계점이란 용존산소의 농도가 가장 부족한 지점을 말하며, 변곡점이란 산소의 복귀율이 가장 큰 지점을 말한다.

③ 시료채취방법
- 공기와 접촉하거나 흔들어서는 안되며, 물속에 기포가 생기지 않도록 물을 넉넉히 담아야 한다.
- 대표적인 측정방법으로 윙클러–아지드 나트륨 변법이 있는데 시료채취 즉시 시험을 하여야 하며 티오황산나트륨액으로 적정한 다음 전분용액을 넣고 무색이 될 때까지 적정한다.

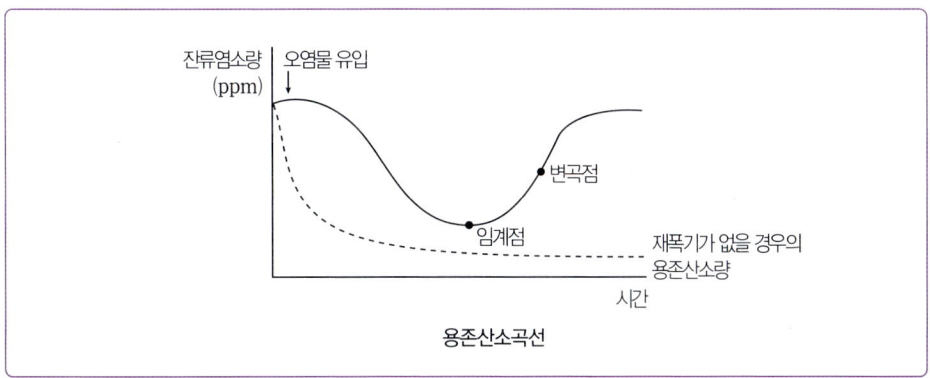

용존산소곡선

(2) 생물화학적 산소요구량(BOD)

① 물속에 있는 유기물의 오염 정도를 나타내는 지표로, 물속에 들어 있는 유기오염물질을 미생물이 분해하는 데 필요한 산소의 양을 말한다.

② 생존에 산소를 필요로 하는 세균(산소성 또는 호기성 미생물이나 박테리아라고도 한다)이 일정기간(보통 20도에서 5일간) 수중의 유기물을 산화·분해시켜 정화하는 데 소비되는 산소량이다.

- 1단계 BOD(탄소분해 BOD) : 탄소화합물이 산화될 때 소비되는 산소량(보통 20일 정도 소요)
- 2단계 BOD(질소분해 BOD) : 질소화합물이 산화될 때 소비되는 산소량(보통 100일 정도 소요)

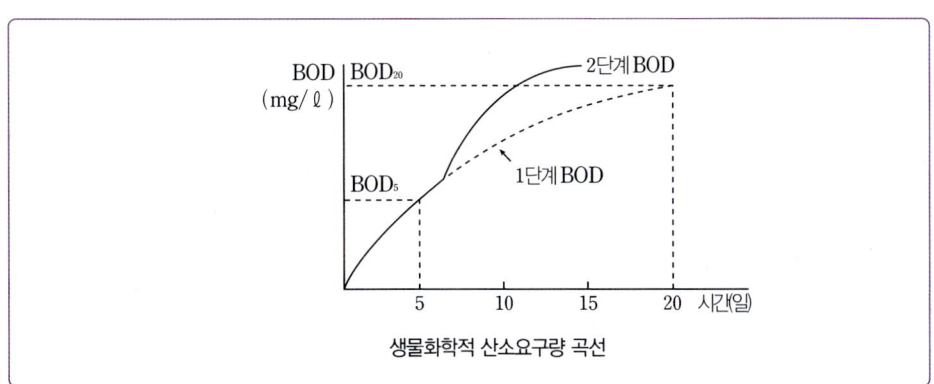

생물화학적 산소요구량 곡선

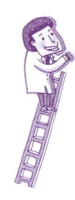
(3) 화학적 산소요구량(COD)

① 오염된 물의 수질을 나타내는 한 지표로서 유기물질이 들어 있는 물에 산화제를 투입하여 산화시키는 데 소비된 산화제의 양에 상당하는 산소의 양을 ppm 또는 mg/ℓ로 나타낸 것이다.

② 산성 100℃에서 과망간산칼륨에 의한 화학적 산소요구량

③ 알칼리성 100℃에서 과망간산칼륨에 의한 화학적 산소요구량

(4) 수소이온농도(pH)

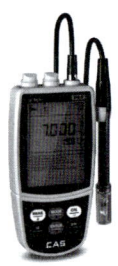

① 물질의 산성, 알칼리성의 정도를 나타내는 수치로, 수소이온 활동도의 척도이다.

② pH meter를 사용하여 측정한다.

◀ pH측정기(pH meter)

(5) 부유물질(SS)

① 0.1μm 이상의 크기를 가진 것으로 오염된 물의 수질을 나타내는 지표이다.

② 메스실린더로 측정하는데 유리섬유여지를 여과기에 부착하여 일정량의 시료를 여과시킨 다음 항량으로 건조하여 무게를 달아 여과 전·후의 유리섬유여지의 무게차를 산출하여 부유물질의 양을 구한다.

(6) 기타

① 증발잔류물 : 증발건조한 증발접시를 110±5℃, 2시간 건조 후에 무게를 잰다.

② PCB : 폴리염화비페닐은 가스크로마토그래피법으로 측정, 구데르나다니쉬 농축기를 이용하여 측정한다.

3 시료채취 시의 주의사항

(1) 시료채취방법

① 채취용기를 채우기 전에 시료로 3회 이상 씻은 다음 사용할 것

② 채취용기 내에서 시료의 교란이 일어나지 않도록 할 것

③ 수소이온농도를 측정하기 위한 시료는 운반 중 공기와의 접촉이 없도록 가득 채울 것

④ 현장물의 성질을 대표할 수 있도록 충분히 채취할 것

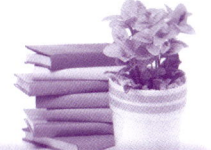

⑤ 시료채취량은 시험항목 및 시험횟수에 따라 차이가 있으나 보통 3~5L 정도 채취할 것

⑥ 수질 또는 유량의 변화가 심할 경우 단일시료를 위해 시료의 채취횟수를 늘리고 채취 시 유량에 비례하여 시료를 섞을 것

⑦ 유류 또는 부유물질 등이 함유된 시료는 침전물 등이 부상하여 혼입되지 않도록 할 것

(2) 시료채취용기

① 무색경질 유리병 : 유기인, PCB, n-헥산추출물질, 페놀유 등

② 유리병 또는 폴리에틸렌병 : 대장균군

③ 용기의 표시사항 : 시료의 명칭, 양, 장소, 시간, 일, 시료번호, 채취책임자의 이름, 채취방법 등

(3) 하천수의 시료채취

① 하천의 단면에서 가장 깊은 수면의 지점에서 채취함

② 맑은 날이 계속되어 수질 하천이 비교적 안정적일 때 측정함

③ 각각 등분한 지점의 수면으로부터 수심이 2m 미만일 때에는 수심의 1/3 위치에서 채취함

④ 수심이 2m 이상일 때는 수심의 1/3 및 2/3에서 각각 채취함

Tip 시료의 보관

채취한 시료는 즉시 실험해야 하며 그렇지 못하는 경우에는 시료의 보존방법에 따라 규정된 시간 내에 실험해야 한다.

• **온도, 수소이온농도, 용존산소(전극법)** : 채취 즉시 측정

• **부유물질** : 4℃, 7일간 보관

• **대장균군** : 4℃, 6시간 보관

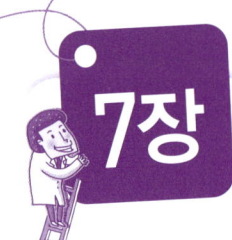

7장 먹는물 및 먹는샘물

1 주요 용어

① **먹는물** : 먹는 데에 통상 사용하는 자연 상태의 물, 자연 상태의 물을 먹기에 적합하도록 처리한 수돗물, 먹는샘물, 먹는염지하수, 먹는해양심층수 등을 말한다.

② **샘물** : 암반대수층 안의 지하수 또는 용천수 등 수질의 안전성을 계속 유지할 수 있는 자연 상태의 깨끗한 물을 먹는 용도로 사용할 원수를 말한다.

③ **먹는샘물** : 샘물을 먹기에 적합하도록 물리적으로 처리하는 등의 방법으로 제조한 물을 말한다.

④ **염지하수** : 물속에 녹아있는 염분 등의 함량이 환경부령으로 정하는 기준 이상인 암반대수층 안의 지하수로서 수질의 안전성을 계속 유지할 수 있는 자연 상태의 물을 먹는 용도로 사용할 원수를 말한다.

⑤ **먹는염지하수** : 염지하수를 먹기에 적합하도록 물리적으로 처리하는 등의 방법으로 제조한 물을 말한다.

⑥ **먹는해양심층수** : 해양심층수를 먹는 데 적합하도록 물리적으로 처리하는 등의 방법으로 제조한 물을 말한다.

⑦ **수처리제** : 자연 상태의 물을 정수 또는 소독하거나 먹는물 공급시설의 산화방지 등을 위하여 첨가하는 제제를 말한다.

⑧ **먹는물공동시설** : 여러 사람에게 먹는물을 공급할 목적으로 개발했거나 저절로 형성된 약수터, 샘터, 우물 등을 말한다.

⑨ **냉온수기** : 용기에 담긴 먹는샘물 또는 먹는염지하수를 냉수·온수로 변환시켜 취수꼭지를 통하여 공급하는 기능을 가진 것을 말한다.

⑩ **냉온수기설치관리자** : 다중이용시설에서 다수인에게 먹는샘물 또는 먹는염지하수를 공급하기 위하여 냉·온수기를 설치·관리하는 자를 말한다.

⑪ **정수기** : 물리적·화학적 또는 생물학적 과정을 거치거나 이들을 결합한 과정을 거쳐 먹는물을 수질기준에 맞게 하는 기구로서, 유입수 중에 함유된 오염물질을 감소시키는 기능을 가진 것을 말한다.

⑫ **정수기품질검사** : 정수기에 대한 구조, 재질, 정수 성능 등을 종합적으로 검사하는 것을 말한다.

⑬ **먹는물관련영업** : 먹는샘물·먹는염지하수의 제조업·수입판매업·유통전문판매업, 수처리제 제조업 및 정수기의 제조업·수입판매업을 말한다.

⑭ **유통전문판매업** : 제품을 스스로 제조하지 아니하고 타인에게 제조를 의뢰하여 자신의 상표로 유통·판매하는 영업을 말한다.

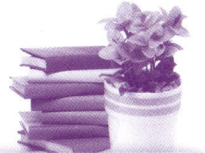

2 수질기준

(1) 먹는물의 수질기준 분류

① 미생물에 관한 기준

② 건강상 유해영향 무기물질에 관한 기준

③ 건강상 유해영향 유기물질에 관한 기준

④ 소독제 및 소독부산물질에 관한 기준

⑤ 심미적 영향물질에 관한 기준

⑥ 방사능에 관한 기준(염지하수의 경우에만 적용)

(2) 먹는샘물 등의 검사방법

① **서류검사** : 제출된 첨부서류의 내용을 검토

② **관능검사** : 성상 · 색깔 · 맛 · 냄새 등에 의하여 판단

③ **정밀검사** : 물리적 · 화학적 · 세균학적 방법에 의하여 판단

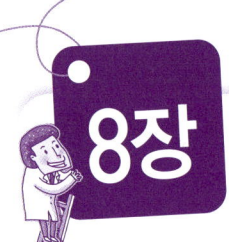

8장 상수처리

1 수원의 종류

(1) 천수(강수)

① 수분이 증발하여 만들어진 눈, 비 등으로 원래 순수에 가까우나 대기오염으로 인하여 CO_2, SO_2, 먼지, 세균, 각종 중금속 및 해수에서 유래한 미량의 염화물을 함유한다.

② pH가 낮고 지중 물질을 함유하지 않으므로 연수이나 수량이 적고 일정하지 못하므로 상수원으로는 부적합하다.

(2) 지표수

① 하천수와 호소수로 구분하는데 대부분은 강수가 직접 지표로 유하한 것이고 일부는 지하수가 지표로 유출한 것이다.

② 지하수에 비해 부유성 유기물이 많고 대기성분이 용해되어 있으며 경도가 낮다.

③ 종류

하천수	지표, 지중, 천수 중의 물질을 함유하며, 지표로부터 유입하는 물질로는 유역의 지질에서 유래한 무기질, 식물의 부패 · 분해 생성물인 유기질, 하수나 폐수성분 등이 주가 된다.
호수 및 저수지	각 계절에 따른 물의 온도 · 밀도 및 바람의 상호작용에 의해 특징적인 형태의 온도 성층과 순환류를 만든다.

(3) 지하수

① 주로 농촌의 간이 상수도에서 가장 많이 사용하는 수원으로 연중 수온이 거의 일정하며 경도가 높다.

② 종류

천층수	빗물이나 지표수가 지층을 침투하여 스며들어 흙과 모래 또는 암석층 사이에 존재하고 있는 물이다.
심층수	피압수면 지하수로 균이 거의 없어 위생상 안전하다.
복류수	호수 바닥 또는 변두리의 모래층에 함유된 지하수를 말한다.
용천수	지하에서 지표 밖으로 솟아나오는 물을 말한다.

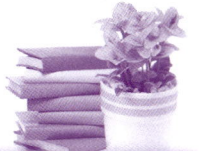

 Tip 지하수의 특징
- 자정속도가 매우 느리다.
- 무기염류의 농도가 높고 DO가 낮다(알칼리와 경도가 높음).
- 지표수에 비해서 염분 함량과 CO_2 농도가 높다.
- 미생물이 거의 없고 오염의 기회는 지표수에 비하여 훨씬 적다.
- 지층의 종류에 따라 그 성분이 상당히 다르며 유속이 느리므로 국지적으로 수질의 차이가 크다.
- 수온의 변동이 적으며 탁도가 낮다.

2 상수원의 분류(하천수의 수질등급)

(1) 1급~3급

① **1급a** : 용존산소가 풍부하고 오염물질이 없는 청정상태의 생태계로 여과·살균 등 간단한 정수처리 후 생활용수로 사용할 수 있음

② **1급b** : 용존산소가 많은 편이고 오염물질이 거의 없는 청정상태에 근접한 생태계로 여과·침전·살균 등 일반적인 정수처리 후 생활용수로 사용할 수 있음

③ **2급** : 약간의 오염물질은 있으나 용존산소가 많은 상태의 다소 좋은 생태계로 여과·침전·살균 등 일반적인 정수처리 후 생활용수 또는 수영용수로 사용할 수 있음

④ **3급** : 보통의 오염물질로 인하여 용존산소가 소모되는 일반 생태계로 여과·침전·활성탄 투입·살균 등 고도의 정수처리 후 생활용수로 이용하거나 일반적 정수처리 후 공업용수로 사용할 수 있음

(2) 4급~6급

생활용수로 사용할 수 없으며, 공업용수로 사용할 수 있음

3 상수의 정수과정

(1) 상수의 정수처리과정

> 취수 → 스크린 → 염소 전처리 → 침사지 → 응집제 투입 → 교반 → 침전지 → 여과 → 염소 후처리 → 정수지 → 송수 → 배수 → 급수

① **취수** : 상수도와 공업용수 등에 이용하기 때문에 수원에서 필요 수량의 물을 받아들이는 것

을 말한다.

② **도수** : 수원에서 정수장까지 도수로를 통해 공급하는 것을 말한다.

③ **정수** : 수질을 요구하는 정도로 깨끗하게 하는 것을 말한다.

④ **송수** : 정수한 물을 배수지까지 보내는 것을 말한다.

⑤ **배수** : 정수한 물을 배수관을 통해 급수지역에 보내는 것을 말한다.

⑥ **급수** : 급수장치를 통해 상수를 필요 장소에 공급하는 것을 말한다.

 상수의 수원조건
- 수량이 풍부하고 수질이 좋을 것
- 자연유하식의 취수 및 배수가 가능할 것
- 계획취수량을 충분히 확보 가능할 것
- 위치가 급수에 되도록 가까울 것
- 수량이나 수질의 변화가 적을 것
- 장래 오염의 우려가 없을 것

---

(2) 여과

① 완속여과법

- 여과지 속에 수원지의 물을 보내어 그곳에 설치한 모래와 자갈로 된 여과층을 통과하게 함으로써 물을 정화하는 방식의 상수도 정수법으로 모래층이 수원지에 있던 물속의 오물을 기계적으로 제거하고, 더러운 흙탕물이나 미생물의 부착에 의해서 여과층 윗부분에 형성된 아교 모양의 여과막이 세균 등을 가로막아, 거의 완전하게 물이 정화된다.
- 여과속도는 1일 4~5m 정도이고, 20~30일 동안은 계속해서 사용할 수 있다.

② 급속여과법

- 약품(황산 알루미늄 등)에 의해 응집·침전시킨 물을 완속여과보다 큰 여과 수두를 주어 급속여과(100~150m/day)하는 방법으로 정수장의 면적이 작아도 되며 한랭지에 적합한 반면, 동력을 많이 사용하므로 유지 관리비가 높다.
- 정화구조는 완속여과법과는 달리 기계적·물리적이며 세균의 제거는 기대할 수 없다.

(3) 소독

① 염소 소독제를 물에 넣어 병원균을 사멸시키는 것으로, 특히 급속히 여과한 물에는 세균류가 제거되지 않고 잔류하기 때문에 반드시 여과 수를 소독하지 않으면 안 된다.

② 염소는 소독 효과를 길게 지속시키는 성질이 있으므로 만약 송배 급수 도중 약간의 오염을 받은 경우라도 수중에 염소가 조금이라도 있으면 위험하지 않다. 이러한 이유 때문에 소독에는 염소가 주로 사용된다.

③ 이용하는 약제로서는 염소가스(chlorine, Cl_2), 클로르칼크(표백분, chlorinated lime, $CaOCl_2$), 차아염소산나트륨(sodium hypochlorite, NaOCl), 클로라민T(chloramine

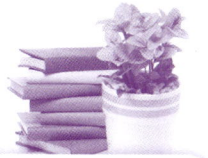

　　　－T, sodium ptoluene－sulfonchloramide, $C_7H_7O_2NSCINa \cdot 3H_2O$) 등이 있다.

　　④ 살균력이 강한 순서 : 차아염소산(HOCI) > 차아염소산이온(OCI) > 클로라민

4　간이상수시설

(1) 의의

　　① 상수도시설이 되어 있지 않거나 수압이 낮아 급수가 원활하지 못한 지역에서 소규모로 운용하는 급수시설이다.

　　② 통상 지하수를 정수처리하여 사용하며 식수용과 잡수용으로 구분된다.

　　③ 식수용수의 수질은 경도 300ppm 이하가 되어야 하고 유독물질, 세균, 냄새, 맛, 색채가 없어야 하며 년 2회 이상의 위생검사를 실시하는 것이 좋다.

(2) 공급방식

　　① **자연유하식** : 높은 위치에 있는 물을 펌프를 이용하지 않고 동력의 필요 없이 각 가정으로 공급하는 방법이다.

　　② **펌프양수식** : 낮은 위치에 있는 물을 펌프로 퍼 올려 각 가정으로 공급하는 방법이다.

　　③ **압축송수식** : 낮은 위치에 있는 물을 펌프를 이용하여 평지로 옮겨 각 가정으로 공급하는 방법이다.

　　④ **우물** : 지하수를 퍼 올리기 위해 지면에 수직으로 땅을 파서 지하수를 괴게한 설비로서 오염원보다 지반이 높고 20m 이상 떨어져 있어야 하며, 우물 방수벽은 최소한 3m 이상 떨어져 있어야 한다.

5　수인성 감염병

(1) 의의

　　① 병원성 미생물이 오염된 물에 의해 전달되는 질병으로 사람이 병원성 미생물에 오염된 물을 섭취하여 발병하는 감염병을 말한다.

　　② 수인성 감염병을 일으키는 병원성 미생물들은 오염된 물을 통해 우리 몸에 들어와 위장관에서 증식하면서 감염증을 일으키고 분변을 통해 우리 몸 밖으로 나간다. 이는 다시 주변의 물을 오염시켜 다른 사람들을 감염시킨다. 이러한 전파경로를 분변－경구 전파경로라 하는데 수인성 감염병이 대표적인 분변－경구 경로를 통해 전파되는 감염병이다.

　　③ 수인성 감염병은 동일한 물을 많은 사람들이 함께 사용함으로써 같은 시기에 다수의 환자가

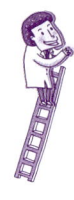

발생하여 폭발적으로 유행할 수 있다.

(2) 원인

① 사람이 병원성 미생물에 오염된 물을 섭취하면 수인성 감염병이 발병할 수 있다. 여러 세균, 바이러스, 원충 등의 병원성 미생물이 수인성 감염병을 일으킬 수 있는 원인이다.

② 수인성 감염병 원인이 되는 미생물에는 세균성 이질, 장티푸스, 파라티푸스, 장출혈성 대장균 감염증, 살모넬라균 감염증, 장염비브리오균 감염증, 장독소성 대장균 감염증, 장침습성 대장균 감염증, 장병원성 대장균 감염증, 캄필로박터균 감염증 등과 같은 세균과 노로바이러스 감염증, 로타바이러스 감염증, A형간염 등과 같은 바이러스가 있다.

③ 이질아메바, 람블편모충 등의 원충도 수인성 감염병의 원인이 된다.

 Tip 수인성 감염병의 특징
- 유행지역이 한정되어 있다.
- 소독하면 유행을 막을 수 있다.
- 치명률과 발병률이 낮다.
- 계절, 계층과 무관하게 발생한다.
- 잠복기가 길고 2차 감염률이 낮다.
- 환자발생은 2~3일 내 폭발적으로 발생한다.
- 성별, 연령별 이환율의 차이가 적다.
- 발생지역이 음료수 사용지역과 거의 일치한다.

6 먹는물 수질검사방법

(1) 시료채취

① 목적하는 성분을 취할 수 있는 장소에서 채취할 것

② 시험을 실시하고자 하는 자가 직접 채취할 것(검사기관의 기술인력이 직접 실시)

③ 채취병은 채취하고자 하는 시료로 2~3회 씻은 다음 채취할 것

④ 펌프로부터 채취하는 경우 관내의 물이 새로운 물로 바뀌게 한 다음 채취하고, 급수전에서 채취하는 경우 급수관의 용량에 해당량 이상의 물을 방류한 후 채취할 것

⑤ 시료채취 후 시험하기 전까지 오염된 물은 12시간, 오염가능성이 있는 물은 48시간, 깨끗한 물은 72시간 동안 보관할 것

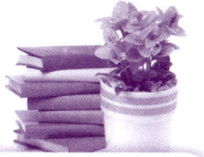

(2) 시험방법

① 온도
- 채수 현장에서의 직사광선을 피할 것
- 가능한 즉시 현장에서 측정할 것

② 탁도
- 물속에 현탁하는 불순물에 의해 물이 흐려진 정도를 나타내는 척도로, 우리나라 음용수의 수질기준으로 사용하고 있음
- 1 NTU : 황산히드라진과 헥사메틸테트라민을 포함한 탁도 표준원액 2.5ml를 증류수 1L에 용해시켰을 때의 탁도를 말함
- 측정기구 : 반사광 측정의 광전광도계

③ 색도
- 물의 색 정도를 나타낸 것으로, 색도의 표준용액을 희석하여 검수의 색과 비교하여 측정함
- 색상 1도 : 백금 1mg을 함유한 염화백금산칼륨 표준액을 증류수 1L의 증류수 중에 용해할 때 나타나는 색상을 말함
- 측정기구 : 비색관

④ 잔류염소
- 물을 염소로 소독했을 때 특정한 형태로 존재하는 염소
- 잔류염소의 정색반응 시험은 물에 오르도–톨루딘 용액을 가하여 검수가 황색으로 되었을 때 그 잔류염소량을 측정
- 먹는물의 잔류염소 농도

수도꼭지 기준 잔류염소 농도	0.1ppm 이상
정수장 기준	4.0ppm을 넘지 않을 것

⑤ 과망간산칼륨 소비량
- 과망간산칼륨이 수중의 환원성 물질에 의해 소비되는 것으로 유기성 물질의 양을 알 수 있으며, 유기오염의 정도를 나타냄
- 증류수에 황산을 넣고 여기에 과망간산칼륨($KMnO_4$)액을 미홍색이 없어지지 않고 남아 있을 때까지 적정

⑥ 경도
- 물에 용해된 칼슘, 마그네슘 등의 2가의 금속원소 농도를 탄산칼슘($CaCO_3$)으로 환산해서 나타내는 것
- 100mL속에 1mg이 함유되어 있을 때의 물의 경도를 1도로 하여 EDTA표준액을 사용함
- 경도 측정 시 필요한 시약 : EBT, EDTA, NH_4Cl, $MgCl_2$, KCN용액 등

⑦ 암모니아성 질소

- **정성시험** : 검수에 네슬러시약을 가했을 때 암모니아성 질소가 함유되어 있을 때에는 황적 갈색이 나타나는데 시약으로는 요오드화칼륨, 염화제2수은, 수산화칼륨, 네슬러시약 등이 있다.
- **정량시험** : 증류 플라스크에 검수를 취하여 증류를 한 후 네슬러시약을 가하여 암모니성 질소의 농도를 구하는 방법이다.

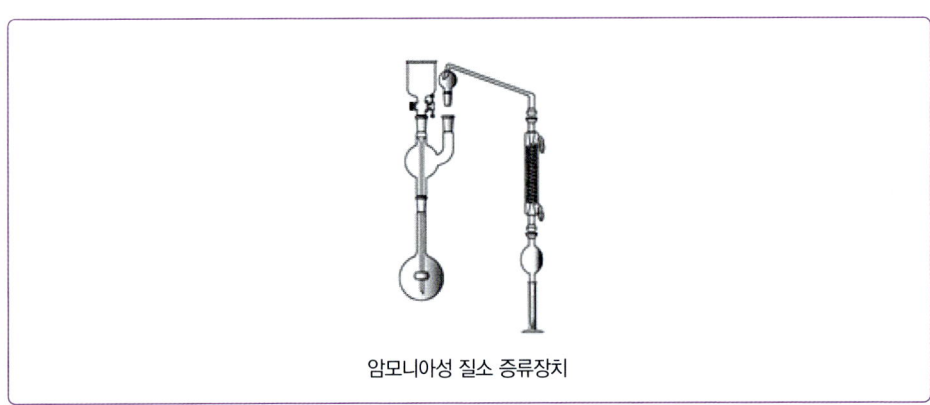

암모니아성 질소 증류장치

In addition

정성시험과 정량시험
- **정성시험** : 시료 중에 어떠한 화학종(원소, 이온, 작용기, 분자 등)이 함유되어 있는가를 조사하는 시험으로, 검출·확인에는 특이 반응과 물리적 성질이 이용된다.
- **정량시험** : 시료 중에 어떤 화학종이 얼마나 함유되어 있는가를 확인하는 시험이다.

⑧ 대장균

- 대장균군은 그람 음성의 간균으로 포자를 형성하지 않고 유당을 분해하여 산과 가스를 발생하는 호기성, 통성혐기성 균이다.
- 대장균의 생존 여부로 다른 병원균의 존재 여부를 확인할 수 있으며, 어떤 수계에서 대장균군이 검출되면 사람과 가축의 배설물에 의한 오염이 이루어졌음을 뜻하고 또한 수인성 전염병원균의 존재 가능성을 알 수 있다.
- 대장균군 시험용 시료는 4℃에서 6시간 이내에 시험한다.
- 대장균군의 시험법에는 균의 존재 유무를 확인하는 정성시험과 균수를 측정하는 정량시험이 있으며, 정성시험은 추정시험, 확정시험, 완전시험의 3단계로 나누어 실시한다.

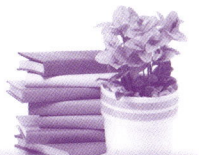

추정시험	유당배지를 가한 발효관에 검체를 넣어 35±1℃에서 24±2시간 배양하여 발효관 내에 가스가 발생하면 양성, 가스발생이 없으면 음성이다.
확정시험	추정시험에서 가스발생이 관찰된 발효관으로부터 BGLB 발효관에 이식하여 35℃에서 48±3시간 배양한 다음 가스의 발생 유무를 관찰해 가스가 발생하면 양성으로 판정한다.
완전시험	확정시험에서 집락이 나타나고, 사면배양에서 그람염색하여 그람음성과 무포자 간균이 확인되면 양성으로 판정한다.

- 정량시험은 일정량의 시료 중에 1개 이상의 대장균 유무를 측정하는 방법으로 액체배지와 고형배지를 사용한다.

액체배지	LB발효관 배지 또는 BGLB발효관 배지 사용
고형배지	desoxycholate agar 사용

01 다음 대기의 수직구조에서 고도로 올라갈수록 온도가 올라가는 곳은?

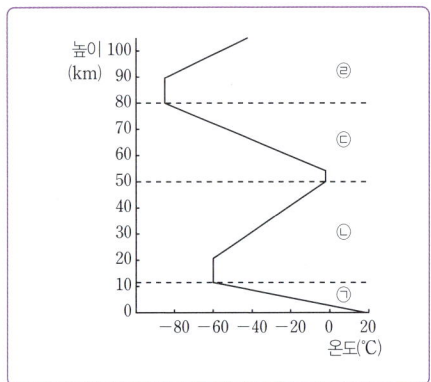

① ㉠
② ㉡
③ ㉠, ㉡
④ ㉡, ㉣
⑤ ㉡, ㉢, ㉣

02 다음 그림에 대한 설명으로 틀린 것은?

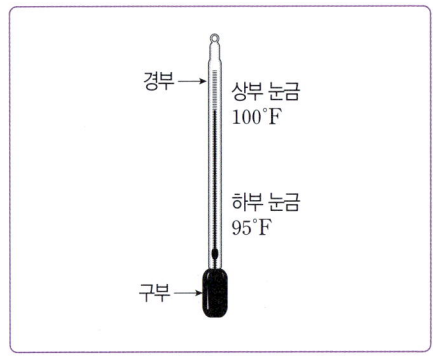

① 실외기류 측정에 쓰인다.
② 풍속이 약할 때 사용해야 한다.
③ 최상눈금 100°F이고 최하눈금 95°F이다.
④ 풍향이 일정하지 않은 경우에 유용하다.
⑤ 알코올이 100°F에서 95°F선까지 강하한 시간을 잰다.

03 다음이 구하는 공식은 무엇인가?

$$(건구온도 + 습구온도)℃ \times 0.72 + 40.6$$

① 온열지수
② 등온지수
③ 불쾌지수
④ 감각지수
⑤ 습구흑구온도지수

04 다음 중 환기상태의 효율을 큰 순서대로 나열한 것은?

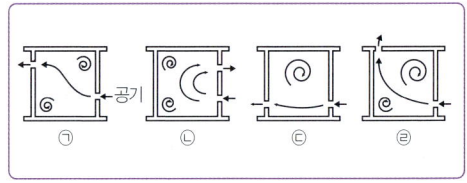

① ㉠ > ㉡ > ㉢ > ㉣
② ㉠ > ㉢ > ㉣ > ㉡
③ ㉡ > ㉠ > ㉢ > ㉣

④ ⓒ > ㉠ > ㉣ > ㉢

⑤ ㉢ > ⓒ > ㉠ > ㉣

05 다음 그림에서 실내의 적절한 조명을 위한 창호의 각도로 옳은 것은?

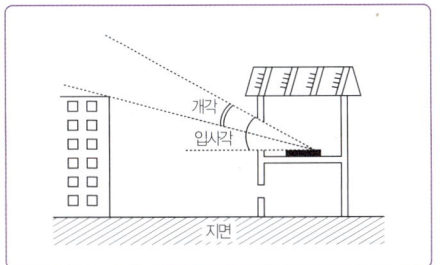

	개각	입사각
①	2~3°	24~25°
②	2~3°	27~28°
③	4~5°	24~25°
④	4~5°	27~28°
⑤	6~7°	29~30°

06 침강역전과 복사역전이 있는 경우 양 역전층 사이에서 발생하는 플룸(Plume) 모양은?

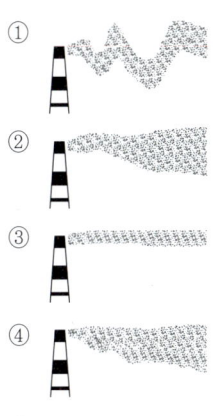

07 다음 그림에 알맞은 집진장치는?

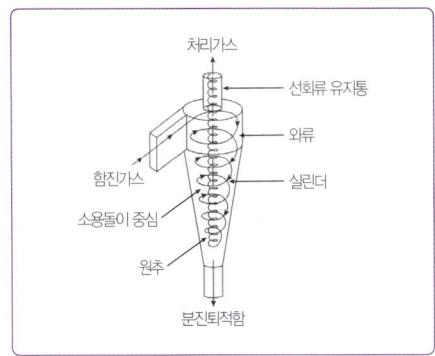

① 중력집진장치

② 여과집진장치

③ 세정집진장치

④ 관성력집진장치

⑤ 원심력집진장치

08 다음의 성층현상을 나타낸 그림에서 빈칸에 들어갈 말로 옳은 것은?

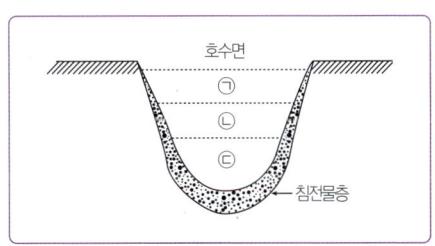

	㉠	ⓒ	㉢
①	변천대	순환대	정체대
②	변천대	정체대	순환대
③	순환대	변천대	정체대
④	순환대	정체대	변천대
⑤	정체대	변천대	순환대

09 하수 처리 중 비중이 큰 무기성 입자가 다른 입자의 영향을 받지 않고 침전할 경우 침전 속도에 관한 법칙은?

① 샤를의 법칙
② 헨리의 법칙
③ 스토크스의 법칙
④ 게이뤼삭의 법칙
⑤ 아보가드로 법칙

10 다음 중 정화조의 정화처리순서로 옳은 것은?

① 산화조 → 예비여과조 → 부패조 → 소독조
② 소독조 → 산화조 → 예비여과조 → 부패조
③ 소독조 → 부패조 → 산화조 → 예비여과조
④ 부패조 → 산화조 → 예비여과조 → 소독조
⑤ 부패조 → 예비여과조 → 산화조 → 소독조

11 다음의 소음계로 일반지역의 소음을 측정할 때, 가능한 한 측정점 반경 얼마 이내에 장애물이 없어야 하는가?

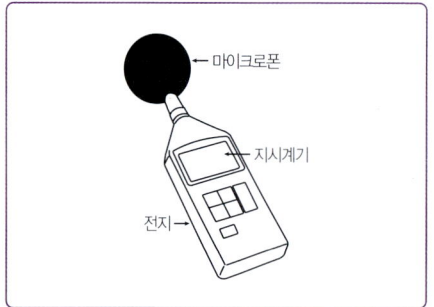

① 1.5m   ② 2.5m
③ 3.5m   ④ 4.5m
⑤ 5.5m

12 윙클러-아지드화나트륨 변법으로 용존산소를 측정할 경우 지시약으로 첨가하는 용액은?

① 전분
② 황산나트륨
③ 중크롬산칼륨
④ 과망간산칼륨
⑤ 수산화나트륨

13 하이볼륨에어샘플러는 무엇을 측정하는 장비인가?

① 비산먼지   ② 암모니아
③ 염화수소   ④ 황산화물
⑤ 일산화탄소

14 다음에서 설명하는 대기오염 공정시험방법은?

> 혼합 가스 시료를 캐리어 가스로 분리관 내를 통과시킨 다음 시료의 흡착성 또는 용해성 차로 각 성분을 분리하여 검출기를 순차적으로 통과시켜, 기록계로 얻은 선도의 각 피크 위치(시간)로 정성분석을 하고 면적을 측정하여 정량분석을 한다.

① 검지관법
② 흡광광도법
③ 분광광도법
④ 원자흡광광도법
⑤ 가스크로마토그래피법

15 다음 기구로 측정할 수 있는 것은?

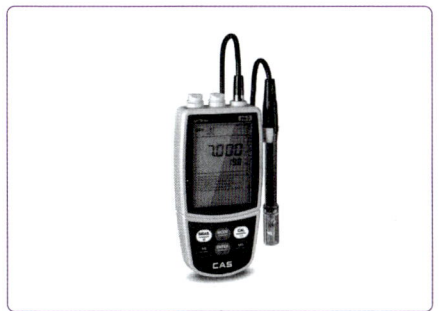

① 조도   ② 색도
③ 진동   ④ 잔류염소
⑤ 수소이온농도

16 다음 중 습구흑구온도지수(WBGT)를 산출할 때 필요한 인자는?

① 쾌적선   ② 불쾌지수
③ 등온지수   ④ 카타냉각력
⑤ 자연습구온도

17 다음은 하천수의 용존산소(DO)를 나타낸 용존산소 그래프이다. 임계점에 해당하는 곳은?

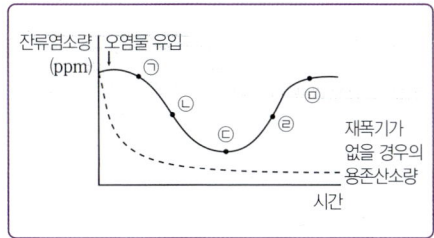

① ㉠   ② ㉡
③ ㉢   ④ ㉣
⑤ ㉤

18 다음은 먹는물 수질공정시험 기준에서 제시한 경도에 대한 설명이다. 빈칸에 들어갈 내용은?

> 경도란 먹는물 주에 존재하는 칼슘과 마그네슘의 농도를 ( )의 농도(mg/L)로 나타낸 값이다.

① 염화칼슘   ② 탄산칼슘
③ 산화칼슘   ④ 탄산구리
⑤ 염화나트륨

19 다음은 먹는물 수질검사 중 무엇을 시험하기 위한 장치인가?

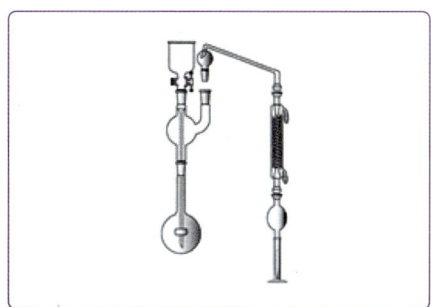

① 탁도   ② 경도
③ 잔류염소   ④ 과망산칼륨
⑤ 암모니아성 질소

20 대장균군의 추정시험 시 LB발효관의 조건배양온도와 시간으로 옳은 것은?

① 30±1℃, 22±2시간
② 35±1℃, 22±2시간
③ 35±1℃, 24±2시간
④ 40±1℃, 22±2시간
⑤ 40±1℃, 24±2시간

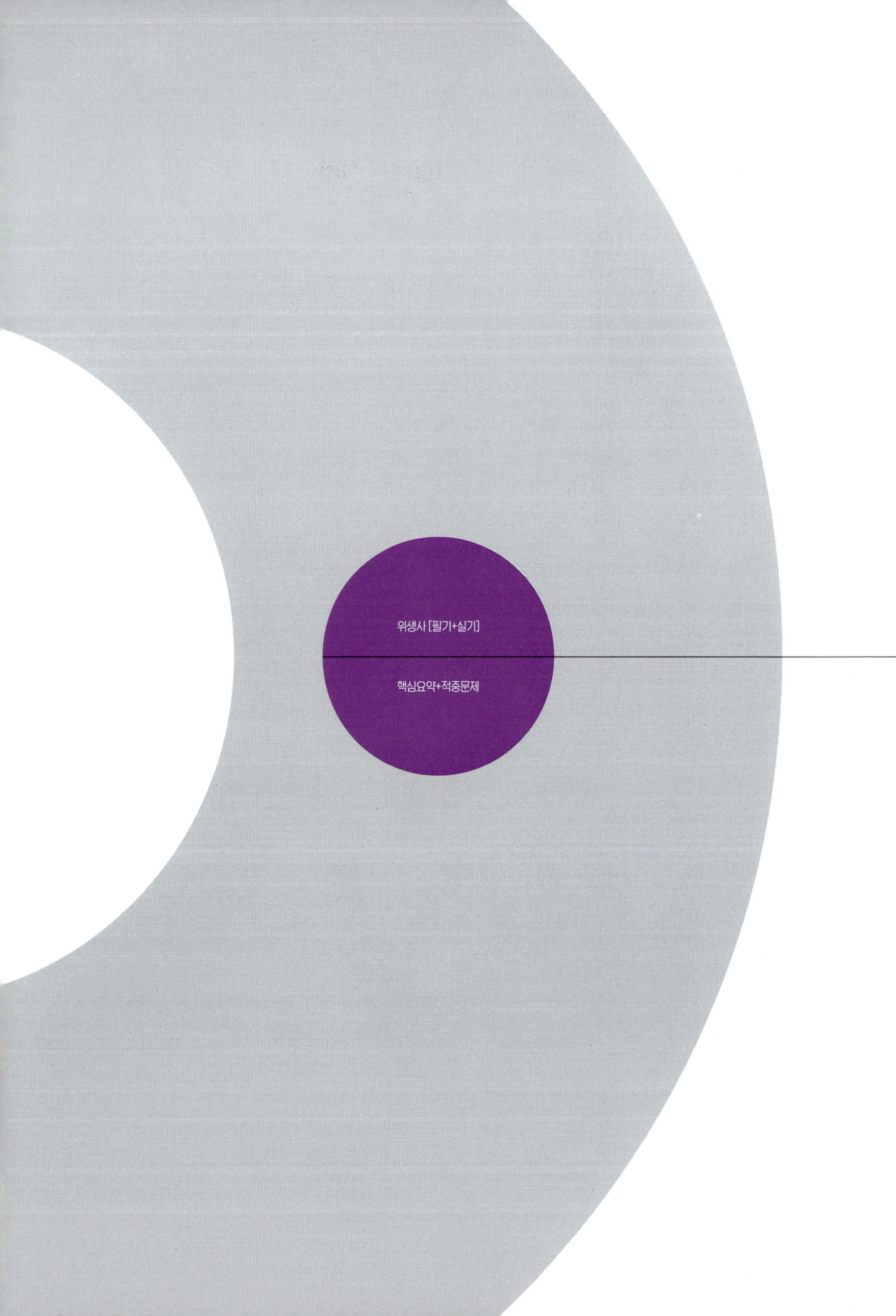

위생사 [필기+실기]

핵심요약+적중문제

2과목

식품위생학
[실기]

SANITARIAN

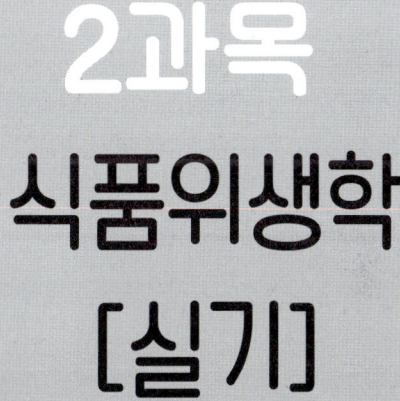

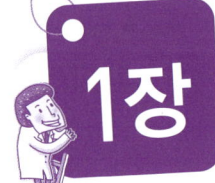

1장 식품의 취급 및 보관 등

1 식품의 위생적 취급

(1) 식품취급 시의 주의사항

① 식품취급 보관실·가공실·포장실 등 식품취급장소를 청결하게 유지할 것

② 부패·변질되기 쉬운 식품 및 원료는 냉동·냉장시설에 보관·관리할 것

③ 보관·운반·진열시에는 보존 및 보관기준에 적합하도록 할 것(냉동·냉장·운반시설을 항상 정상적으로 작동시켜야 함)

④ 식품 등의 제조·가공·포장 작업에 직접 종사하는 자는 위생모를 착용할 것

⑤ 식품 등의 제조·가공·조리에 사용되는 기계·기구 및 음식기는 사용 후에 세척·살균을 철저히 할 것

⑥ 식품접객업소의 경우 냉면육수·칼·도마·행주 등은 미생물권장규격에 적합하도록 관리할 것

⑦ 식품저장고에 해충구제 및 방지하고 동물의 사육을 금함

⑧ 채소를 씻을 때에는 흐르는 물에 5회 이상 씻을 것

⑨ 유지식품 보관 시 일광을 차단하고 저온으로 보존할 것

(2) 식품취급자의 개인위생

① 조리 전에 손을 깨끗이 씻고 소독함(역성비누 사용)

② 손톱을 짧게 자르고, 손에 반지 끼는 것을 금함

③ 화농성질환자, 소화기계 감염병환자 등의 식품취급 및 조리를 금함

④ 위생복, 위생모, 마스크 등을 착용함

2 식품의 위생적 보관

(1) 물리적 처리

① 냉장·냉동법(저온저장법) : 0~10℃ 이하의 저온에서 냉장, 0℃ 이하에서 동결 보존하는 것을 냉동이라 함

② 가열살균법 : 미생물의 사멸과 효소의 파괴를 위하여 100℃ 정도로 가열함

③ 건조·탈수법 : 건조식품은 수분함량이 15% 이하가 되도록 보관함

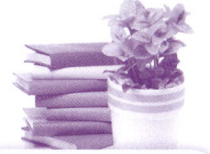

④ 자외선살균법 : 자외선을 이용하여 살균하여 보관함

⑥ 방사선 조사 : 방사선 β선이나 γ선을 조사하여 미생물 살균 후 보관

Tip 냉장고 식품저장방법

냉동실	영하 18℃ 이하 : 육류의 냉동보관, 건조한 김 등
냉장실	• 0~3℃ : 육류, 어류 등 • 3~5℃ : 유지가공식품 등 • 7~10℃ : 과일, 채소류 등

(2) 화학적 처리

① 방부제 첨가법 : 데히드로초산(DHA), 안식향산나트륨, 프로피온산나트륨, 프로피온산칼슘

② 산화방지제 첨가법 : 디부틸히드록시톨루엔(BHT), 부틸히드록시아니졸(BHA), 몰식자산 프로필, $DL-\alpha-$토코페롤

③ 염장법
• 소금 농도 10% 이상의 식염
• 수분활성도를 낮추고 삼투압을 높여 미생물의 생육 억제
• 젓갈, 절인 배추, 생선 등

④ 당장법
• 50% 이상의 설탕으로 저장
• 벌꿀, 잼류, 양갱, 당상, 마멀레이드 등

⑤ 산 첨가법
• pH 4.5 이하
• 산성에 저항성이 약하고 생육이 어려움
• 아세트산, 시트르산, 락트산, 프로피온산 등의 유기산 또는 그 염

(3) 미생물 처리

간장, 된장, 고추장, 김치, 요구르트, 치즈 등의 발효식품

3 식품위생시설

(1) 식품 관련 설비의 종류

① 식품생산 및 집산시설

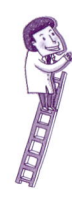

- 도축장 및 식육시장
- 착유장(젖소 사육농가 및 목장)
- 어시장 및 채소시장
- 어선, 수산물 및 생산해역 및 집합장소, 빙설 채취장 및 제조공장

② 식품처리 · 가공 · 저장시설
- 우유처리장
- 식품의 냉동 및 냉장시설
- 각종 식품 제조공장

③ 식품의 조리 · 판매 및 급식시설 : 음식점, 집단급식시설, 각종 식품판매점

④ 기타 시설
- 식품첨가물 제조공장
- 음식용 기구 · 용기 · 포장의 제조공장

(2) 건물의 내부구조와 실내 조건

① 출입문
- 출입구에는 폭 2m, 길이 4m, 깊이 10~30cm 정도의 소독시설 설치
- 출입 시 1~2%의 크레졸 비누액을 사용하여 신발소독
- 위생해충 번식과 오염물질 방지를 위해 개방식(도어식) 문 사용
- 바닥과 문 밑바닥과의 공간은 0.5cm가 적당함
- 문 밑 부분은 내구성 자재 이용

② 벽
- 바닥에서 벽면 1.5m까지 내수성 자재의 설비 및 방균 페인트 도색
- 창문 및 환기시설을 설치하고 창문과 벽면은 50°의 경사 유지
- 주방의 벽면은 매끈한 불침투성 재료 및 밝은 색 사용

③ 바닥 및 배수구
- 바닥의 경사도는 바닥 1m에 대하여 2~4cm의 구배
- 바닥의 배수구는 벽과 평행하게 15cm 떨어진 곳에, 깊이는 최소 15cm, 내경은 최소 10cm
- 내구성 자재의 사용 및 배수시설의 설치
- 바닥은 타일이나 콘크리트 등으로 두껍고 견고하게 함
- 단면은 직각을 피하여 오물의 걸림을 방지, 청소용이
- 상수도와 하수도는 교차되지 않도록 설치
- 실내배수구와 실외배수구가 교차하는 곳에 방서 및 방취시설 설치

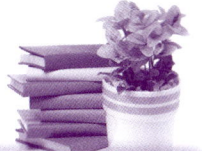

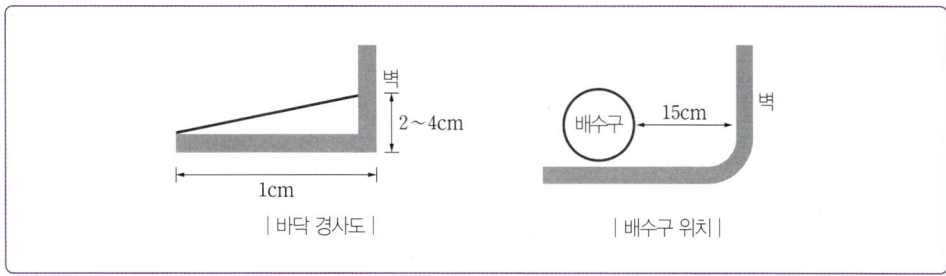

| 바닥 경사도 | | 배수구 위치 |

④ 창문
- 개각(가시각) 4~5°, 양각(입사각) 27~28°
- 창과 창틀 사이의 경사 50°
- 바닥면적의 1/7~1/5 정도가 좋음
- 방충망 설치는 1인치 당 30Mesh
- 채광 및 환기가 용이한 세로로 된 높은 창

⑤ 천장
- 내수성 재질 및 밝은 색 사용
- 천장에 수증기가 응축되지 않도록 방지
- 방우, 방서, 방충, 공중 낙하균의 방지
- 벽과 천장이 만나는 부분은 경사 또는 완만한 구조
- 천장과 지붕을 받치는 동량, 전선 등이 외부에 노출되지 않도록 천장에 덮개 설치

⑥ 화장실
- 작업장에서 5~6m 정도 떨어진 곳에 설치
- 바닥으로부터 내벽 1.5m까지 타일 또는 방수페인트로 도장
- 콘크리트 등으로 내수처리, 위생관리

⑦ 조리장
- 가열대, 싱크대, 조리대 설치
- 세척시설, 냉장시설, 찬장 등 필수 설비
- 세척 시 온수 온도는 40~60℃
- 칼, 도마, 행주는 열탈 소독
- **세정과 소독 순서** : 세정시설 → 헹굼시설 → 살균시설 → 소독시설

⑧ 조명
- 식당은 30~60Lux, 조리실은 50~100Lux
- 광원의 방향은 명암의 차가 크지 않고 눈부심이 적을 것
- 창문의 면적은 벽 면적의 70% 정도(바닥면적의 20~30%)로 자연채광에 용이할 것

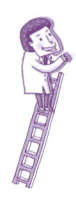
⑨ **환기 · 통풍** : 환기를 위해 창, 팬, 환풍기 등을 사용

> 환기와 통풍이 안 되면 열기, 가스, 수증기 등이 많아져 작업능률이 떨어지고 식품 및 시설물이 오염되기 쉬우므로 충분한 환기시설을 갖추어야 한다.

⑩ **기타 시설**
- **싱크대** : 수도꼭지는 만수면의 7cm 이상 거리 유지
- **쓰레기통** : 내수성 자재, 최소 2일간의 폐기물 저장 용적
- **식품용기** : 용기를 잘 씻을 수 있도록 둥근 용기를 사용하며 각이 지거나 파손된 것은 사용 금지

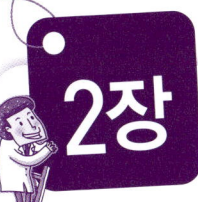

2장 식품감별법 및 첨가물

1 식품감별법

(1) 곡류

① 쌀 : 자외선 조사 시 청백색을 띠면 좋은 쌀이고 황색 또는 등황색을 띠면 황변의 변질우려가 있는 쌀이다.

② 밀가루 : 하얗고 입자가 고른 것이면 좋은 밀가루이고, 맥각이 많고 흑색인 것은 변질된 밀가루이다.

(2) 계란

① 신선한 것은 표면이 거칠고 광택이 없으며 11%의 식염수에 가라앉아야 한다.

② 난황계수가 0.3~0.4 이상이어야 하고 난황이 둥근 것이 좋다.

$$난황계수 = 난황의 높이 / 난황의 지름$$

③ 기실(공기주머니)의 크기가 작고 뭉뚝한 쪽의 길이가 5mm 이하인 것이 좋다.

④ 흔들었을 때 소리가 나지 않는 것이 좋다.

(3) 우유

① 신선한 우유는 침전물이 생기지 않고 점주성이 없어야 한다.

② 신선한 우유는 물속에 우유를 한 방울 떨어뜨렸을 때 구름과 같이 퍼져야 한다.

> **In addition**
>
> **우유 감별법**
> • **자비법** : 가열 후 물을 가하여 응고물이 생기지 않아야 신선한 우유임
> • **레자주린시험** : 파란색의 레자주린이 미생물에 의해 환원되어 퇴색되는 원리를 이용한 것으로, 환원시간이 빠를수록 미생물학적 품질이 열악함
> • **알코올검사법** : 정상우유는 백색과립상의 응고물이 생기지 않음
> • **메틸렌블루 환원실험법** : 유가공 공장에서 많이 쓰는 방법으로, 탈색시간이 짧을수록 세균 오염의 정도가 심한 우유임

(4) 어류

① 신선한 것은 눈의 빛깔이 청정하며 아가미의 색이 선홍색이고 입의 상태는 다물어져 있어야

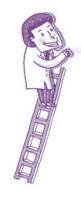
한다.

② 육질은 탄력이 있고 비늘 상태가 광택이 있으며 비중이 무거워 침전하여야 한다.

③ pH는 5.5 전후의 것이 좋다.

④ 오징어의 경우 신선한 것은 갈색의 점이 있으며, 반면에 표백되고 붉은 홍색인 것은 변질된 것이다.

(5) 육류

① **쇠고기** : 적갈색을 띠고 암모니아 냄새가 나지 않는 것이 신선하다.

② **닭고기** : 황백색을 띠면 신선하고, 갈색을 띠는 것은 변질된 것이다.

③ pH 6.5 이하가 좋고, 6.5 이상이면 주의해야 한다.

 지방류의 감별

쇠고기 지방은 흰색, 돼지고기 지방은 다갈색, 닭고기는 황백색을 띠는 것이 좋다.

---

(6) 가공품

① **통조림** : 깡통이 팽창되지 않고 우그러지지 않은 것이 좋다.

② **식용류** : 색이 투명한 것이 좋다.

③ **청량음료** : 침전물이 없는 것이 좋다.

In addition

통조림 표시법

MOYM

ABCD

08D17

- MOYM : MO(품종), Y(조리방법), M(크기)
- ABCD : 제조회사 고유번호
- 08D17 : 08(제조연도), D(제조월), 17(제조날짜)
  → 2008년 12월(December) 17일

2 식품첨가물

(1) 보존료(방부제)

① 식품이 미생물의 번식에 의해 부패, 변패하는 것을 방지하기 위해서 첨가하는 물질로서 방부제의 일종이다.

② 부패세균의 증식을 저지하여, 부패되는 시기를 지연시키는 것으로, 보존료의 효과는 식품의

pH에 따라 다르기 때문에, pH에 따른 보존료의 선택이 필요하다.

- 데히드로초산(DHA) : 치즈, 버터, 마가린 등에 사용
- 안식향산나트륨 : 과실, 채소음료 등에 사용
- 프로피온산나트륨, 프로피온산칼슘 : 빵, 생과자 등에 사용

(2) 산화방지제

① 공기 중의 산소에 의해 지방성 식품과 탄수화물 식품의 변질을 방지하는 화학물질이다.

② 산화방지제의 종류

- 디부틸히드록시톨루엔(BHT)
- 부틸히드록시아니졸(BHA)
- 몰식자산프로필
- $L-\alpha-$토코페롤(비타민 E)

(3) 발색제

① 식품 중의 유색물질과 작용하여 색을 선명히 하거나 먹음직스러워 보이도록 색을 촉진하는 물질이다.

② 주로 햄 같은 육류 가공물 등에 사용되는 아질산염과 질산염, 그리고 이들의 보조제로 사용하는 아스코빈산 및 니코틴산류와 식물성 색소에 사용하는 황산철 등이 있다.

(4) 착색료

① 식품가공 중에 일어난 색의 변화를 보정해서 식품의 외관을 좋게 할 목적으로 착색에 사용되는 첨가물로서, 캐러멜, 카민, $\beta-$카로틴 등의 천연착색료와 식품첨가물로 허가되어 있는 합성색소가 있다.

② 주로 청량음료, 당과, 젤리, 통조림, 유제품, 식육제품, 간장, 소스 등에 사용된다.

(5) 감미료

① 식품에 단맛을 나게 하는 조미료 및 식품첨가물의 총칭으로 크게 천연감미료와 인공감미료로 나뉜다. 단맛을 비교하는 감미도는 일반적으로 설탕을 기준으로 삼으나 그 값은 측정 조건에 따라 약간씩 달라진다.

② 현재 허용되는 감미료 : 사카린나트륨, 글리실리친산2나트륨, 글리실리친산3나트륨, D-소르비톨, 아스파탐

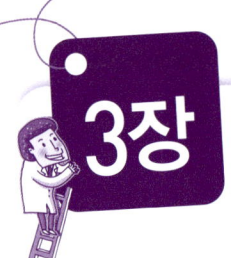

3장 세균 및 식중독

1 세균

(1) 세균의 분류

① 증식온도에 따른 분류

저온균	15~20℃, 해양성 미생물, 냉장고 등에 증식하는 미생물
중온균	28~45℃, 대부분의 인체 병원성 미생물, 곰팡이, 효모
고온균	50~80℃, 토양미생물균, 온천에 증식하는 미생물

② 산소 존재에 따른 분류

호기성균	• 미생물의 생장을 위해 반드시 산소를 필요로 하는 균 • 결핵균, 디프테리아, 백일해, 녹농균 등
혐기성균	• 산소가 없어야 증식할 수 있는 균 • 파상풍균, 보툴리누스균 등
통성혐기성균	• 산소의 유무에 관계없이 증식되지만 산소가 존재하면 더욱 증식되는 균 • 포도상구균, 대장균, 살모넬라균 등

(2) 세균의 형태와 배열

① 세균의 외형

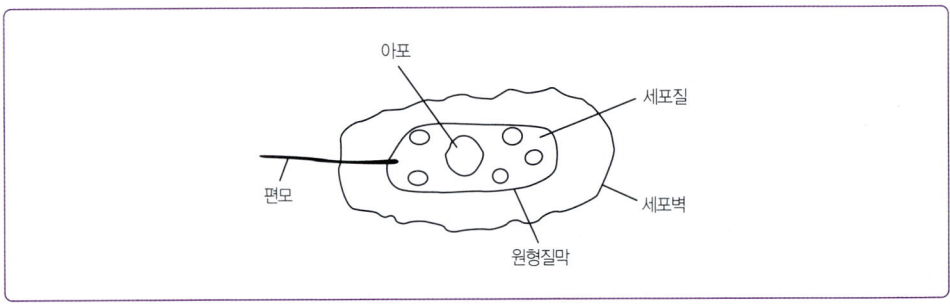

	• 세균 중 형태가 구형인 것으로 대부분 그람양성균이며, 병원성을 지닌다. 염증, 화농을 일으키며 항생물질로 치료한다. 둥근 모양으로 생긴 세균을 통틀어 이르는 말이다. • 그 배열에 따라 쌍구균, 포도상구균, 연쇄상구균 등으로 나눈다.

구균	연쇄상구균	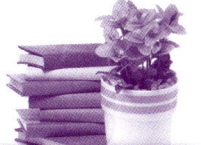	여러 개의 균이 일렬로 늘어선 형태
	쌍구균		균이 2개씩 떨어진 형태
	사연구균		4개의 균이 정방형으로 배열된 형태
	팔연구균		사연구균 2개가 붙어 있는 형태
	포도상구균		포도모양의 불규칙한 배열을 한 형태
간균	막대상 또는 봉상의 형태		
나선균	나선상의 균으로 만곡이 많은 S자형과 만곡이 작은 나선형이 있음		
스피로헤타	나선균에 비해 만곡이 많음		
리케치아	작은 막대기형 균		

② 아포
- 세균이 불리한 환경조건하에서 아포를 형성하게 된다.
- 100℃로 가열하여도 죽지 않는다.
- 물리·화학적 자극(소독제, 방사선, 건조, 동결 등)에 대해 저항이 강하다.
- 균체가 죽어도 살아남으며, 외부 생활환경이 좋아지면 다시 발아하여 영양형 균체를 형성한다.

③ 편모
- 세균의 운동기관으로 단백질로 되어 있다.
- 편모의 형태에 따라 무모균, 단모균, 양모균, 속모균, 주모균 등으로 구분된다.

무모균		• 편모가 없는 균 • 포도상구균, 세균성이질
단모균		• 편모가 1개 나있는 균 • 장염비브리오균, 비브리오콜레라균

469

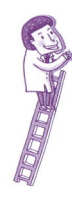
양모균		균체 양 끝에 각각 1개씩 편모를 가진 균
속모균		균체 한 끝에 다수의 편모가 있는 균
주모균		• 균체 주위에 많은 편모가 분포되어 있는 균 • 살모넬라균, 병원성대장균, 아리조나균, 보툴리누스균, 장티푸스균

2 곰팡이

(1) 구조

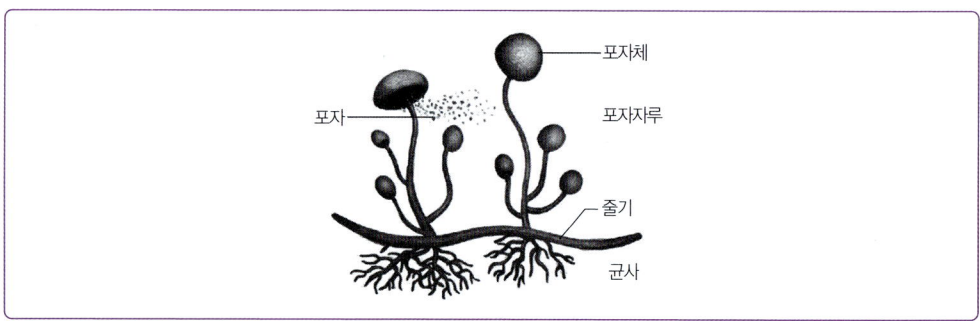

(2) 종류

Mucor속		털곰팡이, 치즈곰팡이
Rhizopus속		거미줄곰팡이로 알코올 발효공업에 이용, 빵·곡류·과일

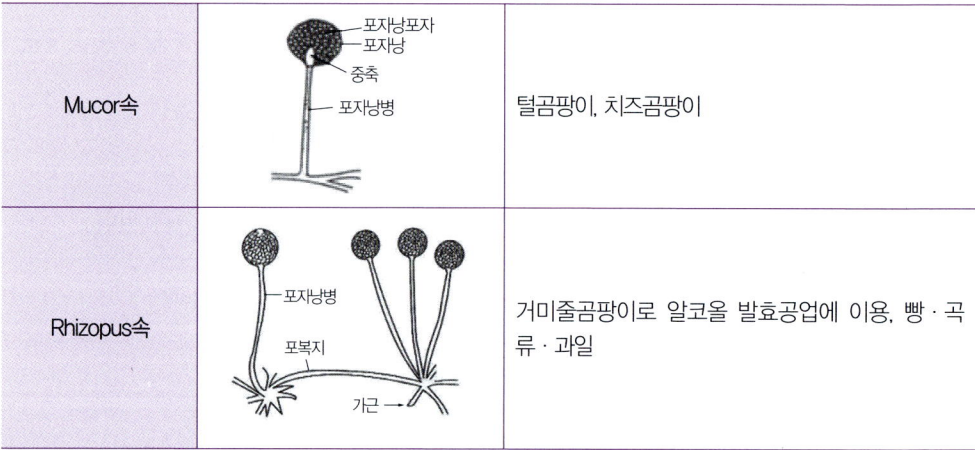

Aspergillus속	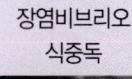분생자 경자 정낭 분생자병 균사	누룩곰팡이로 간장 · 된장 · 양조공업에 널리 이용됨
Penicillium속	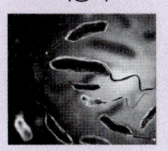분생자 경자 기저경자 분생자병 균사	푸른곰팡이(콜로니)로 페니실린 · 항생물질 제조에 쓰임

3 식중독

(1) 세균성 식중독

① 감염형 식중독 : 대장균, 살모넬라, 장염비브리오, 프로테우스 식중독

살모넬라 식중독 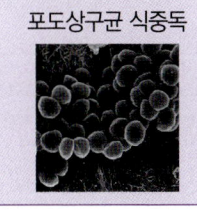	• 가장 오래 전에 규명된 식중독균으로 가트너균이라고도 한다. • 장내 세균과에 속하는 아포가 없는 그람음성 간균으로 편모가 있으며 운동성을 가진다. • 호기성 또는 통성혐기성이다. • 쥐가 살모넬라 식중독의 오염원으로 중요시되었으나 최근 포유동물과 조류의 장내에 이 균이 많이 검출되었다. • 일반적인 증상으로 설사, 발열, 복통, 전신권태, 식욕감퇴, 두통, 구역질, 구토, 현기증 등을 일으킨다.
장염비브리오 식중독	• 1950년 일본 오사카에서 대규모 식중독사건이 발생하였는데 원인균이 비브리오균으로 규명되었다. • 통성혐기성균으로 아포가 없는 운동성 간균이다. • 염분에 활동을 잘하며 원인식품은 어패류와 도시락 등의 복합조리식품이다.

② 독소형 식중독 : 포도상구균, 보툴리누스, 웰치균, 장구균 식중독

포도상구균 식중독	• 화농성질환의 대표적인 원인균으로 1914년 바버가 규명하였다. • 포도상구균은 엔테로톡신이라는 독소를 생성하며 내열성이 강해 100℃에서 30분 정도 가열해도 소멸되지 않는다. • 원인식품은 우유, 크림과자, 버터, 치즈 등의 유제품이다.

보툴리누스 식중독 	• 독소형 식중독의 하나로 Clostridium botulinum균이 증식하면서 생산한 단백질계의 독소물질을 섭취하여 일어나는 식중독이다. 이 균이 생산하는 신경계 독소물질은 neurotoxin type A, B, C, D, E, F, G 등 7종이 알려져 있으며 식중독을 일으키는 것은 A, B, E, F형으로 알려져 있다. • 그람양성이며 혐기성의 아포성 간균이다. • 원인식품은 햄, 소시지, 각종 통조림 식품이다.
웰치균 식중독	• 그람양성의 간균으로 아포를 형성하며 혐기성이다. • 2종류의 독소를 생성하고 A형, B형, C형, D형, E형, F형 등 6가지로 분류되는데 사람에게 식중독을 일으키는 것은 대부분 A형이다. • 원인식품은 육류와 그 가공품, 어육이나 기름에 튀긴 식품 등이다.
장구균 식중독	• 포도상구균 속으로 분류되며 사람, 동물의 장에 항상 존재하는 균이다. • 원인식품은 치즈, 소시지 등이며, 일반식품에 2차 오염된다.

(2) 화학성 식중독

구분	유형	특징
중금속	납	통조림의 땜납, 도기의 유약 성분, 법랑제품의 유약 성분
	비소	식품첨가물 중의 불순물로 혼입
	구리	녹색채소 가공품을 발색제로 남용하는 경우
	수은	콩나물의 배양 시 소독제로 오용, 공장폐수에 오염된 어패류 및 농작물, 미나마타병 유발
	주석	주석을 도금한 용기의 과일통조림
	카드뮴	법랑제품이나 도기의 유약 성분, 광산폐수에 오염된 어패류 및 농작물, 이타이이타이병 유발
	안티몬 및 아연	에나멜을 코팅한 기구로 산성 식품을 제조할 때
유기농약	유기인제	맹독성 물질, 분해가 잘 됨
	유기염소제	독성은 낮지만 분해가 잘 안 됨, 체내에 축적
	유기수은제	체내에 축적되어 만성 중독을 일으킴
유해성 식품첨가제	유해감미료	Dulcin, Cyclmate, Nitrotoluidine 등
	유해착색료	Auramine, Rhodamine, Silk, Scarlet 등
	유해보존료	붕산, 승홍, Formaldehycle, 등
	유해표백제	삼염화질소, Rongalite 등

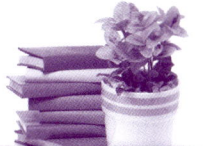

(3) 자연독 식중독

① 식물성 식중독
- **독버섯** : 무스카린, 무스카리딘, 콜린, 뉴린, 팔린, 아마니톡신
- **감자** : 솔라닌, 셉신
- **독미나리** : 씨큐톡신
- **면실유** : 고시풀
- **청매** : 아미그달린
- **독보리** : 테믈린

② 동물성 식중독
- **복어** : 테트로도톡신
- **모시조개, 바지락, 굴** : 베네루핀
- **대합조개, 섭조개, 홍합** : 삭시톡신

③ 곰팡이 식중독
- **아플라톡신** : 간장·된장을 담글 때 발생, 간암 유발
- **황변미독** : 신장독, 간장독, 신경독소
- **맥각독** : 보리·밀 등을 기질로 번식하는 곰팡이가 분비하는 독성분

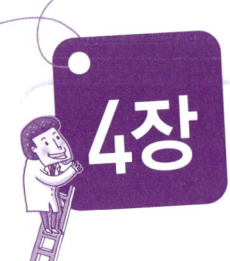

4장 식품과 감염병

1 경구감염병

(1) 분류

① 세균 : 장티푸스, 파라티푸스, 콜레라, 세균성이질, 파상열 등

세균		내용
장티푸스		• Salmonella typhi • 가장 오래된 급성소화기계 감염병의 하나 • **원인균** : 그람음성, 간균, 편모가 있어 활발한 운동을 함 • **병원소** : 사람(환자, 보균자) • **잠복기** : 1~3주 • **증세** : 불쾌감, 발열, 두통, 식욕상실 등 • **전파** : 환자나 보균자의 분변에 오염된 물이나 음식물을 섭취할 때 감염
파라티푸스		• Salmonella paratyphi A, B, C • 파라티푸스균에 의해 일어나는 소화기계통의 급성전염병 • **병원소** : 사람(환자, 보균자) • **잠복기** : 1~3주 • **전파** : 환자나 보균자의 분변에 오염된 물이나 음식물을 섭취할 때 감염
콜레라		• Vibrio cholerae • **병원소** : 사람(감염자), 해수 • **잠복기** : 수시간~5일 • **증세** : 청색증 유발, 쌀뜨물 같은 묽은 설사, 심한 구토, 탈수증, 체온하강 등
세균성이질		• Shigella dysenteriae • **원인균** : 그람음성, 간균, 호기성, 운동성 없음, 아포와 협막을 만들지 않음 • **병원소** : 사람(감염자) • **잠복기** : 보통 4일 • **증세** : 발열, 오심, 구토, 복통, 위경련, 설사, 혈변 등

② 바이러스 : 폴리오(소아마비), A형간염(유행성간염), 감염성 설사 등

③ 리케치아 : Q열

④ 원충류 : 아메바성이질 등

(2) 예방

① 병원체의 제거 : 소독 및 살균
② 병원체에 대한 저항력 증강 : 예방접종
③ 병원체 전파의 처단 : 환자와 보균자의 격리, 매개체(위생곤충)의 구제식품과 음료수의 위생 관리 철저

2 인수공통감염병

(1) 분류

구분		내용
결핵 (Tuberchlosis)	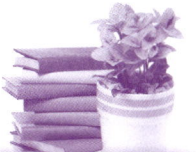	결핵균(Mycobacterium tuberculosis)에 오염된 우유, 유제품에 의해 감염됨
탄저병 (Anthrax)		탄저균(Bacillus anthracis)에 오염된 목초나 사료에 의해 감염되며, 폐렴증상, 임파선염, 패혈증을 유발함
파상열 (Brucella)		브루셀라증, 감염된 동물의 유즙, 유제품, 고기를 거쳐 감염되며, 소·염소·양·돼지에게 유산을 유발, 사람에게는 열을 발생시킴 • Brucella melitensis : 양, 염소 • Brucella abortus : 소 • Brucella suis : 돼지
야토병		야토균(Francisella tularensis), 산토끼의 박피로 감염되며, 오한과 발열을 유발함
리스테리아병 (Listeriosis)		리스테리아균(Listeria monocytogenes), 가축, 가금류에 의해 감염되며, 패혈증, 내척수막염, 임산부는 자궁내막염 등을 유발함. 5℃ 이하에서도 증식하는 냉온성 세균으로 아이스크림과 냉동 돼지고기에서도 발견됨

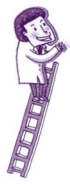

(2) 예방

① 우유의 살균처리

② 동물의 예방접종

③ 수입 유제품, 고기, 가축의 검역 철저

④ 질병에 이환된 축육의 식용을 삼갈 것

⑤ 이환동물의 조기발견 및 격리치료

⑥ 이환동물의 사체 및 배설물의 소독 철저

3 기생충 질환

(1) 채소류로부터 감염되는 기생충 질환(선충류)

회충	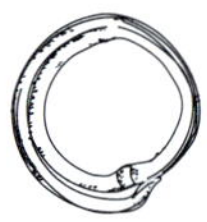	• 소장에 정착, 장내 군거생활 • 충란의 경우 70℃로 가열하면 사멸, 일광에서 사멸함 • 충란 제거를 위해 흐르는 물에 5회 이상 씻음 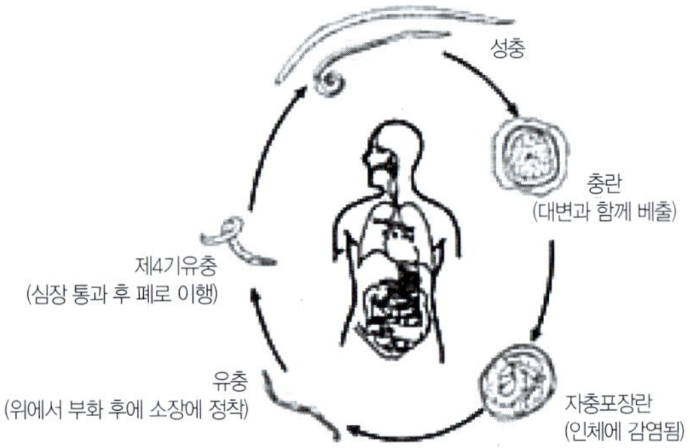 성충 충란 (대변과 함께 배출) 제4기유충 (심장 통과 후 폐로 이행) 자충포장란 (인체에 감염됨) 유충 (위에서 부화 후에 소장에 정착)
요충	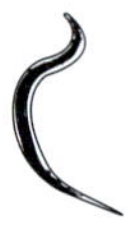	• 항문 주위에 산란, 집단생활하는 곳에서 주로 발생 • 자가감염에 대표적인 질환으로 스카치테이프검출법을 이용하여 검사 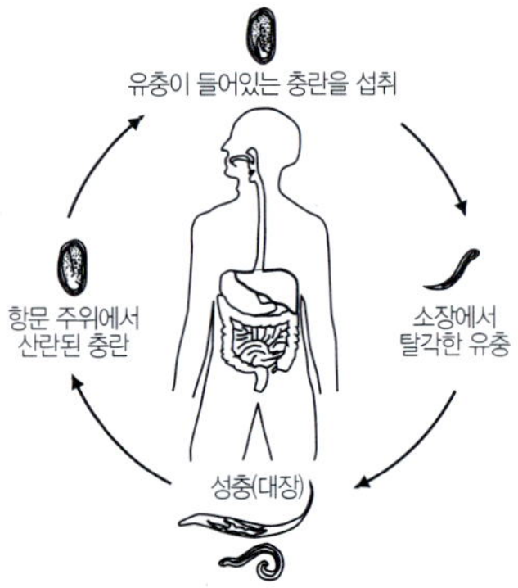 유충이 들어있는 충란을 섭취 항문 주위에서 산란된 충란 소장에서 탈각한 유충 성충(대장)

구충	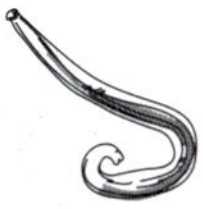 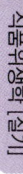	• 소장에서 성충이 되어 기생 • 십이지장충 또는 아메리카구충이라고도 함 • 경피감염(피부감염)되므로 인분을 사용한 채소밭에서 피부보호 필요
편충	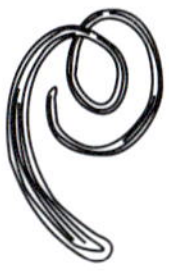	• 맹장 또는 대장에 기생 • 말채찍 모양 • 분뇨의 처리와 곤충 규제

(2) 어패류로부터 감염되는 기생충 질환(흡충류)

간디스토마 (간흡충)	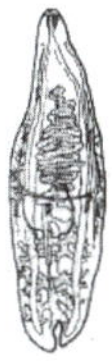	• 제1중간숙주 : 쇠우렁이 • 제2중간숙주 : 담수어(붕어 · 잉어 · 모래무지) 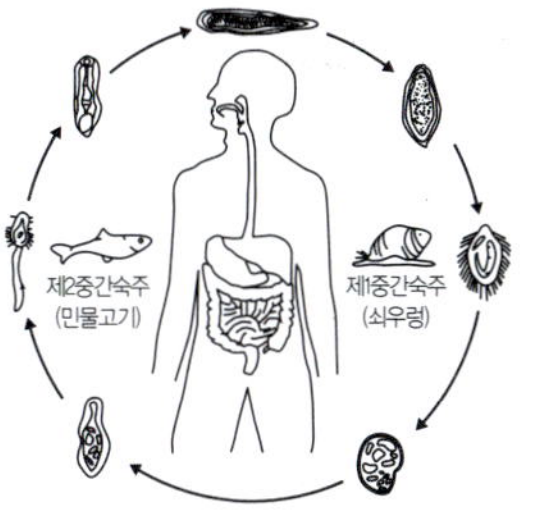
폐디스토마 (폐흡충)	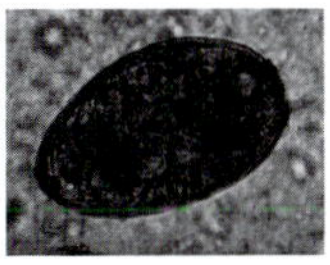	• 제1중간숙주 : 다슬기 • 제2중간숙주 : 가재 · 게 · 참게 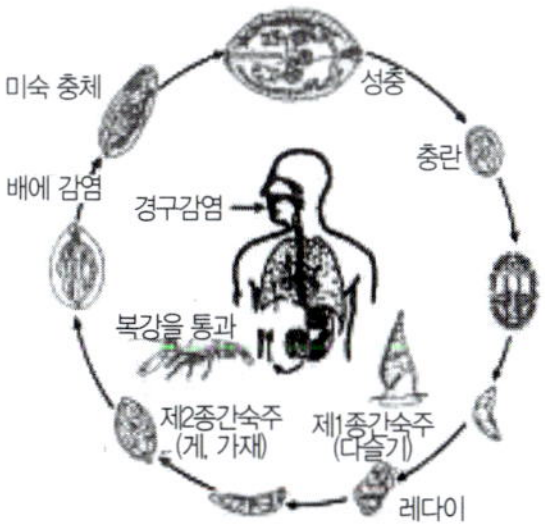
광절열두조충 (긴촌충)	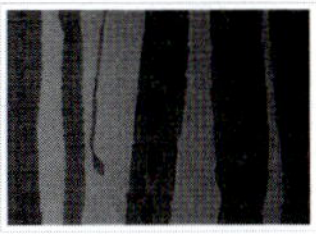	• 제1중간숙주 : 물벼룩 • 제2중간숙주 : 담수어(송어 · 연어 · 숭어) 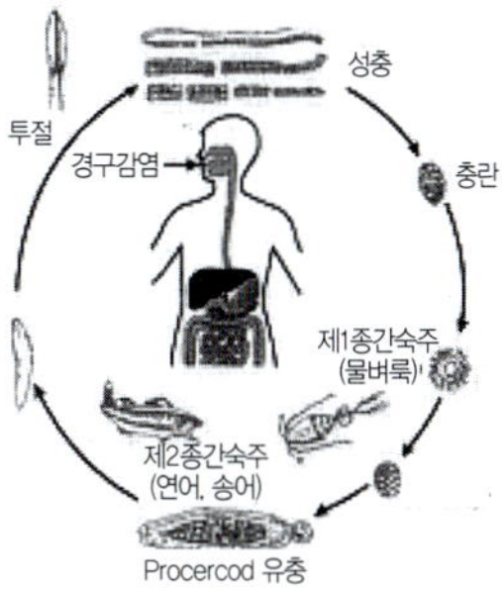

477

아니사키스충 (고래회충)		• 제1중간숙주 : 갑각류(크릴새우) • 제2중간숙주 : 바다생선(고등어 · 갈치 · 오징어 등) • 최종숙주 : 해양 포유류(고래, 물개 등)
요코가와흡충		• 제1중간숙주 : 다슬기 • 제2중간숙주 : 담수어(붕어 · 은어 등)
유구악구충		• 제1중간숙주 : 물벼룩 • 제2중간숙주 : 미꾸라지 · 가물치 · 뱀장어 • 최종숙주 : 개 · 고양이 등

(3) 육류로부터 감염되는 기생충 질환(조충류)

유구조충(갈고리촌충)		중간숙주 : 돼지
무구조충(민촌충)		중간숙주 : 소
선모충		중간숙주 : 돼지

(4) 기타 기생충 질환(원충류)

람블편모충	십이지장, 담낭에 기생
이질아메바	대장에서 증식, 간 · 뇌 · 폐 · 신장 등에도 농양 형성
톡소플라스마	감염원은 고양이, 쥐, 돼지, 토끼, 참새, 병아리 등

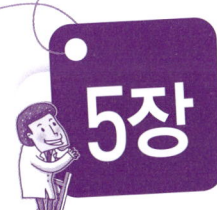

5장 식품의 위생검사

1 식품 위생검사 일반

(1) 검사방법에 따른 분류

① **독성검사** : 급성 독성시험, 아급성 독성시험, 만성 독성시험

② **관능검사** : 미각, 시각, 촉각, 후각 등으로 검사

③ **물리적 검사** : 경도, 점성, 탄성, 전기저항 검사 등

④ **화학적 검사** : 일반성분, 유해물질, 식품첨가물, 항생물질, 화학적 식중독, 잔류농약 검사 등

⑤ **생물학적 검사** : 일반세균, 대장균, 곰팡이 · 효모 검사, 최확수법 등

(2) 세균증식 곡선

① **유도기(적응기)** : 새로운 환경에 적응하는 시기로 세균증식이 재개할 수 있는 농도까지 각종 효소와 중간물질이 생성되고 축적된다.

② **대수기(증식기)** : 새로운 세균물질이 일정한 속도로 합성되며 배지 내의 영양분이 소진되거나 독성 대사산물이 축적된다.

③ **정상기(안정기)** : 영양소의 소진 혹은 독성 대사산물의 축적으로 증식이 완전 중지된다.

④ **사멸기(내호흡단계)** : 세포들이 일정한 비율로 사멸함으로써 개체군 내 총 생균수가 감소한다.

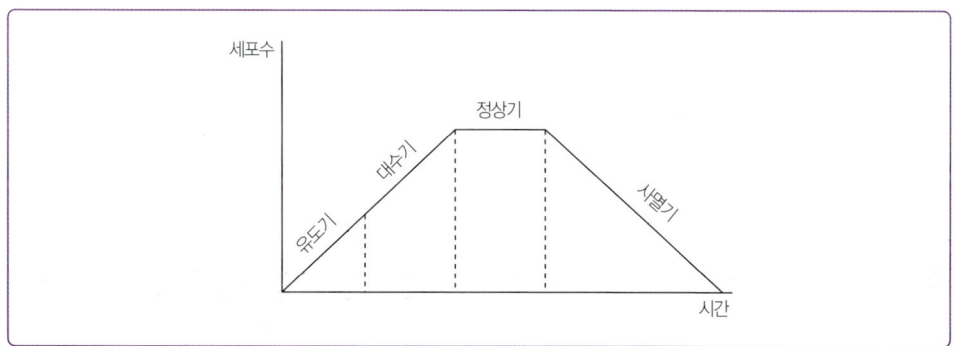

2 세균증식 측정방법

(1) 총균수 측정법

① 현미경으로 세균의 양을 세는 브리드(Breed)법으로, 일반적으로 생우유에 대해 이용된다.

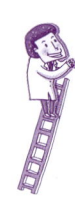
② 우유를 브리드 슬라이드상의 일정 면적에 도말하고, 건조 · 염색 · 검경하여 염색된 세균수를 측정한다.

③ 현미경 시야의 면적과의 관계에서 시료 중에 존재하는 세균수를 추정한다.

(2) 생균수 측정법

① 식품 등의 시료 중에 존재하는 세균의 양을 측정하는 하나의 방법으로, 일정의 조건으로 콜로니를 만드는 세균수를 육안으로 측정한다.

② 식품에 오염된 세균수를 조사하기 위해 시료를 희석한 후 한천평판배양을 실시하고 나타난 집락의 수를 산출한다.

③ 페트리디시(Petri Dish)를 쓰는 평판법이 일반적이고 그 밖에 막 여과나 시험관, 유리모세관을 쓰는 방법도 있다. 한천을 함유하는 배지 중 혹은 표면에 콜로니를 만들어 이것을 계측한다.

④ 사용배지는 대상물에 따라 조성이 조금 다르고, 식품위생법규로서는 표준한천배지를 사용하도록 규정되어 있다. 또한 특정한 균만을 측정하는 경우에는 선택배지를 사용한다.

⑤ 배양온도, 시간은 대상과 목적에 따라 다르지만 35~37℃, 48시간 정도가 일반적이다.

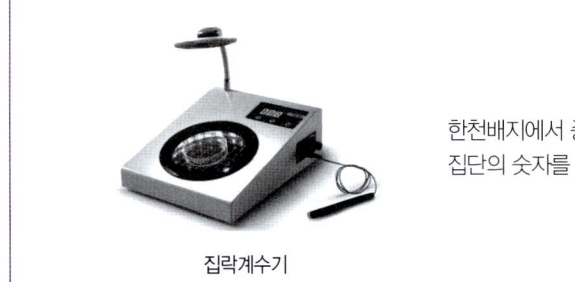

한천배지에서 증식한 많은 양의 세균과 미생물 집단의 숫자를 계측하는 장치

집락계수기

(3) 대장균군 검사방법

① 정성시험
- 대장균군의 유무를 검사한다.
- **검사방법** : 유당배지법, BGLB배지법, 데스옥시콜레이트유당한천배지법
- **정성시험순서** : 추정시험 → 확정시험 → 완전시험

② 정량시험
- 대장균군의 수를 산출한다.
- **검사방법** : 최확수법, 건조필름법, 자동화된 최확수법

3 배지 및 배양

(1) 배지

① 정의 : 미생물 성장에 필요한 적당한 영양성분을 혼합해서 무균 상태의 액체 또는 고체로 만든 인공적인 증식 환경을 말한다.

② 분류

물리적 성상에 따른 분류	액체배지		• 각 성분을 증류수에 녹인 것 • 미생물의 생화학적 연구 혹은 미생물의 대량 배양에 사용
	고체 배지	평판배지	• 배양접시에 배지를 약 4mm 정도 넣어 굳힌 것 • 미생물의 분리 배양, 집락의 관찰, 용혈능 및 항생제 감수성 검사 등에 사용
		사면배지	• 여러 영양소를 혼합하여 만든 배지를 치상을 용이하게 하기 위해 표면을 경사지게 굳힌 것 • 호기성 미생물의 증식 및 보존 • 세균의 생화학적 검사 등에 사용
		고층배지	• 시험관에 고체배지를 수직으로 세운 상태로 굳힌 것 • 미호기성 균이나 혐기성 균의 배양 균주의 보존, 세균의 운동성 시험 등에 사용
		반고체배지	• 젤리 같은 반고형상의 배지로 적은 양(0.3~0.5%)의 아가(Agar) 함유 • 세균의 설탕 이용성이나 운동성 관찰에 이용
성분에 따른 분류	천연배지		배지 중의 영양분이 모두 천연물인 동·식물체에서 얻은 것
	합성배지		• 화학적 성분이 분명한 순수한 물질을 일정량 혼합하여 만든 것 • 구성성분의 화학적 조성 및 양을 정확히 알 수 있음
사용목적에 따른 분류	증식배지		여러 종류의 영양소를 적당량 함유한 배지로 미생물의 증식, 순수배양, 보존 등 일반적인 배양에 쓰임
	증균배지		특정한 균종만을 다른 균종보다 빨리 증식시켜 분리배양에 용이함
	선택배지		두 종류 이상의 미생물이 혼합되어 있는 검체에서 원하는 미생물만을 선택적으로 분리배양
	감별배지		순수배양된 미생물의 특정한 효소반응을 정상적으로 확인하여 균종의 감별과 동정을 하기 위한 것
	수송배지		보존배지로 분리배양하기 전까지 시간이 늦어지거나 검사 재료를 수송할 때 사용함

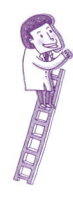

(2) 배양

① 분리배양법

- 순수배양을 얻기 위하여 행하는 방법
- 불순한 재료로부터 특정한 미생물을 찾아내기 위해 사용함
- 재료 중의 모든 세균을 모조리 조사하기 위하여 사용함
- 보통은 재료를 적당히 묽게 하여 고형배지의 표면에 혹은 속에 독립된 집락을 만듦
- **평판분리배양법** : 평판배지의 표면에 집락을 만드는 방법

② 순수배양법

- 한 종류의 균을 배양하는 방법
- 혼재된 균을 한천평판배지의 표면에 획선 도말하여 균을 순수분리하는 데 사용함
- **방법**

천자배양법	혐기성균에 사용하는 방법으로 반고체배지, 고층한천배지 또는 반고층 한천배지 등에 균을 접종할 때 백금선에 검체균을 취하여 배지 중앙에 수직으로 천자하여 배양하는 방법
획선배양법	사면배지에 접종 배양하는 방법으로, 멸균된 백금선에 균을 취하여 한 개의 선을 사면배지 가장 밑 부분으로부터 중앙 부분에 도말하고 그 위를 사행과 같이 한 번 더 도포 배양함
액체배양법	균을 액체배지에 배양할 때 관벽을 이용하여 소량의 균을 배지 중에 미끄러져 들어가듯이 넣는 방법

In addition

이물 검사

- **와일드만 플라스크법** : 곤충 및 동물의 털 등과 같이 물에 잘 젖지 않는 가벼운 이물질을 검출하는 방법
- **체분별법** : 시료가 미세한 분말인 경우 채로 포집하여 육안 또는 현미경으로 확인하는 방법
- **침강법** : 비교적 무거운 이물의 검사 시에 사용하며, 비중이 무거운 용매에 이물을 침전시킨 후 검사하는 방법
- **여과법** : 액체인 시료를 여과지에 투과하여 여과지상에 남은 이물질을 확인하는 방법

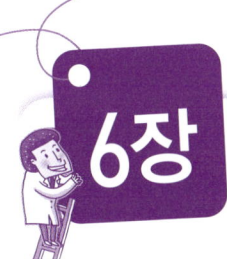

6장 기구의 소독 및 살균

1 소독관련 일반

(1) 용어 정의

① **소독** : 인축에 대하여 유해한 미생물 또는 시험·연구의 목표로 한 대상미생물을 사멸하는 것을 말한다. 소독은 크게 물리적 방법과 화학적 방법으로 나눌 수 있다.

② **멸균** : 병원성 유무에도 불구하고 혼재해 있는 모든 미생물을 살균 혹은 제거하기 위하여 실시하는 가열에 의한 멸균법으로서 화염멸균, 건열멸균, 고압증기열균, 가열에 의하지 않는 방법으로서 여과멸균, 가스멸균, 살균 등에 의한 멸균법이 있다.

③ **살균** : 미생물을 사멸 혹은 제거하여 무균상태로 하는 것을 말한다. 주사기, 외과수술용구 등의 의료기자재나 세균이나 세포를 배양하는 배지 등은 완전히 무균 살균된 것이 사용된다.

> **In addition**
>
> **소독약의 조건**
> • 살균력이 클 것(석탄산계수가 높을 것)
> • 침투력이 강하고 인체에 무해하며 안정성이 있을 것
> • 용해성이 높을 것
> • 부식성과 표백성이 없을 것
> • 가격이 저렴하고 구입이 쉬울 것
> • 사용방법이 간단할 것

(2) 소독 종류

① **일광소독** : 의류·침구·기구·방석·도서·서류, 그 밖의 물건에 대해서는 일광에 쬐는 방법으로 한다.

② **증기소독** : 유통증기를 사용하며, 가급적이면 소독기 내의 공기를 배제하여 1시간 이상 100℃ 이상 습열에 접촉시킨다. 퇴색 또는 다른 것에 염색되기 쉬운 것은 피하고, 의류는 미리 주머니 등을 잘 조사하여 폭발·발화하기 쉬운 것이 있으면 빼내야 한다.

③ **자비소독** : 열탕소독으로 소독할 물건 모두 물에 담그고 30분 이상 끓인다.

④ **약물소독** : 소독약을 쓰는 방법으로서, 소독약의 사용법에 따라서 소독한다.

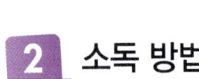

2 소독 방법

(1) 물리적 소독방법

① 일광소독법 : 햇빛에 1~2시간, 의류 및 침구 소독에 이용

② 자외선살균법 : 무균실, 수술실 및 제약실 등의 구조물 소독에 적합(살균력이 강한 파장 2,400~2,800Å)

③ 방사선멸균법 : 방사선 동위원소에서 나오는 방사선을 이용하는 살균법(살균력이 강한 순서 γ선 > β선 > α선)

④ 열처리법

• 화염멸균법 : 물품을 직접 불꽃 속에 접촉시켜 표면에 부착된 미생물을 멸균시키는 방법

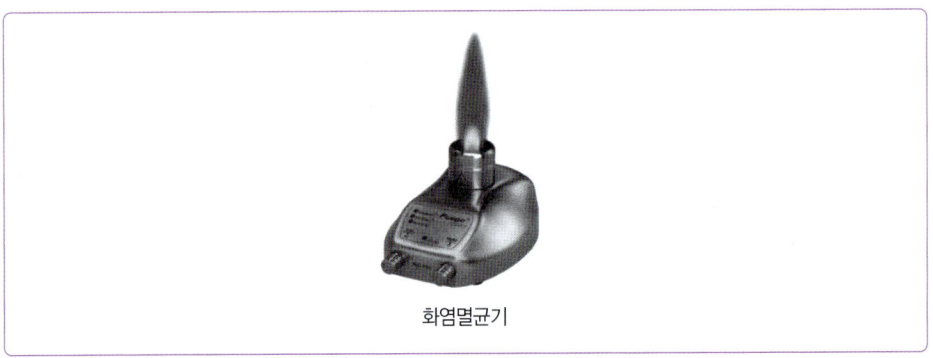

화염멸균기

• 건열멸균법 : 건열멸균기로 160~170℃로 1~2시간 처리하여 미생물을 완전 사멸시키는 방법

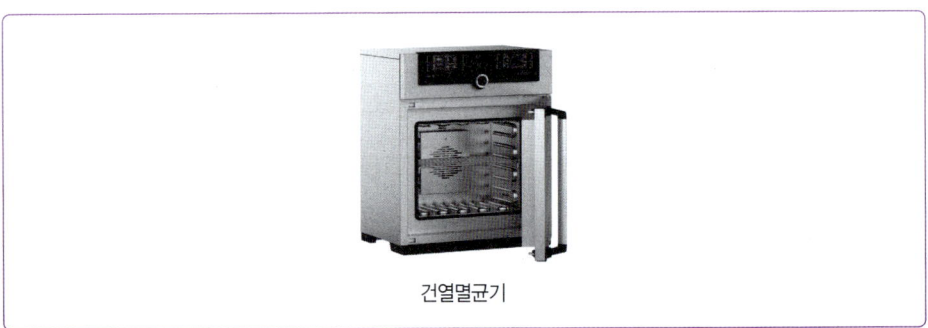

건열멸균기

⑤ 습열멸균법

• 자비멸균법 : 식기 및 도마, 주사기, 의류, 도자기 등을 100℃의 끓는 물에 15~20분간 처리, 아포형성균, 간염바이러스균은 사멸시키지 못함

• 고압증기멸균법 : 121℃, 15Lb, 15~20분간 실시, 아포형성균 멸균

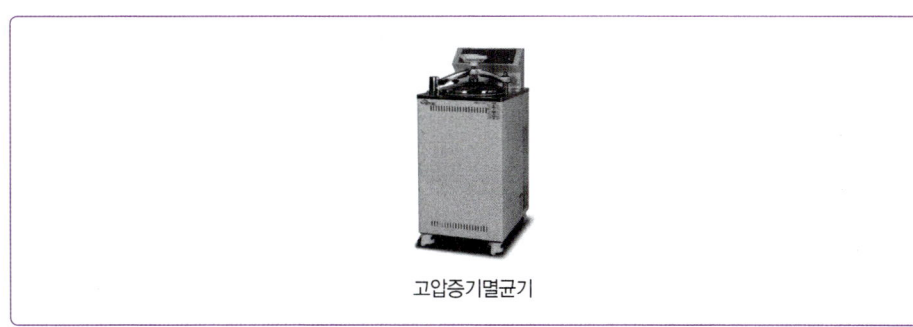

고압증기멸균기

- 간헐멸균법 : 1일 1회씩 100℃의 증기로 30분씩 3일간 실시, 포자를 완전멸균

⑥ 저온소독법 : 63~65℃, 30분간 처리

⑦ 초고온순간멸균법 : 130~135℃, 2~3초간 처리시키는 방법으로 청량음료 살균에 많이 이용함

(2) 화학적 소독방법

① 소독력을 갖고 있는 약재를 써서 세균을 죽이는 방법

② 소독약의 살균력 측정 : 석탄산계수 이용

석탄산계수 = 소독약의 희석배수 / 석탄산의 희석배수

 Tip 석탄산계수
- 소독약의 소독력을 평가하는 데 사용되는 것으로 20℃에서 살균력을 나타낸다.
- 시험균은 장티푸스균과 포도상구균을 이용하며, 시험균은 5분 내에는 죽이지 않고 10분 내에는 죽이는 희석배수를 말한다.
- 석탄산계수가 높을수록(값이 클수록) 살균력이 좋다.
- 석탄산은 고온일수록 소독효과가 크다.

③ 소독약의 종류

- 3~5% **석탄산수** : 실내벽, 실험대, 기차, 선박 등에 이용

- 2.5~3.5% **과산화수소** : 상처 소독, 구내염, 인두염, 입안 소독 등에 이용

- 70~75% **알코올** : 건강한 피부에 이용

- 3% **크레졸** : 배설물 소독에 이용, 석탄산의 약 2배 효과

- 0.01~0.1% **역성비누(양성비누)** : 손 소독에 이용

- 0.1% **승홍** : 손 소독에 이용

- **생석회(CaO)** : 변소 등의 소독에 이용

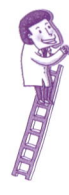
(3) 우유 살균법

① 저온 장시간 살균법 : 63~65℃에서 30분간

② 고온 단시간 살균법 : 72~75℃에서 15~20초간

③ 초고온 순간 처리법 : 130~150℃에서 0.5~5초간

In addition

노스(North) 곡선

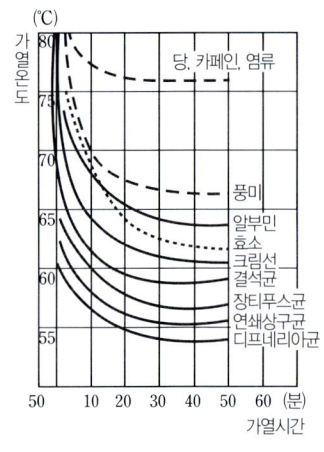

- 우유의 살균온도와 살균시간의 관계를 나타내는 곡선
- 우유 성분 중 열에 가장 쉽게 파괴되는 크림선에는 영향을 미치지 않고 우유 중에 혼입된 병원미생물 중 열에 저항력이 강한 결핵균을 파괴할 수 있는 온도와 시간의 관계
- **우유를 매개로 하는 질병** : A형간염, 결핵, 탄저, 장티푸스, 디프테리아, 연쇄상구균, Q열, 병원성 대장균성 설사 등

---

3 기구 세척

(1) 세척 순서

① 수세 : 충분한 양의 물로 씻어 표면에 부착되어 있는 잔사와 불결한 물질을 제거한다.

② 온수로 씻기 : 40~50℃의 온수로 솔을 사용하여 부착물을 세척하여 제거한다.

③ 세제로 씻기 : 식품에 알맞은 세제를 선택하여 솔로 세정한다.

④ 온수 및 정수로 세정 : 잔존하는 세제를 제거하기 위해 온수와 충분한 양의 맑은 물로 세척한다.

(2) 세제 종류

① 무기세제 : 계면활성(거품)이 없는 염류, 산류의 세제로 단백질이나 지방 세척에 사용됨

② 중성세제 : 과채류, 식기 및 식품가공 시설 등의 세척에 사용되며 금속 이온이 있으면 찌꺼기가 발생하는 단점이 있음

③ **계명활성제** : 유화제, 비누, 세제 등

④ **역성비누** : 주성분이 4급 암모늄염인 비누로, 유기물 또는 세제가 있는 경우 효력이 떨어짐

01 다음 그림에서 달걀을 11%의 식염수에 담갔을 때 가장 신선한 상태는?

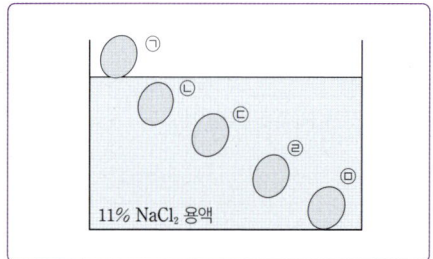

11% NaCl₂ 용액

① ㉠   ② ㉡
③ ㉢   ④ ㉣
⑤ ㉤

02 세균을 편모의 형태에 따라 분류했을 때 다음 그림은 어떤 균에 속하는가?

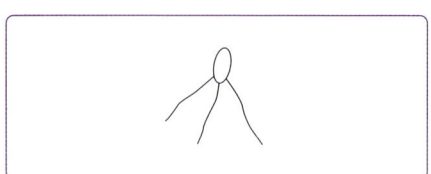

① 무모균   ② 단모균
③ 양모균   ④ 속모균
⑤ 주모균

03 다음 그림에 해당하는 곰팡이 종류는?

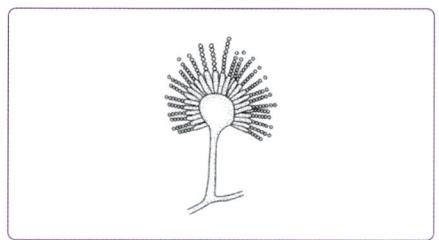

① Mucor속
② Rhizopus속
③ Aspergillus속
④ Penicillium속
⑤ Neurospora속

04 다음 사진의 식중독균이 생산하는 독소는?

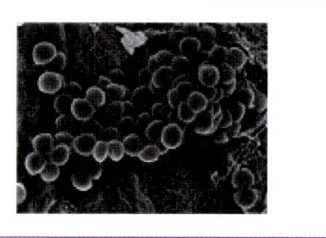

① 삭시톡신(saxitoxin)
② 베로톡신(verotoxin)
③ 뉴로톡신(neurotoxin)
④ 엔테로톡신(enterotoxin)
⑤ 테트로도톡신(tetrodotoxin)

05 다음 그림의 세균이 유발하는 질병은?

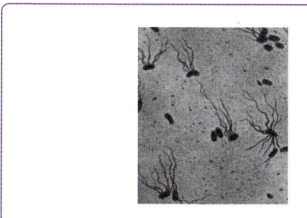

① 결핵 ② 콜레라
③ 페스트 ④ 장티푸스
⑤ 세균성 이질

06 다음에서 설명하는 식중독균은?

- 그람양성이며 혐기성의 아포성 간균이다.
- 신경계 독소물질인 neurotoxin을 생성한다.
- 원인식품은 햄, 소시지, 각종 통조림 식품이다.

① Campylobacter jejuni
② Clostridium botulinum
③ Yersinia enterocolitica
④ Staphylococcus aureus
⑤ Listeria monocytogenes

07 다음 그림은 5℃ 이하에서도 증식하는 냉온성 세균이다. 아이스크림과 냉동 돼지고기에서도 발견되는 이 균은?

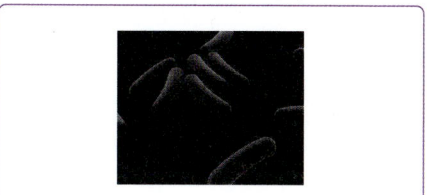

① 결핵균 ② 탄저균
③ 야토균 ④ 브루셀라균
⑤ 리스테리아균

08 다음 그림은 어떤 기생충의 생활사인가?

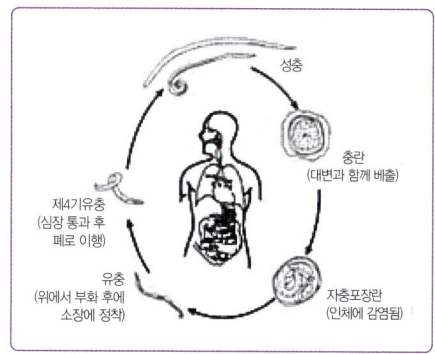

① 회충 ② 요충
③ 구충 ④ 편충
⑤ 선모충

09 다음 그림처럼 말채찍 모양의 기생충은?

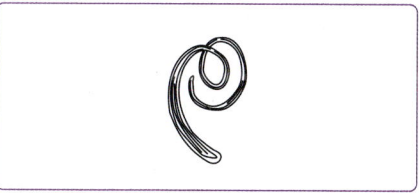

① 회충 ② 요충
③ 구충 ④ 편충
⑤ 선모충

10 쇠우렁이를 제1중간숙주로 하는 다음 그림의 기생충은?

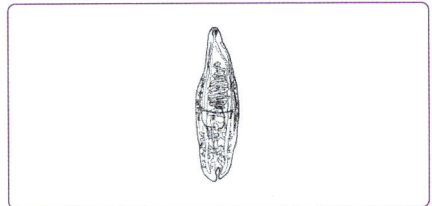

① 무구조충

② 유구조충

③ 간디스토마

④ 유구악구충

⑤ 광절열두조충

11 다음 그림은 어떤 기생충의 생활사인가?

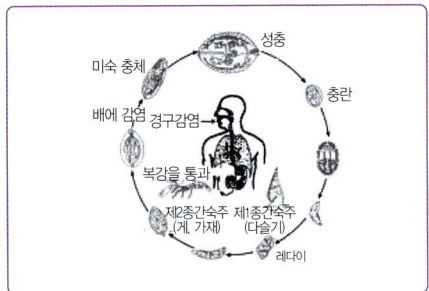

① 간디스토마

② 폐디스토마

③ 유구악구충

④ 아니사키스충

⑤ 요코가와흡충

12 다음은 세균증식 곡선이다. 세균이 기하급수적으로 증식하는 구간은?

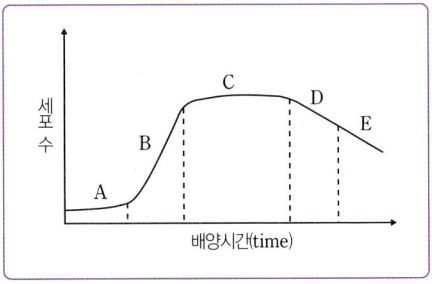

① A   ② B

③ C   ④ D

⑤ E

13 다음 기구의 명칭으로 옳은 것은?

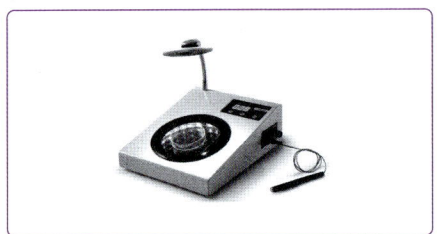

① 한천배지

② LB발효관

③ 집락계수기

④ 데포지게이지

⑤ 염소증류장치

14 다음 중 대장균군을 검사하는 정성시험의 순서로 옳은 것은?

① 확정시험 → 추정시험 → 완전시험

② 확정시험 → 완전시험 → 추정시험

③ 완전시험 → 추정시험 → 확정시험

④ 추정시험 → 완전시험 → 확정시험

⑤ 추정시험 → 확정시험 → 완전시험

15 기구를 160~170℃로 1~2시간 멸균하는 다음 기기는?

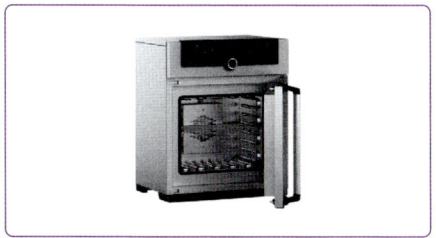

① 건열멸균기   ② 열수멸균기
③ 스팀멸균기   ④ 방사선멸균기
⑤ 고압증기멸균기

16 다음의 기구로 배지를 멸균할 때의 온도와 시간으로 옳은 것은?

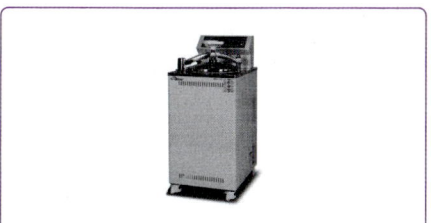

① 120℃, 10~15분
② 120℃, 15~20분
③ 121℃, 10~15분
④ 121℃, 15~20분
⑤ 123℃, 10~15분

17 특정한 균종만을 다른 균종보다 빨리 증식시켜 분리배양에 용이한 배지는?

① 증식배지   ② 증균배지
③ 선택배지   ④ 감별배지
⑤ 수송배지

18 다음 중 곤충 및 동물의 털 등과 같이 물에 잘 젖지 않는 가벼운 이물질을 검출하는 방법은?

① 침강법   ② 여과법
③ 적정법   ④ 체분별법
⑤ 와일드만 플라스크법

19 식품공정상 우유류의 초고온 순간 처리법(UHT)의 온도와 시간은?

① 100~120℃에서 0.2~3초간
② 130~150℃에서 0.2~3초간
③ 130~150℃에서 0.5~5초간
④ 150~170℃에서 0.2~3초간
⑤ 150~170℃에서 0.5~5초간

20 다음 중 역성비누의 주성분으로 옳은 것은?

① 질산염
② 초산은
③ 과산화수소
④ 지방족화합물
⑤ 4급 암모늄염

위생사 [필기+실기]

핵심요약+적중문제

3과목

위생곤충학
[실기]

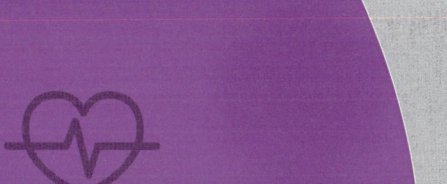

SANITARIAN

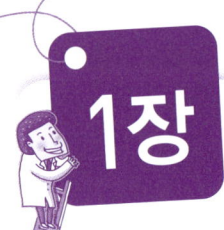

1장 곤충의 외부형태

1 곤충의 일반적 형태

(1) 곤충의 구조

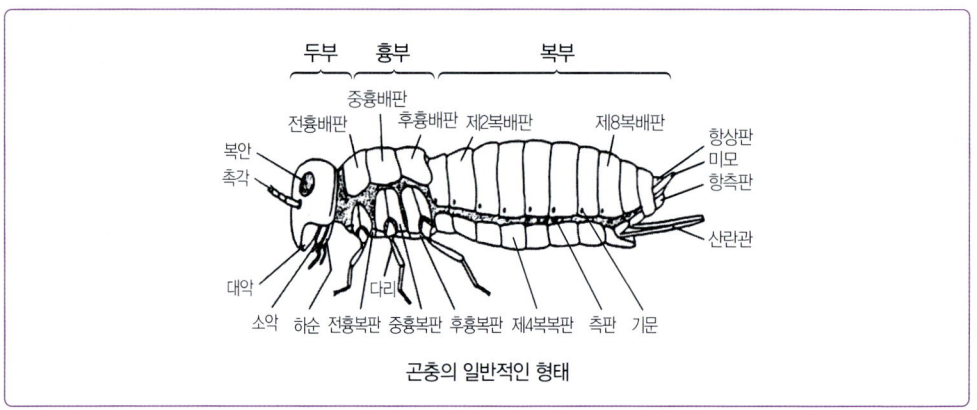

곤충의 일반적인 형태

(2) 곤충의 특징

① 몸은 머리(두부), 가슴(흉부), 배(복부)의 3부분으로 나뉘고, 머리에는 1쌍의 더듬이와 겹눈, 입이 있다.

② 몸 속에는 뼈가 없고 피부는 딱딱한 겉뼈대로 되어 있다.

③ 몸은 좌우 대칭이며, 대부분 암수 딴 몸이다.

④ 가슴에는 2쌍의 날개와 3쌍의 다리가 있으며, 날개가 없거나 1쌍만 있는 것도 있다.

⑤ 배는 10~11마디이고, 애벌레 때의 다리는 어른벌레가 되면 없어진다.

⑥ 혈관계는 개방혈관계이다.

⑦ 소화기관은 앞창자(전장), 가운데창자(중장), 뒤창자(후장)로 이루어져 있으며, 뒤창자가 시작되는 부분의 사람의 콩팥과 같은 말피기관은 배설을 돕는다.

⑧ 호흡계는 종류에 따라 기관, 아가미, 숨구멍으로 되어 있다.

In addition

개방혈관계(개방순환계)

절지동물, 연체동물, 원색동물의 피낭류 등, 무척추동물에게서 볼 수 있는 특유의 혈관계를 말한다. 심장에서 나온 혈액이 혈관을 통하여 동맥에서 동맥지로 흘러들어가나, 그 끝인 모세혈관이 열려 있고 정맥과는 연결되어 있지 않아 혈관의 말단에서 근육조직 속으로 직접 들어가게 된다.

2 곤충의 외부형태

(1) 외피

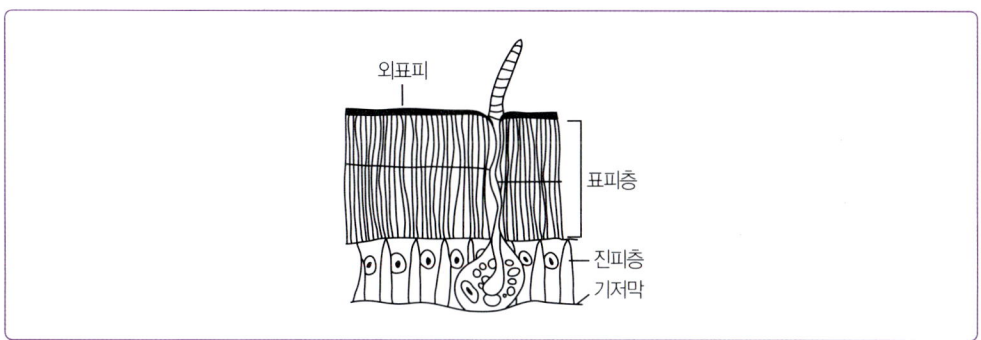

① 표피층
- 외표피(시멘트층, 밀랍층, 단백성 표피층)와 원표피(외원표피, 내원표피)로 구성된다.
- 표피층의 최외부는 시멘트층이다.
- 밀랍층(왁스층)은 얇은 층이지만 내수성이 가장 강한 부분이다.

② 진피층
- 진피세포로 형성되며 표피층을 생성한다.
- 일부는 변형되어 극모 등을 생성하는 조모세포로 되어 있다.

③ 기저막
- 진피와 체강 사이에 경계를 이루고 있는 층으로 진피세포의 분비로 형성된다.
- 표피와 진피의 경계로 영양공급역할을 한다.

(2) 두부

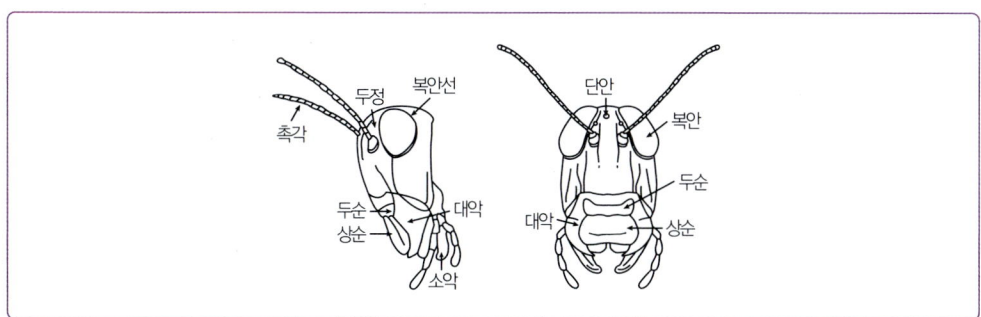

① 눈
- 1쌍의 복안(겹눈) : 주로 시각을 담당한다.

3과목
위생곤충학 [실기]

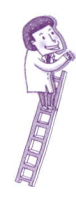

- 1~3개의 단안(홑눈) : 시각을 보조하는 역할, 주로 영상보다는 움직임에 더 예민하다.

② 구기

저작형	• 대악 : 먹이를 물어뜯거나 씹음 • 소악 : 작은 턱 • 두순 : 구기와 접하는 부분 • 상순 : 두순 바로 밑에서 구부의 전면을 덮고 있는 부분 • 하순 : 구분의 후면을 덮고 있는 부분 • 촉수 : 소악과 하순에는 각각 부속지인 촉수를 가짐 • 하인두 : 혀로써 그 부근에는 타액선이 열려 있음
흡수형	수액이나 혈액 등 액상의 먹이를 흡수할 수 있게 저작형 구기의 부속지 일부가 관이나 침모양으로 변형됨

③ 촉각(더듬이)

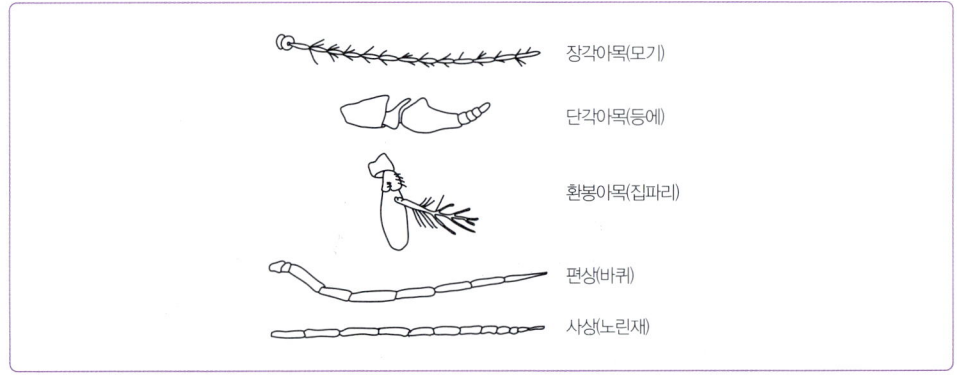

- 여러 개의 환절로 구성됨, 촉각의 형태나 환절수 등은 곤충의 종류 및 암수에 따라 다르므로 분류학상 중요한 특성이 된다.
- 파리목 곤충의 촉각

장각아목(긴뿔파리아목)	단각아목(작은뿔파리아목)	환봉아목(가락지감침파리아목)
• 모기과, 등에모기과 • 나방파리과, 먹파리과, 깔따구과 등	• 등에과 • 노랑등에과	• 무판류 : 초파리과, 좀파리과, 똥파리과 • 유판류 : 집파리과, 검정파리과, 쉬파리과, 체체파리과 등

(3) 흉부

① 전흉, 중흉, 후흉의 3개의 환절로 구성되어 있다.

② 기관

- 기문 : 2쌍

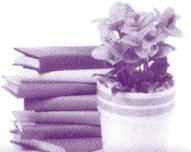

- **다리** : 기절, 전절, 퇴절, 경절, 부절로 구성됨
- **날개** : 흉배판과 측판 사이에서 좌우로 편평하게 늘어나서 만들어진 것으로 근육이 없음

 욕반

곤충의 다리에서 쌍을 이루는 발톱 사이의 돌기로, 다리부절에는 1쌍의 욕반이 있는데 이는 매끄러운 표면을 걸을 때 도움을 주는 역할을 한다.

(4) 복부

① 8~9개의 환절로 되어 있는데 각 환절은 견고한 배판과 복판으로 덮혀 있다.

② 복부 말단에 외부생식기가 발달되어 있어 수컷의 경우 파악기, 암컷의 경우 산란관이 있다.

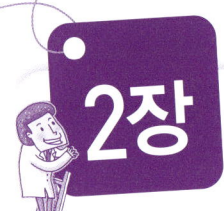

2장 곤충의 내부형태 및 생리

1 곤충의 내부형태

(1) 소화기관 및 배설기관

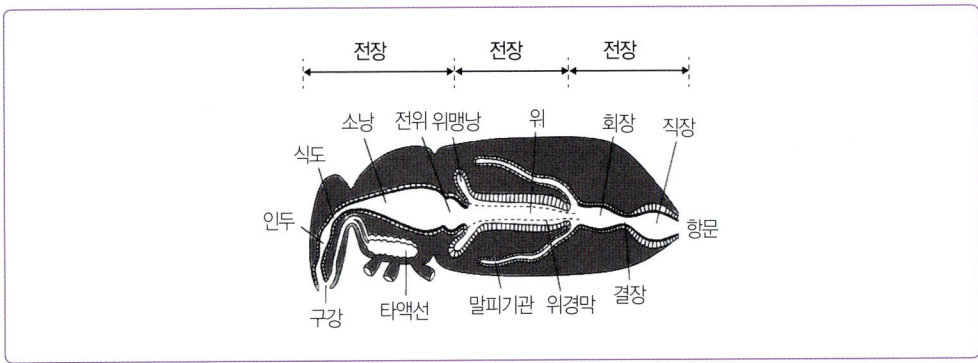

① **전장** : 인두, 식도, 소낭 또는 맹낭, 전위로 구성됨
- **소낭 또는 맹낭** : 섭취한 먹이의 일시적 저장 역할
- **전위** : 섭취한 먹이의 역행을 막는 밸브역할, 고체 먹이의 분쇄
- **타액선** : 혈액의 응고 방지

② **중장** : 섭취한 먹이의 소화작용, 효소 분비
- **잡식성 곤충** : 복합 효소 분비
- **흡혈성 곤충** : 단백질 효소 분비

③ **후장** : 회장, 결장, 직장, 항문 등으로 구성

④ **말피기관** : 체강 내에 떠있으며 중장과 후장 사이에 연결되어 있어 곤충의 체내에서 생기는 탄산염 · 염소 · 인 · 염 등 노폐물을 여과시켜 장을 통해 분과 함께 배설시킴

(2) 순환계

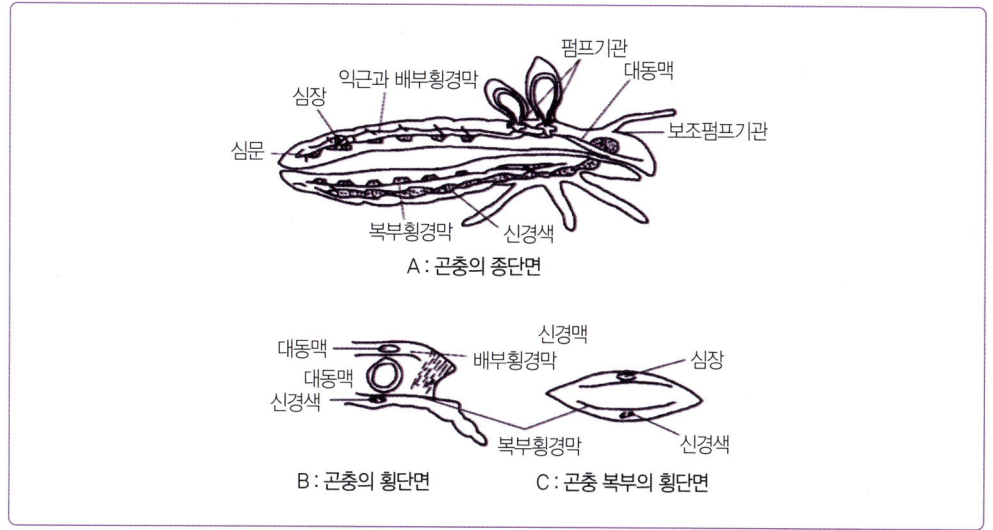

A : 곤충의 종단면

B : 곤충의 횡단면 C : 곤충 복부의 횡단면

① 소화관 배면에 1개의 긴 관으로 위치하고 대동맥의 끝이 열려 있어 혈액이 흘러 나와 여러 조직과 기관으로 스며들면서 몸의 후방으로 밀려 감

② 심장은 여러 마디로 되어있고, 심장의 각 마디에 일정한 간격으로 한 쌍의 심문이 열려 있어 혈액이 심실로 공급됨

In addition

혈림프액

• 엷은 담황색 · 담녹색 · 무색
• 수분유지
• 영양분을 각 조직에 공급
• 노폐물을 배설기관으로 운반
• 호흡작용을 돕고 탈피과정의 원활화에 도움

(3) 호흡계

① 기문과 기관으로 구성되며 기문은 곤충에 따라 다르지만 흉부에 2쌍, 복부에 8쌍이 있음
② 파리와 벌의 경우 기관낭(공기주머니)에 공기를 저장함

(4) 신경계

① 중추신경계, 전장신경계, 말초신경계로 구성됨
② 감각기관으로 시각은 복안에서 관장하고 몸의 털은 자극을 느낌

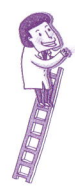

(5) 생식계

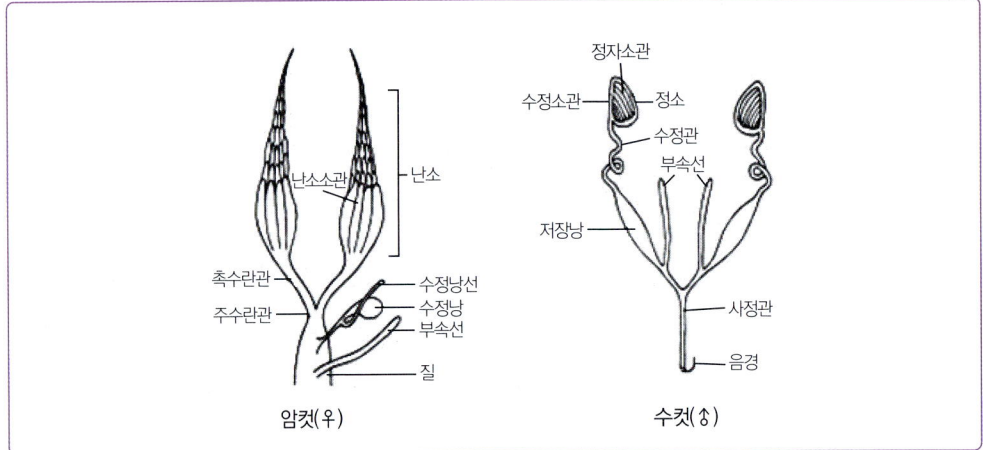

암컷(우)　　　　수컷(♂)

① 복부 말단에 있음
② **수정낭** : 정자를 보관하는 암컷의 생식기관
③ **저정낭** : 정자를 사정할 때까지 보관하는 수컷의 생식기관
④ **베레제기관** : 빈대의 암컷이 가지는 기관으로 정자를 일시 보관하는 장소

2 곤충의 발육

(1) 주요 용어

① **탈피** : 유충에서 번데기까지 보통 2회 이상 탈피를 하게 되는데 낡은 외피를 벗고 새로운 외피를 만드는 것을 말함
② **부화** : 알에서 유충으로 껍데기를 깨고 나오는 것을 말함
③ **영기** : 유충의 각 탈피과정 사이(한 번 탈피 후 다음 탈피 때까지의 기간)를 말함
④ **우화** : 번데기가 성충으로 탈피하는 것을 말함
⑤ **변태** : 부화된 곤충이 발육하는 동안의 일정한 형태적 변화를 말함

(2) 완전변태

① 알 → 유충 → 번데기 → 성충의 4단계 형태적 변화를 거쳐 성충이 되는 것(번데기 과정을 거침)
② **종류** : 모기, 파리, 벼룩, 나방, 등에 등

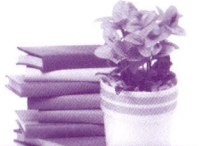

(3) 불완전변태

① 알 → 유충 → 성충의 3단계 형태적 변화를 거쳐 성충이 되는 것(번데기 과정을 거치지 않음)

② **종류** : 이, 바퀴, 빈대, 진드기 등

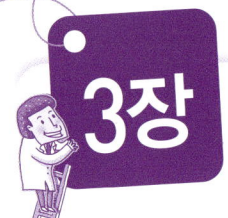

3장 위생곤충의 종류

1 바퀴

(1) 바퀴 일반

① 절지동물로 곤충강 바퀴목에 속한다.

② 잡식성이고 야행성이며 크기는 대략 1~4cm 정도이다.

③ 몸의 빛깔은 다갈색 또는 흑갈색이며 주로 나무껍질 밑, 돌 밑, 낙엽 밑, 그 밖에 어둑어둑한 그늘에 서식한다.

④ 전 세계 열대지방 또는 습기가 많은 지역에 주로 분포한다.

⑤ 불완전변태(알 → 유충 → 성충)를 하며 유충과 성충의 서식지가 같다.

(2) 바퀴의 형태

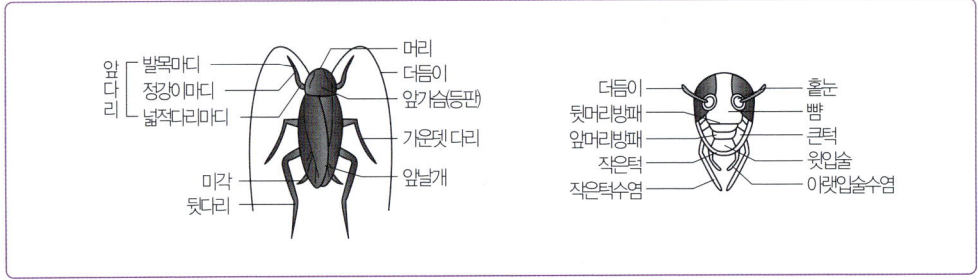

① **두부** : 역삼각형이고 작으며 구기는 저작형이다.

② **흉부** : 전흉배판은 대형이고 약간 타원형이다. 다리는 질주에 적합하게 되어 있다. 날개는 전시와 후시로 되어 있으며 2쌍의 후시는 막질로 부채모양이다.

③ **복부** : 복부는 크고 넓으며 10절로 되어 있다. 암수 모두 미모를 1쌍 갖고 있으며 수컷은 1~2개의 미돌기가 있다.

(3) 주요바퀴의 종류

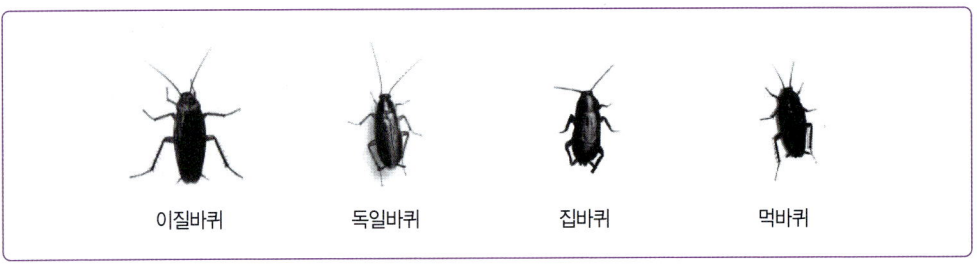

| 이질바퀴 | 독일바퀴 | 집바퀴 | 먹바퀴 |

① **이질바퀴** : 옥내 서식 종 가운데 가장 대형이고, 음식물을 먹을 때 토하는 습성이 있다. 가장 자리에 황색무늬가 윤상으로 있고 가운데는 거의 흑색이다.

② **독일바퀴** : 세계적으로 가장 많이 분포하고 있으며 가주성 바퀴 중 가장 소형이며, 성충은 전흉배판에 2줄의 흑색 종대가 있다. 잡식성, 군거성, 야행성이며 구기는 저작형이다.

③ **집바퀴(일본바퀴)** : 주로 나무껍질 속에 무리지어 서식하며 무광택의 흑갈색이다.

④ **먹바퀴** : 몸 전체가 광택이 나는 암갈색 및 암적갈색이며, 촉각(더듬이)이 몸길이보다 길고 마디가 많다.

(4) 방제방법

음식물 관리, 건물 내부 청결, 은신처의 먹이 제거, 살충제 사용, 트랩의 설치 등

2 이(louse)

(1) 이 일반

① 외부 기생성인 흡혈곤충으로, 사람이나 가축 등의 포유류에 기생하여 피해를 주며, 일부는 전염병을 매개하는 위생해충이다.

② 몸빛깔은 담황색 또는 농갈색을 띤다. 날개는 없고 피부는 강하고 탄력성이 있다.

③ 몸은 소형으로 몸길이 0.5~6mm로 등배로 납작하다.

④ 머리는 다소 작고 원뿔형으로 앞끝에 흡수하는 데 적응한 입이 있고 그 아랫면의 양쪽과 중앙에 작은 치돌기가 있어서 흡혈할 때 상대의 체표에 고착한다.

⑤ 더듬이는 3~5마디로 되어 있고 겹눈은 퇴화되었거나 없는 것이 많으며 낱눈도 없다.

⑥ 가슴부는 좁고 사다리꼴이며, 부분적으로 융합하여 가운데 가슴부에 기문이 있다.

⑦ 배부는 타원형으로 다리는 굵고 발톱이 잘 발달되어 숙주의 체표에 붙는 데 적응되었다.

(2) 종류

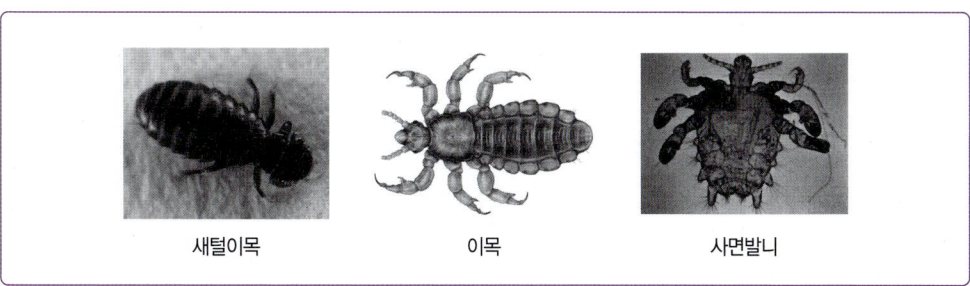

| 새털이목 | 이목 | 사면발니 |

① **새털이목** : 주로 조류에 기생하는 것으로 구기는 저작형이며 숙주선택이 엄격하다.

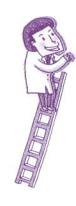

② **이목** : 불완전변태를 하며 흡혈성 외부 기생충으로 엄격한 숙주선택을 가지며 사람에게 기생하는 종은 몸이와 머릿이이다(암 · 수 모두 흡혈을 함).

③ **사면발이** : 음부이 또는 게이라고도 하는데 음부털, 눈썹과 가슴털과 같은 몸털에 기생한다.

(3) 방제방법

옷을 끓는 물에 세탁하면 완전히 사멸되며, 5℃ 이상에서 1시간 정도 처리하거나 −20℃에서 4시간 이상 처리하면 사멸된다.

3 모기

(1) 모기 일반

① 절지동물, 곤충류, 파리목, 모기과에 속하며, 전 세계적으로 약 3,500여 종이 있다.

② 완전변태를 하는 곤충으로 알, 유충, 번데기, 성충의 생활을 한다.

③ 산란수는 연령, 흡혈량에 따라 다르나 1회 평균 50~150개 정도이며, 성충의 수명은 1개월 정도이다.

(2) 모기의 단계별 형태

유충		• 수서생활을 하며 일명 장구벌레라고 부른다. • 저작형 구기로 유기물을 섭취하며 두부의 털은 분류상 중요한 특징이 된다. • 학질모기과 유충에는 부채모양의 장상모가 있는데 이 장상모를 펴서 몸을 수평으로 유지하여 떠 있게 한다.
번데기	호흡각 촉각 눈 날개 유영편	• 수서생활을 하며 활발하게 움직이는 것이 특징이다. • 유충처럼 대기의 산소를 호흡하며 두흉부낭이 있어 몸을 가볍게 하여 수면에 뜨게 하며, 유영편을 이용하여 수중에서 빠른 속도로 움직인다.
성충		• 주둥이가 앞으로 길게 돌출되어 있으며 긴 촉각이 있다. • 다리와 날개를 포함한 온 몸에는 비늘이 덮여 있다.

(3) 모기의 특징

① 산란방식

- **중국얼룩날개모기** : 물 표면에 1개씩 낳음
- **집모기속** : 물 표면에 난괴 형성
- **숲모기속** : 물 밖에 1개씩 낳음

② **교미습성** : 일생에 1번 교미하는데 주로 일몰 직후나 일출 직전에 지상 1~3m 높이에서 이루어지며 수컷들의 군무에 의해 이루어진다.

- **암모기를 찾을 수 있는 요인** : 음파장
- **숲모기는 군무현상이 없이 1:1로 교미한다.**

③ **흡혈습성** : 암모기는 산란하기 위해 흡혈을 하는데 암모기의 침에는 항혈응고성분이 있어 흡혈하는 동안 숙주의 혈액을 응고하지 못하게 한다. 흡혈을 마친 암모기는 산란시까지 활동을 중지한다.

숙주동물을 찾아가는 요인	• **시각, 체온, 체습** : 근거리 • **탄산가스(CO_2)** : 중거리 • **체취** : 원거리
흡혈활동 시간	• **집모기, 학질모기, 늪모기** : 야간활동성 • **숲모기** : 주간활동성
산란과 유충의 서식장소	• **중국얼룩날개모기, 작은빨간집모기** : 대형 정지수(논, 늪, 호수, 빗물고인 웅덩이 등) • **빨간집모기** : 소형 인공용기(빈깡통, 꽃병, 방화수통, 헌 타이어 등) • **숲모기** : 자연적 소형의 발생원(나무 구멍, 바위 구멍 등)

(4) 모기의 종류

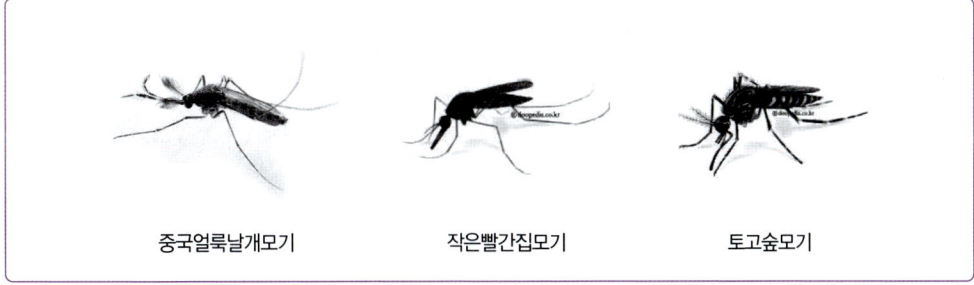

| 중국얼룩날개모기 | 작은빨간집모기 | 토고숲모기 |

① **중국얼룩날개모기(학질모기)** : 말라리아를 매개하는 모기로 장상모를 수면에 펴서 몸을 수평으로 유지하여 떠 있게 한다. 주로 논, 관개수로, 늪, 빗물고인 웅덩이 등 깨끗한 곳에서 서식하며 알은 부낭을 갖고 있다.

② **작은빨간집모기** : 일본뇌염 바이러스를 매개하는 모기로 집모기속에 속하며 주로 논, 늪, 호수, 빗물고인 웅덩이 등 비교적 깨끗한 물에서 서식하나 오염된 물에서도 발생되며 수면에 각도를 갖고 매달린다.

③ **토고숲모기** : 흡혈대상은 사람, 돼지, 소 등이며 유충은 해변가 바위의 고인물(염분이 섞인 물)에 주로 서식하며 해변지역이면 단수나 염분이 있는 곳 어느 곳에서나 서식한다.

(5) 모기 매개질병

① **중국얼룩날개모기** : 말라리아
② **작은빨간집모기** : 뇌염(일본뇌염)
③ **토고숲모기** : 사상충
④ **이집트숲모기** : 황열병, 뎅기열, 뎅기출혈열

(6) 방제방법

① **물리적 방제** : 유충의 서식지 제거, 방충망 설치 및 모기장 설치
② **화학적 방제** : 유충 방제를 위해 살충제 · 발육억제제 처리, 성충 방제를 위해 공간 및 잔류분무, 살충제 처리한 모기장 사용
③ **생물학적 방제** : 포식동물(천적), 기생충 및 병원체, 불임수컷의 방산 등

4 등에모기 · 모래파리 · 먹파리

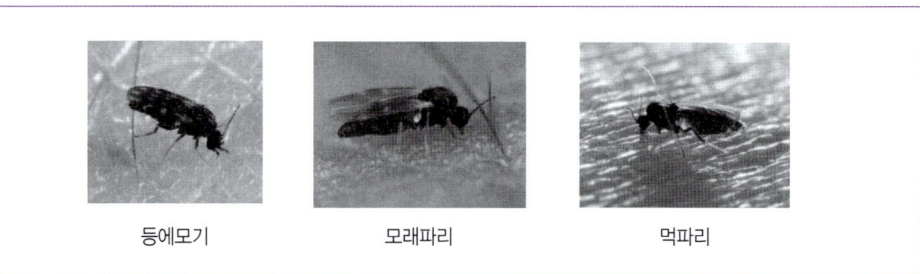

| 등에모기 | 모래파리 | 먹파리 |

(1) 등에모기

① 깔따구과로 분류되기도 하나 최근에는 등에모기과로 분류되는 몸길이 2mm 이하의 미소한 흡혈곤충으로 흑색 또는 암갈색의 튼튼한 몸과 짧은 다리를 가지고 있다.
② 해안이나 호수 또는 강가를 따라 생활하며, 오자르디사상충을 매개하는 해충으로 떼를 지어 사람을 공격하여 심한 불쾌감을 유발한다.
③ 완전변태하는 곤충으로 유충은 담수, 기수(汽水), 물기가 많은 토양, 나무껍질 속에서 생활한다.

(2) 모래파리

① 몸길이 2~3mm의 매우 작은 곤충으로, 모든 체절에는 깃털모양의 강모가 나 있다.

② 두부 · 흉부 · 복부는 긴 털로 덮여 있고 가늘고 긴 다리를 가진 곤충으로, 날개는 털 또는 비늘로 덮여 있다.

(3) 먹파리(꼽추파리)

① 몸길이 1~5mm 정도의 흡혈성 곤충으로, 회선사상충을 매개한다.

② 맑은 계류 하천에서 많이 출현하지만 유속이 완만한 평지천이나 농수로에서도 채집된다.

5 깔따구 · 등에

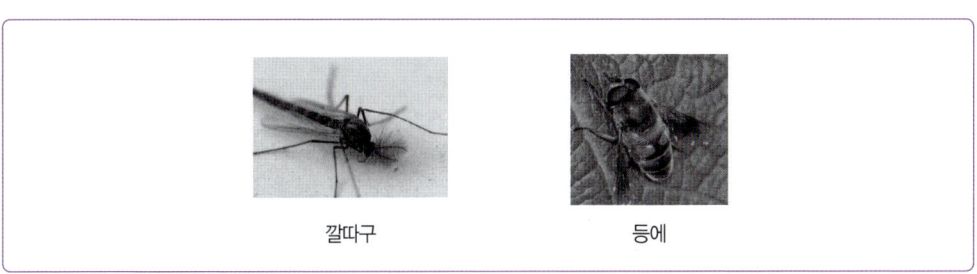

| 깔따구 | 등에 |

(1) 깔따구

① 불쾌곤충(뉴슨즈)의 대표적 해충으로 질병을 매개하지는 않으나 알레르기 질환의 알레르기원으로 방제의 대상이다.

② **유충** : 수서생활, 진흙 속의 유기물을 섭취, 핏속에 적혈구를 가지고 있어 몸 전체가 붉은 색을 띰, 산소가 적은 곳에서도 생존 가능

③ **성충** : 암수 모두 야간활동성, 강한 추광성, 몸에 비닐이 없음, 성충의 수명은 2~7일이므로 특별한 방제는 필요 없음

④ **방제방법** : 창문에 스크린을 설치하거나 잔류성이 있는 기피제를 스크린에 처리함

(2) 등에

① 성충은 흡혈곤충 가운데는 가장 대형이고, 저지대나 고지대 어디서나 발견된다.

② 집파리처럼 작은 것부터 호박벌처럼 큰 것까지 있으며, 서양에서는 녹색머리를 한 괴물이라고도 한다.

③ 주간활동성이며, 로아사상충증, 튜라레미아증을 매개한다.

④ 암컷은 진흙이나 물에 떠 있는 식물의 줄기나 잎 또는 돌에 점착성 물질을 분비하여 알을 무

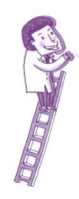

더기로 붙여 놓는다(난괴).

6 파리

(1) 파리 일반

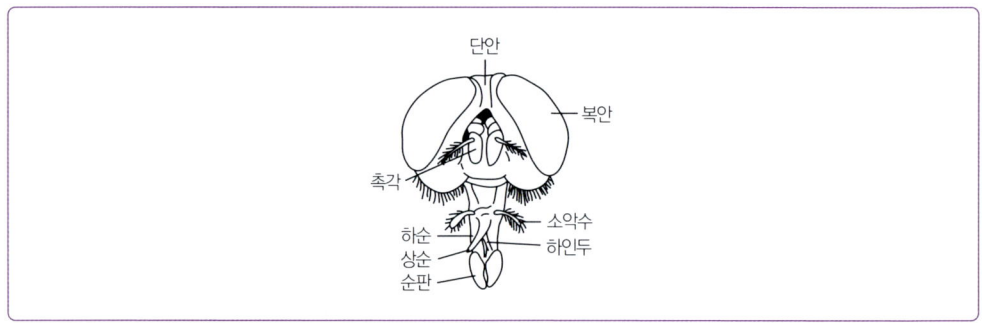

① 완전변태를 하며, 주간활동성이다.

② 두부, 흉부, 복부가 뚜렷하게 구분된다.

③ **순판** : 먹이를 식도로 운반하는 통로 역할

④ **욕반** : 액상물질을 분비하는 선모가 있어 습기가 있고 끈적끈적한 상채를 유지하는 역할, 병원체 옮기는 역할

(2) 종류

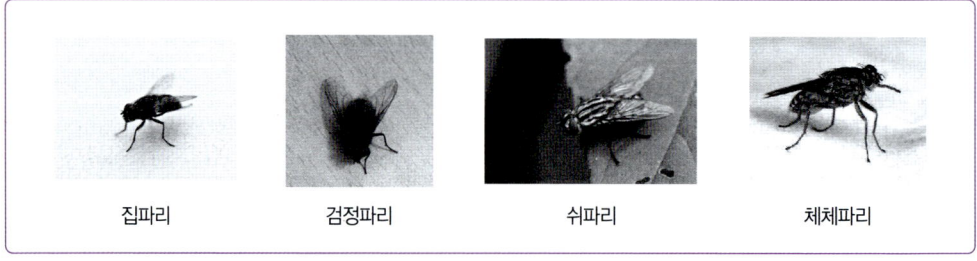

| 집파리 | 검정파리 | 쉬파리 | 체체파리 |

① **집파리과** : 집파리, 딸집파리(아기집파리), 침파리, 큰집파리

② **검정파리과** : 띠금파리속, 금파리속, 검정파리속

③ **쉬파리과** : 구더기증을 일으키며 암컷은 모두 유생생식을 한다.

④ **체체파리과** : 아프리카수면병을 전파한다.

In addition

집파리 순판과 전구치 유형

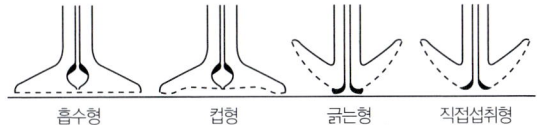

흡수형　　　컵형　　　긁는형　　　직접섭취형

- **흡수형** : 밀크, 시럽, 농 등 얇은 막의 액체를 흡수할 때는 순판의 의기관면만 사용
- **컵형** : 흡수형과 같으나 액체의 막이 약간 두꺼워서 순판의 모양이 컵 모양이 되며 입자가 의기관을 통해 흡입
- **긁는형** : 치즈, 혈액응고물, 상처 부위 등 단단하거나 건조한 물질을 섭취할 때 순판은 위로 올라가고 전구치가 노출되어 흡수
- **직접섭취형** : 배설물, 침 등 반고체를 섭취할 때는 순판을 완전히 올려 도움 없이 상순과 하인두로 직접 섭취

(3) 파리 매개질병

① **집파리** : 콜레라, 장티푸스, 세균성이질, 아메바성이질, 결핵, 살모넬라 등

② **체체파리** : 수면병

③ **쉬파리과** : 구더기증(승저증)

Tip

파리가 병원체를 옮기는 방법
- 욕반에 부착하여 옮김
- 소화기관을 통과한 분과 함께 배출하여 옮김
- 고체 먹이를 섭취하려고 소낭 내 물질을 토해낼 때 병원체를 배출하여 옮김

7 빈대 · 흡혈노린재

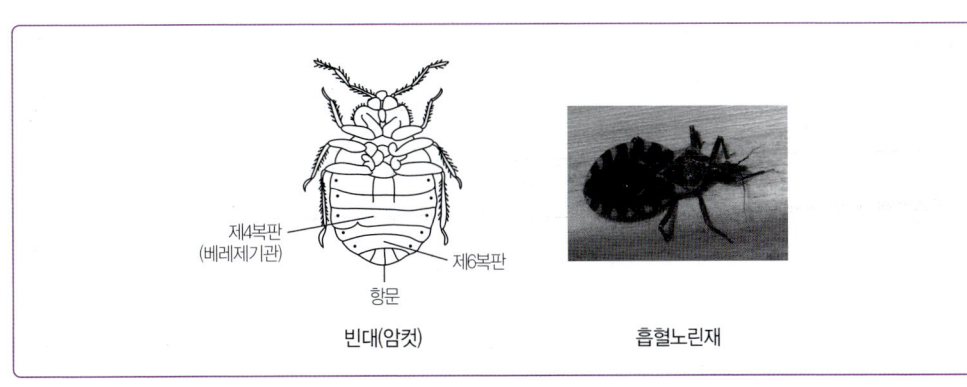

빈대(암컷)　　　　　흡혈노린재

제4복판 (베레제기관)　제6복판　항문

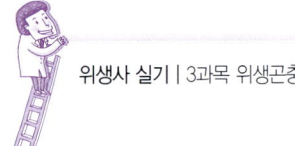
(1) 빈대

① 노린재목 빈대과에 속하는 약 75종의 야행성 곤충으로, 사람을 비롯한 온혈동물의 피를 빨아먹고 산다.

② 불완전변태 곤충, 군거성, 야간활동성이며, 극도로 위축되어 흔적뿐인 비늘 모양의 날개는 눈에 띄지 않으며 아무 기능도 없다.

③ 적갈색인 성충은 몸이 넓고 편평하며 몸길이는 4~5mm이다.

④ **수컷** : 특유의 날개 비슷한 팽대부라는 반시초를 가짐

⑤ **암컷** : 정자를 일시 보관하는 장소인 베레제기관을 가짐

(2) 흡혈노린재(트리아토민노린재)

① 불완전변태(자충시기에 충분히 흡혈하여야 탈피함) 곤충

② 암수 모두 흡혈성이며, 아메리카수면병(샤가스병)을 옮긴다.

③ 흡혈노린재의 배설물에 섞여 나온 병원체는 손상된 피부를 통하여 침입하여 사람에게 감염된다.

8 벼룩

(1) 벼룩 일반

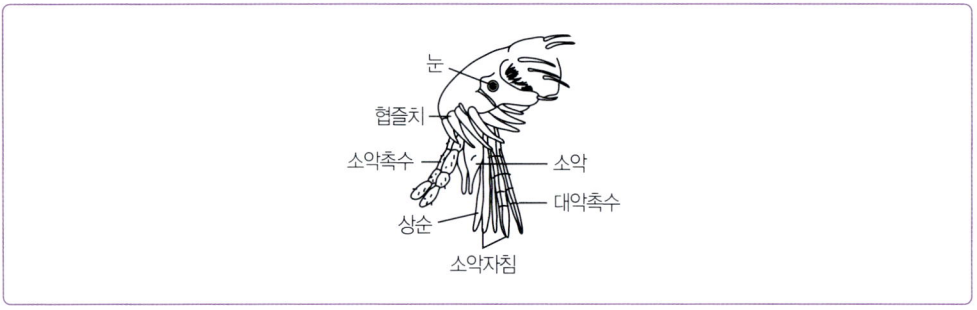

① 완전변태를 하며, 몸길이의 약 100배 정도를 점프한다.

② 숙주의 선택이 엄격하지 않으며 암수 모두 흡혈한다.

③ 두부에는 흡혈에 적합하도록 변형된 튜브형 입을 가지고 있다.

④ 구부에서의 소악은 숙주의 털을 가르며 빠져나가는 데 사용된다.

⑤ 촉각은 따뜻한 공기의 흐름을 감지해 숙주의 존재 및 방향을 찾아내는 기관이다.

⑥ 수컷은 1쌍의 파악기와 대형의 음경 등 생식기가 존재하고 그것 중 일부가 외부로 돌출되어 있다.

⑦ 암컷은 복부 말단부가 원형이며, 외부생식기가 없고 내부생식기인 수정낭이 뚜렷하게 각질화되어 있다.

(2) 종류

　① **즐치벼룩** : 즐치를 갖고 있는 벼룩으로 개벼룩, 고양이벼룩, 유럽쥐벼룩, 장님쥐벼룩 등이 있다.

　② **무즐치벼룩** : 즐치를 갖고 있지 않은 벼룩으로 사람벼룩, 모래벼룩, 좀닭벼룩, 열대쥐벼룩 등이 있다.

9 독나방 · 벌 · 딱정벌레

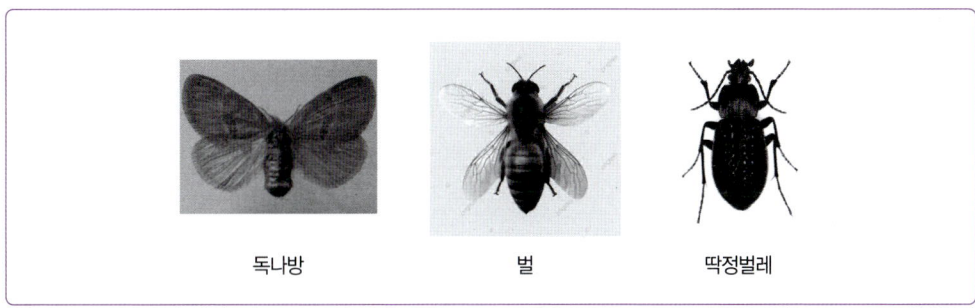

| 독나방 | 벌 | 딱정벌레 |

(1) 독나방

　① 강한 추광성, 야간활동성(성충은 낮에 잡초나 풀 속에서 휴식하다가 밤에 활동)이다.

　② 부화한 유충은 군서생활을 하며, 우화시기는 7월 중순~8월 상순이다.

　③ 복부 털에 독모가 부착되어 있으며 접촉하면 피부염을 유발한다.

　④ 암컷이 산란할 때 꼬리부분의 미방모를 떼어 알무더기를 덮기 때문에 난괴에도 독모가 있어 접촉하게 되면 피부염을 일으킨다.

　⑤ 독모가 피부에 접촉되면 모낭이나 한선을 통해 피부에 들어가 독모 속에 있는 독성물질이 용해되어 독작용을 한다.

(2) 벌

　① 벌의 독침은 산란관이 변형된 것으로 암컷에만 있다.

　② 독작용의 크기는 꿀벌 < 호박벌 < 말벌 순이다.

　③ 우리나라에는 말벌, 땅벌, 장수말벌, 털보말벌, 검정말벌 등이 서식한다.

(3) 딱정벌레

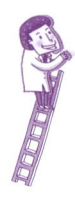

① 앞날개가 두껍고 딱딱하며, 입은 씹기에 알맞게 큰턱이 발달해 있다.

② 일부 종의 경우 독액을 분비하고 인체 접촉시 피부염을 일으킨다.

10 진드기

(1) 진드기 일반

① 불완전변태를 하며, 몸길이는 0.2~10mm 정도이다.

② 두흉부와 복부의 구별이 없고 대신 구부와 동체부로 구분된다.

(2) 종류

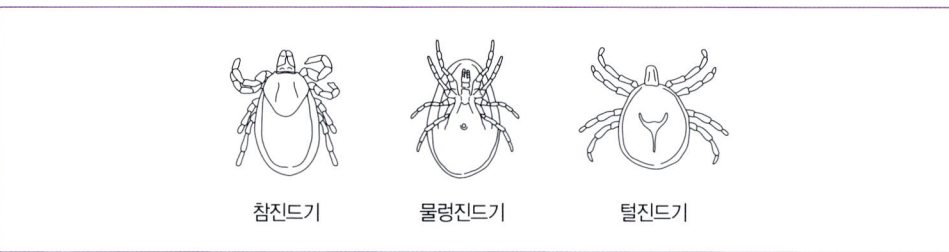

참진드기   물렁진드기   털진드기

① **참진드기과** : 동물이 지날 때 일어나는 광선강도의 변화와 체온에 의한 따뜻한 공기의 기류, 땅의 진동, 냄새 등 여러 요인에 의해 숙주를 발견하며, 라임병 · Q열 · 진드기 매개 뇌염 · 록키산홍반열 등 매개한다.

② **물렁진드기과** : 암수 모두 흡혈하며 수명은 10~20년이며 숙주에 기생하는 기간이 짧아 서식처 부근에 높은 밀도로 서식한다. 재귀열을 매개한다.

③ **좀진드기과(응애)** : 참진드기와 물렁진드기를 제외한 옴진드기, 집먼지진드기, 털진드기, 모낭진드기과(여드름진드기), 생쥐진드기 등의 모든 진드기류를 말한다.

In addition

진드기 아목

- **전기아문목** : 털진드기과, 여드름진드기과
- **중기아문목** : 집진드기과
- **후기아문목** : 참진드기과, 공주진드기과
- **무기아문목** : 옴진드기과, 먼지진드기과

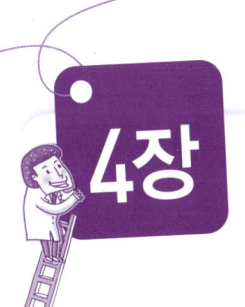

4장 쥐류

1 쥐 일반

(1) 특징

① 야간활동성이며 색맹, 근시이다.

② 짐승강 쥐목에 속하는 소형짐승으로 설치동물이라고도 하며, 상하 한 쌍의 문치(앞니)는 치근이 없어 평생 자란다.

③ 잡식성이고 구토능력이 없으며 경계심이 강해 익숙하지 않은 먹이를 잘 섭취하려고 하지 않는다.

④ 쥐의 활동범위는 극히 제한적이므로 개체군 변동이 크지 않고 사망수보다는 출산수가 훨씬 높아 개체군 수준이 일정한 편이다.

(2) 쥐의 분류

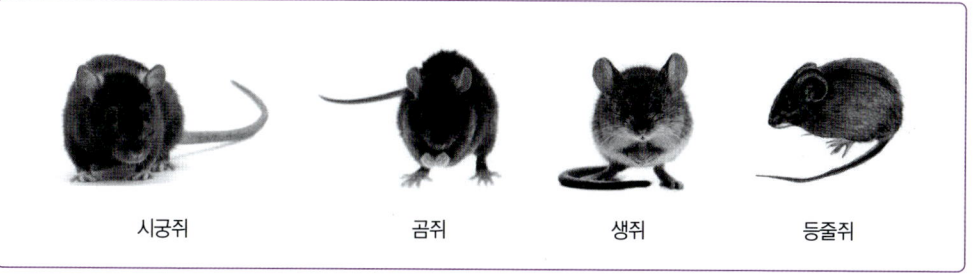

| | 시궁쥐 | 곰쥐 | 생쥐 | 등줄쥐 |

가주성 쥐	• **시궁쥐** : 집쥐라고도 하며 꼬리길이가 16~20cm 정도로 몸길이보다 짧거나 같다. • **곰쥐** : 지붕쥐라고도 하는 것으로 꼬리길이가 250mm 정도로 몸길이보다 길다. • **생쥐** : 평균 무게가 20g 정도로 매우 작으며 꼬리길이가 몸길이와 비슷하다.
들쥐	• 등줄쥐라고도 하며, 농촌지역에 많이 분포한다. • 생쥐와 비슷하나 등의 검은 줄로 쉽게 구별되며 꼬리는 두동장(머리와 몸통의 길이)보다 언제나 짧다. • 유행성출혈열이나 패혈증을 일으키는 동물로 알려져 있다.

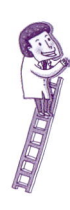

2 쥐의 매개질병 및 구서방법

(1) 매개질병

흑사병(페스트), 발진열, 쯔쯔가무시병, 리케치아폭스, 살모넬라증, 서교열, 렙토스피라증, 신증후군출혈열(유행성출혈열), 선모충, 리슈만편모증, 샤가스병 등

(2) 구서방법

환경개선, 쥐의 서식유무 조사, 천적 이용, 불임약제 살포, 트랩 이용, 살서제 사용

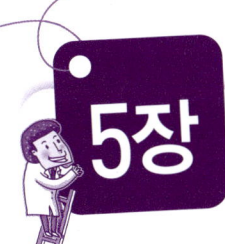

5장 살충제 및 제제

1 살충제 시험

(1) 감수성 · 저항성 시험

① 사용하려는 약제에 대한 곤충의 감수성 정도와 약제에 대한 개체군의 저항성(내성) 발전 여부를 결정하기 위해 살충제의 감수성 · 저항성 시험을 해야 한다.

② 사용하려는 약제의 감수성과 저항성 시험 시 모든 시험에는 약제 요인 외에 다른 요인으로 인한 치사율이 생기는 경우를 대비하여 대조군을 두어야 한다.

③ 대조군의 치사율이 5% 이상이면 이를 약제처리군의 치사율에 반영시켜야 하고, 대조군의 치사율이 20% 이상이면 실험결과를 버린다.

$$아보트공식 = \frac{시험군\ 치사율(\%) - 대조군\ 치사율(\%)}{100 - 대조군\ 치사율(\%)} \times 100$$

(2) 생물검정시험

① 살충제를 살포할 때 공시곤충을 강제 노출시켜 살충제의 살충효력을 평가하는 시험으로 살충력 유무와 효과의 정도를 알 수 있다.

② 공간살포 : 공시곤충을 소형 모기망 속에 넣고 공중이나 지상에서 에어로솔, 가열연무, 극미량연무 등의 방법으로 공간살포하여 시험한다.

③ 잔류분무 : 약제를 잔류분무하여 살충제 입자를 공시곤충의 몸에 강제로 접촉시킨다. 모기의 경우는 노출 깔대기를 이용해 시험한다.

2 살충제 살포법

(1) 독먹이법

① 살충제를 곤충이 좋아하는 먹이와 함께 혼합한 독먹이로 유인하여 식독시키는 방법이다.

② 혼합비율은 기피현상을 유발할 수 있으므로 최저의 치사농도를 사용한다.

(2) 공간살포법

① 살충제 원체를 유기용매에 희석한 용액과 비점이 극히 낮은 물질을 압축 액화한 분사제를

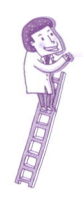

혼합하여 금속용기에 넣어 살충제 용약을 $30\mu m$ 이하의 미립자로 공중에 확산시키는 방법 (에어로졸)이다.

② 잔류효과가 없으므로 살충력은 살포 후 20~30분 이상은 기대할 수 없다.

(3) 가열연무법

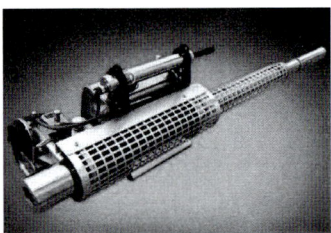

가열연무기

① 살충제를 미립화하여 에어콤프레셔의 힘으로 배출되게 하는 방법이다.

② 무풍 또는 10km/hr 이상의 풍속에서는 살포할 수 없다.

③ 분사구(노즐)은 30~40° 각도로 하향 고정하여 살포하며 분사량은 최대한 증가시킨다.

(4) 극미량연무법(ULV)

① 입자의 크기는 5~50μm으로 가열연무보다 약간 크며 경유로 희석할 필요가 없고 고농도의 살충제 원제를 살포한다.

② 노즐은 45°각도로 상향 고정한다.

(5) 미스트

① 분사되는 살충제 입자가 50~100μm인 경우이며, 공간 및 잔류분무의 효과도 낼 수 있다.

② 풀숲·늪·공원·쓰레기처리장 등에 살포한다.

(6) 잔류분무법

① 효과가 오래 지속되는 약제를 일정 공간에 분사하여 대상 해충이 접촉할 때마다 치사시키는 방법으로 입자의 크기는 100~400μm의 큰 입자로 분사한다.

② 잔류분무 살포시 위에서 아래로, 아래서 위로 5cm 정도 겹치게 살포하며, 노즐벽과 벽면거리는 46cm 정도를 유지한다.

③ 잔류분무시의 분사구(노즐)의 선택

- **부채형** : 표면에 일정하게 약제를 분무할 때
- **직선형** : 해충 등이 숨어 있는 좁은 공간에 깊숙이 분사할 때
- **원추형** : 다목적용으로 사용되나 모기유충 등 수서해충 방제 시 적합

3 제제

(1) 의의

① 원체(100%의 살충제)를 사용목적에 따라 여러 형태 및 농도로 만든 것을 말한다.

② 모든 살충제는 원체를 그대로 사용할 수 없고 사용목적이나 환경에 따라 여러 가지 형태로 제제하여 사용함으로써 약효를 높일 수 있도록 한다.

(2) 구분

① **수화제(WP)** : 분말로 되어 있는 것인데 물에 대한 친화성이 커서 물에 희석하면 현탁액이 됨. 입자가 크므로 흡수력이 강한 흙벽, 석회벽면에 적합함

② **유제(EC)** : 물에 녹지 않는 농약의 주제를 용제에 용해시켜 계면활성제를 첨가하여 제조한 것으로 유탁액이라고도 함

③ **용제(S)** : 도료 중 안료를 제외한 액상 성분으로 농약의 유효성분을 녹이기 위해 사용됨

④ **수용제(SP)** : 농약의 주성분이 물에 대한 용해도가 높아 입상이나 정제를 만들어 사용하는 제재의 일종으로, 제제와 형태는 수화제와 같으나 유효성분이 수용성이므로 물에 넣으면 투명한 액체가 됨

⑤ **분제(D)** : 주제를 증량제, 물리성 개량제, 분해방지제 등과 균일하게 혼합·분쇄하여 제조한 것으로 수도병해충 방제에 널리 사용됨

⑥ **입제(G)** : 유효성분을 고체증량제와 혼합·분쇄 후 보조제로서 고압제, 안정제, 계면활성제를 가하여 입상으로 형성한 것으로 대체로 지름 0.5~2.5mm 범위의 입자크기를 가진 토양 흡착성이 있어 물로 잘 유실되지 않음

⑦ **부리켓** : 입제를 직경 5~7cm 입자의 도너츠형의 큰 덩어리로 만든 것

Tip 제제의 위험도

• 동일한 살충제의 경우라도 위험도는 고체인 경우와 액체인 경우에 따라 다르고 원제나 제제에 따라 다르기 때문에 인체독성의 정도를 측정하기 어렵다.

• 같은 살충제의 동일한 농도인 경우 제제에 따른 위험도는 용제(S) > 유제(EC) > 수화제(WP) > 분제(D) > 입제(G) 순이다.

---

01 다음 그림은 곤충의 외피이다. ㉠에 대한 설명으로 틀린 것은?

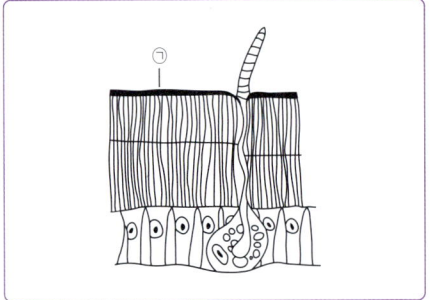

① 곤충의 외피 중 표피층에 해당한다.
② 밀랍층은 외표피에 해당한다.
③ 표피층의 최외부는 시멘트층이다.
④ 원표피는 외원표피와 내원표피로 구성된다.
⑤ 밀랍층은 얇은 층을 형성하여 내수성이 가장 약하다.

02 다음 중 환봉아목의 촉각은?

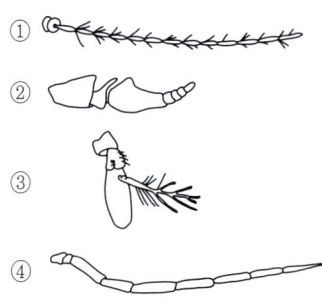

03 다음 그림은 곤충의 소화 및 배설기관이다. 노폐물을 여과시키는 기능을 하는 곳은?

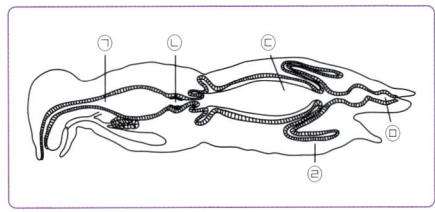

① ㉠　　　　　② ㉡
③ ㉢　　　　　④ ㉣
⑤ ㉤

04 옥내 서식 종 중 가장 큰 다음 사진의 바퀴는?

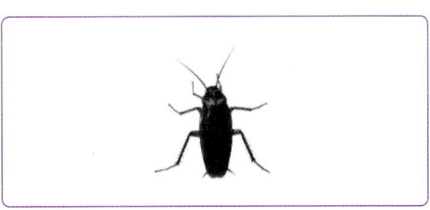

① 먹바퀴　　　② 집바퀴
③ 독일바퀴　　④ 일본바퀴
⑤ 이질바퀴

05 다음 사진에 해당하는 이의 종류는?

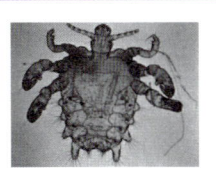

① 몸니   ② 머릿니
③ 개털이   ④ 사면발니
⑤ 닭참새털이

06 다음은 어느 곤충의 유충이다. 성충에 해당하는 것은?

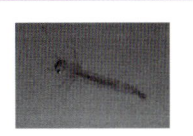

① 벌   ② 모기
③ 파리   ④ 잠자리
⑤ 독나방

07 주로 논, 늪, 호수, 빗물고인 웅덩이 등에서 서식하는 다음의 모기가 일으키는 매개질병은?

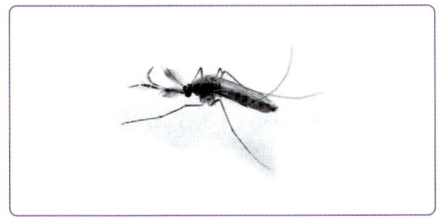

① 뎅기열   ② 황열병
③ 사상충   ④ 말라리아
⑤ 일본뇌염

08 다음 그림은 빨간집모기의 번데기이다. 수중에서 빠른 속도로 움직일 수 있도록 도와주는 기관은?

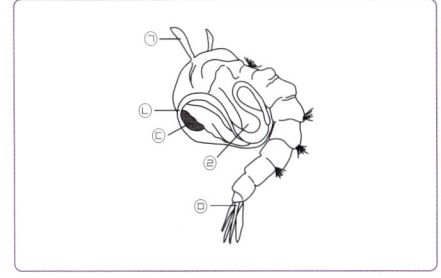

① ㉠   ② ㉡
③ ㉢   ④ ㉣
⑤ ㉤

09 다음 사진의 해충에 대한 설명으로 옳은 것은?

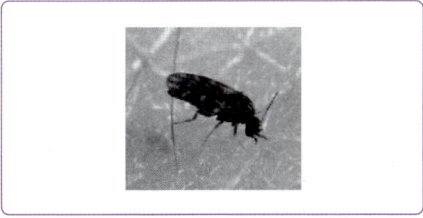

① 불완전변태를 한다.
② 유충은 동물의 시체에서 서식한다.
③ 모든 체절에는 깃털모양의 강모가 나 있다.
④ 천식, 비염, 피부염 등을 일으키는 원인이 된다.
⑤ 떼를 지어 사람을 공격하여 심한 불쾌감을 유발한다.

10 다음 사진의 곤충에 대한 설명으로 틀린 것은?

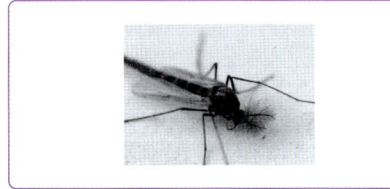

① 대표적인 뉴슨즈 곤충이다.
② 유충은 수서생활을 한다.
③ 성충의 수명은 2~7일이다.
④ 알레르기 질환을 유발하지 않는다.
⑤ 유충은 산소가 적은 곳에서도 생존이 가능하다.

11 다음은 집파리 사진이다. 욕반이 있는 부위는?

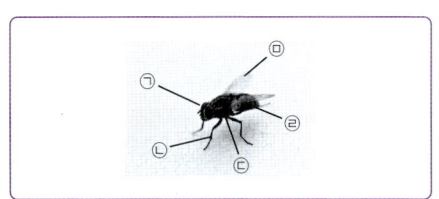

① ㉠   ② ㉡
③ ㉢   ④ ㉣
⑤ ㉤

12 다음 사진의 해충이 주로 서식하는 지역은 어디인가?

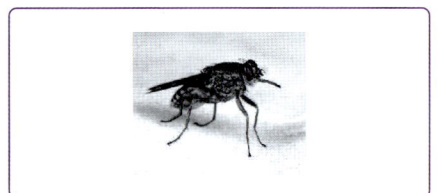

① 유럽   ② 아시아
③ 아프리카   ④ 아메리카
⑤ 오세아니아

13 다음 중 빈대의 베레제기관이 있는 위치는?

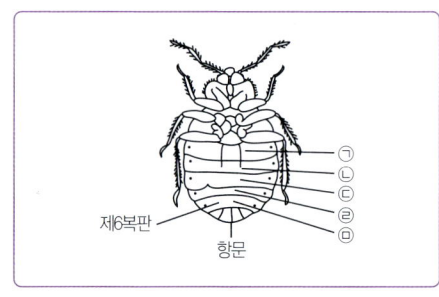

① ㉠   ② ㉡
③ ㉢   ④ ㉣
⑤ ㉤

14 암수 모두 흡혈성이며 샤가스병을 옮기는 사진 속 곤충은?

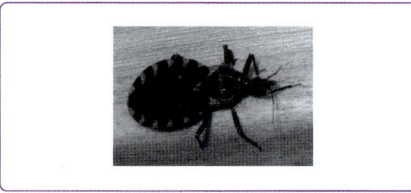

① 등에   ② 독일바퀴
③ 사면발니   ④ 딱정벌레
⑤ 흡혈노린재

15 다음은 벼룩의 두부 그림이다. 즐치에 해당하는 부위는?

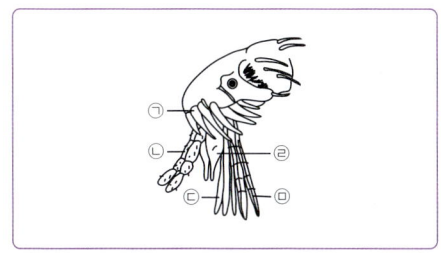

① ㉠　　　　　② ㉡
③ ㉢　　　　　④ ㉣
⑤ ㉤

16 다음 사진의 곤충이 사람에게 유발하는 질병은?

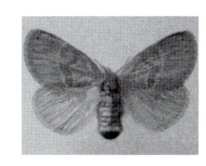

① 통풍　　　　② 관절염
③ 출혈열　　　④ 피부염
⑤ 뇌수막염

17 다음 그림의 참진드기가 속하는 아목은?

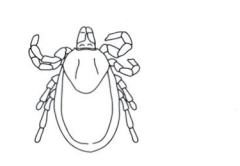

① 전기아문목　　② 중기아문목
③ 후기아문목　　④ 은기아문목
⑤ 무기아문목

18 다음 설명에 해당하는 사진 속 쥐는?

지붕쥐라고도 하며 꼬리길이가 250mm 정도로 몸길이보다 길다.

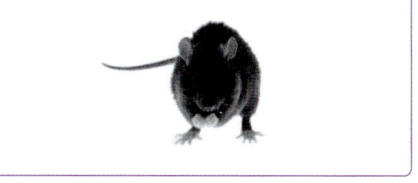

① 생쥐　　　　② 곰쥐
③ 시궁쥐　　　④ 등줄쥐
⑤ 갈밭쥐

19 다음 중 쥐가 매개하는 질병을 모두 고른 것은?

㉠ 페스트　　　㉡ 뎅기열
㉢ 샤가스병　　㉣ 리케치아폭스
㉤ 렙토스피라증

① ㉠, ㉡, ㉢
② ㉡, ㉢, ㉣
③ ㉠, ㉡, ㉣, ㉤
④ ㉠, ㉢, ㉣, ㉤
⑤ ㉠, ㉡, ㉢, ㉣, ㉤

20 다음 장비를 이용한 살충제 살포법은?

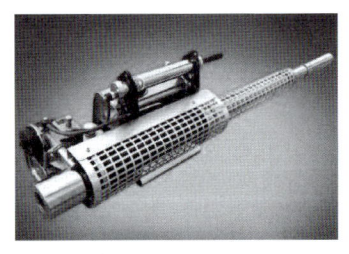

① 미스트법   ② 가열연무법

③ 공간살포법   ④ 잔류분무법

⑤ 극미량연무법

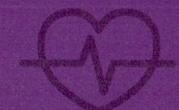

위생사 [필기]
정답 및 해설

SANITARIAN

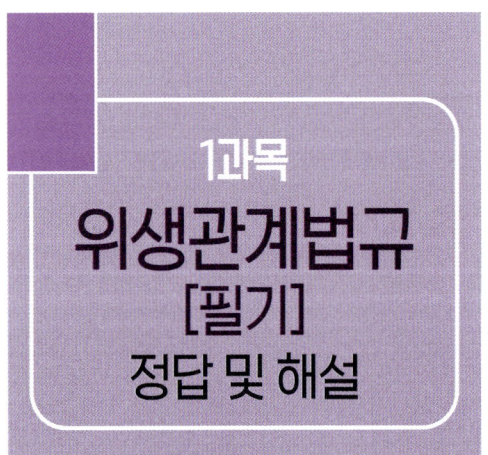

1과목 위생관계법규 [필기]

01	②	02	⑤	03	①	04	④	05	②
06	③	07	④	08	①	09	⑤	10	③
11	⑤	12	③	13	⑤	14	⑤	15	②
16	①	17	②	18	⑤	19	②	20	④
21	①	22	①	23	④	24	④	25	③
26	⑤	27	⑤	28	②	29	①	30	⑤
31	⑤	32	③	33	①	34	①	35	③
36	①	37	③	38	①	39	④	40	②
41	④	42	①	43	①	44	①	45	②
46	④	47	③	48	①	49	①	50	③

01 정답 ②

공중위생영업이라 함은 다수인을 대상으로 위생관리서비스를 제공하는 영업으로서 숙박업·목욕장업·이용업·미용업·세탁업·건물위생관리업을 말한다.

02 정답 ⑤

이용업자 또는 미용업자는 소독기와 자외선살균기 설비를 갖추어야 한다.

03 정답 ①

목욕장 목욕물의 원수 수질기준 중 색도는 5도 이하여야

한다.

04 정답 ④

- **자외선소독** : $1cm^2$당 $85\mu W$ 이상의 자외선을 20분 이상 쬐어준다.
- **크레졸소독** : 크레졸수(크레졸 3%, 물 97%의 수용액)에 10분 이상 담가둔다.

05 정답 ②

피부미용을 위하여 약사법에 따른 의약품 또는 의료기기법에 따른 의료기기를 사용하여서는 아니 된다.

06 정답 ③

위생사가 되려는 사람은 위생사 국가시험에 합격한 후 보건복지부장관의 면허를 받아야 한다.

07 정답 ④

시장·군수·구청장은 공중위생영업자가 개선명령을 이행하지 아니한 경우 영업소폐쇄 등을 명할 수 있다.

> 시장·군수·구청장은 공중위생영업자가 다음의 어느 하나에 해당하면 6월 이내의 기간을 정하여 영업의 정지 또는 일부 시설의 사용중지를 명하거나 영업소폐쇄 등을 명할 수 있다.
> - 영업신고를 하지 아니하거나 시설과 설비기준을 위반한 경우
> - 변경신고를 하지 아니한 경우
> - 지위승계신고를 하지 아니한 경우
> - 공중위생영업자의 위생관리의무 등을 지키지 아니한 경우
> - 공중위생영업자의 불법카메라 설치 금지를 위반하여 카메라나 기계장치를 설치한 경우
> - 영업소 외의 장소에서 이용 또는 미용 업무를 한 경우
> - 보고를 하지 아니하거나 거짓으로 보고한 경우 또는 관계 공무원의 출입, 검사 또는 공중위생영업 장부 또는 서류의 열람을 거부·방해하거나 기피한 경우
> - 개선명령을 이행하지 아니한 경우
> - 성매매알선 등 행위의 처벌에 관한 법률, 풍속영업의 규제에 관한 법률, 청소년 보호법, 아동·청소년의 성보호에 관한 법률, 의료법 또는 마약류 관리에 관한

법률을 위반하여 관계 행정기관의 장으로부터 그 사실을 통보받은 경우

08   정답 ①

위생관리등급 구분 색상
- 최우수업소 : 녹색등급
- 우수업소 : 황색등급
- 일반관리대상업소 : 백색등급

09   정답 ⑤

업장별로 공중위생에 관한 위생교육을 받아야 한다. 위생교육을 받아야 하는 자 중 영업에 직접 종사하지 아니하거나 2 이상의 장소에서 영업을 하는 자는 종업원 중 영업장별로 공중위생에 관한 책임자를 지정하고 그 책임자로 하여금 위생교육을 받게 하여야 한다.

10   정답 ③

'같은 명칭의 사용금지' 규정을 위반하여 위생사 면허 없이 위생사 명칭을 사용한 자에게는 100만원 이하의 과태료를 부과한다.
① · ④ 200만원 이하의 과태료
② · ⑤ 300만원 이하의 과태료

11   정답 ⑤

농업과 수산업에서 식품을 채취하는 데에 쓰는 기계 · 기구나 그 밖의 물건 및 위생용품은 식품위생법상의 기구에서 제외된다.

식품위생법상의 기구
다음의 어느 하나에 해당하는 것으로서 식품 또는 식품첨가물에 직접 닿는 기계 · 기구나 그 밖의 물건(농업과 수산업에서 식품을 채취하는 데에 쓰는 기계 · 기구나 그 밖의 물건 및 위생용품 제외)을 말한다.
- 음식을 먹을 때 사용하거나 담는 것
- 식품 또는 식품첨가물을 채취 · 제조 · 가공 · 조리 · 저장 · 소분 · 운반 · 진열할 때 사용하는 것

12   정답 ③

식품위생법상 집단급식소는 1회 50명 이상에게 식사를 제공하는 급식소를 말한다.

13   정답 ⑤

식품위생법상 판매 금지 위해식품의 규정에 식품첨가물의 수는 명시되어 있지 않다.

위해식품 등의 판매 금지
누구든지 다음의 어느 하나에 해당하는 식품 등을 판매하거나 판매할 목적으로 채취 · 제조 · 수입 · 가공 · 사용 · 조리 · 저장 · 소분 · 운반 또는 진열하여서는 아니 된다.
- 썩거나 상하거나 설익어서 인체의 건강을 해칠 우려가 있는 것
- 유독 · 유해물질이 들어 있거나 묻어 있는 것 또는 그러할 염려가 있는 것(다만, 식품의약품안전처장이 인체의 건강을 해칠 우려가 없다고 인정하는 것은 제외)
- 병을 일으키는 미생물에 오염되었거나 그러할 염려가 있어 인체의 건강을 해칠 우려가 있는 것
- 불결하거나 다른 물질이 섞이거나 첨가(添加)된 것 또는 그 밖의 사유로 인체의 건강을 해칠 우려가 있는 것
- 안전성 심사 대상인 농 · 축 · 수산물 등 가운데 안전성 심사를 받지 아니하였거나 안전성 심사에서 식용으로 부적합하다고 인정된 것
- 수입이 금지된 것 또는 수입식품안전관리 특별법에 따른 수입신고를 하지 아니하고 수입한 것
- 영업자가 아닌 자가 제조 · 가공 · 소분한 것

14   정답 ⑤

환경부장관이 아니라 식품의약품안전처장이 노출량 평가 · 관리가 필요하다고 인정한 유해물질이다.

15   정답 ②

안전성심사위원회는 공무원이 아닌 위원이 전체 위원의 과반수가 되도록 하여야 한다.

정답
및
해설

16 정답 ①

자가품질검사에 관한 기록서는 2년간 보관하여야 한다.

17 정답 ②

식품조리법에 대한 단속은 식품위생법상 식품위생감시원의 직무에 해당되지 않는다.

식품위생감시원의 직무
- 식품 등의 위생적인 취급에 관한 기준의 이행 지도
- 수입·판매 또는 사용 등이 금지된 식품 등의 취급 여부에 관한 단속
- 표시기준 또는 과대광고 금지의 위반 여부에 관한 단속
- 출입·검사 및 검사에 필요한 식품 등의 수거
- 시설기준의 적합 여부의 확인·검사
- 영업자 및 종업원의 건강진단 및 위생교육의 이행 여부의 확인·지도
- 조리사 및 영양사의 법령 준수사항 이행 여부의 확인·지도
- 행정처분의 이행 여부 확인
- 식품 등의 압류·폐기 등
- 영업소의 폐쇄를 위한 간판 제거 등의 조치
- 그밖에 영업자의 법령 이행 여부에 관한 확인·지도

18 정답 ⑤

식품접객업 : 휴게음식점영업, 일반음식점영업, 단란주점영업, 유흥주점영업, 위탁급식영업, 제과점영업

19 정답 ②

식품안전관리인증기준 대상 식품에서 음료류 중 다류 및 커피류는 제외한다.

20 정답 ④

조리·제공한 식품(병원의 경우에는 일반식만 해당)을 보관할 때에는 매회 1인분 분량을 섭씨 영하 18도 이하로 보관하여야 한다.

21 정답 ①

마황, 부자, 천오 등의 원료 또는 성분 등을 사용하여 판매할 목적으로 식품 또는 식품첨가물을 제조·가공·수입 또는 조리한 자는 1년 이상의 징역에 처한다.

22 정답 ①

②·③ 제2급감염병
④·⑤ 제3급감염병

제1급감염병
에볼라바이러스병, 마버그열, 라싸열, 크리미안콩고출혈열, 남아메리카출혈열, 리프트밸리열, 두창, 페스트, 탄저, 보툴리눔독소증, 야토병, 신종감염병증후군, 중증급성호흡기증후군(SARS), 중동호흡기증후군(MERS), 동물인플루엔자 인체감염증, 신종인플루엔자, 디프테리아

23 정답 ③

① **제1급감염병** : 생물테러감염병 또는 치명률이 높거나 집단 발생의 우려가 커서 발생 또는 유행 즉시 신고하여야 하고, 음압격리와 같은 높은 수준의 격리가 필요한 감염병
② **제2급감염병** : 전파가능성을 고려하여 발생 또는 유행 시 24시간 이내에 신고하여야 하고, 격리가 필요한 감염병
④ **제4급감염병** : 제1급감염병부터 제3급감염병까지의 감염병 외에 유행 여부를 조사하기 위하여 표본감시 활동이 필요한 감염병
⑤ **기생충감염병** : 기생충에 감염되어 발생하는 감염병 중 질병관리청장이 고시하는 감염병

24 정답 ④

클라미디아는 성매개감염병에 해당한다.

생물테러감염병
고의 또는 테러 등을 목적으로 이용된 병원체에 의하여 발생된 감염병 중 질병관리청장이 고시하는 감염병으로 탄저, 보툴리눔독소증, 페스트, 마버그열, 에볼라열, 라싸열, 두창, 야토병 등이 있다.

25 정답 ③

질병관리청장은 보건복지부장관과 협의하여 감염병의 예방 및 관리에 관한 기본계획을 5년마다 수립·시행하여야 한다.

26 정답 ②

의료기관에 소속되지 아니한 의사, 치과의사 또는 한의사는 다음의 어느 하나에 해당하는 사실을 관할 보건소장에게 신고하여야 한다.

- 감염병환자 등을 진단하거나 그 사체를 검안한 경우
- 예방접종 후 이상반응자를 진단하거나 그 사체를 검안한 경우
- 감염병환자 등이 제1급감염병부터 제3급감염병까지에 해당하는 감염병으로 사망한 경우
- 감염병환자로 의심되는 사람이 감염병병원체 검사를 거부하는 경우

27 정답 ⑤

그 밖의 신고의무자는 다음의 사항을 서면, 구두, 전보, 전화 또는 컴퓨터통신의 방법으로 보건소장에게 지체 없이 신고하거나 알려야 한다.

- 신고인의 성명, 주소와 감염병환자 등 또는 사망자와의 관계
- 감염병환자 등 또는 사망자의 성명, 주소 및 직업
- 감염병환자 등 또는 사망자의 주요 증상 및 발병일

28 정답 ②

질병관리청장, 시·도지사 또는 시장·군수·구청장은 감염병이 발생하여 유행할 우려가 있거나, 감염병 여부가 불분명하나 발병원인을 조사할 필요가 있다고 인정하면 지체 없이 역학조사를 하여야 하고, 그 결과에 관한 정보를 필요한 범위에서 해당 의료기관에 제공하여야 한다.

29 정답 ①

필수예방접종 : 디프테리아, 폴리오, 백일해, 홍역, 파상풍, 결핵, B형간염, 유행성이하선염, 풍진, 수두, 일본뇌염, b형헤모필루스인플루엔자, 폐렴구균, 인플루엔자, A형간염, 사람유두종바이러스 감염증, 그룹 A형 로타바이러스 감염증, 그 밖에 질병관리청장이 감염병의 예방을 위하여 필요하다고 인정하여 지정하는 감염병(장티푸스, 신증후군출혈열)

30 정답 ⑤

일시적으로 업무 종사의 제한을 받는 감염병환자 등은 다음의 감염병에 해당하는 감염병환자 등으로 하고, 그 제한 기간은 감염력이 소멸되는 날까지로 한다.

- **업무 종사 제한 감염병** : 콜레라, 장티푸스, 파라티푸스, 세균성이질, 장출혈성대장균감염증, A형간염
- **업무 종사 제한 업종** : 집단급식소, 식품접객업

31 정답 ⑤

감염병의 예방 및 관리에 관한 법률상 50명 이상을 수용하는 어린이집이 소독을 해야 하는 시설에 해당한다.

32 정답 ③

- 석탄산수(석탄산 3% 수용액)
- 크레졸수(크레졸액 3% 수용액)
- 승홍수(승홍 0.1%, 식염수 0.1%, 물 99.8% 혼합액)
- 생석회(대한약전 규격품)
- 크롤칼키수(크롤칼키 5% 수용액)
- 포르마린(대한약전 규격품)
- 그 밖의 소독약을 사용하려는 경우에는 석탄산 3% 수용액에 해당하는 소독력이 있는 약재를 사용해야 함

33 정답 ②

암반대수층 안의 지하수 또는 용천수 등 수질의 안전성을 계속 유지할 수 있는 자연 상태의 깨끗한 물을 먹는 용도로 사용할 원수는 샘물이다.

34 정답 ①

먹는물관련영업이라 함은 먹는샘물·먹는염지하수의 제조업·수입판매업·유통전문판매업, 수처리제 제조업 및 정수기의 제조업·수입판매업을 말한다.

35 정답 ③

페놀은 먹는물의 수질기준 중 건강상 유해영향 유기물질에 해당된다.

36   정답 ①

먹는물공동시설의 관리대상
- 상시 이용인구가 50명 이상으로서 먹는물공동시설 소재지의 특별자치시장·특별자치도지사·시장·군수 또는 구청장이 지정하는 시설
- 상시 이용인구가 50명 미만으로서 시장·군수·구청장이 수질관리가 특히 필요하다고 인정하여 지정하는 시설

37   정답 ③

샘물 또는 염지하수의 개발허가 대상
- 먹는샘물 또는 먹는염지하수의 제조업을 하려는 자
- 1일 취수능력 300톤 이상의 샘물 등을 개발하려는 자

38   정답 ①

먹는샘물 등, 수처리제 또는 그 용기를 수입하려는 자는 환경부령으로 정하는 바에 따라 시·도지사에게 신고하여야 한다.

39   정답 ④

먹는샘물 등의 제조업자는 자가품질검사기준에서 냄새, 맛, 색도, 탁도, 수소이온농도 등 5개 항목에 대해 매일 1회 이상 측정해야 한다.

40   정답 ②

영업장의 폐쇄
환경부장관이나 시·도지사는 다음의 어느 하나에 해당하는 처분을 하려면 청문을 하여야 한다.
- 샘물 등의 개발허가의 취소
- 환경영향조사 대행자의 등록취소
- 검사기관의 지정취소
- 먹는물관련영업자의 영업허가나 등록의 취소 또는 영업장의 폐쇄

41   정답 ④

위해의료폐기물 : 조직물류폐기물, 병리계폐기물, 손상성폐기물, 생물·화학폐기물, 혈액오염폐기물

42   정답 ①

의료폐기물의 전용용기 색
- 격리의료폐기물 : 붉은색
- 위해의료폐기물 및 일반의료폐기물
  - 봉투형 용기 : 검정색
  - 상자형 용기 : 노란색
- 재활용 태반 : 녹색

43   정답 ③

폐열액백은 의료폐기물 중 혈액오염폐기물에 해당한다.
손상성 폐기물 : 주사바늘, 봉합바늘, 수술용 칼날, 한방침, 치과용침, 파손된 유리재질의 시험기구

44   정답 ①

폐기물은 소각, 매립 등의 처분을 하기보다는 우선적으로 재활용함으로써 자원생산성의 향상에 이바지하도록 하여야 한다.

45   정답 ②

적합통보를 받은 자는 그 통보를 받은 날부터 2년 이내에 환경부령으로 정하는 기준에 따른 시설·장비 및 기술능력을 갖추어 업종, 영업대상 폐기물 및 처리분야별로 지정폐기물을 대상으로 하는 경우에는 환경부장관의 허가를 받아야 한다.

46   정답 ④

의료폐기물은 냉장 보관할 수 있는 섭씨 4도 이하의 전용보관시설에서 보관하는 경우 5일 이내, 그 밖의 보관시설에서 보관하는 경우에는 2일 이내에 처리한다. 다만, 격리의료폐기물의 경우에는 보관시설과 무관하게 2일 이내에 처리한다.

47 정답 ③

분뇨라 함은 수거식 화장실에서 수거되는 액체성 또는 고체성의 오염물질(개인하수처리시설의 청소과정에서 발생하는 찌꺼기 포함)을 말한다.

48 정답 ①

분뇨처리시설의 방류수수질기준

구분	분뇨처리시설
생물화학적 산소요구량(BOD)(mg/L)	30 이하
총유기 탄소량(TOC) (mg/L)	30 이하
부유물질(SS) (mg/L)	30 이하
총대장균 군수 (개수/mL)	3,000 이하
총질소(T–N) (mg/L)	60 이하
총인(T–P) (mg/L)	8 이하

49 정답 ①

분뇨를 재활용할 목적으로 1일 10킬로그램 이상 처리하려는 자는 특별자치시장·특별자치도지사·시장·군수·구청장에게 신고하여야 한다(다만, 분뇨를 사용하는 경우 예외).

50 정답 ③

특별자치시장·특별자치도지사·시장·군수·구청장은 분뇨수집·운반업자가 영업정지처분을 하여야 할 경우로서 그 영업정지가 해당 사업의 이용자 등에게 심한 불편을 주거나 그 밖에 공익을 해할 우려가 있는 때에는 그 영업정지를 갈음하여 3천만원 이하의 과징금을 부과할 수 있다.

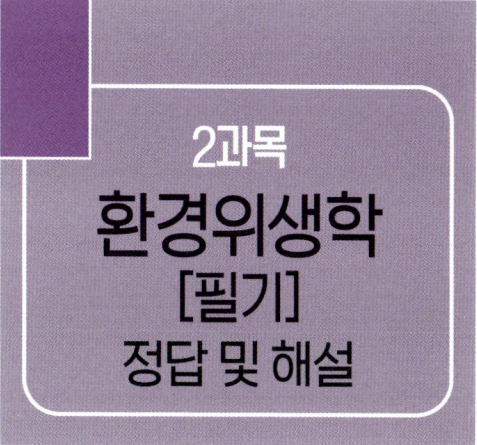

2과목
환경위생학
[필기]
정답 및 해설

▌2과목 환경위생학 [필기]

01	②	02	⑤	03	④	04	①	05	②
06	④	07	③	08	④	09	②	10	③
11	②	12	④	13	⑤	14	④	15	②
16	⑤	17	①	18	①	19	⑤	20	②
21	③	22	⑤	23	④	24	⑤	25	④
26	⑤	27	①	28	③	29	①	30	⑤
31	⑤	32	②	33	④	34	②	35	⑤
36	⑤	37	②	38	②	39	③	40	⑤
41	④	42	④	43	⑤	44	⑤	45	③
46	⑤	47	③	48	②	49	⑤	50	②

01 정답 ②

공기는 건조상태에서 약 78%의 질소와 21%의 산소, 아르곤, 이산화탄소 등의 기체 원소로 이루어진 혼합물이다.

02 정답 ⑤

① 백엽상 : 지면으로부터 1.5m에서 측정하며 일정한 장소의 기온을 측정하는 데 좋다.
② 자기 온도계 : 바이메탈을 이용하여 항상 유동적으로 변화하는 온도를 자동으로 기록하는 온도계이다.
③ 흑구 온도계 : 표면이 흑색이고 지름이 15cm인 속이 비어 있는 동판으로 만든 구의 중심에 봉상 온도계를 삽입한 것이다.
④ 알코올 온도계 : 에틸알코올이 온도 변화에 의해 팽창 또

는 수축하는 성질을 이용한 온도계이다.

03   정답 ④

수증기의 출입이 없더라도 기온이 변하면 상대습도는 변하지
만, 절대습도는 변하지 않는다.

04   정답 ①

불쾌지수 구하는 공식
- $DI = (건구온도 + 습구온도)℃ × 0.72 + 40.6$
- $DI = (건구온도 + 습구온도)℉ × 0.4 + 15$

05   정답 ②

실내 조도기준
- 세면장 · 화장실 · 욕실 : 60~150룩스
- 식당 · 강당(집회장) : 150~300 룩스
- 교실 · 현관 · 복도 · 층계 · 실험실 : 300룩스 이상
  (300 ~600룩스)
- 도서실 · 정밀작업 : 600~1,500룩스

06   정답 ④

$1ppm = 1/1,000,000$
$1\% = 1/100$
$1\% = 10,000ppm$
$\therefore 0.03\% = 300ppm$

07   정답 ③

NO(일산화질소)는 헤모글로빈과 결합력이 CO(일산화탄소)
보다 수백 배 강한 가스상 물질로, 물에 녹는 무색 · 무취의
가스이다.

08   정답 ④

광화학 스모그는 로스앤젤레스에서 발생한 스모그 현상이다.

09   정답 ②

열섬현상
- 일반적으로 인구와 건물이 밀집되어 있는 도심지는
  다른 지역보다 온도가 높게 나타나는데, 주변의 온도보
  다 높은 기온현상을 나타내는 지역을 열섬이라 한다.
- 건물이나 도로, 콘크리트로 덮인 지표면은 수분을 포
  함한 흙보다 더 많은 태양열을 흡수 · 저장하고 태양
  에너지를 반사하는 반사체의 역할을 한다.

10   정답 ③

세정집진장치는 습식집진장치의 일종으로, 공기와 가스 속의
분진을 물의 분사로 닦아 흐르게 하는 장치를 말한다. 물방
울, 수막, 기포 등을 다량으로 형성하여 분진 입자의 확산, 충
돌, 응집 작용으로 집진율을 향상시킨다.

11   정답 ②

검댕은 연소할 때에 생기는 유리 탄소가 응결하여 입자의 지
름이 $1\mu m$ 이상이 되는 입자상 물질을 말한다.

12   정답 ④

태양광선의 파장 : γ−선 < X−선 < 자외선 < 가시광선 <
적외선

13   정답 ⑤

상대습도 $= \dfrac{절대습도}{포화습도} × 100 = \dfrac{60}{80} × 100 = 75\%$

14   정답 ④

군집독은 다수인이 밀집된 곳에서 오염된 실내공기로 인해
불쾌감, 두통, 권태, 현기증, 구기, 구토, 식욕저하 등을 일으키
는 증세를 말한다.

군집독의 원인
- 물리적 변화 : 실내온도의 증가, 실내습도의 증가 등
- 화학적 변화 : CO_2의 증가, O_2의 감소, 악취 증가, 기
  타 가스의 증가

15 정답 ②

온실가스 : 적외선 복사열을 흡수하거나 다시 방출하여 온실효과를 유발하는 대기 중의 가스 상태 물질로 이산화탄소(CO_2), 메탄(CH_4), 아산화질소(N_2O), 수소불화탄소(HFCs), 과불화탄소(PFCs), 육불화황(SF_6)을 말한다.

16 정답 ⑤

식균은 물의 자정작용 중 생물학적 자정작용에 해당한다. 물의 자정작용 중 희석, 혼합, 침전, 흡착, 여과, 확산 등의 물리적 자정작용으로 인해 대기 중의 산소가 용해되어 물속의 오염농도가 저하된다.

17 정답 ①

급수 계통 : 취수 → 도수 → 정수 → 송수 → 배수 → 급수

18 정답 ①

약품침전법은 급속여과법에 해당한다.

완속여과법과 급속여과법의 비교	
완속 여과법	• 여과속도는 3∼5m/sec 정도 • 보통침전법 • 경상비가 적게 들지만 시설비가 많이 든다. • 세균제거율이 높다.
급속 여과법	• 여과속도는 120∼150m/sec 정도 • 약품침전법 • 경상비가 많이 들지만 시설비가 적게 든다. • 탁도나 색도가 높은 물에 좋다.

19 정답 ⑤

염소소독은 수온이 높고 pH가 낮을수록 살균력이 좋다.

20 정답 ②

지하수의 제1불투수층과 제2불투수층 사이의 피압면 지하수는 심층수이다.

21 정답 ③

지표수는 용존산소의 농도가 높은 특징을 갖는다.

22 정답 ⑤

응집제로 황산알루미늄, 염화제2철, 황산제1·2철, 암모늄명반, 칼륨명반 등이 사용된다.

23 정답 ②

탁도는 1NTU(Nephelometric Turbidity Unit)를 넘지 아니할 것. 다만, 지하수를 원수로 사용하는 마을상수도, 소규모급수시설 및 전용상수도를 제외한 수돗물의 경우에는 0.5NTU를 넘지 아니하여야 한다.

24 정답 ⑤

카드뮴이 체내에 들어오면 혈류를 타고 간과 신장으로 확산되며 골연화증을 일으키는 이타이이타이병을 유발한다.

25 정답 ④

밀스 라인케(Mills–Reincke) 현상은 수돗물 정화로 인해 장티푸스와 이질이 감소되고 설사, 장염 등이 감소되어 일반 사망률이 감소되는 현상을 말한다. 1893년 Mills가 메사추세스 주에서 물을 여과급수한 결과 장티푸스환자 및 사망자가 감소함을 증명하였다.

26 정답 ⑤

유기성 폐수가 유입되면 미생물의 작용으로 용존산소가 감소한다.

27 정답 ①

부영양화에 관계되는 오염물질은 인산염, 질산염, 탄산염 등이다.

28   정답 ③

주로 부영양화 상태에서 발생하는 조류(Algae)는 황산동($CuSO_4$)을 사용해 제거한다.

29   정답 ①

대장균은 대변 속에 다량 존재하는 그람음성균이다.

30   정답 ⑤

하수처리 시 발생하는 슬러지는 농축 → 소화 → 탈수 → 건조 → 소각 등의 처리과정을 거쳐 처리된다.

31   정답 ⑤

메탄발효법은 하수 처리법 중 혐기성 처리법에 해당한다.

32   정답 ②

부상은 물의 비중보다 작은 입자들(기름, 제지, 합성세제 등)이 폐·하수 내에 많이 포함되어 있을 때 이들 물질을 제거하기 위해 사용하는 방법이다

33   정답 ③

슬러지의 처리 과정 중 슬러지의 탈수성을 개선하기 위해 실시하는 과정은 개량(조정)으로 세척, 약품처리, 열처리 방법이 있다.

34   정답 ②

분뇨를 혐기성으로 처리할 때 발생하는 황화수소(H_2S)는 부식의 원인이 되므로 분뇨처리장에는 반드시 탈황장치를 설치하여야 한다.

35   정답 ⑤

사업장폐기물 중 오니류는 수분함량이 95퍼센트 미만이거나 고형물함량이 5퍼센트 이상인 것으로 한정한다.

36   정답 ④

폐기물 수거노선은 고지대에서 저지대로 하향수거 노선을 선택한다.

37   정답 ②

에너지대사율(RMR) 구분

RMR	작업 강도	사례
0~1	경노동	주로 앉아서 하는 사무작업
1~2	중등노동	지속작업
2~4	강노동	동작·속도가 작은 작업
4~7	중노동	동작·속도가 큰 작업
7이상	격노동	과격한 작업

38   정답 ②

도수율은 산업재해의 발생 빈도를 나타내어 재해발생 상황을 파악하기 위한 표준적 지표로 사용된다.

39   정답 ③

잠함병은 고압 환경에서의 작업으로 질소(N_2) 성분이 체외로 배출되지 않고 체내에서 질소 기포를 형성하여 발병한다.

40   정답 ②

크롬 중독이 심하면 코를 수직으로 나누는 연골과 뼈로 구성된 비중격에 구멍이 생기는 비중격천공증을 유발한다.

41   정답 ④

가청음역과 난청
- 건강인이 들을 수 있는 범위 : 20~20,000Hz
- 난청을 조기에 발견할 수 있는 주파수 : 4,000Hz
- 난청 가능 최저치 : 90~95dB

42 정답 ④

착암기, 병타기, 연마기 등을 사용하는 직업에서 일어나는 국소적인 진동 장애로 손가락의 국소성 혈관 경련에 의한 동통 및 지각 이상을 초래하는 레이노병이 유발된다.

43 정답 ②

주택부지는 사적지(모래지)인 곳이 좋다.

44 정답 ④

• **창의 개각(가시각)** : 4~5°
• **창의 양각(입사각)** : 27~28°

45 정답 ③

1CLO란 기온 21℃, 기습 50%, 기류 10cm/sec 상태에서 피부온도가 33℃로 유지될 때의 의복의 방한력을 말한다.

46 정답 ⑤

과산화수소는 2.5~3.5%의 수용액 농도로 자극이 적어서 상처소독, 구내염, 인두염, 입안세척 등에 사용된다.

47 정답 ②

배기식, 송기식, 평형식 환기법은 인공환기에 해당한다.

48 정답 ②

소독제는 높은 살균력을 위해 석탄산계수가 높아야 한다.

49 정답 ⑤

자외선은 비타민 D 형성 촉진, 구루병 예방, 신진대사 촉진작용, 적혈구 생성 촉진작용, 혈압 강하작용, 살균작용, 피부결핵과 관절염의 치료작용을 한다.

50 정답 ②

• **0.1% 승홍** : 손 소독에 사용
• **3% 크레졸** : 배설물 소독에 사용

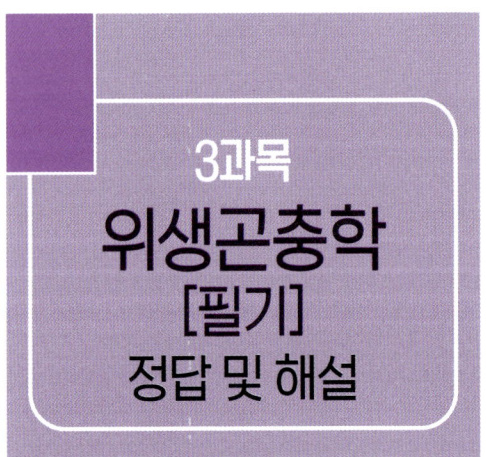

3과목 위생곤충학 [필기]

01	④	02	⑤	03	②	04	③	05	⑤
06	①	07	④	08	①	09	⑤	10	④
11	②	12	⑤	13	②	14	⑤	15	③
16	③	17	④	18	①	19	③	20	④
21	③	22	①	23	③	24	④	25	③
26	④	27	①	28	③	29	⑤	30	⑤
31	④	32	①	33	②	34	②	35	④
36	②	37	③	38	③	39	⑤	40	⑤
41	⑤	42	⑤	43	③	44	①	45	⑤
46	④	47	①	48	③	49	①	50	④

01 정답 ④

①·②·③·⑤는 모두 몸 밖에 기생하는 기생성 곤충에 해당한다.

02 정답 ⑤

자교성 곤충
- 독액을 주입하는 것 : 벌, 침개미, 전갈 등
- 독침모를 가진 것 : 독나방 등
- 입틀로 무는 것 : 개미, 거미, 지네 등

03 정답 ②

뎅기열을 발병시키는 매개체 곤충은 모기이다.

04 정답 ③

발육증식형은 곤충의 체내에서 수적 증식과 발육을 함께 하는 경우로 말라리아, 수면병(체체파리), 텍사스우열(진드기) 등이 이에 속한다.

05 정답 ⑤

경란형은 병원체의 일부가 난소 내에서 증식하고 감염된 알에서 부화하여 다음 세대로 감염되는 경우로 양충병(쯔쯔가무시병), 록키산홍반열, 재귀열 등이 이에 속한다.

06 정답 ①

분류체계 : 계 → 문 → 강 → 목 → 과 → 속 → 종

07 정답 ④

거미, 진드기, 전갈 등이 거미강에 속한다.

08 정답 ①

곤충강에는 파리, 모기, 이, 벼룩, 바퀴 등이 있다.

09 정답 ⑤

파리목(쌍시목)
- **장각아목** : 모기과, 깔따구과, 먹파리과, 나방파리과, 등에모기과
- **단각아목** : 등에과, 노랑등에과
- **환봉아목** : 집파리과, 쉬파리과, 체체파리과, 검정파리과

10   정답 ④

모기는 곤충의 분류상 파리목(쌍시목)에 속한다.

11   정답 ②

노린재목(반시목)에는 빈대, 침노린재, 매미 등이 있다.

12   정답 ⑤

① 벌 – 저작흡수형
② 바퀴 – 저작형
③ 모기 – 흡수형
④ 나방 – 흡관형

13   정답 ②

전위는 섭취한 먹이의 역행을 방지하고, 고체 먹이를 분쇄하는 역할을 한다.

14   정답 ⑤

베레제기관은 빈대에만 있는 기관으로, 암컷이 정자를 일시 보관하는 장소이다.

15   정답 ③

① **부화** : 알에서 유충으로 껍데기를 깨고 나오는 과정
② **영기** : 한 번 탈피한 후 다음 탈피 때까지의 기간
④ **변태** : 부화한 곤충이 성충으로 발육하는 동안에 거치는 일정한 형태적 변화
⑤ **탈피** : 낡은 외피를 벗고 새로운 외피를 만들 때의 과정

16   정답 ③

뉴슨스(nuisance) 곤충은 사람에게 직접적인 피해를 주기보다는 불쾌감이나 혐오감을 주는 종류로써 깔따구, 노린재류, 깍지벌레류, 진드기류, 귀뚜라미, 나방파리 등이 있다.

17   정답 ④

이질바퀴(미국바퀴)는 집안에 서식하는 바퀴 중 가장 크며, 광택성 적갈색으로 전흉배판은 가장자리에 황색 무늬가 윤상으로 있고 가운데는 거의 흑색이다.

18   정답 ①

바퀴를 비롯한 흰개미, 풍뎅이, 나방의 유충 등의 구기 형태는 저작형이다.

19   정답 ③

바퀴의 크기 : 이질바퀴 > 먹바퀴 > 집바퀴 > 독일바퀴

20   정답 ④

이가 매개하는 전염병은 발진티푸스, 재귀열, 참호열 등으로 겨울에 많이 발생한다.

21   정답 ③

사상충(Filaridae)은 모기에 의해 전염되는 질병으로 순환계, 임파계에 기생하는 척추동물의 기생충이다.

22   정답 ①

암모기는 산란하기 위해 흡혈을 하며 흡혈 후 2~3일의 휴식을 필요로 한다.

23   정답 ③

깔따구는 지역의 환경조건이나 오염 정도를 가늠할 수 있는 지표동물의 하나로, 생화학적 산소요구량(BOD)이 6ppm 이상 되는 4급수에 서식하는 생물이다.

24   정답 ④

깔따구는 모기와 흡사하나 입틀이 퇴화되었고, 질병을 매개하지는 않으나 알레르기 질환을 유발하여 방제의 대상이다.

정답 및 해설

25   정답 ③

딸집파리는 아기집파리라고도 하며, 유충은 여러 쌍의 육질 돌기가 있다.

26   정답 ④

빈대는 먹이를 먹기 전에는 갈색, 먹은 후에는 붉은색을 띤다.

27   정답 ①

벼룩은 발진열, 흑사병(페스트) 등을 매개한다.

28   정답 ⑤

독나방 유충은 참나무, 밤나무, 포플러 등 대부분의 활엽수 및 과수의 잎을 먹고 자라므로, 독나방 유충이 발생하는 장소를 확인하기 위해서는 정원숲을 조사해야 한다.

29   정답 ⑤

진드기 몸체는 두흉부와 복부가 일체로 융합하여 타원형 또는 난형의 몸을 형성하고, 전단으로 돌출한 악체부라고 불리는 구기를 가지고 있다.

30   정답 ⑤

참진드기는 라임병, Q열, 진드기 매개 뇌염, 진드기 매개 티푸스(록키산홍반열) 등의 감염병을 매개한다.

31   정답 ④

• 가주성 쥐 : 시궁쥐(집쥐), 곰쥐(지붕쥐), 생쥐
• 들쥐 : 등줄쥐

32   정답 ①

쥐의 매개질병
• **세균성 질환** : 흑사병(페스트), 서교열, 살모넬라증, 렙

토스피라증
• **리케치아성 질환** : 발진열, 쯔쯔가무시병
• **바이러스성 질환** : 신증후군출혈열(유행성출혈열), 샤가스병
• **기생충성 질환** : 아메바성이질, 선모충증, 리슈만편모충

33   정답 ②

항응혈성 살서제는 만성살서제의 특징에 해당한다.

34   정답 ②

가장 널리 사용되는 만성살서제는 와파린이다. ① · ③ · ④ · ⑤는 급성살서제이다.

35   정답 ④

구서활동에 가장 좋은 시기는 쥐의 개체군 밀도가 낮은 겨울이 가장 효과적이다.

36   정답 ②

DDT는 살충력이 강하고 포유류에는 저독성이나 잔류효과가 길어 환경오염을 시키고 인체 피해 때문에 사용이 전면금지되었다.

37   정답 ③

파라티온은 살충력이 강한 유기인계 농약화합물로 독극물로 지정되어 있으므로, 지정된 사람의 감독하에서만 사용할 수 있고 방역용 살충제로 사용할 수 없다.

38   정답 ③

① · ② 유기인계 살충제
④ · ⑤ 피레스로이드계 살충제

39   정답 ⑤

> **피레스로이드계 살충제**
> • 인축에는 저독성, 해충에는 강한 살충력을 가진다.
> • 잔류성이 없어 항공기 내의 공간살포용으로 적합하다.
> • 중추신경절을 공격하며 저온 시 효과가 더 높다.

40   정답 ⑤

기피제는 살충제는 아니지만 곤충이 싫어하고 기피하는 화학 물질로 벤질벤조에이트, DMP, Rutgers 612, Dimelone 등이 있다.

41   정답 ⑤

효력증강제 자체는 살충력이 없으나 살충제와 혼합하여 사용하는 경우 살충제 효능을 현저하게 증가시키는 약제로, 피레스로이드계 살충제와 혼합하여 사용한다.

42   정답 ③

마이크로캡슐은 살충제의 입자에 피막을 씌운 것으로 유기용매를 함유하고 있지 않아 살포 후 냄새가 나지 않는다.

43   정답 ③

살충제의 위험도 : 용제 > 유제 > 수화제 > 분제 > 입제

44   정답 ①

5mg/kg 미만의 경구 독성을 가진 살충제의 독성 등급은 맹독성이다.

살충제의 독성 등급

독성등급	경구(mg/kg)	경피(mg/kg)
맹독성	5 미만	20 미만
고독성	5~40	20~200
중독성	50~500	200~1,000
저독성	500~5,000	1,000~2,000
경미독성	5,000~15,000	2,000~20,000
실질적 무독성	15,000 이상	20,000 이상

45   정답 ⑤

① **내성** : 살충제에 대항하는 힘이 증가되는 경우
② **저항성** : 살충제에 대해 감수성을 보이던 곤충에서 각종 살충제에 대한 저항성이 생김으로써 동일지역에서 본 살충제에 의해 방제가 불가능하게 된 경우
③ **생태적 저항성** : 살충제에 대한 습성적 반응의 변화로 치사량 접촉을 피할 수 있는 능력
④ **교차적 저항성** : 어떤 약제에 저항성이 생길 때 유사한 다른 약제에도 자동적으로 저항성이 생기는 것

46   정답 ④

미스트법은 분사되는 살충제 입자의 크기가 $50~100\mu m$인 경우에 사용하는 방법으로, 공간살포 및 잔류분무효과가 있다.

47   정답 ①

가열연막은 무풍이나 10km/hr 이상일 때는 살포할 수 없다.

48   성납 ③

원추형은 다목적으로 사용하며 모기유충 등 수서해충 방제 시 적합한 노즐 형태이다.

49   정답 ①

액체 전자모기향은 밀폐된 장소에 가스·증기 상태의 유독물질을 채워 곤충이 호흡할 때 기공(기문)을 통해 체내에 흡입되어 치사하게 하는 훈증법에 해당한다.

50   정답 ④

군서생활을 하는 곤충들의 유인제로 집합페로몬을 이용하는

정답 및 해설

것은 화학적 방제 방법에 해당한다.
① · ⑤ 생물학적 방제 방법
② · ③ 물리적 방제 방법

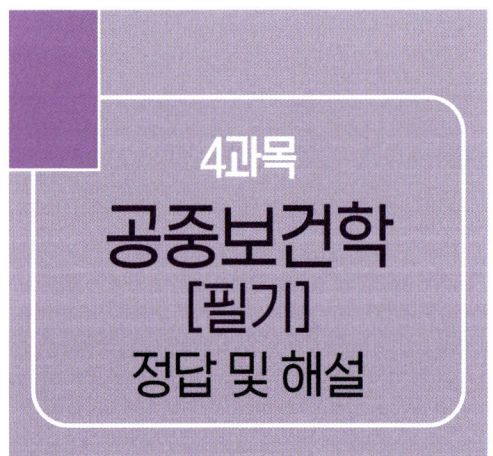

4과목 공중보건학 [필기]

01	④	02	①	03	④	04	③	05	④
06	①	07	②	08	②	09	③	10	②
11	①	12	③	13	⑤	14	⑤	15	③
16	①	17	④	18	③	19	①	20	②
21	③	22	③	23	③	24	②	25	⑤
26	④	27	①	28	③	29	④	30	②
31	⑤	32	②	33	①	34	④	35	④
36	③	37	⑤	38	③	39	②	40	①
41	②	42	⑤	43	④	44	④	45	⑤
46	①	47	⑤	48	④	49	④	50	③

01	정답 ④

세계보건기구(WHO)에서 정의한 사회적 안녕(Social Well-bing)이란 복잡한 사회환경 속에서 개인의 기능과 역할을 충실히 수행하여 사회에 도움이 되는 역할을 하고 있는 상태, 즉 생활적 측면을 말한다.

02	정답 ①

히포크라테스는 나쁜 공기에 의해 감염병이 발생한다는 장기설을 주장하며, 풍토병과 유행병에 관한 이론적인 근거를 제공하였다.

03   정답 ④

① **약전** : 신라의 의료행정 담당기관
② **태의감** : 고려의 의약행정 총괄기관
③ **제위보** : 고려시대 서민들의 구료사업과 빈민구제 및 질병치료사업 담당
⑤ **전의감** : 조선시대 왕실의 의약과 일반 의료행정과 의원을 선발하는 과거시험을 관할

04   정답 ③

일제강점기 때 경찰국에 위생과를 설치하였으나, 질병의 치료보다는 감염성 질환자의 감시와 격리에 치중하였다.

05   정답 ④

3차 보건의료는 재활을 요하는 환자, 노인의 간호 등 장기요양이나 만성질환자의 관리사업을 행한다.

06   정답 ①

보건행정조직의 원칙
- **조정의 원칙** : 조직의 공동목표를 달성하기 위한 행동통일의 수단이 되는 원칙
- **목표의 원칙** : 상부조직이 갖는 장기적인 목표와 하부조직이 갖는 단기적인 목표의 명확성 유지
- **명령통일(획일성)의 원칙** : 명령은 통일성이 있어야 한다는 원칙
- **분업의 원칙** : 업무의 선분화 · 기능화 · 동실화의 원칙
- **계층화의 원칙** : 업무를 효율적으로 수행하기 위하여 체제가 계층화되어야 한다는 원칙
- **책임과 권한의 일치 원칙** : 권한과 책임은 일치해야 한다는 원칙
- **통솔범위의 원칙** : 업무의 성격, 감독자의 자질, 근무장소의 분산 정도 등을 고려하여 통솔의 범위를 정해야 한다는 원칙

07   정답 ②

보건의료원은 보건소 중에서 의료법상 병원의 요건을 갖춘 의료기관이다.

08   정답 ②

우리나라는 서태평양지역 사무소에 속해 있고, 북한은 동남아시아지역 사무소에 속해 있다.

09   정답 ③

사회보험은 국가가 사회정책을 수행하기 위하여 보험의 원리와 방식을 도입하여 만든 사회경제제도의 일종으로 국민연금, 국민건강보험, 고용보험, 산재보험 등을 말한다.

10   정답 ②

우리나라 국민건강보험은 근로소득자와 자영업자로 이원화하여 보험료를 부과하고 있다.

11   정답 ①

질병발생의 3대 요인은 병인, 숙주, 환경이다.

질병발생의 3대 요인
- **병인** : 사회 · 환경적 요인, 생물학적 요인(세균, 바이러스, 곰팡이, 기생충 등), 물리적 · 화학적 요인(계절, 기상, 대기, 수질 등), 영양 요인, 정신적 요인
- **숙주** : 신체적 특성, 정신적 특성, 인적 · 사회적 특성
- **환경** : 물리적 환경(계절, 기후 등), 생물학적 환경(병원소, 매개곤충 등), 사회 · 경제적 환경(인구밀도, 직업, 사회관습 등)

12   정답 ③

옴란(Omran)이 개발한 보건서비스를 포함하는 지역사회서비스의 운영에 관한 계통적 연구는 작전역학 또는 실용역학이라고 한다.

13   정답 ⑤

분석역학은 기술역학에서 관찰을 통하여 얻어진 결과를 토대로 질병발생과 질병발생의 요인 혹은 속성과의 인과관계를 밝혀내는 것이다.

14 정답 ⑤

환자–대조군 연구는 시간 · 경비 · 노력이 절약되고 단시간 내에 수행이 가능하며, 표본수가 적더라도 가능하다. 또한 희귀한 질병이나 잠복기간이 긴 질병에 응용할 수 있으며 기존자료의 활용이 가능하다.

15 정답 ③

코호트 연구는 추출되는 표본의 규모가 커야 하는 한계가 있다.

16 정답 ①

기술역학은 인구집단을 대상으로 하여 인간집단에서 발생되는 질병의 분포, 경향 등을 그 인간집단의 특성에 따라 기술하여 조사 · 연구하는 것으로, 역학조사방법 중에서 가장 먼저 실시되는 1단계 역학이다.

17 정답 ④

이론역학은 감염병의 발생모델과 유행현상을 수리적으로 분석하여 이론적으로 유행법칙이나 현상을 수식화하고 실제로 나타난 결과와 비교해 봄으로써 그 모델의 타당성을 검증하거나 그 모델 내에서의 여러 요인들 간의 상호관계를 수리적으로 규명해 내는 연구방법이다.

18 정답 ③

① 발병률 : 한정된 기간에 한해서만 어떤 질병에 걸릴 위험에 놓여 있을 때 전체기간 중 주어진 집단내에 발생한 총 환자수의 비율
② 발생률 : 일정기간에 새로 발생한 환자수를 단위인구로 표현한 비율
④ 비교위험도 : 위험요인에 폭로된 경우와 폭로되지 않은 경우를 질병발생의 정도로 비교하여 측정한 척도
⑤ 귀속위험도 : 질병요인에 의한 희생자가 얼마나 되는가를 나타내는 척도

19 정답 ①

추세(장기) 변화
• 질병유행 주기 : 수십 년 이상의 주기로 유행
• 이질 · 장티푸스(30~40년), 디프테리아(20~24년), 성홍열(10년 전후), 독감(30년)

20 정답 ②

순환(주기) 변화
• 질병유행 주기 : 수년의 주기로 반복 유행
• 백일해(2~4년), 홍역(2~3년), 유행성일본뇌염(3~4년)

21 정답 ③

① 사상균 : 무좀 및 피부질환 원인균
② 기생충 : 말라리아, 아메바성 이질, 회충, 십이장충, 유구조충, 무구조충, 간디스토마, 폐디스토마 등
④ 바이러스 : 홍역, 폴리오, 유행성간염, 일본뇌염, 공수병, 유행성이하선염, 에이즈 등
⑤ 박테리아 : 장티푸스, 콜레라, 결핵, 디프테리아, 백일해, 나병 등

22 정답 ③

장티푸스는 수인성 전파 감염병이다.

23 정답 ③

인수공통감염병은 동물과 사람 간에 서로 전파되는 병원체에 의하여 발생되는 감염병으로 일본뇌염, 브루셀라증, 탄저, 공수병, 중증급성호흡기증후군(SARS), 야콥병, 큐열, 결핵 등이 있다.

24 정답 ②

① · ③ 제1급감염병, ④ · ⑤제3급감염병

25 정답 ⑤

유행성 간염은 간세포의 변성과 염증성변화가 생기는 질병으로, 수동면역에 감마글로블린 주사가 효과적이다.

26　정답 ④

> **병원소로부터 병원체의 기계적 탈출**
> • 흡혈성 곤충에 의한 탈출
> • 침 · 주사기에 의한 탈출

27　정답 ①

> **홍역**
> • 병원체 : Measles Virus
> • 증세 : 발열과 전신발진, 합병증으로 이염 · 폐렴
> • 예방대책 : MMR 백신 예방접종

28　정답 ③

> **인공능동면역(백신접종 후 면역)**
> • 생균백신 : 두창, 홍역, 탄저, 광견병, 결핵, 황열, 폴리오(Sabin)
> • 사균백신 : 장티푸스, 파라티푸스, 콜레라, 백일해, 일본뇌염, 폴리오(Salk)
> • 톡소이드 : 디프테리아, 파상풍

29　정답 ④

질병관리청장이 고시하는 생물테러감염병에는 탄저, 보툴리눔독소증, 페스트, 마버그열, 에볼라열, 라싸열, 두창, 야토병 등이 있다.

30　정답 ②

> **생물무기의 특징**
> • 저렴한 비용
> • 생산의 용이성
> • 은닉 · 운반 · 살포의 용이성
> • 테러 방지 및 발생 시 대처의 어려움

31　정답 ⑤

• 인구정태 : 인구의 구조, 크기, 분포, 성질, 밀도 등
• 인구동태 : 출생, 사망, 이혼, 혼인, 이민, 전입 등

32　정답 ②

합계출산율은 1명의 여자가 특정 연도의 연령별 출산율에 따라 출산한다면 일생 동안에 총 몇 명의 아이를 낳는가를 나타내는 지수이다.

33　정답 ①

> **C.P. Blacker의 인구성장 및 감소 모형**
> • 제1단계(고위정지기) : 출생률과 사망률이 동시에 높은 인구변동 정지단계
> • 제2단계(초기확장기) : 사망률은 감소하고 출생률이 높은 인구증가단계
> • 제3단계(후기확장기) : 사망률은 최저단계이고 출생률도 감소하기 시작하는 인구증가 둔화단계
> • 제4단계(저위정지기) : 사망률과 출생률이 동시 최저 수준인 인구증가 정지단계
> • 제5단계(감퇴기) : 출생률이 사망률보다 낮은 인구감소단계

34　정답 ⑤

① **종형** : 신진국형, 인구정지형, 낮은 출생률과 낮은 사망률, 소산소사형
② **별형** : 도시형, 유입형으로 젊은 연령인구가 많이 유입
③ **호로형** : 농촌형, 유출형, 생산연령인구 낮음
④ **항아리형** : 출생률이 사망률보다 낮아 인구가 감소되는 유형

35　정답 ④

영구적인 피임 방법으로는 정관절제술, 난관결찰술 등이 있다.

> **피임방법**
> | | • 기초 체온법
• 월경주기 이용법(오기노법)
• 콘돔 사용 |
> |---|---|

일시적 방법	• 질 세척법 • 자궁 내 장치법 • 경구피임약 • 질외사정법 • 살정자법 • 다이아프램(질격막)
영구적 방법	• 정관절제술 • 난관결찰술

36　　정답 ③

여러 개의 분단으로 나누어 토론하는 보건교육방법은 버즈세션(분단토의)이다.

37　　정답 ⑤

신문, TV, 라디오, 유인물, 벽보 등을 이용한 대중접촉방법은 코로나 19와 같은 급성감염병 유행 시 국민에게 신속하게 할 수 있는 보건교육 방법이다.

38　　정답 ③

학교보건법 상 학교에 보건교육과 학생들의 건강관리를 담당하는 보건교사를 두어야 한다.

39　　정답 ②

교육감은 학교경계 또는 학교설립예정지 경계로부터 직선거리 200m의 범위 안의 지역을 교육환경보호구역으로 설정·고시하여야 한다.

40　　정답 ①

교육환경보호구역 중 절대보호구역은 학교 출입문으로부터 직선거리로 50m까지인 지역이다.

41　　정답 ②

대푯값은 자료 전체의 특징을 대표적으로 나타내는 값으로, 평균, 중앙치, 최빈치, 사분위수 등이 이에 속한다.

42　　정답 ⑤

변이계수는 표준편차를 평균값으로 나눈 값으로, 표준편차의 산술평균에 대한 상대적 크기를 나타내는 척도이다.

43　　정답 ①

② 발생률, ③ 유병률, ④ 발병률, ⑤ 이환율

44　　정답 ⑤

영아사망률 = (1년간의 생후 1년 미만의 사망자수 / 당해 연도의 출생아수) × 1,000

45　　정답 ⑤

알파-인덱스(α-Index) 값이 1.0에 가까울 때 보건수준이 가장 높은 것으로 평가하고 있다.

> **알파-인덱스(α-Index)**
> • 생후 1년 미만의 사망수(유아사망수)를 생후 28일 미만의 사망수(신생아사망수)로 나눈 값이다(즉, 알파-인덱스 = 영아사망수 / 신생아사망수).
> • 유아사망의 원인이 선천적인 원인만이라면 값은 1에 가까우며, 알파지수는 1보다 작을 수 없다.
> • 알파지수가 1일 경우 그 해 사망한 영아는 모두 생후 28일 미만에 사망했음을 뜻한다.
> • 알파지수가 작아질수록 신생아 사망원인에 대한 예방 대책 수립이 시급하다.
> • 더욱 세밀한 평가를 위해 알파지수를 계산하고 그 값이 1.0에 가까울 때 보건수준이 가장 높은 것으로 평가하고 있다.

46　　정답 ①

② 비타민 B_1 : 각기병, 식욕저하
③ 비타민 B_{12} : 악성빈혈
④ 비타민 D : 구루병, 골연화증
⑤ 비타민 K : 혈액응고 지연, 출혈병

47	정답 ⑤

① 인(P) : 뼈와 치아 형성, 산ㆍ염기 평형
② 불소(F) : 충치의 예방, 골격과 치아 기능의 유지
③ 구리(Cu) : 면역기능, 조혈촉진
④ 아연(Ze) : 면역기능, 효소 및 호르몬의 구성분

48	정답 ④

①ㆍ③ 정신장애의 2차 예방활동
②ㆍ⑤ 정신장애의 1차 예방활동

49	정답 ⑤

만성질환은 질병의 시작에서 발생까지 오랜 기간이 걸린다.

50	정답 ③

고혈압의 분류
• 1차성 고혈압(본태성, 원발성 고혈압) : 원인 불분명, 90% 이상의 환자가 해당
• 2차성 고혈압(속발성 고혈압) : 주로 신장질환, 동맥경화증에 의함, 5~10%의 환자가 해당

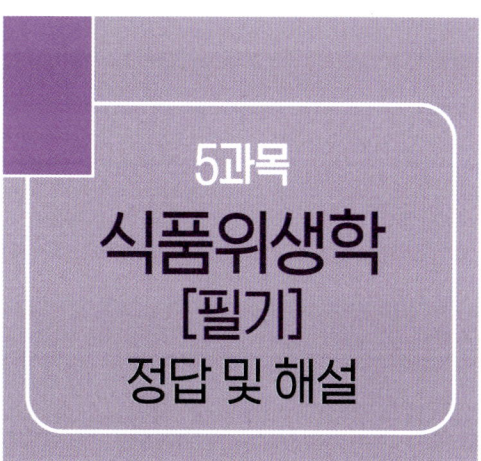

5과목 식품위생학
[필기]
정답 및 해설

5과목 식품위생학 [필기]

01	⑤	02	⑤	03	③	04	②	05	③
06	④	07	④	08	⑤	09	④	10	①
11	②	12	⑤	13	⑤	14	②	15	⑤
16	③	17	⑤	18	②	19	①	20	④
21	②	22	⑤	23	①	24	⑤	25	②
26	①	27	①	28	④	29	②	30	⑤
31	②	32	②	33	⑤	34	④	35	②
36	②	37	①	38	②	39	②	40	④
41	①	42	⑤	43	③	44	④	45	④
46	①	47	⑤	48	②	49	③	50	⑤

01	정답 ⑤

식품위생이란 식품의 제조, 생산, 제조로부터 유통과정과 인간이 섭취하는 과정까지의 모든 단계에 걸쳐 식품의 안전성, 건전성 및 완전무결성을 확보하기 위한 모든 수단을 말한다.

02	정답 ⑤

수소이온농도(pH) 조절법은 pH가 낮은 초산이나 젖산을 이용하여 세균이나 곰팡이 등의 미생물 발육을 억제해 부패를 막는 화학적 보존방법으로, 산저장법 또는 초절임법이다.

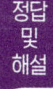

정답 및 해설

03 정답 ③

저온살균법은 61~65℃에서 30분간 가열한 다음 급랭시키는 방법으로 우유, 과즙, 주류 등의 살균에 이용한다.

04 정답 ②

① **부패** : 단백질, 지방질, 탄수화물 등의 성분이 자체 효소나 미생물의 작용에 의하여 본래의 식품 가치를 잃어버리는 현상
③ **산패** : 지방의 산화로 알데히드, 케톤, 에스터, 알코올 등이 생성되는 현상
④ **갈변** : 식품이 효소나 비효소적인 영향으로 갈색으로 변하는 현상
⑤ **발효** : 탄수화물이 산소가 없는 상태에서 분해되는 현상

05 정답 ③

① · ⑤ 내인성 위해요소
② · ④ 외인성 위해요소

06 정답 ④

히스타민의 생성유무는 화학적 판정방법이다. 관능검사는 부패판정의 기본이 되는 검사로 냄새, 맛, 외관, 색깔, 조직의 변화상태 등으로 판정한다.

07 정답 ④

식품 1g당 생균수가 100,000,000(10^8)이면 부패된 것으로 판정한다.

08 정답 ⑤

자외선살균법은 무균실, 수술실 및 제약실 등의 구조물 소독에 적합하다.

09 정답 ④

비가열 살균법에는 일광소독, 자외선 살균법, 방사선 살균법 등이 있다.

10 정답 ①

② · ③ · ④ · ⑤는 모두 물리적 소독에 해당한다.

11 정답 ②

바실러스(Bacillus)속은 그람양성의 호기성 간균이다.

12 정답 ⑤

① · ② · ③ · ④는 모두 곰팡이의 종류이다.

13 정답 ⑤

Pseudomonas속은 저온에서 번식하는 수중 세균으로 어패류의 부패에 관여한다.

14 정답 ②

Aspergillus oryzae는 간장, 된장 등에 사용되는 누룩[麴]을 만드는 황록색의 균종이다.

15 정답 ⑤

효모인 Saccharomyces속은 알코올 발효기능이 우수하여 주류제조에 많이 이용된다.

16 정답 ③

살모넬라균은 감염형 식중독균에 해당한다.

17 정답 ⑤

장염비브리오(Vibrio parahaemolyticus) 식중독균은 3~4%의 식염농도에서 잘 자라는 호염성 세균으로, 어패류 및 생선 등을 날 것으로 섭취할 때 발병한다.

18 정답 ②

보툴리누스균(Clostridium botulinum) 식중독은 햄, 소

시지 및 각종 통조림 식품이 원인이다.

19 정답 ①

Morganella morganii는 어류, 육류 식품에 증식하여 히스타민을 생성시켜 알레르기성 질환을 발생시킨다.

20 정답 ④

포도상구균(Staphylococcus aureus)은 우유 및 유제품 등에서 발병하는 그람양성의 비운동성 화농균이다.

21 정답 ②

곰팡이 독의 유형
- 신경독 : 시트레오비리딘(Citreoviridin), 파툴린(Patulin), 말토리진(Maltoryzine) 등
- 간장독 : 아플라톡신(Aflatoxin), 스테리그마토시스틴(Sterigmatocystin), 루테오스카이린(Luteoskyrin), 이슬란디톡신(Islanditoxin) 등
- 신장독 : 시트리닌(Citrinin), 오크라톡신(Ochratoxin) 등

22 정답 ⑤

복어독의 독소는 테트로도톡신(Tetrodotoxin)으로 지각이상, 운동장애, 호흡곤란, 혈행상애, 위상상애, 누통 능의 승상을 유발한다.

23 정답 ①

감자의 독소는 솔라닌(Solanine)이며, 테믈린(Temuline)은 독보리(독맥)의 독소이다.

24 정답 ⑤

황변미독
- 시트리닌(Citrinin) : 신장독을 유발하는 독소
- 이슬란디톡신(Islanditoxin) : 간장독으로서 간암,

간경변증을 유발하는 독소
- 시트레오비리딘(Citreoviridin) : 신경독소

25 정답 ③

아우라민(auramine)은 독성이 강한 황색의 염기성 착색료로 단무지, 과자, 각종 면류, 카레 등에 사용된다.
① · ④ 유해성 보존료
② 유해성 표백제
⑤ 유해성 감미료

26 정답 ①

② · ③ · ④ · ⑤는 모두 세균성 경구감염병에 해당한다.

27 정답 ①

콜레라(Vibrio cholerae)
- 병원소 : 사람(감염자), 해수
- 잠복기 : 수시간~5일
- 증세 : 청색증 유발, 쌀뜨물 같은 묽은 설사, 심한 구토, 탈수증, 체온하강 등

28 정답 ④

① 콜레라 : Vibrio cholerae
② 장티푸스 : Salmonella typhi
③ 파라티푸스 : Salmonella paratyphi A, B, C
⑤ 유행성간염 : Hepatitis A virus

29 정답 ②

파상열(브루셀라증)은 감염된 동물의 유즙, 유제품, 고기를 거쳐 감염되며, 소 · 염소 · 양 · 돼지에게 유산을 유발하고 사람에게는 열을 발생시킨다.

30 정답 ②

① Brucella suis : 브루셀라균(돼지)

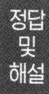

정답 및 해설

③ Francisella tularensis : 야토균
④ Erysipelothrix rhusiopathiae : 돈단독균
⑤ Mycobacterium tuberculosis : 결핵균

31   정답 ②

구충은 피부를 통해 감염되는 경피감염 기생충이다. ① · ③ · ④ · ⑤는 모두 입을 통해 감염되는 경구침입 기생충이다.

32   정답 ②

돼지고기의 섭취로 감염되는 기생충에는 선모충, 유구조충, 톡소플라즈마 등이 있다.

33   정답 ⑤

간디스토마(간흡충)의 제1중간숙주는 쇠우렁이이고 제2중간숙주는 담수어(붕어, 잉어, 모래무지 등)이다.

34   정답 ④

① 무구조충 – 소
② 유구조충 – 돼지
③ 유극악구충 – 미꾸라지, 가물치
⑤ 요코카와흡충 – 붕어, 은어

35   정답 ②

람블편모충은 십이지장이나 담낭에 기생하는 기생충으로, 오염된 물이나 음식물을 통해 감염되며 설사나 복통을 일으킨다.

36   정답 ②

① 감미료 : 당질을 제외한 감미를 가지고 있는 화학적 제품
③ 강화제 : 식품에 영양소를 강화할 목적으로 사용되는 첨가물
④ 품질개량제 : 결착성을 높여서 씹을 때의 식감과 맛의 조화 및 풍미를 향상시키기 위한 첨가물
⑤ 산화방지제 : 공기 중의 산소에 의한 식품의 변색, 퇴색을 방지할 목적으로 사용하는 첨가물

37   정답 ①

② 안식향산나트륨 : 과실 · 채소류 음료, 혼합음료
③ 프로피온산칼슘 : 빵, 생과자
④ 데히드로초산(DHA) : 치즈, 버터, 마아가린
⑤ 파라옥시안식향산부틸 : 간장, 청량음료

38   정답 ④

글리세린지방산에스테르는 잘 혼합되지 않는 두 종류의 액체를 혼합하기 위해 사용하는 유화제(계면활성제)이다.

39   정답 ②

빵의 제조과정에서 빵 반죽을 빵틀로부터 분리할 때나 구울 때 달라붙지 않게 하고 모양을 그대로 유지하게 하기 위해 사용하는 첨가물은 이형제인 유동파라핀이다.

40   정답 ④

발색제는 식품 중에 존재하는 유색물질과 결합하여 그 색을 안정화하거나 선명하게 또는 발색되게 하는 물질로 아질산나트륨, 질산나트륨, 질산칼륨이 육류발색제로 사용된다.

41   정답 ①

② 유화제 : 잘 혼합되지 않는 두 종류의 액체를 혼합하기 위해 유화상태를 지속하는 물질
③ 추출제 : 천연식품 등에서 유지를 추출하기 위해 사용하는 첨가물
④ 소포제 : 거품을 없애기 위하여 사용되는 첨가물
⑤ 증점제 : 점도를 유지하고 형체를 보존하는 데 도움을 주는 첨가물

42   정답 ③

차아염소산나트륨은 미생물을 단시간 내에 사멸시키기 위해 사용하는 살균제이다.

43   정답 ③

피막제는 과채류의 선도를 장시간 유지하기 위해 표면에 피

막을 만들어 호흡작용을 제한하고, 수분의 증발을 방지하기 위해 사용되는 첨가물로 몰포린지방산염, 초산비닐수지 등이 있다.

44　　　　　　정답 ④

만성 중독시험은 식품첨가물이 실험 대상 동물에게 어떠한 영향도 주지 않는 최대의 투여량인 최대무작용량을 구하는 데 목적이 있다.

45　　　　　　정답 ④

① LD_{50}은 급성 독성시험이다.
② 1일 섭취허용량(ADI)은 만성 독성시험 사항이다.
③ LD_{50}의 수치가 낮을수록 독성이 강하다.
⑤ LD_{50}은 실험 대상 동물 50%가 사망할 때의 투여량이다.

46　　　　　　정답 ①

국내규정 상 GMO(유전자변형식품)가 3% 이상 혼입이 되었을 경우 GMO 표시 대상물이다.

47　　　　　　정답 ⑤

중요관리점(Critical Control Point)이란 HACCP을 적용하여 식품의 위해요소를 예방 · 제어하거나 허용 수준 이하로 감소시켜 당해 식품의 안전성을 확보할 수 있는 중요한 단계 · 과정 또는 공정을 의미한다.

48　　　　　　정답 ②

공정흐름도 작성은 HACCP(식품안전관리인증기준)의 준비단계에 해당한다.

> **HACCP(식품안전관리인증기준)의 7원칙**
> • 제1원칙 : 위해요소분석
> • 제2원칙 : 중요관리점(CCP) 결정
> • 제3원칙 : CCP 한계기준 설정
> • 제4원칙 : CCP 모니터링체계 확립
> • 제5원칙 : 개선조치방법 수립
> • 제6원칙 : 검증절차 및 방법 수립
> • 제7원칙 : 문서화, 기록유지방법 설정

49　　　　　　정답 ③

Co-60의 감마선(γ)을 식품에 조사하여 미생물을 살균한다.

50　　　　　　정답 ⑤

방사성 물질 반감기 : Rn-222(3.8일) < I-131(8일) < Cs-134(2년) < Co-60(5.3년) < Sr-90(30년)

정답 및 해설

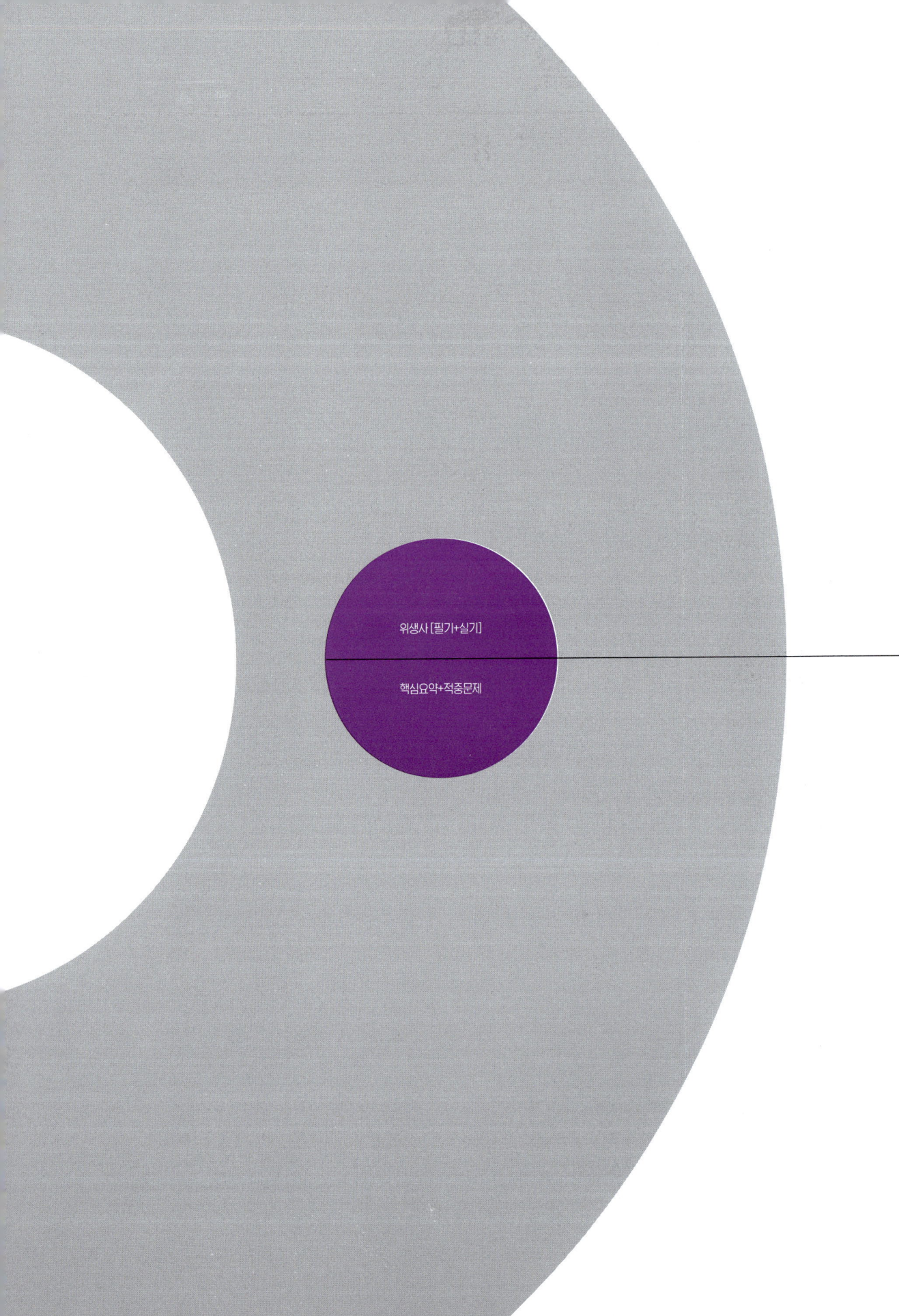

위생사 [필기+실기]

핵심요약+적중문제

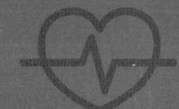

위생사 [실기]
정답 및 해설

SANITARIAN

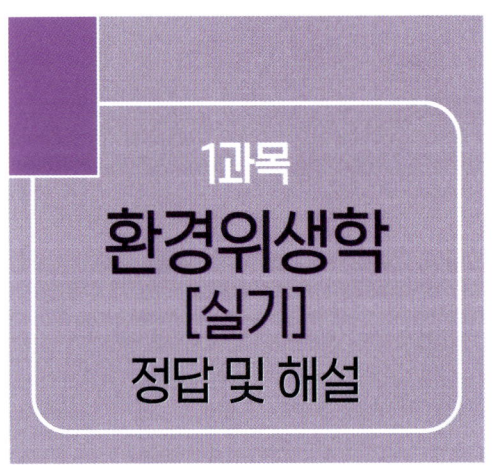

1과목 환경위생학 [실기]

01	④	02	①	03	③	04	①	05	④
06	⑤	07	⑤	08	③	09	③	10	⑤
11	③	12	①	13	①	14	⑤	15	⑤
16	⑤	17	③	18	②	19	⑤	20	③

01　정답 ④

대기의 수직구조에서 고도로 올라갈수록 온도가 올라가는 곳은 ⓒ 성층권과 ⓔ 열권이다.

대기의 수직구조
- ⓐ 대류권(0~11km) : 고도로 올라갈수록 온도가 내려간다.
- ⓑ 성층권(11~50km) : 오존층은 25~30km이며, 오존층에서는 고도로 올라갈수록 온도가 올라간다.
- ⓒ 중간권(50~80km) : 고도가 올라갈수록 온도가 내려가며, 유성이 나타난다.
- ⓔ 열권(85~500km) : 고도가 올라갈수록 온도가 올라가며, 공기가 희박하여 낮과 밤의 온도차가 크다.

02　정답 ①

제시된 그림은 카타 온도계로 실내기류 측정에 쓰인다.

03　정답 ③

불쾌지수(DI : Discomfort Index)는 기온이나 습도, 풍속, 일사량 등이 인체에 주는 불쾌의 정도를 수량화한 지수로 다음과 같이 구한다.

- DI = (건구온도 + 습구온도)℃ × 0.72 + 40.6
- DI = (건구온도 + 습구온도)℉ × 0.4 + 15

04　정답 ①

환기가 잘 되기 위해서는 신선한 공기가 들어오는 창은 낮은 곳, 혼탁한 공기가 나가는 창은 높은 곳이 좋으며, 서로 마주보는 벽면에 높이가 다른 창문을 내는 것이 좋다. 따라서 환기의 효율이 좋은 순서는 ⓐ > ⓑ > ⓒ > ⓔ의 순이다.

05　정답 ④

실내의 적절한 조명을 위한 창호의 각도는 개각(가시각)이 4~5°, 입사각(앙각)이 27~28°이상이 좋다.

06　정답 ⑤

침강역전과 복사역전이 있는 경우 양 역전층 사이에서 발생하는 플룸(Plume) 모양은 함정형(구속형)이다.
① 환상형(파상형), ② 원추형, ③ 부채형, ④ 훈증형(끌림형)

07　정답 ⑤

원심력집진장치(사이클론)는 함진 가스에 선회 운동을 주어 원심력으로 분진을 벽면에 충돌시켜 포집하는 장치이다.

08　정답 ③

성층현상은 저수지나 호수에서 물이 수심에 따른 온도변화로 인해 발생되는 물의 밀도차에 의해서 여러 개의 층으로 분리되는 현상으로 ⓐ 순환대(표수층), ⓑ 변천대(수온약층), ⓒ 정체대(심수층)로 이루어진다.

09 정답 ③

하·폐수 처리방법 중 중력을 이용하여 큰 부유물질을 침전시키는 데에는 스토크스의 법칙이 적용된다.

10 정답 ⑤

정화조의 정화처리순서 : 오수유입 → 부패조 → 예비여과조 → 산화조 → 소독조 → 방류

11 정답 ③

소음계는 일반지역의 경우 가능한 한 측정점 반경 3.5m 이내에 담, 건물, 기타 반사성 구조물 등의 장애물이 없는 지점의 지면 위 1.2~1.5m에서 측정한다.

12 정답 ①

용존산소량(DO)의 대표적인 측정방법으로 윙클러-아지드 나트륨 변법이 있는데, 시료채취 즉시 시험을 하여야 하며 티오황산나트륨액으로 적정한 다음 전분용액을 넣고 무색이 될 때까지 적정한다.

13 정답 ①

하이볼륨에어샘플러는 대기 중에 비산 또는 부유하는 먼지를 여과지 위에 포집하여 중량농도 또는 부유 매진의 성분을 분석하는 장비이다.

14 정답 ⑤

가스크로마토그래피법은 시료를 운반하는 이동 무리에 캐리어 가스라고 부르는 비활성 기체를 사용한 대기오염 공정시험방법이다.

15 정답 ⑤

수소이온농도(pH)는 물질의 산성, 알칼리성의 정도를 나타내는 수치로, pH 측정기(pH meter)를 사용하여 측정한다.

16 정답 ⑤

습구흑구온도지수(WBGT)
- 태양이 있는 실외 : WBGT = 0.7NWB + 0.2GT + 0.1DB
- 실내 또는 태양이 없는 실외 : WBGT = 0.7NWB + 0.3GT
  *NWB : 자연습구온도, GT : 흑구온도(복사온도), DB : 건구온도

17 정답 ③

용존산소 그래프에서 임계점이란 용존산소의 농도가 가장 부족한 지점을 말한다.

18 정답 ②

경도는 물에 용해된 칼슘, 마그네슘 등의 2가의 금속원소 농도를 탄산칼슘($CaCO_3$)으로 환산해서 나타낸 것이다.

19 정답 ⑤

증류 플라스크에 검수를 취하여 증류를 한 후 네슬러시약을 가하여 암모니성 질소의 농도를 구하는데 사용하는 암모니아성 질소 증류장치이다.

20 성납 ③

대장균군의 추정시험 시 유당배지를 가한 LB발효관에 검체를 넣어 35±1℃에서 24±2시간 배양하여 발효관 내에 가스가 발생하면 양성, 가스발생이 없으면 음성이다.

정답 및 해설

2과목
식품위생학
[실기]
정답 및 해설

▌2과목 식품위생학 [실기]

01	⑤	02	④	03	③	04	④	05	④
06	②	07	⑤	08	①	09	④	10	③
11	②	12	②	13	③	14	⑤	15	①
16	④	17	②	18	⑤	19	③	20	⑤

01   정답 ⑤

신선한 달걀은 표면이 거칠고 광택이 없으며, 11%의 식염수에 담갔을 때 많이 가라앉을수록 신선하다.

02   정답 ④

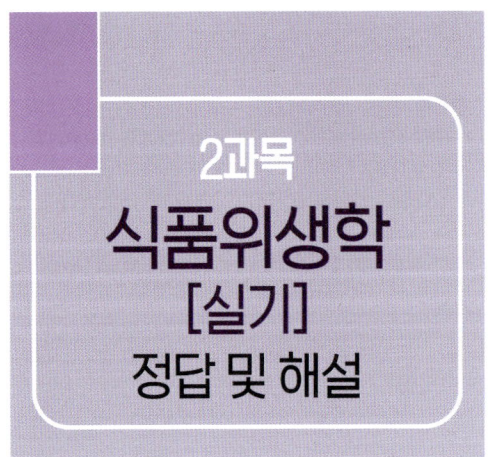

① 무모균

② 단모균

③ 양모균

⑤ 주모균

03   정답 ③

해당 그림은 Aspergillus속 곰팡이로, 간장 · 된장 · 양조공업에 널리 이용되는 누룩곰팡이이다.

04   정답 ④

포도상구균은 화농성질환의 대표적 원인균으로 엔테로톡신(enterotoxin)이라는 독소를 생성한다.

05   정답 ④

해당 그림은 가장 오래된 급성소화기계 감염병의 하나인 장티푸스(Salmonella typhi)로 불쾌감, 발열, 두통, 식욕상실 등의 증세를 보인다.

06   정답 ②

보툴리누스 식중독은 Clostridium botulinum균이 증식하면서 생산한 단백질계의 독소물질을 섭취하여 일어나는 식중독이다.

07   정답 ⑤

리스테리아균(Listeria monocytogenes)은 가축이나 가금류에 의해 감염되며 패혈증, 내척수막염, 임산부는 자궁내막염 등을 유발한다. 5℃ 이하에서도 증식하는 냉온성 세균으로 아이스크림과 냉동 돼지고기에서도 발견된다.

08   정답 ①

회충은 채소류로부터 감염되는 기생충으로, 소장에 정착하여 장내 군거생활을 하며 충란은 70℃로 가열하면 사멸한다.

09   정답 ④

편충은 말채찍 모양으로 생긴 기생충으로 맹장 또는 대장에 기생한다.

10   정답 ③

간디스토마(간흡충)는 쇠우렁이를 제1중간숙주로 하며, 제2중간숙주는 붕어, 잉어, 모래무지 등의 담수어이다.

11   정답 ②

제1중간숙주가 다슬기이고, 제2중간숙주가 가재인 기생충은 폐디스토마(폐흡충)이다.

12   정답 ②

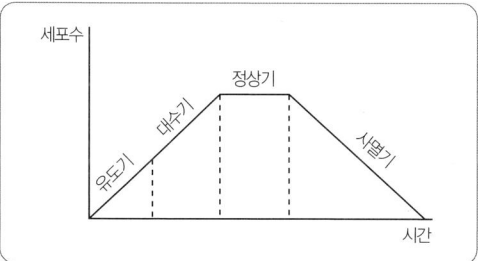

- **유도기(적응기)** : 세균증식의 준비 시기
- **대수기(증식기)** : 세균의 기하급수적 증식 시기
- **정상기(안정기)** : 세균증식의 중지 시기
- **사멸기(내호흡단계)** : 총 생균수의 감소 시기

13   정답 ③

집락계수기는 한천배지에서 증식한 많은 양의 세균과 미생물 집단의 숫자를 계측하는 장치이다.

14   정답 ⑤

정성시험순서 : 추정시험 → 확정시험 → 완전시험

15   정답 ①

건열멸균기는 160~170℃로 1~2시간 멸균하여 미생물을 사멸시키는 기기이다.

16   정답 ④

해당 그림은 고압증기멸균기로 121℃, 15Lb, 15~20분간 실시한다.

17   정답 ②

① **증식배지** : 여러 종류의 영양소를 적당량 함유한 배지로 미생물의 증식, 순수배양, 보존 등 일반적인 배양에 쓰임
③ **선택배지** : 두 종류 이상의 미생물이 혼합되어 있는 검체에서 원하는 미생물만을 선택적으로 분리배양
④ **감별배지** : 순수배양된 미생물의 특정한 효소반응을 정상적으로 확인하여 균종의 감별과 동정을 하기 위한 것
⑤ **수송배지** : 보존배지로 분리배양하기 전까지 시간이 늦어지거나 검사 재료를 수송할 때 사용함

18   정답 ⑤

이물 검사 방법 중 곤충 및 동물의 털 등과 같이 물에 잘 젖지 않는 가벼운 이물질을 검출하는 방법은 와일드만 플라스크법이다.

19   정답 ③

우유 살균법
- **저온 장시간 살균법** : 63~65℃에서 30분간
- **고온 단시간 살균법** : 72~75℃에서 15~20초간
- **초고온 순간 처리법** : 130~150℃에서 0.5~5초간

20   정답 ⑤

역성비누는 손 소독에 사용하는 양성비누로, 주성분이 4급 암모늄염인 비누이다.

정답 및 해설

있고 가운데는 거의 흑색이다.

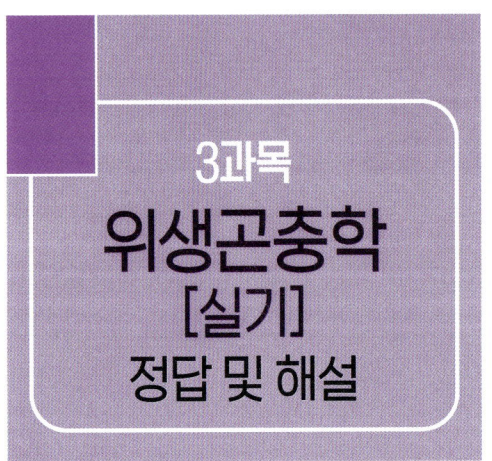

3과목
위생곤충학
[실기]
정답 및 해설

▌ 3과목 위생곤충학 [실기]

01	⑤	02	③	03	④	04	⑤	05	④
06	②	07	⑤	08	⑤	09	⑤	10	④
11	②	12	③	13	③	14	⑤	15	①
16	④	17	③	18	②	19	④	20	②

01   정답 ⑤

밀랍층(왁스층)은 얇은 층이지만 내수성이 가장 강한 부분이다.

02   정답 ③

① 장각아목, ② 단각아목, ④ 편상, ⑤ 사상

03   정답 ④

ⓔ의 말피기관은 체강 내에 떠있으며 중장과 후장 사이에 연결되어 있어 곤충의 체내에서 생기는 탄산염ㆍ염소ㆍ인ㆍ염 등 노폐물을 여과시켜 장을 통해 분과 함께 배설시키는 역할을 한다.

04   정답 ⑤

이질바퀴는 옥내 서식 종 가운데 가장 대형이고, 음식물을 먹을 때 토하는 습성이 있다. 가장자리에 황색무늬가 윤상으로

05   정답 ④

사면발니는 음부이 또는 게이라고도 하는데 음부털, 눈썹과 가슴털과 같은 몸털에 기생한다.

06   정답 ②

해당 사진은 모기의 유충인 장구벌레이다.

07   정답 ⑤

작은빨간집모기는 일본뇌염 바이러스를 매개하는 모기로 집모기속에 속하며 주로 논, 늪, 호수, 빗물고인 웅덩이 등 비교적 깨끗한 물에서 서식하나 오염된 물에서도 발생되며 수면에 각도를 갖고 매달린다.

08   정답 ⑤

㉠ 호흡각, ㉡ 촉각, ㉢ 눈, ㉣ 날개
빨간집모기의 번데기는 ㉣의 유영편을 이용하여 수중에서 빠른 속도로 움직인다.

09   정답 ⑤

등에모기는 오자르디사상충을 매개하는 해충으로 떼를 지어 사람을 공격하여 심한 불쾌감을 유발한다.

10   정답 ④

깔따구는 불쾌곤충(뉴슨즈)의 대표적 해충으로 질병을 매개하지는 않으나 알레르기 질환의 알레르기원으로 방제의 대상이다.

11   정답 ②

욕반은 곤충의 다리에서 쌍을 이루는 발톱 사이의 돌기로, 파리는 액상물질을 분비하는 선모가 있어 습기가 있고 끈적끈적한 상태를 유지하여 병원체를 옮긴다.

12   정답 ③

흡혈 파리인 체체파리는 아프리카수면병을 전파하는 해충으로 주요 서식지는 아프리카이다.

13   정답 ③

빈대의 베레제기관은 정자를 일시 보관하는 생식기관으로, 제4복판에 위치한다.

14   정답 ⑤

사진 속 곤충은 흡혈노린재로 암수 모두 흡혈성이며, 아메리카수면병(샤가스병)을 옮긴다.

15   정답 ①

ⓒ 소악촉수, ⓒ 상순, ⓔ 소악, ⓜ 대악촉수

16   정답 ④

사진 속 곤충은 독나방으로 복부 털에 독모가 부착되어 있어 사람에게 접촉하면 피부염을 유발한다.

17   정답 ③

해당 그림은 참진드기로, 후기아문목에 속한다.

진드기 아목
- **전기아문목** : 털진드기과, 여드름진드기과
- **중기아문목** : 집진드기과
- **후기아문목** : 참진드기과, 공주진드기과
- **무기아문목** : 옴진드기과, 먼지진드기과

18   정답 ②

① **생쥐** : 평균 무게가 20g 정도로 매우 작으며 꼬리길이가 몸길이와 비슷하다.
③ **시궁쥐** : 집쥐라고도 하며 꼬리길이가 16~20cm 정도로 몸길이보다 짧거나 같다.
④ **등줄쥐** : 생쥐와 비슷하나 등의 검은 줄로 쉽게 구별되며

꼬리는 두동장보다 언제나 짧다.
⑤ **갈밭쥐** : 물밭쥐의 일종으로, 다른 밭쥐류보다 몸이 크고 꼬리가 길다.

19   정답 ④

ⓒ의 뎅기열은 이집트숲모기가 매개하는 질병이다.
쥐가 매개하는 질병 : 흑사병(페스트), 발진열, 쯔쯔가무시병, 리케치아폭스, 살모넬라증, 서교열, 렙토스피라증, 신증후군출혈열(유행성출혈열), 선모충, 리슈만편모증, 샤가스병 등

20   정답 ②

해당 그림 속 장비는 살충제를 미립화하여 에어콤프레셔의 힘으로 배출되게 하는 가열연무기이다.

결코 남이 편견을 버리도록 설득하려 하지 마라.
사람이 설득으로 편견을 갖게 된 것이 아니듯이, 설득으로 버릴 수 없다.

Never try to reason the prejudice out of a man.
It was not reasoned into him, and cannot be reasoned out.

– 시드니 스미스

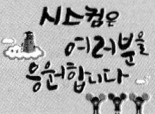